中国科学院教材建设专家委员会规划教材
全国高等医药院校规划教材

供临床、预防、基础、口腔、麻醉、影像、药学、检验、护理、法医等专业使用

案例版™

医学心理学

第 2 版

主　编　孙宏伟　杨小丽
副主编　耿德勤　马存根　井西学
编　委（按姓氏笔画排序）

马存根（山西大同大学医学院）　　　丰　玲（山西大同大学医学院）
井西学（潍坊医学院）　　　　　　　冯正直（第三军医大学）
朱榆红（昆明医学院）　　　　　　　刘　盈（中国医科大学）
孙永胜（山西大同大学医学院）　　　孙宏伟（潍坊医学院）
汪　敏（徐州医学院）　　　　　　　杨小丽（重庆医科大学）
李　燕（昆明医学院）　　　　　　　林贤浩（福建医科大学）
姚莉华（重庆医科大学）　　　　　　耿德勤（徐州医学院）

科学出版社
北京

郑　重　声　明

　　为顺应教育部教学改革潮流和改进现有的教学模式,适应目前高等医学院校的教育现状,提高医学教学质量,培养具有创新精神和创新能力的医学人才,科学出版社在充分调研的基础上,引进国外先进的教学模式,独创案例与教学内容相结合的编写形式,组织编写了国内首套引领医学教育发展趋势的案例版教材。案例教学在医学教育中,是培养高素质、创新型和实用型医学人才的有效途径。

　　案例版教材版权所有,其内容和引用案例的编写模式受法律保护,一切抄袭、模仿和盗版等侵权行为及不正当竞争行为,将被追究法律责任。

图书在版编目(CIP)数据

医学心理学:案例版 / 孙宏伟,杨小丽主编.—2 版.—北京:科学出版社,2010

中国科学院教材建设专家委员会规划教材·全国高等医药院校规划教材
ISBN 978-7-03-029754-9

Ⅰ. 医… Ⅱ.①孙… ②杨… Ⅲ. 医学心理学-医学院校-教材 Ⅳ. R395.1

中国版本图书馆 CIP 数据核字(2010)第 245233 号

责任编辑:胡治国 / 责任校对:包志虹
责任印制:张　伟 / 封面设计:黄　超

科 学 出 版 社 出版
北京东黄城根北街 16 号
邮政编码:100717
http://www.sciencep.com

固安县铭成印刷有限公司 印刷
科学出版社发行　各地新华书店经销

*

2009 年 9 月第　一　版　　开本:850×1168　1/16
2010 年 12 月第　二　版　　印张:13 1/4
2019 年 8 月第十三次印刷　　字数:457 000

定价:34.80 元
(如有印装质量问题,我社负责调换)

前　言

目前,医学心理学不仅是医学生的必修课,而且也成为医师执业考试、继续职业教育、岗位培训和知识更新的重点考试与学习内容。为配合教育部倡导的教学改革精神,推进教育创新,由科学出版社组织,在第1版基础上,结合实际教学中遇到的问题以及适应医学心理学学科发展要求,编写了这本《医学心理学》(案例版　第2版)教材。

本教材在不改变现有教学体制的情况下,增加了标准化案例。案例为真实的具有可操作性的例子,来源于工作实践。案例描述后根据案例情况,在教学过程中提出相关的问题,进行相应的分析和总结,启发学生思维。旨在提高学生运用医学心理学基本理论和知识处理实际问题的能力,更好地培养应用型人才。同时,本教材力求遵循教育部提出的教材必须具备思想性、科学性、先进性、启发性和适用性的原则编写。全书共分14章,包括绪论、医学心理学主要流派、人的心理、心理健康与心理卫生、心理应激、心身疾病、心理障碍、神经心理、心理评估、心理咨询与心理治疗、病人心理与医患关系、心理护理、药物心理和康复心理等内容,较为系统地介绍了医学心理学的基本理论、技能和方法,并力求体系完整,概念准确,重点突出,注重理论与实践相结合。本教材可供医学院校本科生和研究生使用,也可作为心理咨询专业人员的职业化培训教材和临床医护人员以及心理学、医学心理学工作者的参考用书。

本书由潍坊医学院(孙宏伟,井西学)、重庆医科大学(杨小丽,姚莉华)、徐州医学院(耿德勤,汪敏)、山西大同大学医学院(马存根,孙永胜,丰玲)、昆明医学院(朱榆红,李燕)、中国医科大学(刘盈)、第三军医大学(冯正直)、福建医科大学(林贤浩)等长期从事医学心理学教学科研工作的专家、教授和教师共同参加编写。最后由孙宏伟、杨小丽两位主编负责统一定稿。在此,对全体编者以及所有参编学校领导给予的大力支持表示衷心的感谢。本书在编写过程中参考了大量的文献资料,借鉴了许多有价值的研究成果。在此代表编写者向这些作者表示深切的谢意!

本书在出版过程中,得到了科学出版社的大力支持和帮助,在此表示诚挚的谢意!

编写者本着认真负责的态度编写本教材。它凝结了全体编者及有关人员的共同努力和心血。我们虽然尽了很大努力,但由于水平所限,书中难免存在问题和缺点,恳请使用本教材的广大师生及读者和有关专家提出宝贵意见,以便修正。

编　者
2010年9月

目　　录

第一章 绪 论

【本章要点】

- 医学心理学的基本概念
- 医学模式及医学模式的转变
- 医学心理学发展简史
- 医学心理学的研究方法
- 医学生学习医学心理学的目的

医学心理学是一门既古老又年轻的科学。追溯其思想根源,早在中国先秦儒家和古希腊哲学家的著作中已有丰富的医学心理学思想。但作为一门独立学科,是近代心理学与医学结合发展的产物,属应用心理学的一个分支。医学心理学在现代医学模式转变过程中占有重要的地位,逐渐受到广大医务工作者和医学科教工作者的重视和关注。我们这里所讲的医学心理学有别于国外的医学心理学,它是随着我国医学教育、医学实践的发展需要,逐步建立起来并不断完善的具有明显中国特色的新兴交叉学科。

第一节 概 述

一、医学心理学的概念及学科性质

(一) 概念

医学(Medicine)是研究健康和疾病及其相互转化规律的科学,包括研究人类生命活动规律的基础医学,研究疾病的发生、诊断、治疗与护理的临床医学;研究疾病的预防和增进健康的预防医学和研究疾病康复的康复医学四大部分。心理学(Psychology)是研究人的心理活动及其行为规律的科学。可见,医学和心理学的关系是十分密切的,它们都是以"人"作为研究与服务对象。

医学心理学(Medical Psychology)是医学与心理学相结合的新学科,目前尚未形成一致的定义。综合国内众多学者的观点,我们将医学心理学定义为:医学心理学是医学和心理学相结合的交叉学科,它研究心理变量与健康或疾病变量之间的关系,研究解决医学领域中的有关健康和疾病的心理行为问题。

> **案例　　　　疑病的小强**
>
> 小强是一名高三学生。近数月来常觉得头晕眼花,腰酸背痛,四肢无力,食欲不振,无精打采,注意力无法集中。高考在即,他却经常卧病在床。焦急的母亲带他四处求医,但情况却未见好转,而且做了各项检查,未见异常,医生建议他去看精神科,小强却坚信自己得的是身体方面的疾病,而他母亲则以为儿子得的是连医生都检查不出来的怪病,更加担心,也就更加锲而不舍地带他四处求医。
>
> 最后,他们终于来到了精神科,在仔细询问后,知道了小强对即将到来的高考备感焦虑和消沉。他说自己完全没有把握,但父母却对他期望甚殷,在苦闷中,他手淫的次数增加了许多,但短暂的快乐却带给他"自我摧残"的阴影。担心自己得了"肾亏",于是开始觉得腰酸背痛,头晕眼花,越想越担心,结果觉得自己一身是病,治病也就成了比读书更迫切更重要的事了。
>
> 医生认为小强确实是"病了",但并非他认为的身体的毛病,而是心理的毛病。
>
> **问题:**
>
> 传统的医疗方法为什么治不好小强的病?为什么综合医院的医生诊治不了小强的病?

(二) 学科性质

医学心理学不仅是医学的分支,也是心理学的分支。不仅属于自然科学,也属于社会科学。既是一门基础学科,同时也是一门实践性很强的临床应用学科。医学心理学的学科特点表现在以下几个方面:

1. 交叉学科 首先,医学心理学是医学与心理学的交叉学科。医学和心理学都是以"人"作为研究与服务对象。按照马克思主义辩证唯物主义观点,人同时具有生物学和社会学双重属性。所以它是自然科学与社会科学的交叉学科。其次,医学心理学与许多现有的医学院校课程,包括基础医学、临床医学、预防医学和康复医学的有关课程存在交叉和联系。医学心理学只有与各学科密切结合,加强协同研究,其本身才会得到发展壮大。

2. 基础学科 医学心理学以心身相关的辩证观点及科学方法,揭示了人类心理行为的生物学和社会学基础,心理活动和生物活动的相互作用,以及心理行为因素对健康和疾病的发生、发展、转归、预防的作用规律,从而加深了人们对健康和疾病规律的认识。因此对于整个医学体系而言,医学心理学属于医学的基础理论学科,是医学生的一门基础理论课程。因此,国内医学院校都将医学心理学列为各专业的医学生的公共基础课,国家执业医师资格考试也将其列入公共基础类内容。

3. 应用学科　医学心理学在学科门类上属于应用心理学,是一门在医学领域的应用心理学学科。首先,医学心理学将心理行为科学的理论和技术与医学临床实践相结合,应用到医学的各个领域。包括医院、疗养院、康复中心、防疫机构、健康服务中心、企事业和学校的保健部门以及某些特殊群体等,直接为防病治病、健康保健服务。其次,为解决人们日益增多的心理健康问题和神经症等心理疾病诊治,除了许多医院开设了心理门诊、心理病房甚至心理保健科外,国内已经出现了为数不少的专业心理咨询诊所。再次,国家职业心理咨询师培训与鉴定标准的启动与实施,国家人事部、卫生部近期在医疗卫生人员的职业系列中增加了"心理治疗师"系列,这标志着医学心理学在医学实践中的应用将会出现一个新的发展阶段。

二、医学心理学的相关学科

医学心理学是为适应我国医学教育的需要而逐步建立和形成的具有中国特色的一门新兴交叉学科,由于研究范围广、涉及科目多,其学科分支体系还有待完善。由于它在我国的发展经历了特定的历史环境,与国外一些学科的提法虽有相当联系,但又不尽相同。现分别简介如下。

1. 生理心理学(Physiological Psychology)　是生理学与心理学相结合的医学心理学的一个分支,研究心理现象的生理机制,主要包括神经系统的结构和功能、内分泌系统的作用、情绪和情感、需求与动机、学习与记忆等心理和行为活动的生理机制的学科。

2. 神经心理学(Neuropsychology)　是心理学与神经解剖学、神经生理学、神经病理学和神经化学等基础医学科目相结合的学科分支。是医学心理学的基础分支学科,为医学心理学提供许多重要的有关脑和心理活动关系的基础理论知识,同时也应用于临床。

3. 药理心理学(Pharmacological Psychology)　又称药物心理学。药理心理学是心理学和基础医学中的药理学相结合的学科分支,主要研究药物与人的心理活动的相互作用,探讨药物影响心理活动的规律和基础知识,研究人的心理效应对药物治疗作用的影响。

4. 临床心理学(Clinical Psychology)　目前国内外尚没有一个统一的定义,美国心理学会认为它是一门以有心理障碍的人为研究对象,并实际从事心理疾病的诊断、治疗与预防的应用心理学科,是现代应用心理学中的重要组成部分。该定义中的临床含义是一种心理援助活动,又是指处理和解决人的心理问题的社会实践活动。除了习惯上所指的医院病床工作之外,还包括在家庭、学校、企事业单位、社区和司法部门等场所实际进行的心理辅导工作。它的主要工作目标是围绕维护心理健康,克服心理障碍和心理疾病。

5. 变态心理学(Abnormal Psychology)　又称病理心理学(Pathological Psychology)。是研究和揭示心理异常现象发生发展和变化规律的一门科学。包括研究认知、情感、意志和智能、人格等方面的异常表现,探讨异常心理的发生、发展、变化的原因和规律。它不仅要对异常心理现象加以描述、分类和解释,还要说明其本质和发生机理,以便更好地理解、预测和有效地控制人的行为。

6. 心身医学(Psychosomatic Medicine)　主要任务是研究"心"与"身"之间互为因果的转化关系及其中介机制。研究心身障碍、心身疾病的发生机制、诊断、治疗和预防的学科。它涉及健康和疾病的整体性和综合性的理论和实践,研究在心理、社会、躯体相互作用影响下的有关疾病的易罹性、病因、病症和预防等方面的一门学科。

7. 护理心理学(Nursing Psychology)　是将心理学知识、原理、方法应用于现代护理领域,解决护理实际问题的一门学科,是心理学中的一门新的应用学科。护理心理学是心理学和临床护理工作结合的学科,是医学心理学在护理工作中的一个分支。

8. 心理诊断学(Psychodiagnosis)　是研究评估心理状态、心理差异、智力水平、人格特征等,以确定其性质和程度的学科分支。在医学心理学中最常用的心理诊断方法和技术有心理测验(包括智力测验、人格测验和神经心理测验等)和临床评定量表两种。心理诊断学不仅可作为一种辅助手段应用于医学临床,还可用于其他领域中个人智力、能力倾向、性格特征的评估,为分类培训和选拔人才提供参考。

9. 心理治疗学(Psychotherapy)　是治疗者以医学心理学理论为指导,以良好的医患关系为桥梁,应用各种心理学技术或通过某些辅助手段如仪器,按照一定的程序,改善患者的心理条件,达到消除心身症状,重新获得身体与环境平衡的学科,也是研究和应用各种心理治疗方法和技术的学科。各种心理治疗方法,如精神分析治疗、认知治疗、行为治疗、集体、家庭和婚姻心理治疗等都有独自的理论指导和治疗技术。

10. 心理咨询学(Psychological Counseling)　又称咨询心理学,是运用心理学的理论与方法,通过建立特殊的人际关系,帮助来访者发挥其潜能、解决心理问题、提高适应能力、促进人格发展的一种助人自助的过程和技术方法的学科。主要是研究如何处理婚姻、家庭、教育、职业及生活习惯等方面的心理学问题。

11. 健康心理学（Health Psychology） 是运用心理学知识和技术探讨和解决有关保持或促进人类健康、预防和治疗躯体疾病的心理学分支。旨在提高和维持健康，预防和治疗疾病，对健康、疾病和有关功能障碍的确定和诊断，分析和改进保健系统，以及协助制定保健政策。它是心理学与预防医学相结合的产物。

12. 心理卫生学（Mental Health） 又称精神保健学，主要研究和促进人的心理健康，普及精神卫生知识，制订相应的健康促进计划和策略，提高心理健康水平，包括培养健全的人格，增强对环境变化的适应能力，消除各种不良的心理社会影响，营造良好的社会、家庭、工作和学习环境，预防心理障碍和精神疾病的发生。

13. 康复心理学（Rehabilitation Psychology） 是以研究由各种疾病、意外事故和老龄化等因素造成的躯体和心理伤残或处于长期慢性疾病状态中患者的心理行为问题为对象的一门学科。目的在于应用心理学和医学的知识和技术帮助患者恢复自信，树立与疾病作斗争的乐观态度，降低伤残程度，争取身心康复，并促进患者更好地适应生活、工作、学习和社会环境。康复心理学是康复医学与心理学相结合的一门交叉学科。

14. 行为医学（Behavior Medicine） 是综合行为科学和生物医学科学知识的一门新兴的多学科交叉性学科。它主要研究有关健康和疾病的行为科学和生物医学科学的知识与技术，研究行为与疾病关系，研究行为障碍与行为有关疾病的预防、诊断、治疗和康复。广义地说，行为医学的研究内容近似于，甚至超过医学心理学的范围，但实际上，许多行为医学专著都将其重点放在狭义的范围内，主要研究行为治疗方法在医学领域的应用，其理论归属医学心理学的行为主义学派。

三、医学心理学关于健康和疾病的基本观点

我国医学心理学工作者经过最近几十年来的工作实践和科学研究，在对人的健康和疾病的问题上也建立起了具有中国特色的理论体系。我们学习医学心理学必须在掌握基本内容的基础上，领会这些基本观点，并能在今后的医疗实践中贯彻应用。概括起来，大致有四个基本观点：

（一）个体的完整性和心身统一性的观点

一个完整的个体应包括心、身两个部分，心理与生理，精神与躯体是相互依存、相互影响、相互制约、相互联系的完整统一体。心理社会因素可引发躯体器质性疾病，躯体疾病也可产生负性情绪，继发心理

行为的异常。因此，在考虑个体的健康和疾病时，既要注意心理方面，也要注意躯体方面，不能只注意某一方面而忽视另一方面。

（二）个体与社会保持和谐的观点

一个完整的个体不仅是生物的人，也是社会的人。人既生活在特定社会环境中不同层次的人际网内，也生活在一个多层次、多变数、多等级的复杂社会系统中。人只有同外界环境系统保持和谐统一，才能维护身心健康。因此，在研究健康与疾病的问题时，必须具有"人类-自然-社会"的系统观念，要把人的自然属性和社会属性结合起来进行研究，要考虑个人家庭、文化背景、教育修养、经济状况和社会职业地位等因素的综合作用。

（三）认知与评价的观点

心理社会因素能否影响健康并导致疾病，不完全取决于心理社会因素的质和量，更重要的是取决于个体对这些刺激的认知和评价。主观认知评价影响应激反应的强度和性质，在疾病过程中起重要作用。面对同一应激源，不同的认知和评价，产生的反应可截然不同。心理因素既可致病又可治病，关键是用什么样的世界观、价值观作为指导对所遭遇的生活事件进行认知和评价。

（四）主动适应和调节的观点

个体在成长发育过程中，逐渐对外界事物形成了特定的反应模式，构成了相对稳定的人格特征。这些模式和特点使个体在与周围人和事的交往中，保持着动态的平衡，其中心理的主动适应和调节是个体行为与外界保持相对和谐一致的主要因素，是个体保持健康和抵御疾病的重要力量。

四、医学心理学的内容和任务

医学心理学是集心理学之大成应用于医学，探讨人类健康和疾病中的心理学问题。医学心理学研究的范围几乎涉及所有的医学领域。关于医学心理学的任务目前国内尚没有统一的意见，我们把它概括为以下几个部分：

（一）研究心理因素、行为因素对人体健康和疾病的影响及其机制

心身是统一的，任何心理活动必将在影响心理健康的同时也引起相应器官的生理、生化过程的变化，从而对躯体健康产生影响。现代医学的发展已充分证实了心理因素、社会因素对人类的健康和疾病及其相互转化发挥着重要作用。医学心理学的研究任务之一就是研究和阐明心理因素在疾病的发生、发展和转归过程中的作用途径和规律。

（二）研究疾病过程带来的心理、行为变化及干预措施

人的健康状态发生变化时，人的心理活动也会发生相应的变化。医学心理学就是要研究这种心理变化的特征、范围、性质和持续时间等规律，以利于掌握病人的心理变化特点，采取适当的方式帮助病人解除心理困扰和痛苦。

（三）研究人的心理与生理相互作用的机制

人所具有的生物性、心理性特征存在着必然的相互联系、相互影响、相互作用。医学心理学就是要研究它们相互影响和作用的规律，探索其内在机制，为预防和治疗心身疾病提供理论依据。

（四）研究不同的人格特征在健康和疾病及其转化中的作用

人的心理现象千差万别，它决定着人们在处理各种环境刺激时的认知、态度、行为。因此，人格特征作为个人的重要心理现象的重要组成部分，必然影响人的健康和疾病过程。

（五）研究如何将心理学的知识和技术应用于医学的各个方面

"心病还需心药医"。医学心理学的一项重要任务就是运用心理学的手段，包括利用心理诊断（如智力测验、人格测验和临床评定量表等）、心理咨询、心理治疗（如心理分析治疗、认知治疗和行为治疗等）技术和心理护理的方法，帮助人们保持健康，摆脱心理困扰和疾病的痛苦。同时也研究心理健康保健措施和心理健康促进策略，有效地预防和控制心理障碍、精神疾病和心身疾病。

（六）研究社会文化因素对人的心理与生理的影响

运用社会心理学的知识研究人所处的文化环境、医患关系，探讨社会文化因素在健康和疾病发生、发展过程中的作用和影响。

（七）研究心理、行为因素在疾病预防、康复中的作用及其规律

研究个体通过调整自己的心理、行为来调整人体的心理活动和躯体生理活动，以达到健身、预防和治疗疾病、康复和养生保健的目的。

五、医学心理学在医学中的地位

医学心理学在医学中占据重要的地位，成为当代医学科学三大理论支柱之一。这一地位的确立是由多方面因素决定的。

（一）促进医学模式的转变

医学模式是指在一定时期内人们对疾病和健康的总体认识，并成为医学发展的指导思想。人类对健康需求的不断变化，迫使医学模式不断发展和完善。除了人类早期的神灵模式之外，医学模式至今经历了四种形式，即自然哲学的医学模式、机械论的医学模式、生物医学模式和正在确立的生物-心理-社会医学模式。世界卫生组织（WHO）1948 年在其宪章中把健康定义为："健康是指生理，心理和社会适应能力三方面的完善状态，而并不仅仅是没有疾病和躯体缺陷。"在现代社会中，人们的生活节奏加快，竞争激烈，精神紧张，导致心理社会因素引起的心身疾病、神经症、精神疾病的发病率明显增高。生物-心理-社会医学模式不仅重视研究生物因素与健康和疾病的关系，同时也重视心理、环境和社会因素在其中的作用，并将所有这些因素看成是相互联系、相互影响的。它要求医生从生物、心理、社会三个方面，系统地、全面地看待健康和疾病，在其诊断、治疗中都应考虑心理、社会因素的作用。在这一医学模式转变的过程中，医学心理学的发展是主要的推动力量，它在医学与心理学之间架起了一座桥梁，将人的心理与躯体以及社会环境、自然环境视为一个相互作用的统一整体，从而在理论上彻底动摇了生物医学模式的疾病观，确立了生物-心理-社会医学模式，从多元角度认识疾病与健康规律的理论基础与临床方法，使生物心理社会医学模式成为当前医疗实践中的指导模式。

（二）促进疾病预防战略转变

视窗 1-1 中国老龄化速度居全球首位 2050 年将有 4 亿老人

近日，中国老龄事业发展基金会会长李宝库在昆明表示，中国正快速步入老龄化社会，目前中国 60 岁以上老年人有约 1.69 亿。预计 2050 年中国 60 岁以上老年人将占三成，达 31%。按照这个预测比例，按照中国现有人口来算，到 2050 年中国的 60 岁以上老年人将有 4 亿之多，到时绝对数量可能还会更多。

李宝库还表示，"421"（即一对夫妇赡养四位老人、生育一个子女）的家庭大量出现，使赡养老人的压力进一步加大。"空巢老人"在各大城市平均比例已达 30% 以上，个别大中城市甚至已超过 50%。这对于中国传统的家庭养老方式提出了严峻挑战。而且，需要关注的是，"421"的家庭模式在即将步入 60 岁以上的"50 后"一代人身上将体现得更加明显。我国目前不仅老龄人口多，而且发展速度快，已居全球首位，并快

速步入"少生、少死、高寿"的老龄化社会。仅在2000～2007年7年间，我国60岁以上的老年人口由1.26亿增长到1.53亿，占总人口的比例从10.2%提高到11.6%，占全球老年人口的21.4%，相当于欧洲60岁以上老年人口的总和。中国人民大学的学者预计，2053年以后我国老年人口开始进入缓慢减少阶段，但到2100年时仍将有3.5亿以上的老年人口。

按照国际公认标准，65周岁及以上的老年人口占总人口比例7%以上，或者60周岁及以上老年人口占总人口10%以上，就是老龄化社会。从人口结构上看，我国在2000年年底就已经进入了老龄社会。但是，目前的各类老年人福利机构仅4万个，床位数仅160万张，也就是说，平均每千名60岁以上老年人只拥有不足9张床位。资料来源：中华工商时报，2010-08-20。

全球疾病预防战略大体可划分为3个发展阶段：第一阶段是环境卫生，即改善环境、阻断和消灭传染源，以预防传染性疾病的发生与流行；第二阶段是个人卫生，即通过计划免疫、妇婴保健、围产检查等提高个体体质，预防疾病；第三阶段是行为卫生，即通过改变不良行为习惯和矫正不卫生的生活方式，以达到预防疾病的目的。WHO指出，目前绝大多数国家预防疾病的战略都已经转变到第三阶段，即人类健康面临由不良生活方式和不良行为习惯所导致的疾病的严重困扰，心理疾病的发病情况越来越严重。随着我国社会经济快速发展，人群中所患疾病的比例结构（疾病谱）、死亡原因的排列顺序（死因谱）和人口年龄结构老化（老龄谱）均已发生明显改变。不同年龄阶段，不同社会人群中的心理障碍和精神健康问题日益突出。由这些心理因素起主导作用的心身疾病大多属于慢性非传染性疾病，控制此类疾病的发生重在预防，特别是要注意培养健康的行为方式和良好的生活习惯。当前各种形式的心理咨询服务应运而生，求询者不断增加，说明解决心理问题和增进心理健康有着广泛的社会需求。人们自我保健意识不断加强，重视心理健康、维护精神卫生已是社会发展的必然趋势，而医学心理学正是从科学的角度研究如何满足这种需求的一门学科。

（三）临床医疗工作特点的需要

视窗 1-2 1.73亿中国人的精神危机

中国目前约有1.73亿人患有不同类型的精神障碍；其中1.58亿人从未接受过精神卫生专业治疗；2004年中国精神疾病与自杀造成的负担占全部疾病负担的20.4%，而政府用于精神

卫生领域的经费仅占全部卫生经费预算的2.35%。2009年6月13日，《柳叶刀》杂志发表了对中国四省精神障碍的流行病学调查结果：成年人群30天患病率高达17.5%——据此估算，中国约有1.73亿人患有不同类型的精神障碍，其中，1.58亿人从未接受过精神卫生专业治疗。该调查含有63 004位成年人样本；覆盖了山东、浙江、青海、甘肃四省的1.13亿成年人群；由能够讲当地方言的精神科医生和护士作为调查员开展调查。

"这是迄今为止，在中国进行的最大的精神疾病流调（流行病学调查）。样本量很大，总的患病率明显高于以往发表的结果。这并不完全是由于患者的增多造成的，调查方法的改进可能是最大的原因。例外之一是酒精滥用和酒精依赖患者有明显的增加。"文章的通讯作者北京心理危机研究与干预中心的执行主任、美国哥伦比亚大学精神病学和流行病学教授费立鹏（Phillips MR）对《科学新闻》说。

北京大学社会精神病学教授，中国疾病预防控制中心（CDC）精神卫生中心的主任黄悦勤也认为这一估计数字比较准确，可以表明中国精神障碍的现状。

精神障碍的诊疗不应该越来越专业化，而是应该更加普及。如果所有的任务都要由精神科医生承担，"绝对做不到！在农村区域，村级的普通综合科医生应该能够识别和治疗一些常见的精神障碍。复杂的问题应该由专家处理，但是大部分的问题并不是那么复杂。不应该只由精神病院提供服务，而是由综合医院和社区医生来共同提供这些服务。"费立鹏说。

黄悦勤也持此观点："不仅要培养精神科专科医生，还要让综合医院的医生具有精神科的基本知识。"资料来源：科学新闻（北京），2009-09-17

2001年3月8日，江泽民主席在函复当时世界卫生组织总干事布伦特兰博士（Brundtland GH）的信中指出："精神疾患已成为全球性重大公共卫生问题和较为突出的社会问题。""中国政府愿继续与世界卫生组织加强合作，大力推动包括精神卫生在内的各项卫生事业的发展。"目前，我国城镇住院和门诊病人中有相当数量的心理障碍患者，他们的心理障碍、心身疾病、心理问题、行为问题日渐突出。2009年6月13日，《柳叶刀》杂志发表了对中国四省精神障碍的流行病学调查结果：成年人群30天患病率高达17.5%——据此估算，中国约有1.73亿人患有不同类型的精神障碍，其中，1.58亿人从未接受过精神卫生专业治疗。2004年中国精神疾病与自杀造成的负

担占全部疾病负担的20.4%,而政府用于精神卫生领域的经费仅占全部卫生经费预算的2.35%。该调查含有63 004位成年人样本,覆盖了山东、浙江、青海、甘肃四省的1.13亿成年人群。还有调查发现,我国住院和门诊病人中约1/3的患者有心理行为问题需要诊断和治疗,我国城市大医院中仅有1/5的医生会处理抑郁障碍。一些有躯体症状但经各种检查查不出病灶的所谓功能性疾患的病人,大多为心理疾患或行为疾患患者,医生往往不能做出适宜的心理诊断,只能依靠药物治疗。所以,医务工作者必须具有医学心理学知识和技能才能减轻这些病人的痛苦。

（四）改善医患关系的需要

新型医患关系是一种融洽、和谐、平等的医患关系,是现代医学的核心问题之一。医患关系有着丰富的内涵,而医患关系心理方面的特征和内容则是医学心理学十分关注的。对心理治疗而言,良好医患关系的建立本身就是治疗的一个步骤。传统的医患关系模式,是从生物医学模式衍生而来的。在医疗活动中,医生关心的主要是疾病本身,很少考虑病人的主观期望与满意度。新型医患关系顺应生物-心理-社会医学模式转变的需要,体现人文关怀,在医疗活动中,医生和病人由"隶属"关系转变为"协同"关系,共同为健康负责。医生除了具有诊断和治疗的通常作用外,还作为合作者、教育者、情绪和社会性支持的源泉以及病人的技术顾问等角色。所以,临床医务工作者要通过认识病人心理和掌握人际沟通技巧来改善医患关系,以提高诊疗质量。

六、医学生学习医学心理学的主要目的

中国的医学生直接来自应届高中生,在进入医学院校前,他们没有接受过系统的心理或行为学专业的教育。面对新的医学模式的冲击,医学生必须接受医学心理学的教育。为此,1987年卫生部确定医学心理学为医学生36种必修课之一。1997年成立了中国高等教育学会医学心理学教育分会,这些举措极大地推动了医学心理学的发展。让医学生系统学习医学心理学等有关学科知识,是我国医学教育史上的一件大事。这使得缺乏系统心理学知识的中国医学生,有机会了解到相关知识,丰富自己的专业知识和技能。医学生学习医学心理学的主要目的可归纳为以下几点:

（一）转变医学模式,确立身心统一的整体观

近代医学教育主要以生物医学模式为导向,片面地强调人的生物学方面,而忽视人的心理和社会学方面。在医学研究、医学实践中往往是纯生物学方向

的,"见病不见人"。因此,在医学院校开设医学心理学课程,是促进医学模式从生物医学模式向生物-心理-社会医学模式转变的重要步骤。医学心理学的目的就是要使医学生转变医学模式,确立身心统一的整体观念,既要掌握个体发生、发展,人体正常和异常结构及生理规律,也要清楚人类心理的发生、发展,正常和异常的规律,还要知道心理和生理的相互作用,心理因素对健康和疾病起怎样的作用及如何起作用等。

（二）促进医学和心理学的共同发展

医学心理学研究医学领域中的心理学问题,涉及对医学领域中各种心理现象及其规律的认识,以及生理-心理-社会三方面与健康和疾病的相互关系。所以,它促进了医学和心理学的共同发展。医学心理学在学科门类上属于应用心理学,是一门在医学领域的应用心理学学科。近几十年来,已有一批临床医学工作者和心理学工作者先后加入到了这一研究领域中,在科学研究和临床实践诸方面已经取得了一些可喜的成绩。今后随着新一代医科学生的成长,相信会有更多的医务工作者加入到医学心理学这一交叉科学的研究领域,开展更加深入和持久发展的科学研究,必将会进一步促进医学和心理学的发展。

（三）学会医学心理学的研究方法及应用技术,形成合理的知识结构

现代医学模式要求医务人员不仅会用生物的、化学的和物理的诊断方法,还要掌握心理评估、心理治疗与心理咨询等医学心理学常用的研究方法和临床应用技术。只有如此,才能了解病人的心理状态、认知特点和文化因素与疾病的关系,才能从生物-心理-社会医学模式上去理解和解释疾病现象,制定相应的防治措施。因此,医科学生要通过学习和实践,学会相应的医学心理学的研究方法和技术手段,形成适应社会需要的合理的知识结构。

（四）改善医患关系

医护和预防过程无不涉及人与人之间的交流。人际关系、人际交往是社会心理学的研究任务。医学心理学将医学领域的人际关系列为重要的知识内容,目的在于改善医患关系,建立一种以患者为中心的帮助性人际关系,也将成为医学生今后医学工作生涯的一种重要的职业指导。

（五）提高自身心理素质

21世纪最重要的是知识,比知识更重要的是能力,比能力更重要的是心理素质。医学生学习心理学的首要意义是提高自身的心理素质,培养良好的心理品质和健全的人格。医科学生学习医学心理学,掌握适应和应对心理问题的方法,培养积极乐观的人生态度,把握和调节自己的情绪,提高自己的社会交往和

社会适应能力,审时度势地去选择自己的坐标,塑造健康的心理,健全的人格。这样既对自己有利,也对病人有益。医学心理学的学习将使医科学生成为一名合格的医学人才。

第二节　医学模式转变与医学心理学

一、医学模式的概念和特点

医学模式(medical model)是指一定时期内人们对健康和疾病总体的认识和本质的概括,体现了一定时期内医学发展的指导思想,是某一时代的心身观、健康观和疾病观的集中反映。受到生产力水平、科学技术水平和哲学思想的影响,不同历史时期产生不同的医学模式,人类社会的医学模式至今大约经历过神灵主义医学模式(spiritualism medical model)、自然哲学医学模式(natural philosophical medical model)、机械论的医学模式(mechanistic medical model)、生物医学模式(biomedical medical model)和生物-心理-社会医学模式(biopsychosocial medical model)五种类型的医学模式,其根本区别在于对心身关系认识的不同。作为一种理论框架,医学模式规定或影响着医学教育、研究和临床工作者的思维及行为方式和工作方法,从而对医学科学的发展起积极的推动作用,又可成为一种限制或妨碍发展的因素。

(一) 神灵主义医学模式

最早出现的医学模式为原始社会的神灵主义的医学模式。由于古代人们对客观世界认识不足,无法区别自我与环境,图腾崇拜和泛神论思想普遍存在,对疾病和健康用超自然的力量来解释,将疾病看作是神灵的惩罚或恶魔作祟所致。因此,对于疾病的治疗手段主要采取对神灵或恶魔的"软硬兼施";或者祈祷神灵的保佑或宽恕,或者采取驱鬼或避邪的方式免除疾病。因此人们主要依赖求神问卜、祈祷,如"巫医"等。它是一种古老而落后的医学模式,但仍然影响着现代社会。

(二) 自然哲学医学模式

随着社会生产力的发展和科学技术水平的提高,人类开始能够客观地认识自我和环境,对健康与疾病产生了粗浅的理性概括。在西方的古希腊、东方的中国等地相继产生了朴素的辩证的整体医学观,对疾病有了较为深刻的认识,形成了自然哲学医学模式。在研究心身关系时,从哲学的物质与精神的关系中发展了心理研究。该医学模式是以朴素的唯物论和辩证法来解释疾病和防治疾病的医学思想。它以朴素的唯物论、整体观和心身一元论为指导,摆脱迷信和巫术,摒弃"神"对人体和环境的束缚,强调人的心身统一,注重自然环境与疾病的关系。

(三) 机械论的医学模式

16~17世纪,欧洲文艺复兴运动带来了工业革命,随着牛顿(Newton I)的古典力学理论体系的建立,形成了用"力"和"机械运动"去解释一切自然现象的形而上学的机械唯物主义自然观。出现了"机械论医学模式",提出了"人是机器"的观点,认为"生命活动是机械运动",把健康的机体比作协调运转加足了油的机械,而疾病是机器出现故障和失灵,因此需要修补与完善。这一机械论的思想,统治了医学近两个世纪,直到18世纪。机械论的医学思想对医学的发展产生双重性影响,一方面认为机体是纯机械的,从而排除了生物、心理、社会等因素对健康的影响,而常常用物理、化学的概念来解释生物现象。另一方面机械论又使解剖学、生物学获得了进展,发现了血液循环,提出了细胞病理学说,大大地推动了医学科学的发展。这种医学模式以机械唯物主义的观点,批驳了唯心主义的生命观和医学观,并把医学带入实验医学时代,对医学的发展发挥过重要的作用。

(四) 生物医学模式

以威廉·哈维(William Harvey)在1628年发表《心血运动论》,建立血液循环学说作为近代医学的起点,生物科学在这一时期相继取得了很多巨大成就。19世纪自然科学的三大发现,即能量守恒定律、细胞学说和进化论,进一步推动了生物学和医学的发展,科学方法被广泛地应用于医学实践,这时对健康的认识已有很大的提高,并建立了健康的生物医学观念。生物医学模式认为每种疾病都必然可以在器官、细胞或分子上找到可以测量的形态学或化学改变,都可以确定出生物的或物理的特定原因,都应该能够找到治疗的手段。这些立足于生物科学成就之上的医学进展使人类在疾病的认识、治疗和预防方面都取得了极大的成就。因此,人们创立了"生物医学"(Biomedicine)这一术语,以强调生物科学对于医学的决定性意义。生物医学有两个主要的观点:一是二元论:躯体和精神存在着精密的分工,疾病具有微观生物学基础。二是还原论:疾病具有微观的物理和化学基础,疾病的治疗最终都归结于采用物理和化学方法进行治疗。生物医学模式的产生是医学发展的重大进步,它奠定了实验研究的基础,推动了特异性诊断及治疗方法的发展,指导了医疗卫生实践,有效地消灭和控制了急性传染病和寄生虫病,使人类健康水平得以有效提高。但这种形而上学的认识方式"只看到了它们的存在,看不到它们的产生、发展和灭亡,只看到了它们的静止状态,而忘记了它们的运动"。生物医学模式虽然强调生命活动在结构、功能和信息交换方面是一个统一的整体,但却忽视了人是生物性与社会性的统一体这一关键。这一缺陷限制了医学家对健康和疾病的全面认识。但无论是从历史角度还是从现实角度来看,生物医学模式的产生和发展是一巨大的进步,而且不论在当前或未来的医学发展中,仍将发挥重要的作用。

■ (五) 生物-心理-社会医学模式

视窗1-3 恩格尔:需要新的医学模式

美国罗彻斯特大学医学院精神病学和内科教授恩格尔(Engel GL)在1977年"科学"杂志上发表了题为"需要新的医学模式——对生物医学的挑战"的文章。他尖锐地批评了生物医学模式的局限性,他说:"今天占统治地位的疾病模式是生物医学模式,分子生物学是它的基本学科。这种模式认为疾病完全可以用偏离正常的,可测量的生物学(躯体)变量来说明。在它的框架内没有给病患的社会、心理和行为方面留下余地。生物医学模式不仅要求把疾病视为独立于社会行为的实体,而且要求根据躯体(生化或神经生理)过程的紊乱来解释行为的障碍。因此,生物医学模式既包括还原论,即最终从简单的基本原理中推导出复杂现象的哲学观点,又包括心身二元论,即把精神的东西同身体的东西分开的学说。在这里还原论的基本原理是物理主义原理,即认为化学和物理学的语言最终足以解释生物学现象⋯⋯在我们的文化中,早在医生们开始接受职业教育以前,他们的态度和信仰就受到生物医学模式的影响。因此这种模式已成为一种文化上的至上命令,它的局限性易被忽视。简言之,它现在已获得教条的地位。在科学中,当一个模式不能适宜地解释所有资料时,就要修改或摒弃这个模式。而教条则要求不一致的资料勉强适应模式或对这些资料干脆排斥不管。生物医学教条要求包括"精神病"在内的所有疾病用物理机制的紊乱来解释。结果只有两种办法才能把疾病和行为调和起来;一种是还原论的办法,认为疾病的一切行为现象必须用物理化学原理来解释,另一种呈排外主义的办法,认为任何不能作如此解释的必须从疾病范畴中排除出去⋯⋯

为了理解疾病的决定因素以及采取合理的治疗和卫生保健模式,医学模式必须也考虑到病人、病人在其中生活的环境以及由社会设计来应对疾病的破坏作用的补充系统,即医生的作用和卫生保健制度。这就要求一种生物心理社会模式。

传统的生物医学观点认为生物学指标是决定疾病的最终标准会导致目前的矛盾:某些人的实验室检查结果是阳性,说明需要治疗,而事实

上他感到很好,而感到有病的人都说他们没有病。生物心理社会模式包括病人和病,也包括环境。对于一个焦急不安和机能障碍的病人,医生必须考虑社会和心理因素以及生物学因素所起的相对作用,这些因素既包含在病人的焦虑不安和机能障碍中,也包含在病人决定是否承认自己是病人和是否承担在治疗中有合作的责任之中。

生物心理社会医学模式的提出对医学和精神病学都是一个挑战⋯⋯医学机构被认为是冷酷和不近人情的。作为生物医学中心的这些机构威望越高,这种抱怨越多。许多医生的生物医学基础知识很好,但医治病人必不可少的品质很差。许多人承认单单在生物医学模式范围内这些是难以改善的。

霍夫曼把不必要的住院、滥用药物、过多的手术和不适当的使用诊断试验直接归因于生物医学还原论和它的支持者对卫生保健系统的统治。

资料来源:《医学与哲学》1980年第3期88~90页。

自20世纪以来,随着生产力的发展和社会的进步,人们的生活方式发生了巨大的变化,环境和心理社会因素在人类健康和疾病中的作用日渐突出,人类的"疾病谱"和"死亡谱"发生了很大的变化。过去那些主要威胁人类健康的传染病、寄生虫病和营养缺乏症大为减少,心脑血管病、癌症等与心理社会因素密切相关的疾病,即所谓"心身疾病"患病率逐年上升。1977年,恩格尔在《科学》杂志上发表了"需要新的医学模式——对生物医学的挑战"的论文,批评了生物医学模式的"还原论"和"心身二元论"的局限性。他指出生物医学模式的缺陷是"疾病完全可以用偏离正常的可测量生物(躯体)变量来说明,在它的框架内没有给疾患的社会、心理和行为方面留下余地"。他尖锐地批评了生物医学模式的局限性,他说:"生物医学模式既包括还原论,即最终从简单的基本原理中推导出复杂现象的哲学观点,又包括身心二元论,即把精神的东西同身体的东西分开的学说。"并在1977年提出了"生物-心理-社会医学模式"。他说,"为了理解疾病的决定因素,以及合理的治疗和卫生保健的目标,医学模式必须考虑到病人、病人的生活环境和生活因素,以真正消除疾病的破坏作用。生物医学模式逐渐演变成生物-心理-社会医学模式是医学发展的必然。"生物-心理-社会医学模式在整合的水平上将心理作用、社会作用同生物作用有机地结合起来,揭示了三种因素相互作用导致生物学变化的内在机制,形成了一个适应现代人类保健技术的新医学模式,它集中反映了现代医学发展的特征和趋势。

同期,布鲁姆(Blum)提出的环境健康医学模式着重强调了环境因素,特别是社会环境因素对健康的影响。拉隆达(Lalonde)和德威尔(Dever)提出的综合健康医学模式,进一步修正和补充了影响人群疾病与健康的主要因素为环境因素、生活方式与行为因素、生物遗传因素、医疗服务因素。目前有人提出整体(或全息)医学模式,该模式认为,健康是整体素质健康,即身体素质、心理素质(含行为卫生)和社会素质(含生活方式)三者有机结合才是健康。

二、现代医学模式产生原因

(一) 疾病谱和死因谱的转变

20世纪50年代以来,许多发达国家已经基本控制了危害人类健康的传染性疾病,人类疾病谱和死亡谱发生了很大改变,影响人类健康的主要疾病已由传染病逐步转化为非传染性疾病。在发达国家,心脏病、脑血管病及恶性肿瘤已在死因中占主要地位,我国城市和发达农村地区的疾病和死亡模式已等同于或接近于发达国家。人类应对疾病的三大法宝也由预防接种、杀菌灭虫、抗菌药物转化为社会医学、行为医学、环境医学。研究资料表明,这些疾病并非由特异因素引起,而是生物、心理、社会等多种因素综合作用的结果,因此在治疗疾病时只用药物、理疗、手术等手段已经不能满足临床需要。这种转变的主要原因有两个,一是人口死亡率、出生率下降所导致的人口老龄化,二是死于非传染性疾病的人口比例提高。

(二) 健康影响因素的多元化,对保护健康和防治疾病的认识深化

人们逐渐认识到疾病的发生不仅仅与生物因素有关,而且还与社会变革、经济增长、饮食起居等变化有关。随着社会进步、经济发展和生活水平的提高,人们的需要已转向期望精神等方面的满足。除了躯体健康之外,他们要求提供改变有害健康行为和习惯的方法,得到保持心理平衡的指导,获得心理上的舒适和健全,以达到延年益寿和生活质量的全面提高。人们对保护健康和防治疾病的认识不断深化,对健康水平的要求也在不断提高。

(三) 医学科学与相关学科相互渗透,医学科学发展的社会化趋势

WHO曾在总结各国卫生工作经验时指出:"当今世界已有的教训是,卫生部门不能再单枪匹马地开展工作,卫生事业是全社会的事业,需要全社会的配合。"随着社会因素对健康和疾病的作用的不断增强,人类保护健康和防治疾病,已经不单是个人的活动,而成为整个社会性活动。只有动员全社会力量,保持

健康、防治疾病才能有效。同时,社会环境的变化、科学技术更新的加速、就业择业困难、竞争愈演愈烈、生活节奏加快,给人们心理造成了极大的压力,对其社会适应包括保持心理健康提出了更高的要求。分子生物学、免疫学、遗传学揭示宏观活动的基础,信息学、心理学等的综合运用促进了综合考虑生物、心理、社会因素的思路的发展。

(四) 人们对卫生保健需求的提高,对健康的需求与日俱增

对人的健康和疾病的认识停留在生物机器的水平上,已经远远不能满足时代发展的要求,人类需要一个多层次、多角度、深入系统地观察研究医学问题的方法。经过探索,人们对心理社会因素造成躯体疾病的中介机制有了较深入的了解。于是综合生物、心理、社会诸因素的新型医学模式,顺理成章地成为当代医学模式。人们已经不满足于不生病、身体好,还要求合理的营养,良好的劳动生活条件和生活方式,平衡的心理状态和健康的心态,良好的社会活动能力,高水平的生活质量,并能延年益寿;人们已不再满足于因病得到医治,而是追求未病之前的预防,追求强身健体,需要内容广泛、形式多样的医疗、保健和健康服务,人们的健康需求日益多样化、多元化。

二、现代医学模式转变的意义

(一) 发展和完善了医学模式,以综合思维方式处理问题

新的医学模式强调了生物、心理和社会因素在更高水平上的整合,不是对传统的生物医学模式的简单否定,而是强调了生物、心理和社会因素在人类健康和疾病转化过程中的综合作用。它适应了社会的发展和进步,是生物医学模式的发展、补充和完善。

(二) 促进了对人类健康和疾病的全面认识

生物医学模式只重视疾病是生物学因素的作用,强调对疾病这一具体概念的认识和处理,忽视了对健康和疾病相互转化过程的全面认识。新医学模式促进了人们对健康和疾病的整体认识,拓展了医学研究的范围,促进医学的全面发展。

(三) 疾病预防提高到新的层次,促进了疾病治疗与预防的统一

心理、社会因素既可成为致病因素,也可能成为疾病治疗与康复过程中的重要因素,新的医学模式改变了以往治疗和预防与实际工作相脱离的状况,强调生物、心理和社会因素在治疗和预防疾病的共同作用。

（四）强调人的整体健康

新的医学模式克服了传统医学模式只强调躯体健康和生命的存在，忽视人的生存质量问题，促进了生命存在和生存质量的统一。

（五）促进了卫生观念的转变

医疗卫生的经济效益是以保护人民的健康为前提的，社会效益则以维护人民的健康为基础。医学模式的转变带来了卫生观念的转变，使人们树立"大卫生观"，促进了医疗卫生事业的社会效益与经济效益的统一。

（六）促进了我国医学教育的改革

现代医学教育培养的专业人才，要在态度、知识、能力三个方面适应医学模式的转变。1988 年 8 月的爱丁堡宣言指出："医学教育的目的是培养促进全体人民健康的医生。"为适应新的医学模式，医学教育本身必须进行改革。

四、现代医学模式与医学心理学

（一）医学模式的转变促进了医学心理学的发展

生物-心理-社会医学模式的健康和疾病观与医学心理学一致。医学模式的转变给医学科学及医疗卫生事业带来了巨大变化，它有助于转变"心理至上"和"精神万能"的观点，既强调心理因素和社会环境在人类健康和疾病中的重要影响，又不过分夸大其作用。因而加速了医学和心理学的结合，在医学心理学的形成和发展的过程中起到了积极作用。同时又有助于促进医学心理学工作者同生物医学工作者的联系与合作，用生物-心理-社会医学模式的观点指导医学心理学的教学、科研和临床实践，使双方各得其益，从而促进医学心理学的发展。目前，医学模式的转变是世界性的，医学心理学的发展也是全球性的，世界上许多国家都在完成新旧医学模式的更替下普及了医学心理学的教学与实践。我国卫生部医学专业基础教材编委会确定医学心理学为医学院校的必修课之一。在医学高校中开设医学心理学课程，对我国的医学模式转变也具有重要的意义。

（二）医学心理学的发展促进了医学模式的转变

生物心理社会医学模式的形成、存在有多种原因，早期的医学心理学思想在其中起了重要的促进和推动作用。首先，医学心理学帮助医学界转变观念，了解和熟悉心理学的理论与知识，认识人心理活动的规律和心身间的相互联系与影响。从理论观念上彻底动摇生物学模式的二元论的心身观，将人的身心和外界环境（社会和自然环境）视为一个相互作用的统一整体。其次，医学心理学为医学提供心理科学的研究方法和干预手段，有助于改善病人行为，提高医学研究的水平和医疗服务质量。最后，医学生和医学工作者系统地学习医学心理学及相关学科知识，不仅为培养能适应新的医学模式要求的医学人才贡献力量，又是促进医学模式转变的重要步骤和途径。

（三）医学心理学在实现医学模式根本转变和发展中将起到非常重要的作用

医学心理学被认为是现代医学理论的三大支柱之一，其观点与生物-心理-社会医学模式一致。在医学模式转化的过程中，医学心理学扮演着一个非常重要的角色，在其中发挥了积极的促进和推动作用。它转变了医务工作者的观念，重视了心理、社会因素的致病作用以及在疾病预防和康复中的影响。但目前我们必须清醒地认识到，无论医学教育、行医执业还是医院管理，在医学模式的转换上我们都做得远远不够。医学心理学也不可能做到像生物学那样直观、数量化，在相当多的领域内存在空白。这在很大程度上影响了新的医学模式实现真正的转变，影响了长期接受生物医学模式教育的医务人员对心理及社会因素致病、治病和防病作用的理解和判断。因此，只有医学心理学得到充分发展并在疾病的预防与治疗中发挥更大的作用；只有使广大医务工作者普遍接受医学心理学思想，才能最终实现生物-心理-社会医学模式的根本转变。

另外，医学模式是动态的、发展的。随着医学科学技术的发展，随着人类疾病谱和死亡谱的不断变化，对医学模式的认识还会更广泛、更全面。新时代的预防医学、临床医学、康复医学、美容医学、养生医学的终极目标呼唤着新世纪医学模式的诞生，新时代需要新的医学模式来指导人们科学地健康生活。医学心理学的学科性质和任务决定了它将在新的医学模式发展中起到不可替代的作用。

第三节　医学心理学的发展简史

医学心理学如同它的母体医学和心理学一样，其思想源远流长。从科学发展的历史看，医学心理学是科学发展到一定阶段才出现的一门学科，是医学与心理学结合并逐步形成一个独立分支学科的历史。

一、国外医学心理学简史

"心理"一词来源于一位古希腊女神普赛克（Psyche）的名字，是灵魂的化身。远古时代，人类极端迷信，相信万物都有灵。认为健康是神的保佑，疾病是鬼魔作怪或神灵对自己罪恶的惩罚，巫医便得以兴起,巫术遂成为治疗疾病的方法。20世纪英国著名科学史家丹皮尔(Dampier WC)说:"医巫同源,……巫术一方面直接导致迷信,一方面又导致科学。"巫医的语言暗示和开导,跳神驱鬼的行为表演,稳定了病人的情绪,也驱散了病人的恐惧,这可看作心理治疗的端倪,也是医学心理学发展的萌芽。

公元前1100年起已有了科学的萌芽,学术界开始正式研究心与身的关系,并紧密地将哲学的精神与物质的关系结合起来研究,在朴素的唯物论自然哲学研究中发展了医学心理学。代表人物为西方医学之父希波克拉底(Hippokrates,约前460—前377)和盖伦(Galen C,129—199)。希波克拉底的医学思想体系是朴素的唯物论思想,已脱离了神灵思想。如他的体液学说认为人有四种体液,它们在人体内的不同比例组成便形成了人的四种气质或性格。进而他又将气质与疾病相联系,如认为四种体液混合均匀、平衡便健康,反之若不平衡便产生疾病。他明确提出心理在治病中的重要性,要"治病先治人、治人先治心"。他还提出治病"一是语言,二是药物"。而罗马名医盖伦通过动物解剖,发现脑、肾、心的位置和功能,认为疾病应定位于脏器的病理上,心是灵魂,主张心身是分离的,对医学界影响较大。

"医学心理学"一词最早是由德国哥顿挺大学哲学教授洛采(Lotze H,1817—1881)提出的。他在1852年出版了 本命名为《医学心理学》的著作,成为医学心理学诞生的标志。全书共有三篇。书中讨论了心理与健康和疾病的关系。洛采在书中虽然列举了较多的生理学事实,但他的哲学观点是形而上学的,因而他的心理学也是形而上学的心理学,在理论上影响不大。之后不久,德国心理学家、哲学家冯特(Wundt W)于1879年在莱比锡大学创办了世界上第一个心理实验室,不仅为心理科学开辟了新纪元,也为医学心理学的发展开拓了道路。他将心理学研究纳入科学的轨道,医学心理学作为心理学的分支学科也随之进入科学时代。当时由于蒸汽机的发明,人类进入了工业革命时代。后来,随着科学革命的兴起,哈威建立了动物实验生理学并发现了血液循环学说,显微镜发明后魏尔啸(Virehow R)提出细胞病理学说,巴斯德(Pasteur L)的微生物学和免疫学的建立等均使医学进入科学生物医学模式时代。受科学发展和医学发展的影响,医学心理学也引入新的研究方法,并提出许多新的学说和观点,推动了本学科的迅猛发展。如美国人卡特尔(Cattell RB)首先提出"心理测验"的概念并制定出一套标准化的测验方法。法国人比奈(Binet A)和西蒙(Simon)编制出第一套儿童智力年龄的测验量表。奥地利人弗洛伊德(Freud S)创立了精神分析学说。美国人坎农(Cannon WB)、沃尔夫(Wolff HG)、加拿大人塞里(Selye H)、俄国人巴甫洛夫(Pavlov IP)等创立了心理生理学说。美国

人华生(Watson JB)、桑代克(Thorndike EL)、斯金纳(Skinner BF)和俄国人巴甫洛夫创立了行为主义学说。美国人罗杰斯(Rogers C)、马斯洛(Maslow A)创立了人本主义学说。美国人艾里斯(Aellis)和贝克(Beck AT)、瑞曼(Ralmy VC)创立了认知学说。梅耶(Meyer A)提出了精神卫生学说。这些新学说和观点的提出构成了现代医学心理学的理论框架和方法学体系,对推动学科的发展起了重要作用。如德育琪(Deutsch F)提出的心身医学的体系便是以精神分析学说为支柱,认为情绪在躯体疾病中起着重要作用。后经美国精神分析学派的心身医学家佟巴(Dunbar F)、阿历克山大(Alexander)对经典心身疾病的详尽研究得到发展。此外,行为学派、心理生理学派的方法和学说均推动心身医学的研究。他们都详尽研究了情绪、行为、人格在心身疾病发生中所起的重要作用。美国临床心理学家韦特墨(Witmer L)对心理学为临床服务作出了历史性的贡献,于1896年在宾夕法尼亚州建立了第一个心理门诊,将心理学运用于临床实际。于1907年提出"临床心理学"术语,开设了临床心理学课程。此后,在美国和其他一些国家,类似的心理诊所以及大学和医院的临床心理机构陆续出现。1906年,普林斯(Prince N)出版了《变态心理学杂志》,第二年韦特墨创刊了《心理学临床》杂志。1917年美国临床心理学会成立,1936年洛蒂特(Louttit)出版第一本《临床心理学》教科书,1937年《咨询心理学杂志》(后改为《美国咨询和临床心理学杂志》)问世。至此,医学心理学具备了服务部门、专业机构、学术刊物和教科书,形成了专业雏形。美国人波林(Borling EG)在1929年刨立了神经心理学;美国人1977年创立了行为医学;1978年,出版《行为医学》杂志;1978年,马泰勒佐(Matarazzo J)又创立健康心理学,并在美国心理学协会中成立健康心理学分会。但迄今为止,在美国心理学会的各分支学会里,没有医学心理学分会。

1951—1955年,由马泰勒佐在华盛顿大学医学院首次开设了《医学心理学导论》这一课程,从此,医学心理学才作为培养医生的必修课程。1957年,美国俄勒冈州大学医学院首次正式建立了医学心理学教研室。英国政府于1970年正式决定在医学院校开设心理学。目前,许多国家,包括一些发展中国家,在医学院校开设了医学心理学课程。医学心理学的教学时数由几十个增加到几百个,占较大的学分比重。许多国家还明文规定,医学院的毕业生如果没有医学心理学的学分将不允许开业。

二、中国心理学的发展道路

美国心理学家莫菲(Murphy G)在《近代心理学历史导引》中指出:"世界心理学的第一个故乡是中

国。"中国古代虽然没有心理学专著,但有丰富的心理学思想。这是和西方心理学发展的显著不同之处。具有代表性的中国古代心理学思想诸如认为万物以人为贵的"人贵论";认为心和身、心理和生理有相互关系的"形神论";认为人性、个性与习染关系的"性习论";着重强调认知与行为关系的"知行论";关于情绪与欲望,需要方向的"情欲论"等。

我国传统的中医理论及实践体系,是经过数千年科学积累发展起来的,其中蕴涵了丰富的医学心理学思想。如公元前1100年,我国最古老的《周易》问世,提出八卦的对立统一观,物质的相生相克观。此后,《黄帝内经》出现,它集中体现了朴素唯物论思想和辩证法。如将"天人合一"、"形神合一"等哲学思想应用到医学的观点,提出"内伤七情"、"外感六淫"的病因观,即认为心身(人)与外界环境(天)是统一的、心与身是统一的。所以,外界环境变化或心理上的七情变化都可引发疾病,而且心理不畅是致病的主因,并主张治病要"辨证论治",要"因人而异"。《内经》也列举了许多利用心理疗法治病的实例。说明在古代已经形成了中医心理学理论思想的雏形,独具中医特色的心理治疗方法,不仅在当时领先于世界医学,而且至今仍对现代医学心理学有所启迪。

西方心理学在19世纪末传入我国,以1917年北京大学建立我国第一个心理学实验室为开始标志。同年在北京大学哲学系开设了心理学课程。1918年,陈大奇出版了我国第一部心理学专著——《心理学大纲》。1920年,北京高等师范学校筹建了心理学实验室,同年,南京高师(东南大学)建立了我国第一个心理学系。1921年,中华心理学会在南京正式成立。1922年,我国第一种心理学杂志——《心理》创刊。这些都标志着我国心理学教学、研究和应用体系业已建立起来。此后一些医学院校开设了心理卫生的有关课程。1936年,中国心理卫生协会在南京成立,逐渐在一些医院、学校、儿童福利机构与医学研究部门设有心理卫生组织及专职的心理学工作者、社会工作员,从事心理卫生心理诊断和心理治疗、心理咨询等工作。20世纪50年代中期,医学心理学的教学、临床研究同其他心理学研究一样因故中断,但仍有许多医学心理学工作者以不同方式坚持研究工作。其中高级神经活动规律、病理生理等实验研究还取得了一定成果。20世纪60年代在许多实验研究及临床实践中,都普遍借鉴了国外的心理测量和心理治疗技术。

30年以来,我国医学心理学得到了更多重视与蓬勃发展。1979年,卫生部要求有条件的医学院校应开设医学心理学课程。1978年11月在保定召开中国心理学会第二届年会和1979年6月在北京举行的医学心理学学术座谈会标志着医学心理学进入了一个新的发展阶段。1979年春,北京医学院率先组建医学心理学教研室并开始授课。1979年,中国心理学会设置二级学会——以潘菽为主任委员的医学心理学委员会。从此我国医学心理学的发展走上了正轨,许多医学院校相继开课。1980年以后卫生部在北京举办了三届全国医学心理学师资进修班,许多省市也相继举办各种讲习会、学习班,培养了能承担医学心理学教学、科研和临床工作的大批骨干。1983年暑期,在卫生部的关怀和各院校的支持下,在安徽黄山召开了第一届医学心理学教学座谈会,组织并成立了医学院校医学心理学教学协作组。会议吸引了全国几十所医学院校的教师,对刚刚起步的我国医学心理学学科建设、师资培养、教学大纲等有关问题进行了交流和探讨,并创办了内部交流的《医学心理学教学通讯》,极大地促进了医学院校的医学心理学教学工作。此后,分别在浙江、吉林、山东、江苏、北京、山西、湖北、黑龙江、辽宁、陕西、哈尔滨、扬州等地召开了第二至第十五届教学研讨会。在历届研讨会上对医学心理学的教学大纲、课程设置、教材、教学手段进行了交流、探讨,对医学心理学教育事业有很大推动。1985年,中国心理卫生学会重新成立,并创办了《中国心理卫生》杂志。1987年,卫生部组编《医学心理学》全国教材,并确定为高等医学院校学生的必修课。1993年,创办《中国临床心理学》杂志。随后,《中国健康心理学》、《心理与行为》、《中华行为医学与脑科学》、《应用心理学》、《临床心身医学》、《心理与健康》、《心理医生》、《大众心理学》等学术杂志及科普杂志相继问世。此外有不少论文刊登在《心理学报》、《心理科学》、《心理学动态》、《心理发展与教育》等核心期刊上。1994年,国家开始实施执业医师资格考试,把医学心理学作为16门考试科目之一。1997年在哈尔滨召开的第九次教学会议上,中国高等医学教育学会批准成立了以李心天为主任委员的全国医学心理学教育分会,这标志着医学心理学教育开始了新的一页。据统计目前全国95%的医学高等院校普遍开设了医学心理学课程。自2001年起,部分医学院校的医学心理学专业开始招收五年制本科学生。不少医学院校增设了与医学心理学相关的专业方向,很多大学心理系设置了临床心理学专业。同时,心理卫生和临床心理学及其相关专业硕士点和博士点逐年增多。国家劳动和社会保障部于2002年8月3日开始试行了《心理咨询师职业标准》,标志着我国医学心理学教育培训和执业制度的逐步完善。人事部、卫生部正在酝酿制定的《心理治疗师职业标准》更是结合我国实际情况和顺应历史发展、加快医学心理学人才培养步伐的又一重大举措。

三、医学心理学的趋势与展望

（一）学科范围不断扩大

综观国内医学心理学的发展，由早期服务于精神病人和心理障碍患者，逐步向躯体疾病患者发展，并进一步扩大到健康人群。医学心理学把心理健康、心身健康的维护、养生保健和健全人格的培育作为其主要的工作内容，并参与到职业选拔、职业生涯指导和教育发展等领域。医学心理学正在向各领域广泛渗透并为全社会所有人群提供服务。

（二）学科融合不断增强

医学心理学属于交叉边缘学科。通过与多学科的合作，共同研究和解决医学领域问题的模式已呈现良好的前景。今后，医学心理学将与神经生物学、生物工程、社会学和行为科学等进一步结合，协作开展某一领域的科学研究。同时在临床服务过程中也会愈来愈多地与相关领域的工作人员合作，以扩大服务内容，提高服务质量。

（三）进一步运用当代科学成果

医学心理学迫切需要当代科技成果不断完善自身的理论、技术和方法。医学心理学必将遵循生物-心理-社会医学模式，特别是加快吸收生物医学的新成果，更多地采用分子生物学、神经心理学等实验手段，将系统的综合研究与深入的实验研究结合起来，全面发展自身的理论。

但是，作为现代医学理论之一，医学心理学在完成自己的历史使命过程中，还将面临严峻挑战。仍然存在基础理论发展远远滞后于实际需要、研究方法不够成熟和学科范围仍需进一步界定等问题。另外，如何在人群中普及心理学知识，提高全社会重视心理健康的意识，促使政府有关机构支持医学心理学的研究和应用，也是医学心理学工作者面临的一项重要任务。

第四节 医学心理学的研究方法

医学心理学具有涉及心理学、社会学、生物学和医学等多学科的交叉性特点，很难形成自身科学系统的方法学体系。尽管对人的心理行为的研究相当复杂，但在研究步骤上与其他学科基本相同：第一，明确问题；第二，探索和研究有关的理论和模式；第三，形成假设；第四，选择适当的研究方法；第五，通过观察、测试和实验，进行论证，得出结论；第六，总结与反馈。

科学事实和历史证明，只有辩证唯物主义和历史唯物主义的基本原理，才是指导科学研究的唯一正确的科学方法论。医学心理学的研究同样要遵循这一指导思想和原则，避免主观唯心主义的影响，这是衡量与评价一个学科方法学及其理论基础的正确标准。

一、医学心理学的研究原则

医学心理学目前采用的主要是心理学的研究方法。无论选择哪种方法进行研究，都必须遵循以下基本原则。

（一）心身统一的原则

医学心理学要研究个体的心理活动与健康、疾病的相互关系，就必然涉及心身两个方面。在研究的过程中必须从心身相互作用中去认识整体，考虑各种内、外因素相互之间的关系和制约作用，在多层次、多因素和多维度的系统中进行分析。个体生理活动的变化可以通过各种实验室的检测手段精确地测量，心理活动的变化也可以通过观察、访谈、心理测验等方法进行测量。心理、生理的协调一致，是个体能够良好适应社会的基础。医学心理学的研究要为临床实践提供理论依据，就必须从生理、心理和社会三方面全面分析个体的心身状况，坚持心理与生理统一的原则。

（二）质量统一的原则

在医学心理学的研究中，首先应了解质（定性）与量（定量）的相互关系。明确正在研究的对象属于哪一种心理变量的过程，就是质（定性）。以数量化的方法对心理变量进行量化与评估的过程，称为量（定量）。定性的过程使研究者对研究对象、研究目标有"质"的认识；而定量的过程则通过更加客观的量化指标进行对照研究，为定性提供可重复操作和检验的依据。没有定量的研究，定性就缺乏有效的科学依据，显得空洞，没有说服力。针对心理变量的研究更是如此。质与量的统一，是医学心理学研究中需要严格遵循的原则。

（三）主观客观相结合的原则

从历史上看，医学心理学研究方法经历了从主观到客观、由经验到科学的过程。主观客观相结合的原则，就是不能从单纯主观愿望出发，对待研究对象采取客观态度。做到对复杂的心理现象的观察、分析和解释中，在揭示心理活动的发生、发展和变化规律过程中不做主观臆测，坚持客观公正。在研究心理现象时，不能单纯依靠个人的主观臆想和揣测，而要根据心理现象产生、发展的客观条件的外部表现来进行，应该提供可靠的确实材料，并对所得的全部事实材料和数据作出全面的分析，对研究所得的结论应该是分析全部材料的成果，要杜绝曲解、主观解释和作出轻率的结论。

（四）辩证发展的原则

心理现象是一个不断变化的过程，要用辩证发展变化的观点去认识人的心理活动。医学心理学研究中应注意个体心理活动的动态性和发展性。心理活动在不同时间、地点和对象中是动态变化的，在不同年龄阶段也是相异的，这一点与其他科学有所不同，也是医学心理学研究的特点和困难所在。因此，在研究个体心理时，不仅要研究和阐明已经形成的心理特征，也要阐明那些正在形成和刚刚表现出来的新的心理特征，并且还要预测可能会出现的心理特征。

■（五）理论联系实际的原则

医学心理学是一门既有理论又有实践的学科。医学心理学理论的多样性导致了研究和工作方法呈现多样性，所以要掌握好各种理论及各种研究方法，在医学心理学研究中要遵循理论联系实践的原则。与其他科学一样，医学心理学研究的结果要用来指导实践。实践是理论的源泉，也是检验理论正确与否的唯一标准。另外，医学心理学既有自然科学属性，又有社会科学属性，在研究工作中常同时涉及社会、心理、生物等多学科的有关因素和变量。为了保证结果的科学性，需要我们同时掌握这些学科的一些基本研究方法和手段。

■（六）伦理性原则

医学心理学研究中存在伦理学内涵，涉及道德、尊严、权益和隐私等内容。因此，医学心理学的研究和实践都应遵循道德和伦理的原则，任何可能造成对研究对象损害的研究都必须严格禁止。

二、医学心理学的研究方法

医学心理学的研究方法按照研究方式的不同，可以分为观察法、调查法、测验法、实验法等；按照研究的时间性质，可以分为横向研究和纵向研究；按照研究对象的多少，又可以分为个案研究和抽样研究。在实际工作中，常常会同时应用多种研究方法。同其他学科的研究一样，在研究目标明确后，首先应选择自己熟悉又符合研究目标的方法。同时，还需要注意针对不同的心理学理论基础的研究可能涉及各自不同的研究方法。另外，每种方法都各有利弊，各有不同的适用对象。研究者应根据研究对象和目的的不同，适当选择其中一个或几个相结合的方法。

■（一）个案法

个案法（case method）也叫"个案研究"、"个案调查"、"个案历史法"。是指对一个团体、一个组织（包括家庭、社区）或一个人以及一个事件进行详尽的调查研究的方法。个案法可用于健康人的常态研究，也可用于患者，包括躯体疾病、心理障碍精神疾病患者的研究。个案研究内容由两个基本部分组成。一是在得到研究对象同意的前提下，详细收集与研究目的

有关的个案资料。这些资料可以由研究对象自身提供，也可由家属亲戚、同事朋友和有关人员进行补充核实。除了口头提供的资料外，还可借助由对象自愿提供的书信或作业等资料作为参考，力求收集的资料客观、详细、可靠。二是依据收集的资料，运用医学心理学知识对患者问题的发生发展以及相关因素加以整理归纳，作出客观分析，找到问题的症结和关键所在。在此基础上，进而使用医学心理学的技术方法为对象提供干预、矫正和预防的办法和建议。

■（二）观察法

观察法（observational method）是研究者通过对心理现象的科学观察、记录和分析，研究心理行为规律的方法。观察法包括：①主观观察法与客观观察法：主观观察法又称为内省法（introspection），是指个体对自身的心理活动和行为进行观察、记录和分析的方法。客观观察法是由研究者对个体或群体的行为进行观察和记录，并运用心理学知识做出科学的分析，它在医学心理学研究中使用较多。②自然观察法与控制观察法：观察活动有时是在自然情境下进行的对个体的行为进行直接观察、记录和分析解释，这种观察方法称为自然观察法。观察活动有时进行的是在预先设计的情境中对个体行为进行观察，这种观察方法称为控制观察法。③日常观察法与临床观察法：从医疗过程中获得资料观察的观察方法，称为临床观察法；从社会生活中获得对普通人群观察记录的观察方法，称为日常观察法。④长期观察和短期观察：根据观察时间不同，可分为长期观察和短期观察。⑤根据观察重点不同，可分为全面观察和重点观察。⑥直接观察和间接观察：直接观察是主试对被试行为的直接观察；间接观察则通过访问、交谈和分析行为结果，并使用调查表进行间接分析，但要特别注意资料来源的真实性和可靠性。

观察范围因目的和内容而异，一般来说可以包括：①仪表；②身体外观；③人际沟通风格；④言语和动作；⑤在交往中所表现的兴趣、爱好和对人对事对己的态度；⑥在困难情景中的应对方法等。心理评估、心理咨询、心理治疗等工作的开展都离不开敏锐的、科学的观察。运用观察法进行研究时需事先明确观察目的和方法，制订观察计划。观察方法可利用录音、录像等现代手段。

■（三）调查法

调查法（survey method）是常用的方法之一。是指根据研究的需要，通过采用会谈法、询问法、座谈法、问卷法或电话询问和网上调查等方式向被试者或相关人员获取资料，并进行分析和研究的方法。既可用于患者，也可用于健康人群，既可用于个体，也可用于群体，群体调查多数为抽样调查。调查法主要采用访谈法（interview method）和问卷法（questionnaire）两

种不同的方式进行。访谈法是通过与被试晤谈,了解其心理活动,同时观察其晤谈时的行为反应,以其非语言信息补充、验证所获得的语言信息,经记录、分析得到研究结果。通常采用一对一的访谈方式,其效果取决于研究者的晤谈技巧。此法是开展心理评估、心理咨询、心理治疗及其相关研究中的最常用方法之一。座谈则是以少数研究者同时面对多个被试的访谈形式。相对于晤谈,座谈范围较大,便于一次获得较多同类资料或信息,满足分析、研究的需要。问卷法指采用事先设计的调查问卷,当场或通过函件交由被试填写,然后对回收的问卷分门别类地分析研究。适用于短时间内书面收集大范围人群的相关资料。问卷法的研究质量取决于研究者的思路(研究的目的、内容和要求等)、问卷设计的技巧及被试的合作程度等。问卷法简便易行,信息容量大,但其结果的真实性、可靠性可受各种因素影响而程度不同。故必须以科学态度分析、报告问卷法所获研究结果,较好地体现问卷法对其他研究方法的辅佐及参考价值。

调查法按调查任务不同,可分为一般调查和专题调查;按调查内容不同,可分为事实特征调查和征询意见调查;按调查时间不同,可分为回顾性调查、现状调查和前瞻性调查;按调查格式不同,可分为结构式调查和非结构式调查;按调查资料收集方式不同,可分为面谈法(包括访问法或座谈法)、邮寄问卷法、电话调查、网上征询等方法等。

(四)实验法

实验法(experimental method)指在控制的情境下,研究者系统地操纵自变量,使之系统地改变,观察因变量随自变量改变所受到的影响,以探究自变量与因变量的因果关系,掌握知果溯因、知因推果的科学规律。实验法被公认为科学方法中最严谨的方法,也唯有实验法能完整体现陈述、解释、预测、控制这4个层次的科学研究目的。实验法分实验室、自然实验和临床实验等。实验室实验法是在实验室内借助各种仪器设备,严格控制实验条件下进行的。自然实验法是避免由于环境对被试者的影响而出现难以估计的心理活动误差,通过遥控设备,按设计要求出指令并收集信息进行描记和测量。临床实验法主要用于对心身疾病的生理与心理、病理与心理、心身交互作用的研究,它可以通过仪器等手段探讨病因,确立诊断,进行治疗。应用实验法要注意控制四个环节:一是控制实验情境,尽量排除与研究无关的变量因素;二是控制实验对象条件,对象要符合研究条件,并具有可比性和匹配性,要进行随机抽样安排;三是控制实验刺激,使刺激能按预期安排的不同水平、强度、条件,并按规定方式、时间和顺序出现;四是控制对象的反应。

目前,实验法还延伸到了社会实际生活情境中的实地实验中。实地实验具有更接近真实生活、研究范围更加广泛、结果易于推广等优点,在社会心理学等领域的研究中被广泛采用,也是医学心理学研究的常用方法。此外,人为地设计某种模拟真实社会情境的实验场所,间接地探求人们在特定情境下心理活动发生、变化规律的一种研究方法,称为模拟实验。

(五)测验法

测验法(testing method)也称心理测验法,指以心理测验作为个体心理反应、行为特征等变量的定量评估手段,据其测验结果揭示研究对象的心理活动规律。既是心理学收集研究资料的重要方法,同时也包括收集某些生理学研究指标的测试资料,是医学心理学研究中一种通用而重要的方法。心理测验法包括各种心理测验和评定量表两种,有时二者很难区别。心理测验作为心理或行为变量的主要定量手段应用于医学心理学研究的许多领域,也常作为调查研究的一项重要的指标变量。一般要求使用经过标准化,有良好信度和效度检验的心理测验(如智力测验、人格测验等)以及各种临床评定量表(如汉密顿抑郁量表HAMD、汉密顿焦虑量表HAMA、总评量表GAS、生活事件量表LES和简易智力状态检查MMSE等)。心理测验和量表种类繁多,必须严格按照心理测试规范实施,才能得到正确的结论。心理测试作为一种有效的定量手段在医学心理学工作中使用得很普遍。具体的相关内容将在第九章详细讲述。

(六)神经影像学检查

神经影像学技术包括结构性影像学和功能性影像学技术,前者有超声、X线、CT和磁共振成像等,后者包括单光子发射计算机断层扫描(single photon emission computed tomography,SPECT)、正电子发射型计算机断层显像(positron emission computed tomography,PET)、磁共振谱(magnetic resonance spectroscopy,MRS)、弥散加权成像(diffusion weighted imaging,DWI)、磁共振灌注成像(magnetic resonance perfusion imaging)以及功能性磁共振成像(functional magnetic resonance imaging,fMRI)等。

随着结构性影像学技术及功能性影像学技术的发展,研究人员不仅可以观察到脑结构形态学的改变,并可通过测定脑局部血流及葡萄糖代谢以及受体的功能状态,从而了解大脑的功能,为更好地研究和解释人类心理行为异常的生物学病因提供了有价值的研究手段,同时,也逐渐用于心理行为的评估。

近十余年,神经影像学检查已用于人类心理行为的诊断与评估。研究较多的是针对精神疾病、应激障碍、暴力行为的研究,其次是针对成瘾、焦虑和强迫等多种心理行为障碍的研究。但是,目前神经影像学用于心理行为的诊断评估还处于初级阶段,许多检查只能用于定性,还不能定量,尚不能准确地进行心理行为的诊断评估。但其毕竟为我们提供了一种新的思路,相信随着神经影像学技术的发展,其后用于心理行为的诊断评估就像目前CT、磁共振检查用于占位性病变的诊断评估一样切实可行,具有广阔的发展前景。

作为一门发展中的学科,医学心理学的研究方法尚有许多不尽如人意之处。首先,医学心理学的理论基础比较薄弱。心理学流派繁多、各有千秋,各种理论观点较难统一,显得杂乱无章。其基本的概念不统一则操作性定义难以界定,给研究带来了困难。第二,心理定量的主观性。心理学的测量常常带有主观成分,不像生理学的测量多采用"数量化"的指标,在心理学研究中,对心理现象的描述难以避免主观判断。第三,医学心理学涉及生物、心理、社会人文多个领域的内容,其研究涉及多种变量或因素,且它们之间又交互作用、复杂多变。实验研究控制条件非常不易,并且对于结果的解释也可有多种推测,这也是难点之一。

总之,医学心理学的每一种研究方法都有自己的优缺点,每一种方法又都有不同的技术问题。在研究过程中,可以根据研究对象的特点,把各种方法的优点和长处充分发挥出来,不要教条地搬用现成模式,而要实事求是地采取对策,通过缜密的分析,得出科学的结论。只有如此,才能使医学心理学的研究更有价值,才能推动这门学科的发展和进步。

思 考 题

1. 什么是医学心理学?
2. 医学心理学的研究内容是什么?
3. 医学生为什么要学习医学心理学?
4. 简述医学心理学产生的历史背景及其发展简史。
5. 医学模式及医学模式的转变意义是什么?

(孙宏伟)

第二章 医学心理学主要流派

【本章要点】
- 精神分析学派的主要理论
- 行为学派的主要理论
- 认知学派的主要理论
- 人本主义学派的主要理论
- 心理生理学派的主要理论

一部心理学的发展史，就是心理学流派的兴衰史。各流派间的矛盾与冲突，不同理论体系的抗争与对立构成了心理学发展的独特景观。不了解心理学的主要理论和流派，就难以掌握心理学的知识。本章主要介绍心理学发展过程中的精神分析学派、行为主义学派、认知学派、人本主义学派和心理生理学派等流派及其主要理论。

第一节　精神分析学派

精神分析（psychoanalysis），又称心理动力学（Psychodynamictheory），是心理学中最古老、最富有争议、最有吸引力同时也是最具影响力的学派之一。其创始人是西格蒙德·弗洛伊德。心理动力学是关于人类动机和行为的科学，它强调各种相互冲突的无意识心理历程的重要性，以及童年时期的经历对成人后人格的影响。人们有时会把精神分析当做心理学的代名词。精神分析既区别于学院派的心理学，又区别于临床医学。但是精神分析的影响却超出了心理学和医学的范围。它不仅对心理学和精神病学，而且对文学艺术、绘画、戏剧、电影、宗教、哲学、人类学乃至人们的日常生活，都产生了广泛而深远的影响。

视窗 2-1　精神分析学派的创始人——弗洛伊德

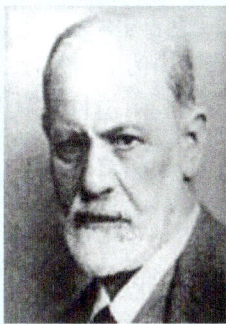

西格蒙德·弗洛伊德（Sigmund Freud，1856—1939），奥地利维也纳的精神科医生。生于摩拉维亚的弗赖堡，3 岁时全家迁居维也纳。他读书时成绩优异，一直是班长，毕业时不仅德文、希伯来文名列前茅，拉丁文、希腊文、法文、英文和意大利文也成绩突出。1873 年弗洛伊德进入维也纳大学攻读医学，1881 年成为医生，专攻精神病学，不久便开始从事使他后来声名远扬的精神分析研究。

1895 年他与布罗伊尔合作发表《歇斯底里研究》，这被看成是弗洛伊德精神分析学的处女作。1899 年《梦的解析》出版，弗洛伊德声称他发现了三大真理：梦是无意识欲望和儿时欲望的伪装的满足；俄狄浦斯情结是人类普遍的心理情结；儿童具有性爱意识和动机。这些发现为精神分析学奠定了基础。但在当时，弗洛伊德这本书并没有得到重视，初版的 600 册书 8 年以后才售完。1905 年他的《性学三论》发表，这本书探讨了儿童性心理的发展与精神变态机制的联系，真正开始为世人所重视。但因为他的学说的反传统性，在当时引起学术界和社会舆论群起而攻之，他本人也成了当时德国科学界最不受欢迎的人。

但弗洛伊德仍然不改初衷，在不到 20 年的时间里，写作了约 80 篇论文和 9 本著作，继续阐述和宣传他的精神分析理论。他在《日常生活的心理病理学》中提出一切日常生活中的失误都是由无意识动机所支配的；在《图腾与禁忌》中用俄狄浦斯情结来解释人类的原始文化；在《精神分析引论》中则用讲演稿的形式对精神分析理论作了全面的总结和介绍。20 世纪 20 年代以后，弗洛伊德的思想和观点出现了一些变化和发展，在《自我和伊特》、《抑制、症状和焦虑》等著作中他提出了将心理划分为"伊特"（"本我"）、"自我"和"超我"三个互动的部分。在《超越唯乐原则》中提出了"生本能"和"死本能"的概念，在《文明及其缺陷》等著作中弗洛伊德用文明与本能的冲突来揭示人类文明发展的原始动力。

1938 年德国法西斯占领维也纳，弗洛伊德移居英国。1939 年因病在伦敦逝世。但是，弗洛伊德的影响并没有因为他的逝世而消失。甚至可以这样说，弗洛伊德的理论不仅对于心理学来说是一种必备的积累,即使对于其他人文领域、艺术创作以至于日常知识来说,也是一个不可或缺的必须了解的范畴。正如一本权威著作所评述的那样,"虽然弗洛伊德学说一再受到抨击,这丝毫无损于他的形象。他卓绝的学说、治疗技术以及对人类心理隐藏的那部分的深刻理解,开创了一个全新的心理学研究领域。由他所创立的学说,从根本上改变了对人类本性的看法"。

一、精神分析基本观点

心理动力学理论中,弗洛伊德提出了对现实的感知过程的两个层面。一是意识层面,包括我们可意识到的各种心理状态,如记忆。但弗洛伊德认为,这只是感知的一个很小的部分,如同冰山一角而已。他认为,我们许多行为的动机是处于意识之外的。二是无意识层面,包括了我们不觉知的或一般来说无法觉知的心理状态。弗洛伊德认为意识和无意识的心理活动依据不同的原理。弗洛伊德提出了伊底、自我和超我三合一的人格结构论,他认为,这三个"我"依据不同的原则,履行不同的功能。他还提出了人格发展的阶段理论,强调儿童早期的经历对人格发展,以及发展中所出现的心理异常有着相当大的影响。

(一)本能论

弗洛伊德认为本能是人的生命和生活中的基本要求、原始冲动和内在驱力。他进一步将人的本能分为生的本能和死的本能。

1. 生的本能　包括性本能(libido,力比多)和自我本能。在弗洛伊德看来,性本能是人的一切内在的潜力,它驱使人们去追求自我实现,他认为人类的一切活动和快感都直接或间接地与性有关。弗洛伊德所谓的"性"包含的意义是极其广泛的,正因为如此,弗洛伊德被认为是一个"泛性论者"。自我本能则是指人类害怕危险、保护自我不受伤害的本能。性本能长期得不到满足就会导致人性的改变,自我本能长期受阻则导致死亡。可见,性本能和自我本能都最终指向生命的生长和增进,弗洛伊德把它们合称为"生的本能"。

2. 死的本能　这是弗洛伊德后期提出的一种本能概念,它是指某种侵略的或自我毁灭的本能。死的本能指向外部时表现为攻击、侵略和破坏;指向内部时则表现为自我谴责、自我惩罚,甚至是自杀等。

(二)潜意识理论

弗洛伊德把人的心灵比作大海中的冰山,冰山的主体部分隐匿在海水下面,是看不到的,露出水面的部分仅仅是冰山很小的一块,所以若以这个形象化的

比喻看待心灵,则露出水面的部分是意识;海水下面的冰山主体则类似于我们的潜意识。所以潜意识的心理过程占据了心灵的绝大部分,这是精神分析所要探讨的主要领域。

弗洛伊德认为,如果从层次上划分,人的心灵可以划分为三个层次,即意识(conscious)、前意识(preconscious)和潜意识(subconscious)。潜意识和前意识共同构成了人的无意识(unconscious)。

意识是指可觉察到的心理活动。这是传统心理学集中研究的领域,在弗洛伊德的理论中,意识的作用微乎其微,其在人类心理领域中仅占极少的部分。

前意识是指通过集中注意或回忆、联想而能浮现于意识领域中的心理事件、过程和内容,是无意识中可召回的部分。前意识的功能主要是对潜意识中的本能欲望起压抑和监督作用,以保证各种不能见诸于社会的欲望和冲动不至于大量涌入意识领域。

潜意识是指意识层面以外所有的心理活动。从描述性的观点来看,潜意识包括了任一时间内不存在于意识层面的所有心理事件;从动态的观点来看,潜意识包括了个人无法接受的原始冲动、本能欲望。它们具有动力的性质,可以成为行为的推动力量,虽然人们往往意识不到这种动力的存在。潜意识中的欲望和冲动与社会风俗习惯、道德、法律是相互冲突的,为社会所不容,因而被排斥到意识的阈限以下。

潜意识具有以下特点:①在一般情况下,潜意识中的内容不能到达意识领域,因为意识对其的检查作用成为潜意识内容进入意识的障碍,因此,只有在经过巧妙伪装,或在克服压抑和监督作用,抑或在压抑过强或过弱的条件下,潜意识的内容才可以进入意识状态;②潜意识的操作方式是非理性、非逻辑的和没有时间特点的;③潜意识追求的是快乐,它唯一的目标就是欲望满足或本能的释放;④潜意识系统的内容和语言是分开的。

荣格(Jung　CG,1875—1961)提出个人潜意识和集体潜意识的概念。个人潜意识由曾被意识但又被压抑或忘却的,或最初不够生动,不能引起有意识印象的内容构成,包括称之为情结的、具有情绪色彩的(受到高度重视)观念群;集体潜意识反映了人类在以往的历史演化进程中的集体经验,主要包含本能和原型。原型意指人类通过遗传获得的一些原始意象或先验心灵图式。

(三)人格理论

弗洛伊德的人格理论包含着人格结构理论和人格发展理论。由于弗洛伊德认为人格的发展与性心理的成熟有关,因而他的人格发展理论也称为心理性发展理论。

1. 人格结构论　1923 年,弗洛伊德在《自我与伊底》中提出了伊底、自我和超我三合一的人格结构论。

如果把伊底、自我和超我与潜意识、前意识和意识三个层级进行比较的话,则伊底完全是潜意识的,而自我和超我在成人时期部分是潜意识的,部分是意识的。

伊底是人格系统的最基本部分,是人格系统的主要能量来源。伊底的作用是迫使心灵指向本能欲望的满足,遵循"快乐原则",追求本能力量的释放和紧张的解除;自我追求现实,遵循"现实原则",支配人的行为活动方式;超我处于人格的最高层次,是由良心、自我理想等构成,遵循"至善原则",控制人的行为,监督伊底,督促自我。超我的作用是指导和控制行为,以使行为符合社会规范和道德理想。

自我的形成是伊底与环境相互作用的结果。自我是伊底与外在世界的中间人,必须保卫伊底不受外在世界的伤害。自我为伊底服务,同时又不得不考虑环境的条件,此外它还要接受超我的指导。

弗洛伊德主张,在人格结构中伊底、自我和超我这三种心理成分如果保持平衡,就会实现人格的正常发展;而一旦三者之间发展失调乃至破坏,就会导致神经症和心理疾病。

2. 人格发展理论 弗洛伊德的人格发展理论主要指本我的发展,特别是性本能(力比多)的发展。力比多驱使人追求享乐和满足,特别是性的满足。在人格发展的每一个阶段都有一个特殊的身体区域成为力比多的兴奋和满足中心,弗洛伊德称此区域为欲带(erogenous zone)。儿童的人格发展与否取决于其是否获得适当满足。强调儿童早期经验对个体终生发展中的决定性作用,是弗洛伊德精神分析中的又一个著名观点。弗洛伊德根据不同年龄阶段的个体的里比多的兴奋中心不一样,把人的性心理发展划分为以下五个阶段:

(1)口唇期(0~1岁):这一时期个体的快感中心在嘴唇,婴儿的大部分活动都与口唇有关,如吮吸、咬、吞咽等。弗洛伊德甚至认为成人抽烟、酗酒等行为,都是口唇快感发展的结果。此时口唇活动如未加限制,就会表现出乐观、慷慨、开放、活泼等积极的人格特征;反之,严格限制则会在成年后表现出倾向于依赖、悲观、被动、猜疑和退缩等消极人格特征。

(2)肛门期(1~3岁):此时儿童的性兴趣集中到肛门区域,以排泄活动,抹粪甚至是玩弄粪便为快乐。此时儿童的排泄活动如不加限制,就会形成肮脏、残暴、无秩序和浪费等性格倾向;反之则表现出清洁、忍耐、吝啬和强迫等倾向。

(3)前生殖器期(3~6岁):这一时期性本能集中到生殖器上,性器官成为儿童活动快感的中心。这一阶段的儿童变得依恋父母中异性的一方,即男孩依恋自己的母亲,女孩依恋自己的父亲,这分别被称作恋母情结(oedipus complex)和恋父情结(electra complex)。弗洛伊德认为这两种情结如未得到正当解决,成年后

就不会形成与年龄、性别相符的人格特征。

弗洛伊德认为通过以上三个时期的发展,一个人的人格就基本定型了,所以说,0~6岁是人格形成和发展的关键期。

(4)潜伏期(6~12岁):此时儿童的性本能呈现出一种停滞或退化状态。儿童的兴趣中心由父母方面转移到其他事物(如学习、游戏等)上,而且在日常交往中表现出排斥异性的倾向,不屑与异性交往。这种心态直到青春期才有所改变。

(5)两性期(12~20岁):这一时期又称青春期,女孩从11岁开始,男孩从13岁开始。这一时期的个体在身体和性上基本趋于成熟,性的能量突涌出来,容易产生性冲动。此时的个体在各个方面都达到了成熟的完美状态,所以在人格上也达到了最理想的水平,但实际上很少有人能达到这个水平。

(四)梦的解析

弗洛伊德认为,梦是愿望的满足,是由本能冲动所引起的,那些受压抑的本能冲动是梦的真正制造者。本能冲动为梦的制造提供能量,并利用日常生活的片段作为制造梦的材料。其最终的目的是为了满足本能愿望。但是由于前意识和潜意识的检查和监督作用,本能冲动不能以原有的面目得到赤裸裸的满足,因而那些潜意识中的本能冲动以伪装的方式巧妙地躲过检查作用,进入意识领域而形成梦境。检查作用因睡眠而放松警惕,所以本能冲动可以通过伪装,从潜意识中偷偷地溜出来。梦的内容还不是被压抑的欲望的本来面目,需要加以分析和解释,才能找到本能愿望的真面目。

弗洛伊德把梦境分为显梦和隐梦两种。显梦即人们真实体验到的梦,而隐梦则是指梦的真正含义,即梦所象征性地表现的被压抑的潜意识中的欲望。那么,隐梦是如何转变为显梦的呢?弗洛伊德认为这主要有以下几种途径:

1. 凝缩(condensation) 即把隐梦中所要满足的欲望予以集中简化,以一种象征性的事物或形式出现。如梦到采花,这里的花就可能是他喜爱的许多事物的集中和简化。

2. 移置(displacement) 即把隐梦中的内容加以转移,用显梦中不重要的部分代替隐梦中重要的部分。如有人梦到自己做客时因忘了带手杖而返回女主人家,实际上其真正的目的不是拿手杖,而是想再看一眼漂亮的女主人。

3. 象征(dramatization) 即以具体的形象代替抽象的欲望。如一个妇女梦见自己被马践踏,其实是代表她内心里顺从了男性的要求。

4. 润饰(elaboration) 即醒后把梦中无条理的材料加以系统化,使其显得合理。

根据弗洛伊德的观点,梦也是一种思维方式,不

过这种思维方式同日常生活的思维方式不同。梦的思维方式是原发性的,是人类原始的思维方式,是潜意识的、非理性的、非逻辑性的。梦与精神病有着直接的联系,因为梦具有精神病全部的荒谬、妄想和错觉,两者具有同样的心理机制。因此,对梦进行分析,了解梦的工作,对于治疗精神病和发掘潜意识的内容,都具有极其重要的意义。

（五）焦虑与防御机制理论

弗洛伊德讨论了三种焦虑:①客观性的焦虑。它是对环境中真正危险物的恐惧,当客观环境中存在着一个现实的威胁时,这种焦虑就会产生。②神经症的焦虑。它是担忧被伊底战胜的恐惧。当自我感觉到伊底的能量越来越强,难以控制,换句话说,当伊底变得如此强大,其非理性的冲动和欲望支配了个人的思想和行为时,就会产生神经症的焦虑。③道德性的焦虑。他是违反超我中内化的价值观时体验到的恐惧。

焦虑是一种痛苦的情绪体验,我们不可能长期忍受。为了应付痛苦的焦虑状态,个人在潜意识中发展出一些对付焦虑的方法曲解现实,将真实的感受逐出意识之外,以保持心理安宁,这些潜意识技术就是我们所说的防御或防御机制。一切心理防御机制一般都具有两个特点:①它们是潜意识的,也就是说,个人常常是在不知不觉中运用它们;②它们篡改或曲解现实。

防御机制有三个特点。首先,防御机制的作用是避免或减轻消极的情绪状态,它不仅可以作用于焦虑,也可以作用于心理冲突和内在挫折;其次,大多数防御机制是通过对现实的歪曲起作用的。它可以对各种客观事实充耳不闻;最后,大多数防御机制起作用时,人们通常意识不到。如果人们意识到自己在歪曲事实,这种歪曲就不能起到避免或减轻消极情绪状态的作用。

主要的防御机制有这样几种:

(1) 压抑,即把引起焦虑的思想、观念及个人无法接受的欲望和冲动压入潜意识中使之遗忘。弗洛伊德将这种压抑分为两类:一是阻止某些威胁性的内容进入意识的"原始压抑";二是强迫某些威胁性的内容退出意识领域的"真正压抑"。

(2) 投射,即把自己内心存在的不为社会所接受的欲望、态度转移到他人身上或归咎于自身之外的其他原因。

(3) 移置,即个体将自己对某人或某事的不良情绪反应转移到其他人或事物身上加以发泄。如某人在单位上受了领导的批评,回家后就训斥孩子以发泄心中的不快。

(4) 否认,即对那些曾经引起自己痛苦体验的事实予以否认,以逃避现实。如成绩不好的学生往往这样安慰自己:学习不好没关系,只要能力强就行,这就是一种典型的否认。

(5) 反向,即个体在潜意识里出现某种不愿为别人所知的欲望时,却用与欲望方向相反的行为方式表现出来。

(6) 认同,即个体因需要得不到满足而产生挫折感时,就将自己比拟为其他成功人士或幻想中的强者,在心理上体验其成就,从而减少因挫折而产生的焦虑。

(7) 退行,即个体以不符合自己年龄特点的较幼稚的行为来应付当前紧张的困难情境,引起他人的同情或注意,以减轻自己的焦虑。

(8) 升华,即将原有的冲动或欲望,用社会所认可的比较崇高的思想和行为方式表现出来。如艺术家的艺术作品就是他们某种欲望的升华。

二、精神分析在实践中的运用

精神分析自创始一百多年来已成为理解异常心理的主要理论之一。精神分析治疗也是20世纪三大心理治疗流派之一。建立在精神分析理论之上的精神病理学,将正常与异常看成是相互连续的谱性联系,既可以解释正常人心理活动,又可以解释异常的心理现象。精神分析理论认为正常与异常行为的最基本的心理过程是一样的,心理障碍的病因是无意识内心理冲突的结果或防御机制的失败。精神分析理论认为,如果本我的精神能量得不到自我的控制和引导,则导致生物本能的不适宜和不恰当的表达,即病态行为。如果超我的力量过强,它则过度限制生物本能的表达,从而导致个体承受着良心痛苦的负重,甚至受到耻感和罪感的谴责。当自我过于弱小时,则不能以适应的方式满足本我的需求,被压抑的无意识的欲望则以神经症性症状得以象征性的表达,产生适应不良性行为。按弗洛伊德的理论,治疗在于通过精神分析技术,揭示压抑在无意识中的心理冲突,通过分析疏导,将这些无意识里的心理冲突和痛苦体验挖掘出来,使未得到满足的无意识的欲望、本能以更具适应性的方式得以满足,就可以治疗这些疾病,个体以更成熟的自我功能及防御方式应对内心的冲突,达到消除症状、增进适应的目的。

精神分析理论对于维护心理健康、预防心理疾病也有一定指导意义。其重点强调在个体发展过程中,人格的健康发展有赖于早年重要且安全的依恋关系的建立、基本需要的满足、与年龄相当的行为训练和教育、适宜的压力与支持等因素,这些因素促使个体人格各部分的和谐与整合,形成更成熟的防御方式及与年龄相当的适应行为模式。从预防角度来看,及时处理好人格发展过程中各个阶段所出现的问题,防止固着现象,对于保持心身健康发展和维持健全人格都是非常重要的。

精神分析心理理论是在弗洛伊德对人的心理结构和心理动力的阐释的基础上展开的，从而决定了精神分析学首先是一种深层心理学。它除了描述心理现象还揭示产生这种心理现象的心理动机，进而探究人的深层无意识心理机制。"由于产生症状的心理冲突双方处于不同的意识水平，一方处于意识或潜意识里，而另一方被潜在的抑郁禁锢于无意识之中"所以，一般求助者注意症状本身，而不知道产生症状的真正原因和它背后的含义。该理论认为神经症症状产生的根源与早年形成的症结有关，因此，精神分析治疗是在帮助求助者解除禁锢，将无意识的心理过程转变为意识的，揭穿了防御机制的伪装，使求助者了解了症状的真实意义，便可使之消失。该理论主要用于治疗神经症患者，尤其是癔病、恐怖症及强迫症。还可适用于部分性心理障碍，如窥阴癖、露阴癖和摩擦癖等。

精神分析法力图破除求助者的心理阻抗，把压抑在潜意识中的冲突诱发出来，使求助者明了症状的实质，从而使症状失去存在的意义而消失。因此让求助者尽情吐露内心的矛盾，尤其是一些难言的隐私，达到精神发泄，则能够治愈或减轻精神症状。帮助求助者将潜抑到无意识中未能得到解决的欲望，通过宣泄或自由联想等方式，让求助者能真正意识到并从感情上体验到这是幼年期形成的病根。洞察到"原来如此"便达到"领悟"，症状也随之消失。咨询方法主要有："自由联想"、"阻抗与移情"、"分析梦境"、"解释、疏导与领悟"。

三、对精神分析的评价

对于弗洛伊德精神分析理论我们可以从贡献和局限两个方面评价。弗洛伊德的理论有这样几个贡献：

第一，无意识心理过程的阐述是弗洛伊德最重要的贡献。无意识这一概念虽非弗洛伊德首创，但是对于这一心理过程的性质进行系统的探索，弗洛伊德却无可争议的是第一人。弗洛伊德发现了认知和其他一些心理事件可以在意识系统之外进行，发现了无意识动机对人类行为的重大影响。

第二，弗洛伊德极大地拓展了心理学的研究领域，使得心理学贴近现实生活。弗洛伊德之前的心理学是学院派的心理学。学院派心理学的典型特征之一是从大学的心理学实验室的角度研究人类的行为，往往脱离人类的日常生活。而弗洛伊德的理论关心无意识的心理因素，探讨梦、性驱力、焦虑、口误、笔误等在其他心理学家看起来没有多少实际意义的一些问题。

第三，弗洛伊德开创了动机心理学的研究，使得动机成为继感觉、知觉、思维等认知过程的研究之后

一个新的研究领域。弗洛伊德从临床的角度，从人类的潜意识中发觉行为的动力因素，探究无意识动机对人类行为的影响。

第四，弗洛伊德确立了心理治疗的历史地位，促进了作为职业的心理治疗的发展。弗洛伊德的精神分析从内在的心理冲突的角度解释心理疾病，采取消除压抑、清除阻抗等缓解精神冲突的方法治疗心理疾病。其使用的方法和技术在性质上不同于医学模式，是纯粹的心理学的。

弗洛伊德的精神分析也存在着许多局限性，因而受到不少的批评。主要的批评集中在以下几个方面：

（1）泛性论的倾向。弗洛伊德把性的作用夸大到无以复加的地步，如把幼儿的吸吮活动、废物排泄、皮肤接触等都认为是人的性的表现，同性的快感有直接的联系，这显然是荒谬的。

（2）生物学倾向。弗洛伊德以本能的发展解释人格的发展，把复杂的性格形成和改变，归因于本能和心理性欲的变化。在弗洛伊德的理论中，人格的发展是命定的，人格的发展只是本能的展开，环境和社会因素处在次要的地位。

（3）理论的主观色彩浓厚，缺乏科学的客观性。弗洛伊德的精神分析理论，尤其是他的心理玄学理论，如自我、伊底、超我的假设，纯粹出于主观构想。

第二节　行为主义学派

视窗 2-2　行为主义的创始人——华生

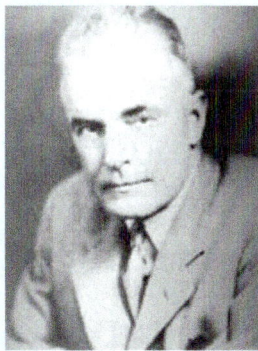

华生·约翰·布鲁德斯（Watson, John Broadus 1878—1958），美国心理学家。1878 年 1 月 9 日出生于美国卡罗来纳州格林维尔城外的一个农庄。16 岁进入格林维尔的福尔满大学学习哲学，21 岁获得哲学硕士学位。1900 年入芝加哥大学研究哲学与心理学，师从教育哲学家杜威、心理学家安吉尔、神经生理学家唐纳尔森和生物学家洛布。在安吉尔的影响下，华生开始对心理学产生兴趣。1903 年华生以题为《动物的教育》的论文获芝加哥大学心理学博士学位，并经杜威和安吉尔推荐任芝加哥大学讲师和心

理学实验室主任。1908 被正式聘为霍普金斯大学教授,他在霍普金斯大学一直工作至 1920 年。这 12 年是他在心理学方面最有创造性的年月。1908 年他在耶鲁大学的一次讲演中首次公开自己对心理学进行比较客观研究的思想,认为如把意识作为心理学的研究对象,心理学就永远不能跻身于科学之林。他确信,心理学研究可以仅仅通过对行为的观察而不必涉及意识。1913 年华生发表了《行为主义者心目中的心理学》一文,对传统的心理学方法和理论框架提出了公开的挑战,该文成为行为主义正式诞生的标志。他企图把心理学与实证主义思潮联结起来,声称"行为主义将使心理学成为一种纯粹客观的自然科学",它的理论目标就是"对行为的预测和控制"。他还申言,行为主义将使心理学发展出一些"对教育工作者、医生、律师和商人具有间接效益的技术",试图弥合实验心理学与应用心理学之间的缝隙。1914 年华生的《行为:比较心理学导论》出版。华生开始进行著名的惧怕实验,并声称他已发展出可以对婴儿的情绪反应建立条件反射的一套技术。1915 年华生当选为美国心理学会主席。1918 年获福尔满大学名誉博士。1919 年《行为主义心理学》出版。1920 年因主持一项有关性行为实验研究,引起家庭纠纷与妻子离婚而被迫辞职并离开学术界,改行从商,经营广告行业,1958 年 9 月 25 日逝世。

华生的预测与控制行为的观点促进了应用心理学的发展,他的环境决定论观点影响美国心理学达 30 年之久。

行为主义既是西方心理学的一个理论或流派,又是西方心理学的一种方法论。作为一个理论或流派,他指的是美国心理学家华生所创立的一种体系;作为一种方法论,它指的是在心理学的研究对象和研究方法方面的客观主义倾向。行为主义认为心理学的目标是行为的预测和控制,主张将注意力从内在的意识转到可观察的行为。其主要代表人物有华生和斯金纳。

一、基本理论观点

行为主义否认传统心理学以主观体验到的知觉或意识为研究对象的做法,认为心理学要想成为一门科学,必须摒弃意识、意象等主观的东西,只研究所观察到的,并能客观地加以测量的刺激和反应——行为。该理论强调个体行为的习得性,认为人类的行为都是后天习得的,环境决定了一个人的行为模式,无论是正常的行为还是病态的行为都是经过学习而获得的,因此,也可以通过学习或训练的方式改变个体的行为。行为主义的主要观点认为心理学不应该研究意识,只应该研究行为,并把行为与意识完全对立起来。在研究方法上,行为主义主张采用客观的实验方法,而不使用内省法。

经典条件反射

俄国生理学家巴甫洛夫最先发现了动物的条件反射现象。所谓条件反射(conditioned reflex)是指在无条件反射的基础上,通过中性刺激与无条件刺激的多次结合,使动物在条件刺激下产生与无条件刺激的相似反应。他的这一发现在心理学史上具有十分重要的意义并被后继者所发展,为了区别于斯金纳所发现的操作性条件反射,也被称为经典条件反射(classical conditioning)。

巴甫洛夫发现经典条件反射的过程来自一次意外的事件。1904 年,在一次实验中,他试图通过他所设计的一种技术来研究狗的消化过程。他在狗的面颊部做了一个小手术,将一根导管插入狗的腮部,狗分泌的唾液可以通过导管流入一个容器中,这样便可以观测到狗分泌唾液的数量。为了观测狗在进食时唾液分泌的现象,巴甫洛夫的助手把肉末放在狗的嘴里。这种程序重复几次后,巴甫洛夫观察到肉末没有放进狗的嘴里之前,它看见食物,甚至听见助手走近的脚步声,就开始分泌唾液了。这是非常有趣的现象,说明狗已经产生了学习。巴甫洛夫因此放弃了原来对消化功能的研究而转向对条件反射进行深入的研究,试图透过条件反射以揭示动物高级神经活动的规律。

在巴甫洛夫的实验中,有两样东西扮演着重要的角色:肉末和铃声。将肉末放入狗的嘴里,可以观测到狗在分泌唾液;单独使用铃声,不喂肉末,狗不会分泌唾液。这说明此时铃声相对于唾液分泌来说是一个中性刺激(neutral stimulus)。接下来,在铃响后立即将肉末放在狗的嘴里,它分泌唾液;将这一程序重复多次之后,狗一听到铃声还没有尝到肉末就开始分泌唾液。这表明,铃声已成为食物即将来临的信号(signal)。这一过程可用图 2-1 加以说明。虽然铃声和肉末都能够导致唾液的产生,但这一机制是完全不同的。狗在尝到肉末时分泌唾液,是一个对无条件刺激(unconditioned stimulus,UCS)即肉末的无条件反应(unconditioned response,UCR),它是一种无条件反射行为,是非习得的反应。而铃声之所以能够引起唾液的分泌,是因为铃声已经从中性刺激转化为一个条件刺激(conditioned stimulus,简称 CS)。狗在这一过程中已经把铃声与肉末联结起来了,从而导致了条件反应(conditioned response,简称 CR)。这样,CS—UCS 的联结学习便产生了。

经典性条件反射有下面几个特征:第一,经典性

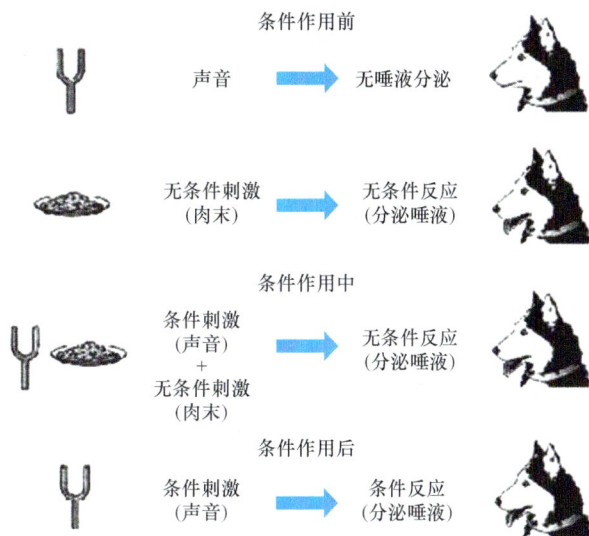

条件作用前

声音 ➡ 无唾液分泌

无条件刺激
（肉末） ➡ 无条件反应
（分泌唾液）

条件作用中

条件刺激
（声音）
＋
无条件刺激
（肉末） ➡ 无条件反应
（分泌唾液）

条件作用后

条件刺激
（声音） ➡ 条件反应
（分泌唾液）

图 2-1 经典条件反射示意图

条件反射的刺激是强加的；第二，经典性条件反射的强化物在形成条件反射前是不确定的；第三，经典性条件反射有被动性；第四，经典性条件反射是由刺激到反应。

巴甫洛夫把反射解释为有机体与外部世界相互作用的要素。他详细地研究了暂时神经联系形成的神经机制和条件反射活动发展与消退的规律性，论述了基本的神经生理过程——兴奋和抑制现象的扩散和集中及其相互诱导的规律，提出了神经系统类型的学说和两种信号系统的概念。他的条件反射理论是后来行为主义发展的奠基石，华生借此构成行为主义纲领。

1. 早期行为主义 20 世纪初，在精神分析理论的影响日益广泛的同时，美国心理学家华生提出了他关于人类研究的观点，这一观点后来影响到整个心理学领域。华生认为人类的行为都是后天习得的，环境决定了一个人的行为模式，无论是正常的行为还是病态的行为都是经过学习而获得的，也可以通过学习而更改、增加或消除；他认为查明了环境刺激与行为反应之间的规律性关系，就能根据刺激预知反应，或根据反应推断刺激，达到预测并控制动物和人的行为的目的；他认为，行为就是有机体用以适应环境刺激的各种躯体反应的组合，有的表现在外表、有的隐藏在内部，在他眼里人和动物没什么差异，都遵循同样的规律。

华生提出心理学应该成为"一门纯粹客观的自然科学"，否则，它就根本没有存在的价值。华生认为心理、意识和灵魂一样，只是一种假设，本身既不可捉摸，又不能加以证实。因此，他提出心理学必须放弃研究主观的心理或意识，而把可观察到的客观行为作为研究对象。

在华生看来，外显的行为和内部的思维都属于行为的范畴。他以刺激和反应的联结过程来解释行为。他认为行为可分析为刺激和反应，所谓刺激是指能引起反应的外在环境或身体组织中的所有事件和过程；反应是对环境变化的一种适应性行为，是对环境的一种适应过程。刺激无论多么复杂，最终总要通过声、光、电等物理和化学变化才能对有机体产生影响；反应无论多么复杂，最终都可以分析为肌肉收缩和腺体分泌，而肌肉收缩和腺体分泌也都具有物理和化学性质。因此，行为不过是由一种物理化学变化导致另外一种物理化学变化而已。

华生的根本观点是反对心理学研究意识和心理活动，所以他从"心理学是行为的科学"出发，在其理论体系中尽量避免使用"感觉"等一类传统心理学名词，而代之以"刺激"和"反应"等字样。如他以"视反应"、"听反应"等来代替传统心理学里的"视觉"、"听觉"等名词；又以"视反应错误"和"差别反应"来代替"错觉"和"差别感受性"等。

在华生看来，情绪是一种遗传的类型反应，包括了整个身体机制的深刻变化，特别是内脏和腺体系统的深刻变化。所谓类型反应是指反应的各个细节都表现出一定的经常性、规则性，以及每当刺激呈现时，差不多都是以同样的相继次序出现反应。华生认为，人有三种基本的或原始的情绪：即怕、怒、爱。人的各种复杂情绪都是在这三种原始情绪的基础上，通过条件作用而逐渐形成的。

华生从机械唯物主义观点出发，认为思维也是一种感觉运动的行为，是一种内隐的、无声的和供个人使用的语言习惯，更具体点说就是人们在思考问题时的一种自言自语状态。作为内隐的言语活动的思维同样是由一系列的肌肉运动所组成的，其中包括我们的喉头、面部、舌部、胸部肌肉运动，当然喉头运动是最主要和最明显的。人在进行思维时，这些部位的肌肉都会发生相应的变化，只是我们觉察不到而已。

华生否认行为的遗传。他说：首先，行为最后都可以还原为由刺激引起的反应，而刺激不可能来自遗传，所以，行为当然就不可能来自遗传了；其次，身体结构上的遗传作用并不导致机能上的遗传作用，华生承认在构造上的差异来自遗传，但他认为，由遗传而来的构造，其未来的形式如何，要决定于所处的环境；第三，华生的心理学以控制行为作为研究目的，而遗传是不可控的，所以遗传的作用越小，控制行为的可能性则越大。因此，华生否认了行为的遗传作用。他认为人的较复杂的行为的形成完全来自学习，尤其是早期训练。这就导致了他的环境决定论（或教育万能论）。在这个问题上，他提出了一个重要的论断，即构造上的差异和早期训练上的差异足以说明后来行为上的差异。

华生认为，人和动物的行为都可以通过学习和训练来加以控制。他用条件反射法研究了情绪的发展变化并得出了一些有价值的研究结论。1920年华生应用条件反射对一个8个月大的名叫阿伯特的幼儿进行情绪实验，证明儿童害怕有毛的动物是后天习得的。实验开始时，先使阿伯特习惯于白鼠及其他带毛的东西，而且显得很高兴，然后用重击铁轨发出的高声做条件反射实验。几次之后，即使没有高声，孩子也开始表现出对白鼠的惧怕，而且不仅惧怕白鼠，还怕其他带毛的东西和动物，如兔、猫、狗和刷子等。据此，华生认为条件的情绪反应具有扩散或迁移的作用（不仅怕白鼠，还怕与白鼠有类似特征的刺激物）。华生此后的实验研究还表明，在适当条件下，人的条件情绪反应又可以分化开来，形成分化的条件情绪反应（除条件刺激白鼠外，其他刺激单独使用时即不以敲击声来强化，则扩散消失，只对白鼠保留反应）。此外，华生关于如何消除不良情绪反映问题的研究表明，惧怕等不良情绪反应也可以用条件反射法通过"解除条件作用"来有效地加以消除。

2. 操作性条件反射　操作性条件反射是由新行为主义者斯金纳提出的。斯金纳把有机体的行为分为两类：一类是应答性行为，这是由已知的刺激引起的反应；另一类是操作性行为，是有机体自身发出的反应，与任何已知刺激物无关。相应地，这两种行为具有不同的条件作用形成机制，前者即巴甫洛夫的经典条件反射机制，后者即操作性条件反射机制。人类行为主要是由操作性反射构成的操作性行为，操作性行为是作用于环境而产生结果的行为。

视窗2-3　行为主义学派的领袖——斯金纳

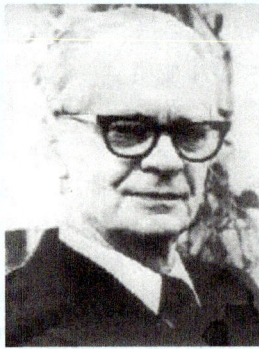

斯金纳（Skinner　BF，1904—1990）是行为主义学派最负盛名的代表人物，也是心理学史上最为著名的心理学家之一，他的思想在心理学研究、教育和心理治疗中至今仍被广为应用。

斯金纳在哈佛大学攻读心理学硕士时，受到了行为主义心理学的吸引，成为一名彻头彻尾的行为主义者，从此开始了他作为一名心理学家的职业生涯。他在华生等人的基础上前进了一大步，提出了有别于经典条件反射的另一种条件反射行为，并在此基础上提出了自己的操作性条件反射理论。他长期致力于研究动物的操作性条件反射行为，提出了"及时强化"的概念以及强化的时间规律。

斯金纳还将操作性条件反射理论应用于对人的研究。他认为，人是没有尊严和自由的，人们做出或不做出某种行为，只取决于一个影响因素，那就是行为的后果。人并不能自由选择自己的行为，而是根据奖惩来决定自己以何种方式行动，因此，人既没有选择自己行为的自由，也没有任何的尊严，人和动物没有什么两样。

斯金纳还将强化理论推广到教育心理学领域，他提出了一种新型的教育模式，并研制设计出了新型的教学机器，在教育界掀起了一场轰轰烈烈的程序教学运动。

斯金纳在各个领域推广他的操作性条件反射理论，在心理治疗领域，他提出了塑造行为的行为矫正技术，认为可以不断地利用奖惩来塑造人们的行为，促使人们做出好的行为，改变不良行为。

斯金纳在心理学界的贡献是不可磨灭的，而他在美国公众中的名声远比在心理学界的名声大得多，他曾提出了自己对理想社会的设想，在其名著《沃尔登第二》一书中描述了一个理想的乌托邦似的社会，在这个社会中，孩子从诞生之日起，就通过强化来进行严格的行为形成训练，孩子们要被训练成具有合作精神和社交能力的人，所有的训练都是为了社会全体成员的利益和幸福。这本书在美国极受推崇，在弗吉尼亚州，甚至有人真的根据《沃尔登第二》的模式建立起了一个公社。

斯金纳关于操作性条件反射作用的实验，是在他设计的一种动物实验仪器即著名的斯金纳箱中进行的。箱内放进一只白鼠或鸽子，并设一杠杆或键，箱子的构造尽可能排除一切外部刺激。动物在箱内可自由活动，当它压杠杆或啄键时，就会有一团食物掉进箱子下方的盘中，动物就能吃到食物。箱外有一装置记录动物的动作。斯金纳的实验与巴甫洛夫的条件反射实验的不同在于：①在斯金纳箱中的被试动物可自由活动，而不是被绑在架子上；②被试动物的反应不是由已知的某种刺激物引起的，操作性行为（压杠杆或啄键）是获得强化刺激（食物）的手段；③反应不是唾液腺活动，而是骨骼肌活动；④实验的目的不是揭示大脑皮层活动的规律，而是为了表明刺激与反应的关系，从而有效地控制有机体的行为。（图2-2）

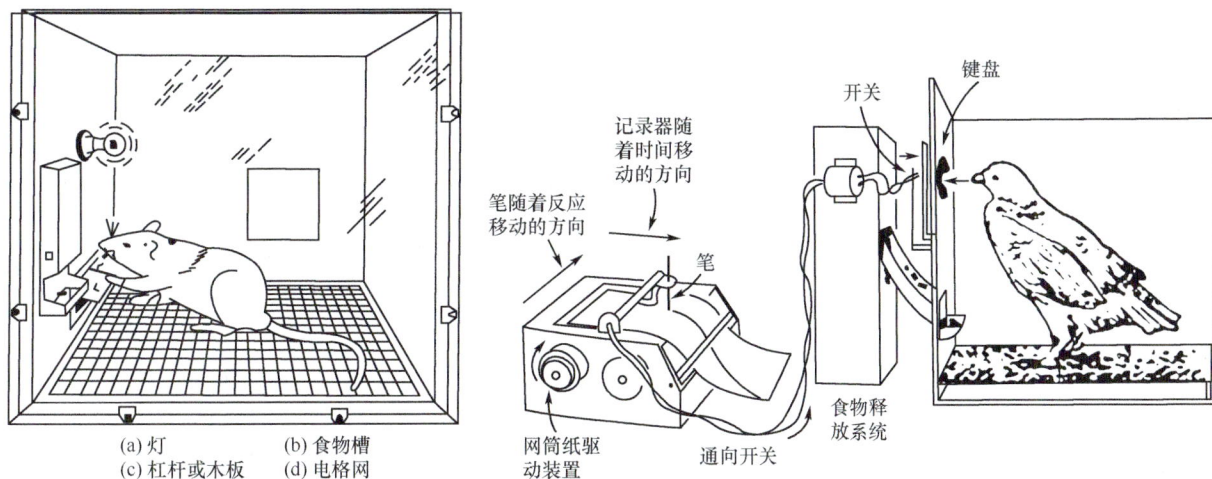

(a) 灯　　　　(b) 食物槽
(c) 杠杆或木板　(d) 电格网

图 2-2　斯金纳箱示意图

操作性条件反射(operant conditioning)建立的原则：①任一反应若有强化刺激物尾随其后，则有重复出现的倾向；②强化刺激可以是增强条件反应速率的任务事件。

斯金纳的操作性条件反射建立的原则从许多动物和人类行为中得到了验证。如白鼠在笼中偶然触到杠杆，则有食物落下，多次尝试后，白鼠便学会了按压杠杆的行为，即建立了操作性条件反射；再如，婴儿偶尔发出一声"妈"，妈妈便报以微笑和爱抚，久之，婴儿便学会了叫妈妈。此操作行为发生时即婴儿发"妈"音时，妈妈爱抚的强化刺激，促使孩子学会叫妈妈，不仅操作性条件反射的建立。

操作性条件反射的原理可以应用于许多场合，不仅可以用于消除一种不良行为，而且也可用于人格发展领域，同时还可把这些原则扩展到社会文化的传递和社会规范的延续中，借此可以解释文化和社会规范为什么具有连续性。

3. 观察学习理论　观察学习理论(social learning)由温和新行为主义阿尔波特·班杜拉(Bandura A,1925)提出。班杜拉是温和的新行为主义的代表人物。在认知革命的影响下，班杜拉吸收了认知心理学的概念，在坚持行为主义基本原则的基础上，开创了一条新的道路。

观察学习亦称替代学习。它具有三个特点：第一，观察学习并不必然具有外显的反应；班杜拉把学习同操作加以区分，认为学习者经由观察即可获得被示范的行为反应，并不需要外显的操作，因此，观察学习也成为"非尝试学习"；第二，观察学习并不依赖直接强化；由于观察者并没有表现出外显的操作，因而不会获得强化刺激，因此，班杜拉认为强化在观察学习的过程中并非关键因素，没有强化，观察学习同样可以发生；第三，认知过程在观察学习中起着重要作用。由于强调了观察的基础，因此，被知觉到的刺激

事件以表象或隐蔽的语言反应得以表征，这些中介反应的发展在替代学习的过程中扮演着关键角色。

在观察学习过程中，观察学习的对象称为榜样或示范者，观察学习的主体称为观察者。

榜样不一定是活生生的人，他也可以是以符号形式存在的人(如影视中的人)或事物、动物等，班杜拉认为榜样有三种形式：①活的榜样。具体的活生生的人；②符号榜样。指通过语言或影视图像而呈现的榜样；③诫例性榜样。即以语言描绘或形象化方式表现某个带有典型特点的榜样，以告诫儿童学习或借鉴。

班杜拉根据观察者观察学习的不同水平，把观察学习划分为三种类型：①直接的观察学习，即学习者对示范行为简单的模仿；②抽象性的观察学习，学习者从示范者的行为中获得一定的行为规则或原理；③创造性观察学习，学习者从不同示范行为中抽取出不同的行为特点，并形成了一种新的行为方式。

受信息加工认知心理学的影响，班杜拉在其观察学习理论中加入了心理过程的分析。在班杜拉看来，观察之所以产生学习，主要是通过榜样所产生的信息功能。学习者通过观察，获得了示范活动的符号表象。这些表象以形象的或语义的形式被编码，储存于记忆中，以后在一定条件下，就可作为未来活动的指导。这一学习过程受四个子过程的影响：①注意过程：对榜样的知觉；②保持过程：示范信息的储存；③再造过程：从记忆向行为的转化；④动机过程：从观察到行动。

4. 强化理论　斯金纳在操作性条件反射理论中提出，人或动物为了达到某种目的，会采取一定的行为作用于环境。当这种行为的后果对他有利时，这种行为就会在以后重复出现；不利时，这种行为就减弱或消失。人们可以用这种正强化或负强化的办法来影响行为的后果，从而修正其行为，这就是强化理论(reinforcement theory)。(图 2-3)

斯金纳所倡导的强化理论是以学习的强化原则为

基础的关于理解和修正人的行为的一种学说。所谓强化,从其最基本的形式来讲,指的是对一种行为的肯定或否定的后果(报酬或惩罚),它至少在一定程度上会决定这种行为在今后是否会重复发生。根据强化的性质和目的可把强化分为正强化、负强化和消退三种类型。

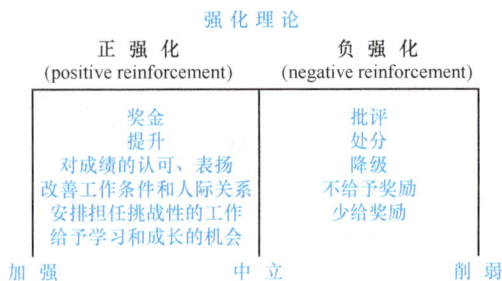

强化理论

正强化 (positive reinforcement)	负强化 (negative reinforcement)
奖金 提升 对成绩的认可、表扬 改善工作条件和人际关系 安排担任挑战性的工作 给予学习和成长的机会	批评 处分 降级 不给予奖励 少给奖励
加强	中立 削弱

图 2-3　强化理论示意图

(1)正强化(positive reinforcement):又称积极强化,是指当人们采取某种行为时,能从他人那里得到某种令其感到愉快的结果,这种结果反过来又成为推进人们趋向或重复此种行为的力量。例如,企业用某种具有吸引力的结果(如奖金、休假、晋级、认可和表扬等),以表示对职工努力进行安全生产的行为的肯定,从而增强职工进一步遵守安全规程进行安全生产的行为。

(2)负强化(negative reinforcement):又称消极强化。它是指通过某种不符合要求的行为所引起的不愉快的后果,对该行为予以否定。若职工能按所要求的方式行动,就可减少或消除令人不愉快的处境,从而也增大了职工符合要求的行为重复出现的可能性。例如,企业安全管理人员告知工人不遵守安全规程,就要受到批评,甚至得不到安全奖励,于是工人为了避免此种不期望的结果,而认真按操作规程进行安全作业。

惩罚是负强化的一种典型方式,即在消极行为发生后,以某种带有强制性、威慑性的手段(如批评、行政处分和经济处罚等)给人带来不愉快的结果,或者取消现有的令人愉快和满意的条件,以表示对某种不符合要求的行为的否定。

(3)消退(extinction):斯金纳认为,在操作行为中,消退由强化的停止而导致的。在行为后停止实施强化,此时有机体的行为并不立刻随强化的终止而终止,而是继续反应一段时间,这一从终止强化到反应不再出现的过程就是消退过程。在操作行为主义理论体系中,消退被看作是计算操作反射力量的一个指标,即把消退过程时间的长短作为测量反应力量的一种手段。一个反应的力量越强,换言之,一个操作性条件反射的力量越强,则消退时间越长,反之则越短。例如,斯金纳发现,在多次对白鼠按压杠杆的行为给予食物的强化后,即使停止强化,白鼠仍继续按压杠杆达250次之多,而一次强化后即停止强化,则白鼠按压杠杆只达到50次左右。

二、行为主义理论在实践中的应用

行为主义理论认为人的个性可以被理解成是成长过程中长期形成的一系列习得性行为的综合。许多不良的生活习惯或行为可以通过强化的作用而固定下来。例如孩子在自己的某些需求得不到满足时,喜欢哭闹,通常情况下父母会前去安慰,并且满足孩子的要求。孩子的这种哭闹行为就会因需求的满足而被强化下来。针对这种现象,行为主义理论提出了消退疗法,当孩子再次哭闹以得以满足自己的某些要求时,建议父母采取不理睬的态度,这种行为在得不到强化的情况下会慢慢消退,从而矫正孩子的某些不良习惯。

根据行为主义理论,心理学界开发出多种心理治疗方法,称为行为治疗。行为治疗把人的各种心理病态和躯体症状,都看成是一种适应不良或异常的行为,这些适应不良的行为都是病人在过去的生活经历中经过条件反射,即所谓"学习"过程固定下来的。因此,只要设计某些特殊的治疗程序,通过条件反射的方法,即"学习"的方法,便可以消除或纠正病人异常的行为和生理功能。行为治疗方法包括:系统脱敏、冲击疗法、消退疗法、厌恶疗法等。

三、对行为主义理论的评价

行为主义理论对心理学的发展产生了两个方面的持久影响。第一,行为主义理论把心理学家的注意力从内在的意识转到了可观察的行为。至今行为仍然是当代西方心理学的主要研究领域。第二,传统心理学的目标是描绘和解释意识状态,并使行为主义理论把心理学的目标转到了行为的预测和控制上,行为的预测和控制成为现代心理学的主要目标之一。

行为主义理论的消极影响在于它的机械还原论观点和动物学化倾向,过分简化的刺激——反应公式不能解释行为的最显著特点——选择性和适应性。

第三节　人本主义学派

视窗 2-4　人本心理学之父——马斯洛

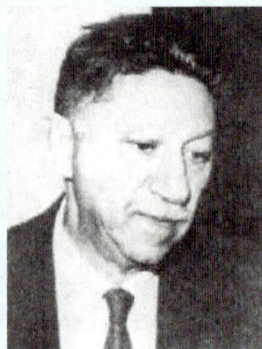

马斯洛(Abraham HM 1908—1970),美国社会心理学家、人格理论家和比较心理学家,人本主义心理学的主要发起者和理论家。1933 年在威斯康辛大学获博士学位,第二次世界大战后转到布兰代斯大学任心理学系教授兼主任,开始对健康人格和自我实现者的心理特征进行研究。曾任美国人格与社会心理学会主席和美国心理学会主席(1967)。

马斯洛的著名论文《人类动机论》最早发表于 1943 年的《心理学评论》。他的动机理论又称需要层次论,这种理论认为,人类动机的发展与需要的满足有密切的关系,需要的层次有高低的不同,低层次的需要是生理需要,向上依次是安全、爱与归属、尊重和自我实现的需要。自我实现指创造潜能的充分发挥,追求自我实现是人的最高动机,它的特征是对某一事业的忘我献身。高层次的自我实现具有超越自我的特征,具有很高的社会价值。健全社会的职能在于促进普遍的自我实现。他相信,生物进化所赋予人的本性基本上是好的,邪恶和神经症是由于环境所造成的。越是成熟的人,越富有创作的能力。

他才华横溢,其理论深邃,具有很强的独创性;他具有远见卓识,他关于心理学以及人性的洞见,是一种追求真理和社会进步的强大力量,曾经震撼了社会科学界、工商企业界,以及整个文化领域。

人本主义心理学是 20 世纪中叶在美国产生和发展起来的一种心理学思潮。它既反对行为主义机械的环境决定论,又反对精神分析本能的生物决定论,强调心理学应该研究人的本性、潜能、尊严和价值,研究对人类进步富有意义的现实问题。人本主义心理学在 20 世纪六七十年代迅速崛起,成为继行为主义和精神分析之后西方心理学中的"第三势力"。

人本主义心理学以意识经验为心理学的研究对象。在研究方法方面,人本主义心理学家主张采取开明的态度:兼收并蓄,其具体表现是:①不以方法为标准选择研究对象;②对方法的客观性做符合实际的理解;③接受一切可用的方法,包括行为主义和精神分析所使用的方法。其代表人物有卡尔·罗杰斯、亚伯拉罕·马斯洛等。

一、基本理论观点

人本主义心理学派相信人性天生是善的,是自主的能进行自我选择的,他们关心人的能力和潜能,强调人的尊严和价值,主张心理学应该研究人的本性及其与社会生活的关系,研究对个人和社会进步富有意义的问题。在方法论上,人本主义心理学对人格发展进行整体分析和个案研究。

(一) 人本主义的人性观

人本主义心理学非常重视人性的研究,并把人性置于心理学研究的核心地位。人本主义心理学家主要有下述主张:

1. 人性本善 人本主义心理学家认为,人的本性是善良的,人在出生时并不具备恶的本性或冲动,只是由于后天环境的影响而逐渐染上了恶的思想观念。人本主义心理学家之所以持这种看法,是因为他们强调人类潜能的自我实现。他们把自我实现作为人类毕生的追求,看成是人类成长、进步的基本动力。人性基本上是建设性的,破坏和侵犯行为是人的基本需要遭到挫折后引起的。

2. 人是自主的,可对自己的未来进行选择 人本主义心理学家相信人是自主的,即人有自由意志,可自由地选择自己的未来。他们在承认各种内在条件和外在条件的制约时,坚持主张人有一种必不可少的自由和自主。正是因为有了这种自由自主,人才可以尝试消除种种条件的限制,去发展自我、实现自我。也正是因为有了自由和自主,人才可以做出选择。由于选择是自由意志的结果,因此应对自己的选择负责。一个缺乏自主能力,受外力制约的人将是沉闷的、呆板的、缺乏主动性和创造性的。

3. 人性的显著特点是"持续不断地成长" 从人本主义心理学的角度来看,人是一种"正在成长过程中的存在",人有能力指引和改变生命历程的主导动机和设计。因此在人的一生中,行为动机不断指导着人的自我趋向完善。马斯洛和罗杰斯把成长假设视为人本主义人性观的基石。马斯洛认为,人性的核心在于人类有机体内部有一个"本能的内核",它包含着趋向实现的潜能,这个生物学内核只是作为一种潜在的"原材料"而存在的,他等待着个体对它进行主观的开发和实现;罗杰斯也认为,每个有机体都有一种有方向的形成倾向,它的内心深处都有一种想保存、提高和再造自己的倾向,他也希望摆脱外界控制而独立,成为自我支配的甚至超越自己的本性。

(二) 马斯洛的需要层次理论

马斯洛认为,需要是人内心世界核心的东西,人的一切意志和认识都受其统摄。以人为本就要抓住人本性的基本需要进行研究,他认为人类价值体系存在两类不同的需要,一类是沿生物谱系上升方向逐渐变弱的本能或冲动,称为低级需要或生理需要。一类是随生物进化而逐渐显现的潜能或需要,称为高级需要。他把人的需要按其强度不同从最低的生理需要到最高的自我实现需要分成了五个层次:

1. 生理的需要 生理的需要是人们最原始、最基本的需要,如:对食物、水、空气和住房等的需要。

这类需要若得不到满足,有机体将会有生命危险。它是最强烈的不可避免的最底层需要,也是推动人们行动的强大动力。显然,这种生理需要具有自我和种族保护的意义,是有机体为了生存而必不可少的需要。当一个人存在多种需要时,例如同时缺乏食物、安全和爱情,总是缺乏食物的饥饿需要占有最大的优势,这说明当一个人为生理需要所控制时,其他一切需要都将被推到幕后。

2. 安全的需要 安全的需要包括对人身安全、生活稳定以及免遭痛苦、威胁或疾病的需要,表现在生命安全、财产安全、职业安全和心理安全四个方面。安全需要比生理需要较高一级,当生理需要得到满足以后就要保障这种需要。每一个在现实中生活的人,都会产生安全感的欲望、自由的欲望、防御的实力的欲望。

3. 爱与归属的需要 爱与归属的需要也称社交的需要,是指个人渴望得到家庭、团体、朋友、同事的认同,是对友情、信任、温暖、爱情的需要。这一层次与前两个层次截然不同,它比生理和安全需要更细微、更难捉摸。当前两种需要得到满足后,爱与归属的需要就会突显出来,进而产生激励作用。爱与归属的需要包括:①社交欲,希望和他人保持友谊与忠诚的伙伴关系,希望得到互爱等;②归属感,希望有所归属,成为团体的一员,在个人有困难时能互相帮助。爱与归属中的"爱"不单是指两性间的爱,而是广义的爱,体现在互相信任、深刻理解和相互给予上,包括给予和接受爱。

4. 尊重的需要 尊重的需要可分为自尊、他尊和权力欲三类,包括自我尊重、自我评价,也包括他人的认可和尊重以及尊重他人。尊重的需要也可以作如下划分:①渴望实力、成就、适应性和面向世界的自信心以及渴望独立与自由;②渴望名誉与声望。声望是来自别人的尊重、受人赏识、注意或欣赏。满足自我尊重的需要导致自信、价值、力量及适应性增强等多方面的感觉,而阻挠这些需要将产生自卑感、虚弱感和无能感。尊重的需要很少能够得到完全的满足,但基本上的满足就可产生推动力。

5. 自我实现的需要 自我实现的需要是人的需要层次中最高等级的需要,其目标是自我实现。这是一种创造的需要,满足这种需要要求个体完成与自己能力相称的活动或工作,最充分地发挥自己的潜在能力,成为自己所期望的人物。自我实现意味着充分地、活跃地、忘我地、全神贯注地体验生活,追求既定的理想,把工作当做一种创作活动,在工作中运用最富于创造性和建设性的技巧,从而完全实现自己的价值与抱负。自我实现的需要占支配地位的人,有可能过分关注这种最高层次需要的满足,以至于自觉或不自觉地放弃满足较低层次的需要。(图2-4)

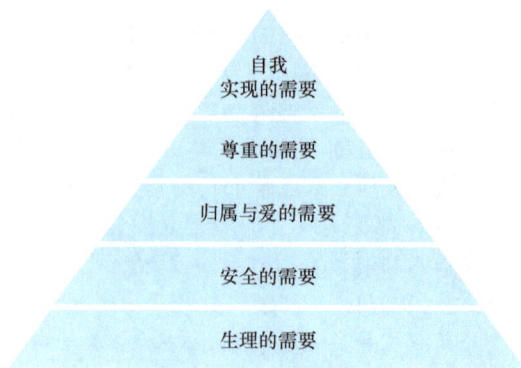

图2-4 人类需要的层次关系

除了上述五种基本需要外,马斯洛还曾详细阐述了认知和审美两种需要的存在,并将二者置于尊重的需要和自我实现的需要之间。但他也认为,这两种需要还不能称为人的基本需要,故在学界影响最大的仍然是需要的五层次理论。

在上述需要层次中,层次越低的需要强度越强,层次越高的需要强度则越弱。在高层次的需要充分出现之前,低层次的需要必须得到适当的满足。低层次的需要基本得到满足以后,它的激励作用就会降低,其优势地位将不再保持下去,高层次的需要会取代它成为推动行为的主要原因。不同层次的需要在不同的时期表现出来的迫切程度是不同的,人的最迫切的需要才是激励人行动的主要原因和动力。人的需要是从外部得来的满足逐渐向内在得到的满足转化。

人的五种需要不可能完全满足,愈到上层,满足的百分比愈少。任何一种需要并不因为下一个高层次需要的发展而告消失,各层次的需要相互依赖与重叠,高层次的需要发展后,低层次的需要仍然存在,只是对行为影响的比重减轻而已。高层次的需要比低层次的需要具有更大的价值。人的最高需要即自我实现就是以最有效和最完整的方式表现他自己的潜力,唯此才能使人得到高峰体验。

所谓的"高峰体验",是指人处于最激荡人心的时刻,是人的存在的最高、最完美、最和谐的状态,这时的人具有一种欣喜若狂、如醉如痴、销魂的感觉。实验证明,当人处于美丽的风景之中会显得比在简陋的环境里更活泼、更健康、更富有生气;一个善良、真诚、美好的人比其他人更能体会到存在于外部世界中的真善美。当人们在外界发现了最高价值时,就可能同时在自己的内心中产生或加强这种价值。总之,较好的人和处于较好环境的人更容易产生高峰体验。

(三) 马斯洛的自我实现理论

1. 自我实现的基本假设

(1)既然自我实现是个人潜能或天资在个人发展过程中的不断实现,那么作为前提,我们就必须假定人天生就具有一种内在本性,这种内在本性由于是天生的,因而有其生物学基础,具有一定的稳定性,难以轻易改变。

(2) 这种内在的本性是好的,不是邪恶的,至少是中性的。人类之所以有邪恶行为,不是因为由内在本性所驱,而是因为内在本性受挫或恶劣的环境条件扭曲了内在本性,导致内在本性的畸形发展。

(3) 在个人的内在本性中,既包含了人类的共性特征,又包含了个体的独特特征;

(4) 内在本性的探讨既可用客观的科学方法,也可用主观体验的方法。马斯洛反对以方法为中心,他认为只要有助于探索人的内心世界,任何方法都是可以运用的。

2. 自我实现者的人格特征　马斯洛从他的老师、学生、熟人和历史知名人物中挑选出48名人士作为他心目中的自我实现者,对这些人的人格特征进行归纳,总结出自我实现者具有如下特征:准确和充分地知觉现实;自我接受和接受他人;自发、自然、坦率;以问题为中心,而不是以自我为中心;超然独立的个性,离群独处的需要;能自立、自制、超越文化和环境的约束;对生活的反复欣赏能力;经常产生高峰体验;对人类怀有一种深深认同、同情和爱的情感;仅与少数人建立深刻和密切的人际关系;民主的性格结构;具有明确的伦理观念;富有哲理和幽默感;具有创造性;对文化适应的抵制。

自我实现者并非完人,在研究中马斯洛发现某些自我实现者也有这样或那样的缺点,如固执己见、冷酷无情、焦虑和多疑等。总之,常人有的缺点在他们身上也有所表现。

3. 通向自我实现的途径　在"自我实现及其超越"一文中,马斯洛根据对自我实现者行动步骤的考察,提出了趋向自我实现的八条途径。

(1) 自我实现意味着充分地、活跃地、无我地体验生活,全身心地献身于某一件事而忘怀一切。

(2) 面临前进与倒退、成长与安全的选择时,要做出成长的选择而不是防御的选择,力争使每一次选择都成为成长的选择。

(3) "要倾听自己内在冲动的呼唤",即让自己的天性、潜能自发地显现出来,使之成为行动的最高法庭,而不是倾听权威的、传统的声音。

(4) 当有怀疑时,要诚实地说出来而不是隐瞒,在许多问题上都应反躬自问。

(5) 能从小处做起,要培养自己的志趣和爱好,要有勇气不怕这怕那,懂得自己的命运和使命,据此来采取正确的行动。

(6) 自我实现不是一种结局状态,而是在任何时刻在任何程度上实现个人潜能的过程。

(7) 高峰体验是自我实现的短暂时刻,应设置条件让高峰体验更有可能出现,从而更清楚地认识自己、发现自己、实现自己。

(8) 要识别自己的防御心理,并有勇气放弃这种防御。

（四）罗杰斯的自我理论

罗杰斯认为人类有机体是"积极主动的、自我实现的和自我指导的",并于1951年提出了他的"人格自我理论"。这种理论的基本假设是:有机体有一种先天的、最基本的、"自我实现"的动机,所有其他的动机都是"自我实现"动机的不同表现形式。自我实现指的是一个人发展、扩充和成熟的驱动力,也可以说是一个人最大限度地实现自身各种潜能的趋向。人格就是一个人根据自己对外在世界的认知而力求自我实现的行为表现。

罗杰斯认为一个人在发展过程中,由于与环境之间的相互作用,逐渐把"自我"从环境中区分出来,这就产生了个体整个经验中的"自我"经验。这里所说的自我是指个人独特的思想观念、知觉以及对事物的态度。除此之外,罗杰斯还提出了理想自我的概念,即个体最愿意具有的自我概念。当自我概念的水平略低于理想自我的水平时,个体就会产生自尊,对未来充满乐观的态度,并有取得成就的冲动;若自我概念的水平距理想自我太远,则会产生自卑感。

他认为如果一个人的经验(自我概念和实际经验的总和)同他与生俱来的自我实现的趋向相一致,他就会产生一种积极经验,反之产生消极经验。个体除了这种直接的机体经验外,还有一种因别人对有机体的行为做出肯定或否定的评价而产生的积极或消极的经验。当一个人产生了积极的机体经验,同时又受到别人的积极评价和尊重时,他的人格就能健康正常地发展;反之,当一个人体验到自己如果不按他人事先确定的方式去想或去做就得不到别人的尊重时,就会产生焦虑情绪,并可能采取某种防御机制,歪曲或回避真实感情,引起人格的混乱。基于这一点,罗杰斯认为只要能够创造一个良好的人际关系氛围,我们每一个人的人格都可以得到完满的发展,逐步实现自己的全部潜能。

二、人本主义理论的实践应用

马斯洛、罗杰斯等所创立的人本主义学派,提出了种种理论观点和临床治疗方法。马斯洛提出"动机层次"、"高峰体验"、"自我实现"、"潜能"、"存在焦虑"等许多概念。其中,"动机层次论"流行最广,"自我实现"、"潜能"和"存在焦虑"等在临床上引用最多。

罗杰斯主张以现象学的方法去研究人的心理,并把这种方法的实际应用总结为以下三点:①通过自己身体内部的参照系统,来取得文化知识;②用别人的观察来核对主观知识以取得客观知识;③设身处地理解别人所取得的人际知识。他相信,每个人都有自己认识世界的独特方式,这些认识构成的个人的现象域虽然是个人的隐秘世界,但通过上述的方法仍能达到正确的理解。所以人本学派主张不能仅仅依靠对一般人的调查统计、平均数字推出结论,而应重视个案的研究,由特殊到一般,由个体到法则,从而归纳出一般的结论。

以人本主义为理论基础发展成的心理疗法,以罗杰斯开创的来访者中心疗法为其主要代表。来访者中心疗法的基本要义是秉持人本主义的观点,以来访者为中心,重视来访者的人格尊严,将心理治疗的过程视为咨询师为来访者设置的一种自我成长的教育机会,咨询师并非主导者,而是以同等地位对待来访者,确认来访者具有自我觉醒的能力。只要为他提供自然的、和谐的、自由的优良环境气氛,来访者自然就会摆脱自我观念中不真实的外衣,显露出个人人格的真实一面,继而自我振作,重建自我观念,以达到自我实现的人生佳境。

在教育方面,人本主义心理学认为,教育能够培养健全的人格,使人发现他自身是什么人和发现做人的义务。"教人"比"教书"更重要。罗杰斯指出,最重要的学习不是机械被动的学习,而是对人的发展有用的知识的学习,是意义或经验的学习。这一学派尤其重视在学习过程中形成和发展自我评价,主张以学习者为中心的学习,重视师生关系中的态度和品质。罗杰斯说,促进学习的关键乃是教师和学生个人之间关系的某些态度和品质。良好的师生关系应具备三种品质:真实、接受和理解。教师在学习中的作用,应该为促进者、帮助者、辅助者、合作者和交朋友等角色。教师应做到对学生有全面的了解和无微不至的关心,要尊重学生的人格,要与学生建立良好的真正的人际关系,要从学生的角度出发安排学习活动,要善于使学生阐述自己的价值观和态度体系,要善于采取各种各样的教学方法,给学生更多的区别对待等。

三、对人本主义理论的评价

人本主义心理学是当代西方心理学的新趋向之一,在西方学术界引起了较大的反响。有些心理学学者甚至认为,人本主义心理学代表着心理学的发展方向,未来的西方心理学有可能统一在人本主义的旗帜下。这种观点尽管极端,但从中可窥见人本主义心理学对现代西方心理学的影响。因此,有必要正确理解人本主义心理学,给人本主义心理学以恰如其分的评价。

就积极方面来说,人本主义心理学有这样一些意义或贡献:

(1)人本主义心理学在同行为主义心理学的对立中,强调心理学研究应考虑人性的特点,研究与人

类生活息息相关的问题,如爱和恨、生活的意义和个人潜能的自我实现等,从而在心理学领域内恢复了人的价值和尊严。

(2)人本主义心理学在更高层次上恢复了意识经验研究的心理学传统。人本主义心理学的方法论也具有积极的意义。

(3)人本主义心理学家反对以方法为中心而主张以问题为中心,强调问题为中心选择方法对于心理学的发展具有积极的意义。

作为现代西方心理学的一种新趋势,人本主义心理学的许多观点都具有积极的意义,推动了心理学的发展和进步。但是人本主义心理学亦存在一些局限。首先,人本主义心理学提供的心理治疗方法缺乏可操作性,理念多于技术;其次,人本主义心理学对来访者心理问题的探究和判断方法缺乏准确性和客观性。

第四节　认知学派

20世纪50年代末期,西方主流心理学内部孕育着一场新的革命,一些对行为主义不满的心理学家,日益注重对感知、思维、记忆和语言等内部认知过程的研究,从而兴起了心理学中的"认知革命",产生了所谓的认知心理学。1967年,美国心理学家尼塞(Neisser U)的《认知心理学》一书出版,标志着认知心理学的诞生。

认知心理学是一些接受信息加工观点的美国心理学家在各自不同的具体研究领域中显示出共同倾向的一个心理学流派,虽然在某些具体研究和观点上有所不同,但在研究对象、原则方法等问题上却有很多一致之处,具体表现在以下几个方面:都以人的认知过程作为研究的对象;都把人看成类似于计算机的信息加工系统,试图用信息加工观点来说明各自的具体研究对象;在研究方法上继承了实验心理学的传统,吸收了计算机等相关学科的研究成果,形成了一套比较完整的研究方法。

一、基本研究观点

认知心理学派认为,人脑类似于计算机是信息加工系统。尽管计算机的硬件与人脑的神经结构不同,但却完全可以在计算机程序所表现的功能和人的认知过程之间进行类比,因为人脑的工作原理与计算机的工作原理是相同的;强调知识对行为和认知活动的决定作用,认为人脑中已有的知识和知识结构对人的行为和当前认知活动具有重要影响;强调认知过程的整体性,认为各种认知活动之间是相互作用并有机联系在一起的,是一个统一的整体;人的心理活动是一种主动寻求信息、接受信息、进行信息编码、在一定的信息结构中进行加工的过程。

1. 把人看作一种符号信息加工系统 接受符号输入并进行编码,对编码后的符号输入做出决策,产生新的表示形式,储存输入、给出符号输出,这便是计算机的工作过程。认知心理学把人看作是计算机式的信息加工系统,认为人也是一种符号信息加工系统,这一系统把所接受的信息都看作是符号,所有的记号、词语、文字、语言及它们所描述的事实、现象、规律、理论等都被看作是符号结构,按照信息的获得、编码、储存、提取的顺序进行加工。

2. 强调知识经验对行为和认知活动的作用 与行为主义强调外部客观环境对人的行为的决定作用不一样,认知心理学则认为知识经验对人的行为和认知活动起决定作用。认知心理学以知觉为例加以说明:原有的知识经验在知觉过程中起着"图式激活"的作用,所谓图式就是对于事件、情境或物体的已经组织好的内化了的知识单位。当外界环境刺激与已有图式相吻合或有关时,图式被激活,使人产生内部知觉期望,并有目地地搜寻特殊形式的信息。如图2-5,当你的脑海里有关于男人形象的图式时,你会把它知觉为一张男人的脸,为此,你有意将鼻子上眼镜下的短线、嘴和耳朵之间的横线忽略掉;但如果有人告诉你这张图也可以看作长尾鼠的话,原来男人的眼镜就变成了老鼠的耳朵,而那根短线则成了老鼠的眼睛,横线则成了老鼠的下腹部。可见,信息只有与需要用了知觉的图式相吻合时,才能得到加工,否则就被忽视。(图2-5)

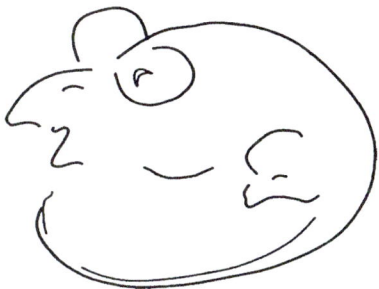

图2-5 用于说明原有知识在知觉中的作用的图例

3. 强调认知过程的整体性 意识心理学将人的心理分成许多元素,这些元素在时间上和空间上的组合就构成了人的完整的心理过程。认知心理学家们则反对孤立地研究所谓的心理元素,他们认为各种认知活动之间是相互作用并有机联系在一起的,是一个统一的整体,这是认知过程整体性的第一层含义。

认知过程整体性的第二层含义是:认知心理学在研究认识过程时,特别强调上下文关系的影响,这种关系包括语言的上下文关系、客观事物的前后关系,甚至还包括人脑中原有的知识之间、已有知识与当前认知对象之间的关系等。

4. 对行为主义"刺激—反应"学习理论的批判

认知心理学家认为行为主义的"刺激—反应"学习理论至少有以下三点不足之处:

(1)行为主义的"刺激—反应"学习理论认为人只对外部环境刺激做出反应,而不对内部的心理刺激反应。实际上,人们的许多认知技能(如心算)并不是对外部刺激的反应而是对激活了的记忆的反应,而这种记忆只是一些内部的抽象的知识,并非具体的外部环境刺激。

(2)行为主义的"刺激—反应"学习理论认为刺激和反应是一一对应的关系,一个刺激引起一个反应。而认知心理学则认为行为或认知过程是对刺激的整体结构的反应,或是把一系列刺激当作一个整体来进行反应,而不是对某个单个刺激的反应。如白鼠之所以能学会走迷宫,是建立在对整个迷宫结构的认识的基础上的,而不是对迷宫的某一单独特性(如颜色、质地、气味等)的反应结果。

(3)行为主义的"刺激—反应"联结是特殊而具体的,只有在特定情境下才能被激发而起作用。而实际上,人的认知技能一经形成就可以适用于多种不同的情境。如一个学会了开轿车的人,也可以开卡车等与轿车性能相似的汽车。所以说人的认知技能是具有概括性的。

5. 在某些具体领域的研究 从20世纪50年代末至今,认知心理学只有短短50多年的历史,但它在心理学的某些具体领域却取得了丰硕的研究成果。如对知觉模式识别、注意选择模型、记忆组块、心理旋转、语义记忆以及问题解决机制等问题的研究。

二、认知理论的实践应用

美国心理学家埃利斯(Ellis A)是认知理论的杰出代表人物,他于1962年出版了《心理治疗中的理性与情绪》一书,系统地阐述了合理情绪理论(rational-emotive therapy,RET)。ABC理论是RET的基本理论。在认知行为治疗的历史发展上起了重大的推动作用。埃利斯认为在环境刺激或诱发事件(A)和情绪后果(C)之间介有信念或信念系统(B)。他指出,人天生具有歪曲现实的倾向,造成问题的不是事件,而是人们对事件的判断和解释。人也能够接受理性,改变自己的不合理思考和自我挫败行为。由于情绪来自思考,所以改变情绪或行为要从改变思考着手。他的理性情绪疗法就是促使患者认识自己不合理的信念以及这些信念产生不良情绪后果。通过修正潜在的非理性信念,可以改变原有的不合理思考,最终获得理性的生活哲学。

在此基础上,贝克(Beck)提出情绪困扰的认知模式,其基本理论是:若要了解情绪困扰的本质,必须把焦点放在个人对于引发困扰的事件的反应或想法上。贝克认为各种生活事件导致情绪和行为反应时要经过个体的认知中介。情绪和行为不是由事件直接引起的，而是经由个体接收、评价，赋予事件以意义才产生的。每个人的情感和行为在很大程度上是由其自身认识外部世界及处世的方式决定的，也就是说一个人的想法决定了他的内心体验和反应。贝克还归纳了认知过程中常见的认知歪曲的5种形式，即任意的推断、选择性概括、过度引申、夸大或缩小和"全或无"的思维。他的研究工作独立于埃利斯，但两者对于协助当事人了解与放弃自我挫败认知的目标是一样的。

三、对认知理论的评价

认知心理学自产生以来，无论是在理论探讨还是研究方法上均有较大的突破，对心理学的科学化发展做出了独特的贡献，具体表现在以下四个方面。

第一，认知心理学冲破了行为主义心理学的禁锢，使心理学从只研究外部行为转向研究内部的心理机制，从而把研究心智和行为统一起来，开辟了现代心理学研究人类心智的新方向。

第二，在传统心理学研究感知觉和表象的基础上，认知心理学更侧重于研究理解、学习、问题解决、推理及决策等高级认知过程和复杂的认知行为，其目的在于把高层次的认知策略和初级的信息加工结合起来，这对于理解人类认知的奥秘具有重要意义。

第三，认知心理学吸收了众多学科的研究成果并采用计算机模拟的方法综合研究认知过程的复杂心理活动，体现了认知心理学的研究方法和工具的现代最高水平，具有重大的时代意义。

第四，认知心理学克服了行为主义心理学机械论弊端，强调认知主体的能动作用以及认知主体已有的经验知识在信息加工过程中的作用，这对于研究人的心理活动的本质具有重要意义。

认知心理学虽然曾成功解决了以往困惑心理学的诸多问题，在人脑思维功能模拟方面取得了很大进展，加深了人们对心理活动本质的了解，促进了心理学的发展，但由于其指导性隐喻本身的局限性，使其表现出诸多不足，具体而言，有以下几个方面。

第一，计算机只能处理事实，而人是在生活与实践的过程中创造自身及事实世界的一种存在，计算机根本不可能进入按人类的这些根本能力组织起来的世界之中。

第二，计算机进行认知操作时所需要的数据必须是离散的、明晰的和确定的，否则这些数据就不会成为可赋予计算机的并用规则进行加工的信息；而人在进行认知操作时所需要的信息并不完全是明晰和确定的，人的知识常常是模糊的、近似的、粗略的和有缺失的，相对于计算机，人有更强的适应性，可以对不确定的信息进行重新组织和加工。

第三，认知心理学虽然在一定程度上打破了行为

主义心理学设置的禁区，重新研究人的认知活动的很多方面，这似乎扩大了心理学的研究范围，但实质上，认知心理学仅把自己的研究范围局限于人的认知过程，对于人的情感和意向活动，对于人的个性心理特征的研究则显得无能为力。而且即使认知心理学能够研究情感、个性等带有主观色彩的心理现象，但采用计算机模拟的方法则无法进行模拟研究。

第四，认知心理学认为，认知过程是以序列的方式一次一个事件地进行串行加工的。这是不符合人脑的实际情况的。在人脑中，信息加工既按区域原则又按联想原则同时进行，因为进行信息加工的是大脑的整体功能而不是大脑的某一部分活动。

第五节　心理生理学派

在研究心理因素在人的健康和疾病中的作用和地位时，除了以弗洛伊德为代表的心理动力学学派外，同时还有一个朝着生理学方向的，即心理生理学派。这是心身医学体系在其形成过程中，研究心身疾病的两个发展方向。心理生理学（Psychophysicology）理论主要是由沃尔夫和霍尔姆斯（Holmes）等人于20世纪50年代以后发展起来的。1960年美国心理学家戴维斯（Davls）等成立心理生理学研究会，标志着这门学科的独立。

心理生理学理论的研究内容主要涉及心理活动的生物学基础和心身作用的生物学机制两大方面。研究方法主要有解剖法、破坏法、电刺激法、电记录法、生物化学法等传统生物学手段以及心理测量、行为分析和行为记录等。随着科学技术的发展，实验设备的改进，心理生理学研究领域逐渐兴起一些新的研究方法，包括分子遗传学技术、脑影像技术、神经电生理、生物化学分析法和脑的高级神经网络理论等。

一、基本理论观点

心理生物学研究就本质而言是研究心理行为变量与生物学变量之间的关系。一方面，可以用心理和行为因素作为自变量，以生理指标为因变量，观察各种不同个性和行为状态下的各种生理变化（如脑电、心电、皮肤电、血液中激素及其代谢物的含量等）；另一方面，也可以生物干预为自变量（如损毁、电刺激、药物干预等），以心理行为变量为因变量，研究脑和躯体的生理状况改变所引起的心理行为的改变。

心理生理学理论以著名生理学家坎农的情绪生理学说、巴甫洛夫的高级神经活动类型学说和塞里的应激学说为基础，采用精心设计的科学实验来研究心理因素在疾病中的作用，并用数量来表示研究中的变量，研究有意义的心理因素，如情绪与可测量到的生理、生化变化之间的关系。

（一）坎农巴德情绪学说

著名的生理学家坎农在20世纪30年代提出情绪心理学说,指出强烈的情绪变化(恐惧、发怒等)会使动物产生"战斗或逃避"(fight or flight)的反应,通过植物性神经系统影响下丘脑激素的分泌,导致心血管系统活动的改变。如果不良情绪长期反复地出现,就会引起生理功能紊乱和病理改变。他认为丘脑是情绪的控制中心,来自外界刺激而产生的知觉被传送到丘脑,丘脑对其进行加工后传送到皮层产生情绪体验,同时丘脑又通过激活内脏和骨骼机产生外围的一切生理变化。坎农的学说于1927年提出,其中一部分工作由其弟子巴德完成,故称"坎农巴德情绪学说"。

（二）塞里的应激理论

20世纪30年代加拿大生理学家塞里提出了应激适应机制学说。应激(stress)是个体对有害因素的抵御引起的一种非特异性反应,表现为一般适应综合征(general adaptation syndrome,GAS),分为警戒期、抵抗期和衰竭期三个阶段。警戒期是指动员个体内部做好应付外界紧张刺激的准备;抵抗期是个体内部防御力量已经抗衡紧张刺激,使生理和心理恢复平衡;衰竭期是指在多种紧张刺激或一种持久反复的紧张刺激下个体的抗衡力量到达衰竭的地步。个体失去了应变能力,出现了焦虑、头痛、血压升高等一系列症状而最终导致相关心身疾病的产生。

（三）巴甫洛夫的情绪理论

情绪理论是巴甫洛夫条件反射学说的一个组成部分,他一方面把情绪和"本能"并提,认为情绪激动乃是在皮质控制力减弱条件下,极其复杂的无条件反射的优势和暴乱;另一方面把情绪与大脑皮层神经活动动力定型(即固定顺序的刺激会形成固定顺序的反应)的建立联系在一起,他认为动力定型的建立过程、建立的完成过程、定型的维持和它的破坏,在主观上构成了各种积极和消极的情感。他认为在习惯的生活方式发生改变时,例如失业或亲人死亡,心理恐慌和信仰粉碎,所体验到的沮丧情感的生理基础就是旧的动力定型受到破坏,而新的定型又难以建立的结果。环境以及因其产生的某种变化对他所具有的意义愈大,其情感体验就愈深刻,由此而产生的暂时性神经联系系统的改造便引起了兴奋过程。

巴甫洛夫认为,人和动物的心理活动,包括人的一切智慧、行为和随意运动,都是在无条件反射基础上形成的条件反射。他把条件反射视为机体与外部世界相互作用的要素,主张采用条件反射这一客观的实验方法来科学地研究主观心理现象,强调一切主观活动都是由客观外界因素所决定的,坚持机体与环境、心理与生理、主观与客观的辩证统一。

（四）沃尔夫的心理应激理论

美国心理学家沃尔夫是现代心理生理学派的代表人物,他在1943年出版的 *Human Gastric Function* 一书中阐述了人类心理变量和生理变量之间的关系,探讨了心理社会因素与生理因素相互作用对人类健康所产生的影响。沃尔夫在研究中将心理变量数量化,并客观地测量所观察到的生理和病理变化。他倡导的一系列研究方法已成为当今心身疾病研究的主要方法。

沃尔夫学认为,情绪影响躯体器官的生理活动程度取决于遗传素质(易感性素质)和个性特征。对外界刺激的认知、评价等有意识的心理活动是机体生理机能的主动调节者和导致疾病或促进健康的关键因素。如果察觉外界刺激具有威胁性,就会产生焦虑、恐惧或愤怒的情绪;如果认为它是良好的信息,就会产生愉快、喜悦或兴奋的情绪。这种消极的或积极的情绪的产生,因各人个性差异和对外界刺激的主观评价不同而有很大的区别。在森林里和在动物园里看到老虎时所产生的心理、生理反应是迥然不同的。亲人亡故往往使人产生悲伤情绪,但也有人对久病不愈、长期需要侍候、经济负担过重或感情不融洽的亲人的死亡,产生如释重负的反应,而并不会导致精神创伤。

二、心理生理学理论的实践应用

心理生理学理论认为心理因素通过生理中介机制对人们的健康与疾病产生影响。心理生活应激可以成为躯体疾病的引发因素。心理社会因素影响着大脑皮质的功能,而大脑皮质则通过生理中介如神经系统、内分泌系统、免疫系统来影响人体内环境的平衡,引发心身疾病。

心理生理学工作者通常采用多道生理记录仪记录和测定这样一些生理指标:心率、血压、血容量、皮肤电位、肌电、脑电、呼吸和体温等。也有人测量应激状态下的生物化学或免疫机能的变化。心理生理学理论认为,情绪在躯体疾病的发生、发展过程中起着重要的作用。例如,在情绪愉快时,胃黏膜血管充盈,分泌增加;悲伤、沮丧时,胃黏膜苍白,分泌减少;焦虑时,胃黏膜充血,分泌增加,运动增强;而在怨恨、敌意时,分泌增加,胃黏膜充血,运动增强。这些生理变化持续下去就易于导致躯体疾病,如消化性溃疡。此外,心理生理学理论还探讨由心理社会刺激引起的情绪是通过什么途径引起生理、生化变化而导致疾病的。该理论不仅重视对心理生理障碍的发生、发展机制的研究,而且把心理因素扩大为心理社会因素对人体健康和疾病的影响。强调了人们对环境刺激的心理生理反应,即强调了心理社会的紧张刺激对人体的影响以及机体对疾病的易感性、适应性和对抗性等概念在致病过程中的作用。

心理生理学理论对医学、生理学、心理学、体育及司法等学科或领域都有极其重要的影响。尤其是对现代心身医学的发展起着决定性作用，如生物反馈的临床运用便是心理生理学理论研究成果的贡献，也是医学心理学中关于心身相关思想的一个佐证。

三、对心理生理学的评价

心理生理学研究对心理学的发展做出了极为重要的贡献，现代医学心理学中的许多知识都是来自这方面的研究。随着现代医学和生物学的发展，心理生理学研究在医学心理学中的作用将会更加突出，心理生理学研究仍将是今后医学心理学研究的一个重要方向。

心理生理学研究采用了严格的实验设计、客观的测量手段和可靠的数理统计，准确地揭示心身之间的相互关系，这是其最突出的优点。此外，因为心理生理学研究及时地采用各种新技术，所以它的研究更具有前沿性。

但是，心理活动是生物、社会和多种其他因素交互作用的产物，如果试图以心理生理学的研究结果和生理学的理论观点来全面解释复杂的心理现象和心身关系，那么它有一定的局限性，特别是许多心理生理学的研究结果是由动物实验获得的，这些结果并不完全适合解释人的心身关系。因此，今后心理生理学应是社会因素和生物因素并重，并采用多层次、多学科的综合研究。

思 考 题

1. 简述精神分析、行为主义理论、心理生理理论的主要观点。
2. 思考如何将人的认知特点应用到日常生活中，保持自己的心理健康。
3. 根据马斯洛的需要层次理论，讨论人在不同的时期需要的发展变化。
4. 思考心理学各种理论的优缺点。

（井西学）

第三章 人的心理

【本章要点】
- 心理现象及其本质
- 感觉、知觉、记忆、思维和想象的概念、特点
- 情绪的概念、功能、状态、理论及调节
- 意志、动机和需要
- 能力、气质和性格

人的心理是人在现实生活中对客观事物的反映过程和活动,是生物进化到高级阶段时人脑的特殊机能。心理活动简称心理,也叫心理现象。

第一节　心理现象及其本质

一、心理现象

心理现象(psychological phenomena)是个体心理活动的表现形式,一般把心理现象分为两类,即心理过程和人格心理。人的心理过程和人格是相互密切联系的。人格心理是通过心理过程形成的;同时,已经形成的人格又会制约心理过程的进行,并在心理活动过程中得到表现,从而对心理过程产生重要影响,使得每一个人在认知、意志、情感等方面表现出明显的人格差异。

$$
心理现象 \begin{cases} 心理过程 \begin{cases} 认识过程(感觉、知觉、记忆、思维、想象 \\ 等) \\ 情感过程(喜、怒、忧、思、悲、恐、惊等) \\ 意志过程(有意识地确定目的、克服困难、 \\ 调节和支配自身的行动等) \end{cases} \\ 人格心理 \begin{cases} 人格倾向性(需要、动机、兴趣、观点、信 \\ 念等) \\ 人格特征(能力、气质、性格) \\ 自我意识系统(自我认识、自我体验、自 \\ 我调控) \end{cases} \end{cases}
$$

(一) 心理过程

心理过程(mental process)是指人的心理活动的发生、发展和消失的动态过程,即人脑对客观现实的反映过程。它包括认识过程、情绪情感过程和意志过程。在心理过程的三个组成部分中,认识过程是人通过感觉、知觉、记忆、想象、思维等接受、加工、储存和理解各种信息的过程,也就是人脑对客观事物的现象和本质的反映过程,是最基本的心理活动。情感与意志是在认识的基础上产生和发展起来的,当人在认识客观事物时,会出现客观事物能否满足个体的需要的情况,从而形成满意或不满意,愉快或不愉快等态度体验;人还能够根据对客观事物及其规律的认识,自觉地确定目标并力求加以实现。同时,情绪情感和意志对人的认知也有重要的影响作用。在心理活动过程中,认识是基础,情绪情感和意志是动力系统。

(二) 人格心理

现实生活中每个人都有自己独特的心理面貌,即心理现象中的人格心理,是个体具有独特倾向性的总和。人格心理由三个方面组成,即人格心理倾向性、人格心理特征和自我意识。人格倾向性是决定个人对事物的态度和行为的内部动力系统,是人进行一切行为活动的基本动力,包括动机、需要、兴趣和信念等,在个体成长的不同年龄阶段,主要的人格倾向是不同的。人格特征是一个人表现出本质的、稳定的内在特性,包括能力、气质和性格等,其中性格是人格心理特征的核心。自我意识是一种自我调控系统,即人对自身的一种意识,由自我认识、自我体验和自我调控等构成。自我意识的产生与发展过程是个体不断社会化的过程,也是人格形成的过程。

人的心理现象之间是相互联系的。认识过程、情绪情感过程和意志过程之间彼此联系协调一致;心理过程和人格心理之间也是密切联系着的,心理过程是心理现象的动态表现形式,人格心理是心理过程表现出来的个人独有的、稳定的心理品质。

二、心理的本质

人类对心理的本质问题经历了相当长的探索历史,只有到了近代,辩证唯物主义才将心理的本质问题做出了科学的解释,即人的心理是客观现实在人脑中的主观映像。归纳起来,可以理解为,心理是人脑的机能,是客观现实的反映。关于人的心理的本质可以从以下几个方面来深入理解。

(一) 心理是脑的机能

科学证明,物质发展到生命阶段,生物有了神经系统才出现心理功能。人类的心理现象是人脑进化的结果。大量研究表明,人的心理和行为都与整个大脑的协同活动及其各个部分的功能有直接关系。

大脑是由大量神经细胞借助突触而形成的一个巨大的网络系统。每个神经细胞可能和六万到三十万个神经细胞发生联系。人的心理通过反射活动来实现,反射是机体与环境相互作用的基本形式。人脑在反射中起异常复杂的联系转换作用,即整合作用。大脑既可同时接受各种刺激,还受过去所经历过的刺激的影响,加上反馈作用,使得心理变得极为复杂。

医学工作者在医疗实践中发现,当人的大脑某一部位受到损伤时,该部位所支配的相应心理和行为活动也会发生改变,也证明了心理是脑的机能。

(二) 心理是客观现实的反映

心理是脑的机能,但大脑本身并不能凭空产生心理活动,人不仅生活在自然环境中,更重要的是生活在一定的社会环境和社会关系中。个体心理活动的形成和发展与其所在的社会环境有密切的关系。

人的心理是在社会实践活动中产生的,心理活动的内容来源于客观现实,人的感觉和知觉是由于客观事物直接作用于人的感觉器官而产生的反应,记忆、思维、情绪情感等心理活动是在感知觉的基础上形成和发展起来的。并且,人在实践中积极能动地反映客观现实,在这一过程中,逐渐形成了不同的心理水平、心理状态和人格特征,而这些内容反过来又影响和调节个体对客观现实的反应,从而表现出人的心理的主观特点。

第二节 认知过程

认识过程(cognitive process)是人在对客观世界认识和观察时,接受、储存、加工和理解各种信息的过程,即人脑对客观事物的现象和本质的反映过程。它包括感知觉、记忆、思维、想象和语言等。认识过程中思维是核心。

案例3-1　　哈里波特寻宝

在电影中,哈里波特在后花园里散步,忽然发现大树底下有一个闪闪发亮的东西,"咦,这是什么?"哈里波特跑过去,拨开泥土,一个圆圆的、闪闪发亮的东西显露了出来。哈里波特把它拿在手里,里面映出了自己的面孔,"这不是一面镜子吗? ……这是不是我们要寻找的魔镜呢?"哈里波特摸着脑袋,陷入了沉思……

忽然,哈里波特跳了起来,欢呼着"是它,是它,找到了,找到了",他欢呼着、跳跃着,向远方跑去。

问题:

上面这段话的描述,揭示了人的完整的认知过程。具体的认知过程是什么样的呢?

一、感　　觉

(一) 感觉的概念

感觉(sensation)是人脑对直接作用于感觉器官的客观事物的个别属性的反映。如眼睛看到的物质世界的千姿百态;耳朵听到自然界美妙的鸟语虫鸣;舌品尝到的食物的各种味道;鼻子闻到物质的各种气味;皮肤感受到的物体的形状和质地;内脏器官感受到的疼痛、饥渴和饱胀等。

(二) 感觉的分类

根据产生感觉的刺激物的来源,可将感觉分为外部感觉和内部感觉两大类。

1. 外部感觉 是由外部刺激直接作用于感觉器官引起的感觉,包括视觉、听觉、嗅觉、味觉和皮肤感觉(包括痛觉、温度感觉和触压觉)。

2. 内部感觉 是机体内部感受器接受有机体内部的各种刺激而产生的感觉,包括运动觉、平衡觉和内脏感觉(包括饥渴、饱胀和窒息等)。

感觉是个体最简单最初级的心理活动,也是个体出生后最早形成的心理活动,是一切较高级、较复杂心理现象的基础。尽管感觉很简单,但是对个体的生活和工作却有着非常重要的意义。人体在日常活动中接受了的各种各样的感觉刺激,这些感觉刺激是个体心理活动正常进行的必要条件,如果离开了这些感觉刺激,个体的心理活动将无法正常进行。人的知觉、记忆、思维等较复杂的心理活动需借助于感觉提供的原始资料,都是在感觉的基础上才形成和发展的。人的情绪体验,也必须依靠人对环境和身体内部状态的感觉。感觉是其他高级心理活动的前提和基础,离开了感觉,人的复杂的高级心理活动也无从产生。

(三) 感觉的特征

1. 感受性与感觉阈限 感受性也叫感觉的敏锐程度,是感受器对刺激的感受能力,感受性的高低用感觉阈限大小来测量。感觉阈限是衡量感觉能力的客观指标,可分为绝对感觉阈限和差别感觉阈限。我们把刚刚能引起某种感觉的最小刺激量称为绝对感觉阈限,觉察出最小刺激量的能力称为绝对感受性;刚刚能引起差别感觉的刺激的最小变化量是差别感觉阈限,觉察出同类刺激物之间最小差别量的能力是差别感受性。感受性与感觉阈限成反比关系,阈限低感受性高,感觉敏锐;反之,阈限越高,感受性越低,感觉越迟钝。各种感觉的绝对感觉阈限并不相同,同一感觉的绝对感觉阈限也因人而异。另外,人的各种感受性都不是一成不变的,它们受内外条件的影响,例如适应、对比、感官之间的相互作用;生活需要和训练等都能导致相应的感受性发生变化。

2. 感觉的适应 是指由于刺激物对感受器的持续作用使感受性发生变化(感受性提高或降低)的现象,就是感觉的适应。人具有很高的适应性,适应机制使人能够在变动的环境中比较容易进行精细分析,从而实现较准确的反应。感觉器官在弱刺激持续作用下,感受性会增强,如暗适应现象;感觉器官在强刺激持续作用下,感受性会减弱。但人的适应是有限度的,不断地适应和过度的适应则易使人疲劳,降低感受性。

3. 感觉的对比 是指同一感觉器官在不同刺激物的作用下,感受性在性质和强度上发生变化的现象。例如,黑人牙齿总给人以特别洁白的感觉。感觉对比分为同时对比和继时对比两种。如右手泡在热水盆里,左手泡在凉水盆里,然后双手同时放进温水盆里,结果右手感觉凉,左手感觉热。这叫同时对比。再如,先吃糖,后吃苹果,就会感觉苹果变酸,这叫继时对比。

4. 感觉的相互作用 是指当一种感觉器官受到刺激而产生一种特定感觉的同时又产生另外一种不同的感觉。如颜色的感觉就具有冷暖感、远近感:红、橙、黄等色有温暖感,称为暖色,同时又能使空间感觉上变小;蓝、青、紫等色有寒冷感,称为冷色,同时又能使空间在感觉上变大。

5. 感受性的补偿与发展 感受性的补偿是指当某种感受器受到损伤之后,在社会生活与实践活动的影响下,其他感受器的感受性大大提高的现象。如美国妇女海伦·凯勒盲聋哑俱全,但其手指触觉却发展的极其敏锐,她能用手指敲击感同人谈话,经过努力终于成为著名的教育家,其感觉补偿作用达到了惊人的程度。感受性的发展是指人的感受性在生活和劳动实践的长期锻炼中,是可以大大提高和发展的,特别是通过实践活动和某些特殊训练,可以提高到常人不可能达到的水平。如《水浒传》里的郑屠,称肉不差分毫;卷烟包装工一次能抓二十支卷烟;卖油翁不洒一滴油,缘由"无它,唯技之熟耳"。

二、知 觉

(一)知觉的概念

知觉(perception)是人脑对直接作用于感觉器官的客观事物的整体属性的反应,它是一系列组织并解释外界客体和事件产生的感觉信息的加工过程,包括获取感官信息、理解信息、筛选信息、组织信息。例如,看到一个苹果,听到一首歌曲,闻到花香等,这些都是知觉现象。

感觉和知觉是人认识客观事物的初级阶段,是人的心理活动的基础。知觉和感觉一样,两者的形成和发展离不开人脑的活动,均为客观事物直接作用于人

的感觉器官,在人脑中形成的反映。但是,知觉又和感觉不同,感觉反映的是客观事物的个别属性,而知觉反映的是客观事物的整体属性。知觉以感觉为基础,但不是个别感觉信息的简单总和,而是对大量感觉信息进行综合加工后形成的有机整体。

(二)知觉的基本特性

1. 知觉的选择性 人在知觉事物时,首先要从复杂的刺激环境中将一些有关内容抽象出来组织成知觉对象,而其他部分则留为背景,这种根据当前需要,对外来刺激物有选择地作为知觉对象进行组织加工的特征就是知觉的选择性。知觉的选择性是个体根据自己的需要与兴趣,有目的地把某些刺激信息或刺激的某些方面作为知觉对象而把其他事物作为背景进行组织加工的过程。影响知觉选择性的客观因素不仅与客观刺激物的物理特性有关,还与知觉者的需要和动机、兴趣和爱好、目的和任务、已有的知识经验以及刺激物对个体的意义等主观因素密切相关。知觉的选择性既受知觉对象特点的影响,又受知觉者本人主观因素的影响。

2. 知觉的整体性 是指知觉系统把感觉到的客观事物的个别特征、个别属性整合为整体的功能的特性。知觉的整体性与过去经验有关,还与知觉对象本身的特征有关,如对象的接近性、相似性、连续性、封闭性等。一般来说,刺激物的关键部分、强的部分在知觉的整体性中起着决定作用。临床医生根据患者疾病的典型特征作出正确的诊断就是知觉整体性的体现。

3. 知觉的理解性 人在感知当前的事物时,不仅依赖于当前的信息,还要根据自己过去的知识经验来理解它,给它赋予一定的意义,这就叫做知觉的理解性。知觉的理解性使人的知觉更为深刻、精确和迅速。知觉的理解性会受到情绪、意向、价值观和定势等的影响,在知觉信息不足或复杂情况下,知觉的理解性需要语言的提示和思维的帮助。知识、经验不同,对知觉对象的理解也不同。

> **案例 3-2 知觉理解性**
>
> 知觉过程的主要目标之一是对于知觉的对象以自己的过去经验予以解释,并用词汇或概念对其进行命名或归类,即赋予对象一定的意义。知觉的这一特性就是知觉的理解性。即便在非常困难的条件下,人也能够依据特别微小而零散的线索试图对刺激物命名,并把它归入到熟悉的一类事物之中。请看图 3-1A 和 B,你如何知觉这些看似无规律的斑点?如果给你一点提示,图中所绘的是两种我们比较熟悉的动物,你能够分辨出它们吗?这就是过去经验参与知觉对象理解的结果。

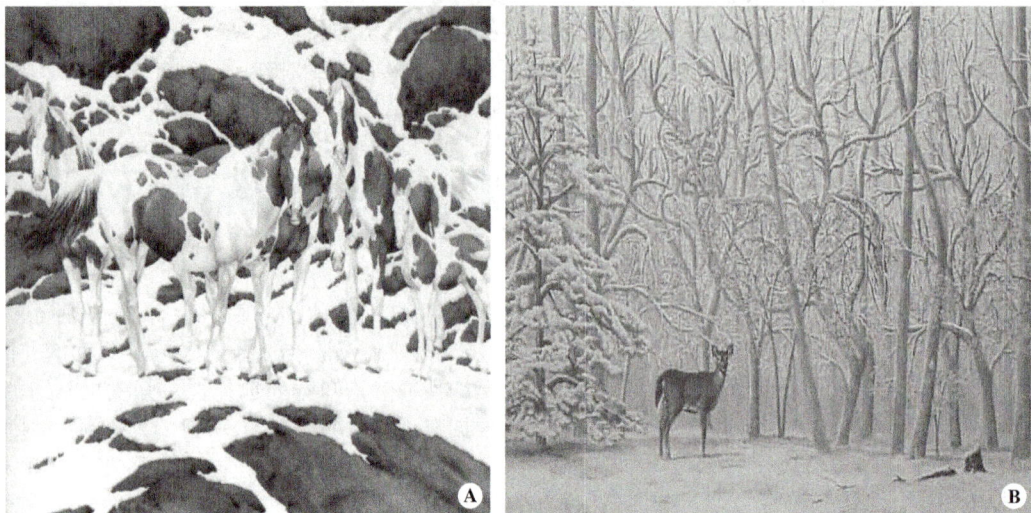

图 3-1　知觉的理解性

4. 知觉的恒常性　当知觉对象的刺激输入在一定范围内发生了变化的时候,知觉形象并不因此发生相应的变化,而是维持恒定,这种特性称为知觉的恒常性。例如,一个人从不同角度看篮球板上的篮筐,视觉形象均不同,但仍然以篮筐是"圆"的而不是"椭圆"的形状来知觉。知觉的恒常性有利于人们正确地认识和精确地适应环境,对于我们现实生活有着重大意义。它可以使我们保持对事物本来面目的认识,保持对事物的稳定不变的知觉,从而更好地适应不断变化的环境。

5. 定势　又叫心向,是指个体对一定活动的预先的特殊准备状态。具体来说,就是人们当前的活动常常受到前面曾从事过的活动的影响,倾向于带有前面活动的特点。当这种影响发生在知觉过程中时,产生的就是知觉定势。当然,知觉者的情绪、需要、态度和价值观念等也会产生定势作用。如人的情绪非常愉快时,对周围事物也易于产生美好知觉的倾向。定势具有双向性,积极时可使知觉过程变得迅速有效;消极时则显得刻板,甚至妨碍知觉或引起知觉误导。

（三）知觉的分类

根据知觉反映的客观事物的特征不同,知觉可分为空间知觉、时间知觉和运动知觉。

1. 空间知觉　是人脑对客观事物的形状、大小、远近、方位等空间属性的反映。包括形状知觉、大小知觉、深度知觉、方位知觉。

2. 时间知觉　是对客观事物的延续性和顺序性的反映。表现为对时间的分辨,对时间的确认,对持续时间的估量和对时间的预测。

3. 运动知觉　是指物体在空间的位移特性在人脑中的反映。可细分为真动知觉、诱动知觉、似动知觉和自主运动。

（四）错觉

错觉(illusion)是对客观事物错误的知觉,即对客观事物的一种不正确的、歪曲的知觉。也就是把实际存在的事物歪曲地感知为与实际事物完全不相符的事物。错觉可以发生在视觉方面,也可以发生在其他知觉方面。引起错觉的原因很多,感知条件不佳、客观刺激不清晰、视听觉功能减退、强烈情绪影响、想象、暗示等都能引起错觉。有错觉存在不一定都说明有病,因为健康人也能出现错觉,只是健康人对错觉能自行矫正罢了。在错觉中,视错觉表现得最明显(图 3-2)。

三、记　　忆

（一）记忆的概念

记忆(memory)是指在头脑中积累和保持个体经验的心理过程。一个完整的记忆包括识记、保持、再认和回忆三个过程,贯穿在人的各种心理活动之中,它对保证人的正常生活起着重要的作用。记忆可让人的心理活动的过去和现在连成一个整体,记忆可使人积累经验,学习新知识以适应不断变化的环境,记忆还在个体的发展以及个性特征的形成中起着决定性的作用。如果没有记忆,一切心理发展、一切智慧活动都是不可能的。

（二）记忆的分类

记忆可以从不同的角度进行分类,人们常按照记忆的内容和保留的时间分类。

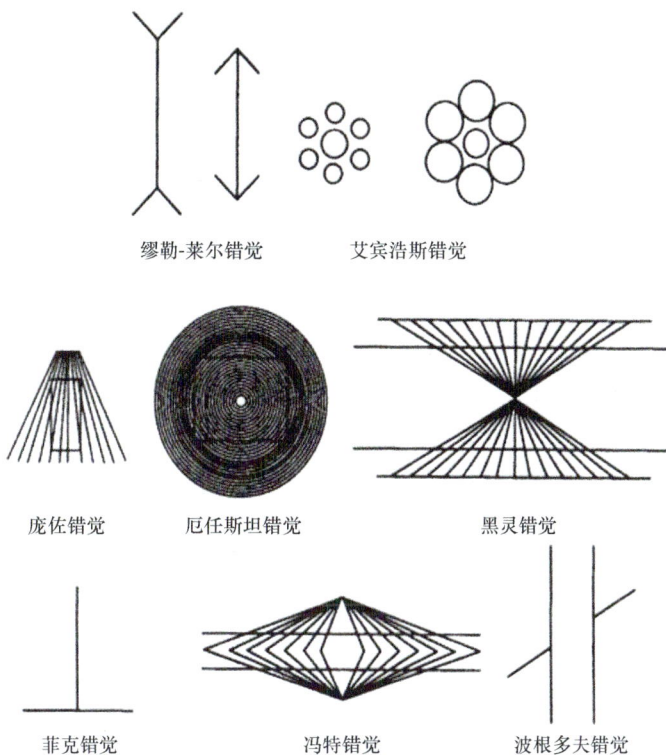

缪勒-莱尔错觉　　　　艾宾浩斯错觉

庞佐错觉　　　　厄任斯坦错觉　　　　黑灵错觉

菲克错觉　　　　冯特错觉　　　　波根多夫错觉

图 3-2　视错觉

1. 根据记忆的内容不同分类

（1）形象记忆：是以感知过的客观事物在头脑中再现的具体形象为内容的记忆。它保存事物的感性特征，具有明显的直观性，它以表象的形式在大脑中储存过去的经验。如对人们生活过的地方的记忆，对解剖标本的记忆都是形象记忆。

（2）逻辑记忆：是以词语的形式在人脑中用思想、概念或命题为内容的记忆。它具有抽象性、概括性、理解性和间接性的特点。如对概念、规则、定理、公式的记忆是逻辑记忆。

（3）情绪记忆：是以体验过的情绪和情感为内容的记忆。它往往不需要重复体验，以此形成经久不忘的特点，并且具有一定的动机作用。如触景生情、经验教训等都是情绪记忆。

（4）运动记忆：是以人们操作过的动作为内容的记忆，也称操作记忆。它是培养各种技能的基础。运动记忆的巩固较缓慢，一经巩固下来，不容易遗忘。如开车、游泳都是运动记忆。

2. 根据信息加工与记忆保留的时间长短分类

（1）瞬时记忆：也叫感觉记忆，是指客观刺激停止作用后，感觉信息在一个极短的时间内保存下来。瞬时记忆以感觉映像的形式储存，储存的时间约为 0.25~2 秒。瞬时记忆将大量的刺激保持一定的时间，使认知系统能从输入的信息中选择需要的部分做进一步加工，具有重要的意义。

（2）短时记忆：是指信息瞬时记忆到长时记忆的过渡阶段。短时记忆储存信息时间约为 5~20 秒，最长不超过 1 分钟，记忆痕迹有随时间而自动消退的特征。短时记忆的容量为 7±2 个组块。如手机号码中的开头三位 130、133、135 等可作为一个组块进入短时记忆。

（3）长时记忆：短时记忆的信息经过充分和有深度的加工后，在头脑中长时储存的记忆。信息保持时间长，在 1 分钟以上，乃至一生。长时记忆中，信息是以意义编码形式储存的，并且容量巨大。

（三）记忆的基本过程

1. 识记　识记（memorization）是反复感知事物，在大脑中留下印象，形成暂时神经联系的过程，是记忆过程的开始和前提，要想提高记忆效果，要有良好的识记作基础。人们识记事物具有选择性，根据人在识记时有无预定目的、任务，识记分为有意识记和无意识记两种。有意识记是指有目的，需要意志努力的识记，也叫随意识记；无意识记是指没有目的，不需要意志努力的识记，也称不随意识记。研究表明，有意识记的效果要优于无意识记。但是，人们相当大的一部分知识经验是通过无意识记获得的。

2. 保持　保持（retention）是过去经历过的事物在脑中得到巩固的过程，是一种内部潜在的动态过程。保持是记忆过程的中心环节。保持的内容随着时间的推移以及后来经验的影响，会在数量和质量上发生明显的变化。在质的方面：一种是原来识记内容中的细节趋于消失，主要的、显著的特征得以保持，记忆的内容变得简略、概括与合理;另一种是增添了原来没有的细节,内容更加详细、具体,或者突出夸大某些特点,使其更具特色。量方面的变化是:一种是记忆回溯现象,即在短时间内延迟回忆的数量超过直接回忆的数量,也有人称之为记忆恢复现象;第二种倾向是识记的保持量随时间的推移而日趋减少,有部分内容不能回忆或发生错误,即遗忘。

3. 再认和回忆　再认和回忆都是对长时记忆所储存的信息提取的过程。再认(recognition)是指过去经历过的事物重新出现时能够识别出来的心理过程。回忆(reproduction)是过去经历过的事物不在主体面前,由其他刺激作用而在大脑里重新出现的过程。通常是能够回忆的内容都可以再认,而可以再认的内容不一定能够回忆。

(四) 遗忘

1. 遗忘的概念　识记过的内容在一定条件下不能再认或回忆,或者产生错误的再认与回忆,都称为遗忘(leave)。一般性遗忘是一种正常的心理现象。

2. 遗忘的分类　遗忘分为两种:一种是永久性遗忘,即不重新学习,永远不能再认或回忆,这是因记忆信息的消退而引起的遗忘;另一种是暂时遗忘,即一时不能再认或回忆,但在适宜条件下还可能恢复,这是一种与线索有关的遗忘。

3. 遗忘的规律与特点　遗忘的规律与特点如下:

(1) 不重要的和未经复习的内容容易遗忘。从学习程度方面来说,学习重复的次数越多,就越不容易遗忘,反复阅读与试图回忆相结合比单纯的反复阅读记忆保持的效果好。

(2) 遗忘的进程不均衡。遗忘在学习之后立即开始,而且最初遗忘得很快,以后逐渐缓慢,有"先快后慢"的时间规律,这一规律是德国心理学家艾宾浩斯(Ebbinghaus H)发现的(图3-3)。

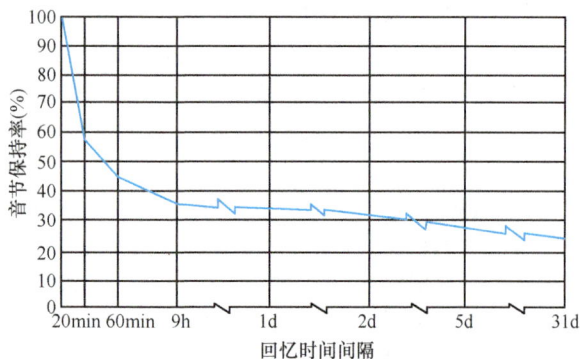

图3-3　艾宾浩斯遗忘曲线

(3) 抽象材料比形象材料,无意义材料比有意义材料容易遗忘。从记忆材料的性质上说,抽象的材料遗忘快于形象的材料;无意义的材料遗忘快于有意义

的材料;言语材料遗忘快于形象材料;熟练的技能遗忘最慢。从记忆材料的长度来说,记忆材料长度越长,就越容易遗忘。

(4) 前摄抑制和倒摄抑制对遗忘有重要影响:前摄抑制是指先学习的材料对后学习材料的影响;倒摄抑制是指后学习材料对先学习材料的影响。

(5) 遗忘还受兴趣、情绪和动机等心理因素的影响。材料能满足个体需要或对个体有重要意义的容易保持,不能满足个体需要或对个体没有意义的材料容易遗忘;能引起个体愉快的情绪体验的材料容易保持,能引起个体不愉快的情绪体验的材料容易遗忘。

四、思　　维

(一) 思维的概念

思维(thinking)思维是人脑借助于语言而实现的,以已有知识为中介,对客观现实的对象和现象概括的、间接的反映,它反映的是事物的本质属性和事物的内部规律性。思维同感知觉一样是人脑对客观现实的反映。感知觉所反映的是事物的个别属性,属于感性认识;思维是认识的高级形式,它揭示了事物的本质特征和内部联系,并以概念的形式进行判断、推理,解决人们面临的各种问题,属于理性认识。思维又离不开感知觉,人们只有在大量感性认识的基础上,才能揭示出事物的本质特征和规律。

人的思维具有概括性、间接性特征。

思维的概括性指的是在大量感性材料的基础上,人们把一类事物共同的特征和规律提取出来,加以概括。概括性在人们的思维活动中具有重要的作用,一方面,思维所反映的内容是对一类事物共同的本质特征进行反映,另一方面,思维是对事物之间规律性的内在联系的认识。思维的概括性可使人们脱离具体的事物进行抽象思维,并使思维活动在一定条件下进行迁移。

思维的间接性是指人们借助于一定的媒介和知识经验对客观事物进行间接的反映。思维的间接性才能使人们能够超越感知觉提供的信息,去认识没有或者不能直接作用于人的各种事物和特性,从而揭示事物的本质和规律,预见事物的发展。例如医生通过心电图波形可以间接地了解病人心脏的活动情况,就是思维的间接性的体现。

(二) 思维的分类

1. 根据思维活动的方式可分类

(1) 动作思维:是一种依据实际动作或操作来解决问题的思维。依赖实际操作解决问题,是在人们边做边想时发生的,具有明显的外部特征,是在抽象逻辑思维产生之前的一种思维形式。儿童在掌握抽象数学概念之前,用手摆弄物体进行计算活动,摆积木盖房子等,就属于动作思维。在实际的生活中成人也常常依赖实际操作来解决一些问题。

（2）形象思维:是利用事物的直观形象和表象的联想来解决问题的思维。表象是思维的材料,思维过程往往表现为对表象的概括和加工。形象思维具有形象性、整体性、想象性和可操作性等特点。形象思维有三种形态:①3～6岁学龄前儿童的思维,反映同类事物中一般的、而非事物所有的本质特征;②成人在接触大量事物的基础上,对表象进行加工的思维;③作家、艺术家在创作过程中对大量表象进行高度的分析、综合、抽象、概括,形成典型性形象的过程,也称"艺术思维"。

（3）抽象思维:是人们在认识活动中,以抽象概念、判断、推理的形式来反映客观事物的规律的思维,属于理性认识阶段,具有抽象性和程序性的特点。抽象思维借助语言符号对事物的本质和客观世界发展进行反映,使人们通过认识活动获得远远超出靠感觉器官直接感知的知识。例如,学生运用公式、定理、定律解答数、理、化的问题的思维方式等。科学的、合乎逻辑的抽象思维是在社会实践的基础上形成的,是人类思维的核心形态,也是人与动物思维水平的根本不同之处。

2. 根据思维探索目标的方向不同可分类

（1）聚合思维:也称求同思维,是指人们解决问题时从多方渠道收集信息,思维活动朝一个方向进行,得出唯一确定答案的思维,这是一种有方向、有条理、有范围的思维方式。如归纳推理就是一种求同思维。如内科医生收集、综合病人的各种临床资料,目的是为了诊断疾病。

（2）求异思维:又叫发散思维,是指人们解决问题时从一个目标出发,思路朝多个可能的方向进行,得出多种合乎条件的结论的思维。这种思维无一定的方向和范围,不受陈规、传统的约束,它具有变通、流畅和独立的特点。如演绎推理、数学题的一题多解都是求异思维。

3. 根据思维的创新程度可分类

（1）常规性思维:是指人们运用已获得的知识经验,按现有的方案和程序,用惯常的方法,固定的模式来解决问题的思维模式。又称为再生性思维或习惯性思维。如学生机械地套用定理、定义去解决问题。这种思维一旦作为模式固定下来,就易失去创造性。

（2）创造性思维:以新异、独创的方式来解决问题。这种思维突破原有框架的束缚,而对其重新组合,从而创造出新成果。显而易见,人类因有这种思维方式而获得了高度的发展。

（三）思维过程

1. 分析与综合　分析是指在头脑中把整体事物分解为各个部分或各个属性,再分辨出个别方面、个别特征,并加以思考的过程。而综合则是在头脑中把事物的各个部分、各个特征、各种属性结合起来,形成一个整体。综合是思维的重要特征,通过综合,可以全面、完整地认识事物,从而认识事物之间的联系和规律。

2. 比较和分类　比较是在分析综合的基础上,把各种事物和现象加以对比,从而找出事物之间的相同点、不同点及其联系。通过比较,才能看出异中之同或同中之异。分类是在比较的基础上确认事物主次、同性的异同,并将其联合为组、局、种、类的过程。通过分类可揭示事物的从属关系、等级关系,从而使知识系统化。

3. 抽象与概括　抽象是找出事物的本质属性,排除非本质属性的思维过程。概括是在思想上把抽象出的各种事物与现象的共同特征和属性综合起来,形成对一类事物的概括性本质属性的认识。例如炎症有各种表现,经抽象找出其本质特征如红、肿、热、痛。推而广之,只要有红、肿、热、痛就可确认为炎症,这就是概括。

五、想象和表象

（一）想象

想象(imagination)是对大脑中已有表象进行加工改造,形成新形象的过程。想象有形象性和新颖性的特点,是一种创造性的反映客观现实的形式。

想象是人的高级的、复杂的认识活动,根据产生想象时有无明确的目的性,可以把想象划分为有意想象和无意想象。有一定目的、自觉进行的想象是有意想象;在刺激作用影响下,没有目的、不由自主地进行的想象是无意想象。有意想象又可以分为再造想象和创造想象。再造想象是根据已有的言语描述或图表示意进行的想象;创造想象是根据一定的目的任务,不依赖于已有的言语描述或图表示意,独立创造出新形象的过程。

幻想是创造想象的一种特殊形式,是与生活愿望相结合并指向未来的想象,是构成创造想象的准备阶段。

（二）表象

表象(representation)是指曾经感知过的事物在大脑中留下的映象。表象是想象的素材,但想象不是表象的简单再现,而是对表象进行加工改造,重新组合形成新形象的过程。表象具有直观性、概括性和可操作性的特点。

六、注　　意

（一）注意的概念

注意(attention)是心理活动对一定对象的指向和集

中。注意本身不是一种独立的心理活动，它不能单独进行或完成，它是心理活动的一种属性或特性，指向性和集中性都是注意的基本特征。指向性是指人的心理活动不能同时朝向一切对象，而是有选择、有方向地指向特定的客体；集中性是指人的心理活动能在特定的方向上保持并深入下去。注意是一种内部心理状态，可以通过人的外显行为表现出来，如托腮沉思。

注意有选择功能、保持功能及对活动的调节和监督功能，这些功能使个体能从大量周围环境的刺激中，选择出哪些对人很重要，哪些对人不那么重要，排除无关信息，控制并使信息保持在意识中。

（二）注意的分类

1. 无意注意 是指没有预定目的，也不需要做意志努力的注意。如天空中突然有一架轰隆而至的飞机，人们不由自主地抬头去望，这时的心理活动就是无意注意。无意注意是一种初级的、被动的注意形式，它的产生和维持，不依靠意志的努力。新异的刺激物、强度大的刺激物、刺激物与背景的差别大以及刺激物的运动和变化都是引起无意注意的客观因素。

2. 有意注意 是指有预定的目的，需要一定意志努力的注意，是注意的一种高级形式。人们在劳动、工作和学习中都需要大量的有意注意才能完成任务。有意注意自觉主动地服从一定目的和任务，有意注意的客体不一定吸引人。需通过一定意志努力自觉调节和支配，去注意那些必须注意的事物。

3. 有意后注意 是指事先有预定的目的，但不需要一定意志努力的注意。有意后注意是在有意注意的基础上发展起来的，它具有高度的稳定性，是人类从事创造活动的必要条件。如人们在进行熟练的阅读、打字、开车等机械枯燥的工作，在强迫自己做下去的同时，不断培养自己对事物的兴趣，随着熟悉强度的加大，慢慢地接受这份工作，而不需意志努力。

（三）注意的品质

良好的注意应具有适当的范围、比较稳定、善于分配和主动转移四个品质。

1. 注意的范围 也叫注意广度，是指在单位时间内（0.1秒）能够清楚地把握的对象数量。在0.1秒的时间内，人眼只能知觉对象一次，那么这一次知觉到的数量就是注意的范围。

心理学实验发现，成人的注意范围为4~6个毫无联系孤立的对象，而幼儿只能注意到2~3个。注意范围的大小受被感知对象的特点、注意的方法等因素影响，如相似的排列、集中有规则的，注意范围较大；当知觉的对象数量多时，用分组的方法可扩大注意的范围；经验丰富知识面广者，注意范围广。

2. 注意的稳定性 是指在同一对象或同一活动上注意所能持续的时间，这是注意品质在时间上的特性。持续时间的长短取决于刺激物及个体的机能状态，是个体顺利完成某种活动的基本条件之一。

3. 注意的分配 是指在同一时间内人把注意同时指向两种或两种以上活动或对象中去的能力。注意的分配和注意的集中性是有矛盾的，但在一定条件下，它们是可统一的。如人们在电脑上，边看文稿边打字；司机开车时同时看路况、倒车镜、把方向、踩刹车和加油等。能够进行注意分配可提高活动的效率，但它是有条件的，即：①同时进行的两种活动，有一种是熟练的；②同时进行几种活动都是熟练的，或几种不同的活动已形成一套统一、程序化的动作。

4. 注意的转移 根据新的任务，主动地将注意从一个对象转移到另一个对象的过程称为注意的转移。灵活而正确的转移，是人正常学习和工作以及适应环境，完成各项任务不可缺少的品质之一。决定注意转移快慢的因素有：①原有注意的紧张、稳定和集中的程度。紧张度高者较难转移。②引起注意转移的新事物的意义、趣味性与吸引力的大小。新事物越符合个体的需要时越易引起注意转移。③个体的神经活动类型。灵活型者较易产生注意转移。

第三节 情绪情感过程

一、情绪、情感概述

（一）情绪、情感的概念

情绪与情感（emotion and feeling）是人对客观事物是否符合自己的主观需要而产生的态度体验，是较为复杂的心理活动，是因外界客观事物的变化与刺激而产生的对客观事物的一种间接反映。情绪与情感反映的是客观事物与主体之间的需要关系，当客观事物或情境符合主体的需要和愿望时，就能引起积极的、肯定的情绪和情感。例如，我们会因看到一场好电影而感到满意，生活中遇到知己会感到欣慰等。当客观事物或情境不符合主体的需要和愿望时，就会产生消极、否定的情绪和情感。例如，失去亲人会引起悲痛，无端遭到攻击会产生愤怒。由此可见，情绪和情感的产生是以个体的愿望或需要为中介的。

（二）情绪与情感的区别

情绪与情感在心理学中的概念是相同的，但二者之间还是有一定的区别（表3-1）。

表3-1 情绪与情感的区别

情绪	情感
较低级、简单	较高级、复杂
通常由机体生理需要引起	通常由人的社会、心理需要引起
人和动物所共有	人类所特有
有情景性、短暂性、冲动性且伴有明显的外部表现	既有情景性又有稳定性、深刻性、持久性

情绪和情感是有区别的,但又相互依存、不可分离。稳定的情感是在情绪的基础上形成的,而且它又通过情绪来表达。情绪也离不开情感,情绪的变化反映情感的深度,在情绪中蕴涵着情感。

二、情绪情感的作用

情绪情感是较为重要的心理活动,它在人们的社会生活中具有非常重要的作用。

1. 情绪情感有健康的功能　人对社会的适应是通过调节情绪来进行的,情绪调控的好坏会直接影响到身心健康。情绪可使神经系统及内分泌系统的功能发生变化,也可影响到机体免疫系统的功能,导致个体的生理变化及病理改变。现代医学心理学研究表明,积极的情绪有助于身心健康,消极的情绪会引起人的各种疾病。

2. 情绪情感有动机功能　情绪和情感可以为人类的各种活动提供动机,其作用机制是通过对有机体的内驱力提供的信号产生放大和增强的作用,从而能更有力地激发有机体的行动。情绪和情感的动机作用还表现在对认识活动的驱动上,如愉快、平稳而持久的积极情绪能使人的大脑及整个神经系统处于良好的活动状态,它可以驱动人从事活动,并放大和增强其作用,从而更有力地激发有机体的行动,发挥潜能,提高人的活动效率。不良的心境、强烈的激情和应激状态下,情绪也可以阻碍人的行为。

3. 情绪情感可以影响人的智力活动　情绪和情感对其他心理活动具有组织的作用,心理学研究表明积极的情绪和情感对活动起着协调和促进的作用;消极的情绪和情感对活动起着瓦解和破坏的作用。如在愉快情绪状态下,个体的注意力比较专注集中,记忆准确,回忆的细节也较多,思维敏捷,反应灵活。痛苦、恐惧这样的负性情绪则降低操作的效果,而且强度越大,效果越差。

4. 情绪情感可影响人的社会交往和人际关系　情绪和情感具有传递信息、沟通思想的功能,这种信号功能是通过表情来实现的。另外,表情既是思想的信号,又是言语交流的重要补充手段,在信息的交流中起着重要的作用。当交往需要顺利并满足时,会产生肯定性的情感体验,同时,它也会对人际关系进一步发展起着促进作用。这种情感主要表现为社交中的自信感、相互信任感、相互理解感、相互忠诚感、自尊和相互尊重感等;如果交往受到挫折,便可能产生否定性的情感体验,对人际交往有很大的阻碍作用。如不信任感、自卑感,甚至嫉妒感、猜疑感和报复心等。

三、情绪情感的分类

人的情绪可分为基本情绪和复合情绪。基本情绪是人与动物共有的、先天的、无须习得就能掌握的,每一种基本情绪都具有独立的神经生理机制、内部体验和外部表现,并有不同的适应功能。复合情绪则是由基本情绪的不同组合派生出来的。

(一) 基本情绪

所谓基本情绪,是指人和动物共有的与本能活动相联系的情绪,也称原始情绪。近代,西方学者关于情绪分类研究中,通常把快乐、愤怒、恐惧、悲哀列为四种基本情绪或原始情绪。

1. 快乐　快乐是指盼望的目标达到,或者某种需要得到满足时的情绪体验。快乐有满意、愉快、欢乐和狂喜等程度之别。快乐的程度取决于愿望满足程度、目的愿望突然达到的程度和意外程度等。

2. 愤怒　愤怒是人们在实现某种目的的过程中受到了挫折,或者愿望不能够得到满足时产生的情绪体验。愤怒可有不满意、生气、愠、怒、忿、激愤、暴怒等。愤怒的程度取决于干扰的程度、次数及挫折的大小。愤怒是一种不良情绪,它会破坏人的心理、生理平衡,从而诱发各种疾病。

3. 恐惧　恐惧是人们面临危险的情景,或预感到某种潜在的威胁时产生的情绪体验,往往是人们无力摆脱困境时的表现。恐惧的程度可分为担心、害怕、惧怕、恐惧、恐怖等。人的恐惧心理大多都是后天习得的。引起恐惧的因素是多方面的,但最关键的因素是个体缺乏摆脱危险情境的能力。

4. 悲哀　悲哀是指喜欢、热爱对象的丧失、破裂或所盼望的目标幻灭而带来的情绪体验。悲哀也有遗憾、失望、难过、悲伤、哀痛等程度的不同,悲哀的强度决定于个人所失去事物的价值,另外个体的意识倾向和人格特征对个体的悲哀程度也有重要影响。由悲哀引起的紧张的释放就是哭泣,哭不仅是表达感情的一种方式,也是一种心理保护措施。

在上述四种基本情绪形式的基础上,又能派生出许多情绪,组成各种复合的形式。与对他人评价有关的如爱慕、厌恶、怨恨;与对自我评价有关的如谦虚、自卑、悔恨等,都包含着快乐、愤怒、悲哀、恐惧等因素。

(二) 情绪状态

情绪状态是指在某种事件或情境的影响下,在特定时间内,情绪活动在强度、紧张水平和持续时间上的综合表现。其中较典型的情绪状态有心境、激情和应激三种。

1. 心境　是一种微弱、持久、带有弥散特点的情绪状态。心境不是对于某一事物的特定体验,而是以同样的态度体验对待一切事物。如心情愉快时,干什么都有兴致;心情烦躁时,干什么都烦。心境对人的生活、工作、学习以及健康具有很大的影响,良好心境有助于个体积极性的发挥,克服困难,从而提高工作与学习的效率,并促进良好意志品质的培养;消极不良的心境则会妨碍工作和学习,影响身心健康。因此培养和保持良好的心境状态对个体有积极的意义。

2. 激情 是一种迅猛爆发、激动短暂的情绪状态。如欣喜若狂、暴跳如雷等。引起激情的原因多是生活中的重大事件和强烈刺激。激情有双重作用,积极的激情是人行为的巨大动力;消极的激情可产生不良后果。人在激情状态下往往出现"意识狭窄"现象,即认识活动的范围缩小,理智分析能力受到抑制,自我控制能力减弱,进而使人的行为失去控制。

3. 应激 应激又称过度紧张,是指人对某种意外的环境刺激所做出的适应性反应。现实生活中人们有时会遇到突然发生的重大事故、面对死亡、亲人意外死亡以及躯体严重损伤等都可能造成高度情绪反应,并伴随生理功能的剧烈改变,使个体处于应激状态。应激对个体既有积极作用也有消极作用。一般的应激状态是个体的一种保护和防御机制,但如果应激状态持续时间较长,会产生全身兴奋,注意和知觉的范围缩小,言语不规则,不连贯,行为动作紊乱,应激状态的延续能破坏人的生物学保护机制,使人抵抗力降低,易受疾病侵袭。

(三) 社会情感

情感是指与人的社会性需要相联系的主观体验。凡是由社会性需要引起的情感是高级情感,称为社会情感。社会情感是人类特有的情感体验,是人的情感生活中的主导因素,主要有道德感、理智感和美感。

1. 道德感 是人们根据一定的道德标准评价自身或他人行为时所产生的一种情感体验。人类根据已掌握的道德标准去评价自己或别人的思想、意图和言行时,如果自己或他人行为符合道德标准则产生满意、肯定的情感体验,如敬佩、赞赏、喜爱等;如果行为不符合道德标准则产生否定的情感体验,如羞愧、愤怒、厌恶和蔑视等。道德感具有社会性,在不同的社会历史时期,不同的民族有着不同的道德需要,因而也就有着不同的道德感。

2. 理智感 是人在认识活动过程中,对认知活动成就进行评价时所产生的情感体验。理智感是在人的认识和实践活动中产生和发展起来的,同时它也推动人的认识和实践活动,是人们探索追求真理的强大动力。

3. 美感 是根据一定的审美标准评价事物时所产生的情感体验。美感是人对审美对象的一种主观态度,具有直觉性、社会性和个体性的特点。如人对浩瀚的大海、巍峨的山峰、秀美的田园、漂亮的面容、

名胜古迹等表示的赞美、喜爱等都是美感的表现。

四、情绪的生理变化和外部表现

(一) 生理变化

随着情绪、情感的发生,个体会产生一系列的生理变化,主要表现在呼吸系统、循环系统、消化系统和腺体活动的变化上。

1. 呼吸系统的变化 在不同的情绪状态下,呼吸的频率、深浅、快慢、是否均匀等都会发生变化。如人在安静状态下呼吸频率约为每分钟 20 次;在愉快高兴状态下约为每分钟 17 次;消极悲伤时约为每分钟 9 次;害怕恐惧时约为每分钟 64 次;愤怒时约为每分钟 40 次。

2. 循环系统的变化 在不同的情绪状态下,人体的循环系统表现为心跳速度和强度的变化,外周血管的舒张与收缩的改变。在平静状态下,人的心跳正常,血管舒张;在愤怒或恐惧时,心跳加快,血管收缩,血压升高。

3. 消化系统的变化 在不同的情绪状态下,消化系统的活动也会发生变化。如人在愉快时胃肠的蠕动和消化腺的分泌会加强,消化系统的功能会增强;在悲伤时,胃肠蠕动功能下降,消化液分泌减少,造成食欲减退。

4. 内外分泌腺体的变化 在不同的情绪状态下,内外分泌腺体会发生相应的改变。如人在高兴激动或悲伤时禁不住流泪;羞愧时汗流满面;恐惧时出冷汗,口腔唾液腺的分泌减少;焦虑不安时会抑制消化腺的分泌和胃肠蠕动。情绪紧张时,肾上腺的活动增强,促进肾上腺激素的分泌;愤怒者血液中去甲肾上腺素增加。

5. 脑电波的变化 在不同的情绪状态下,脑电波的波形也会发生变化。如人在安静、闭目时,脑电波呈现 α 波;在紧张、焦虑状态下,会出现高频率、低振幅的 β 波;在熟睡时,则出现低频率、高振幅的 δ 波。

由于情绪和情感发生时,总要引起一系列人体生理机能的变化,所以情绪和情感与人的健康密切相关。乐观开朗、心情舒畅能促使各种内脏功能保持正常,增强对疾病的抵抗能力。而不良情绪情感状态,则会损害人的身心健康,使人容易患病或病情加重。

(二) 外部表现

在某种情感状态下,人的身体各部位的动作,姿态会发生明显的变化,这种情绪、情感的外部表现也叫表情。表情可分为三种:

1. 面部表情 是指通过眼部肌肉、颜面肌肉和口部肌肉的变化所表示的情绪状态。它以眉、眼、嘴及颜面肌肉的变化为主,人的眼神变化是面部表情最

重要的体现,其次是嘴角和眉头肌肉的变化。一个人喜悦时,眉头舒展,双目含笑,颧肌收缩,嘴角上提;悲伤时则双眉紧锁,两眼呆滞,嘴角下垂,愁容满面;愤怒时双眉倒竖,怒目圆睁,颧肌抽搐,嘴角外撇甚至咬牙切齿。

2. 身段表情 是由身体的姿态和动作的变化所表示的情绪状态。如喜悦时手舞足蹈,悲痛时顿足捶胸,愤怒时双拳紧握,恐惧时手足僵硬,这些躯体和手、足的动作特征,可以真切地流露出一个人的内在情感。在身段表情中手势最为重要,如表示欢迎的鼓掌;表示加油的握拳;表示友好的握手;表示告别地挥手;此外摩拳擦掌、手足无措也都传递了一定的情感变化。心理学家认为,手势表情是通过学习得来的,而且随着不同的社会环境和文化传统而存在差异。

3. 言语表情 是指讲话时的音质、音量、语调、语速、节奏等可表达情绪的变化。如呻吟表示痛苦;笑声表达了愉快;尖锐的叫声表达了恐惧。不同情绪状态下,言语表情可有显著的差别,如喜悦时,语调高昂,语速较快;悲哀时,语调低沉,语速较慢;愤怒时,语速加快,音量提高。同样一句话,用不同的言语表情传递出来,表达的情绪也不相同。

人的情绪和情感的表现是可以控制的,如不喜欢可以装出笑脸来,真正气愤也可以心平气和。所以,在社会环境中的人们还逐渐学会了根据需要来控制自己的表情,以协调人际关系。

五、情绪理论

关于情绪产生的确切机制目前还不是十分清楚。随着心理学的不断发展,心理学家们提出了许多情绪理论,比较有代表性的和较有影响的理论有情绪的外周理论、情绪的丘脑理论和情绪的认知理论。

(一)情绪的外周理论

心理学上最早对情绪提出系统理论解释的,是美国心理学家詹姆斯(James W)。詹姆斯于19世纪末最早提出,差不多在同一时期,丹麦生理学家兰格(Lange CG)表达了与詹姆斯类似的情绪理论,后来合称为詹姆斯-兰格情绪理论(James-Lange theory of emotion)。该理论认为,刺激情境通过生理本能性反应引起生理变化,这些生理变化反馈到大脑才产生情绪体验。詹姆斯认为,一个情绪刺激作用于感官时,立即引起身体上的生理变化,对这种生理变化的感觉就是情绪。兰格认为情绪是内脏活动的结果,当自主神经系统支配作用加强,血管扩张,就产生了愉快的情绪;自主神经系统活动减弱,血管收缩,就产生恐惧。

詹姆士-兰格理论提出了机体生理变化与情绪发生的直接联系,强调自主神经系统在情绪产生中的作用,有其合理的一面,在推动情绪机制的研究中起了重要的作用。

(二)情绪的丘脑理论

坎农及其弟子巴德最先对詹姆斯-兰格理论提出批评。坎农认为,情绪的生理机制不在外周,而在中枢神经系统的丘脑。坎农的理论得到巴德的支持和发展,故后人将这一理论称为坎农-巴德丘脑情绪理论(Cannon-Bard theory of emotion)。

坎农-巴德丘脑情绪理论认为:情绪并非外周生理变化的必然结果,情绪产生的机制不在外周神经系统,而在中枢神经系统的丘脑。外界刺激引起感觉器官的神经冲动,经传入神经传至丘脑,再由丘脑同时向上、向下发出神经冲动。向上传至大脑皮层产生情绪的主观体验;向下传至交感神经引起机体的生理变化。因此,情绪体验和生理变化是同时发生的,它们都受丘脑的控制。

坎农-巴德理论强调大脑皮质解除丘脑抑制的机制,对将情绪的外周性研究推向中枢机制的研究具有积极意义。但坎农-巴德理论对情绪机制的研究也有其局限性,该理论过分强调丘脑在情绪中的作用,而忽视了大脑皮层的作用。

(三)情绪的认知理论

情绪的认知理论是由沙赫特(Schachter S)和辛格(Singer J)提出的。沙赫特认为情绪的产生不仅取决于外界刺激和机体内部的生理变化,而是认知过程、外部刺激、内部生理变化三者相互作用的结果,其中,认知过程起着决定性作用。

沙赫特和辛格于1962年用实验来验证他们的理论。试验结果证明,环境中的刺激因素通过感受器向大脑皮质输入外界信息;同时生理因素通过内部器官、骨骼肌的活动也向大脑输入生理变化的信息;认知过程是对过去经验的回忆和对当前情境的评估,来自这三方面的信息经过大脑皮质的整合作用之后,才产生某种情绪体验。(图3-4)

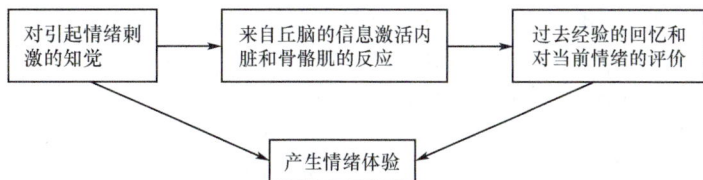

图3-4 情绪三因素理论图解

沙赫特-辛格理论认为认知评价在情绪产生中起着关键作用,故亦称为情绪认知理论,或情绪三因素理论。

第四节 意志过程

一、意志的概念

意志(will)是指人自觉地确立行动目的,并根据目的调节和支配自己的行动,克服困难,去实现预定目的的心理过程。意志与行动密不可分,总是表现在人们的实际行动中。

意志过程和认识过程、情绪情感过程共同构成了人的心理过程,三者之间相互联系、相互影响;认识过程是意志活动的前提和基础,认识帮助意志确定目的、制订计划、采取克服困难的合理办法;情绪情感可促进意志活动,既能激发又能阻碍人的意志行动;意志过程通过调节行为、克服困难,还可以推动认识活动的不断深入。

二、意志行动的特征

1. 意志行动有明确的目的性 意志的首要特征是具有明确的目的性,这是意志活动的前提。人在确定目的后,就会能动地调节支配自己的行为,以目的来指导和修正自己的行动,使个体的意志服从这个目的。如外科医生为了在手术中熟练打结,平时刻苦训练就属于意志行动的范畴。

2. 意志活动以随意运动为基础 所谓随意运动,是指一种受意识支配的,具有一定目的性和方向性的活动,是在后天的生活实践中学习获得的,如教师的板书、医生在抢救危重病人时辅助呼吸都是随意运动。随意运动是意志行动的必要组成部分。一般来讲,随意运动越熟练,掌握程度越高,意志行动也就越容易实现。

3. 意志对行动起调节和支配作用 意志是自觉地将主观目的付诸于客观实践,是由内部意识向外部行为的转化,由观念的认识转化为外部行为。意志对行动的调节和支配作用表现为发动和制止两个方面,发动是激励和推动人们去从事实现目的的活动;制止表现在阻止不符合预定目标的行动。意志不仅可调节人的外部活动,而且可调节人的心理状态,如外科医生在手术时,意志可使人排除干扰,专注手术。

4. 意志行动是与克服困难联系的 克服困难是意志行动的重要特征。人们在确定自己的目的后,在实现目的的过程中总会遇到来自内部与外部的困难。内部困难主要是指主体内部的障碍,包括不同动机、不同目的之间的冲突,或知识经验欠缺,能力有限,以及身体疾患等;外部的困难主要指客观条件的限制,如环境不良、计划失误、人际关系差等。因此,要实现预定目的就必须用坚强的意志,克服各种困难,知难而进,否则便与成功无缘。

意志的基本特征是相互关联的,目的是意志行动的前提,调节支配是意志行动的基础,克服困难是意志行动的核心。

三、意志行动的心理过程

人的意志是通过行为表现出来的,意志行动的基本过程包括采取决定阶段和执行决定阶段。

(一) 采取决定阶段

采取决定阶段是意志行动的初始阶段,也是内部决策阶段,这个阶段包括动机冲突和确定目的、选择行动方法及制订行动计划。

1. 动机冲突和确定目的 动机冲突是意志活动中采取决定阶段的首要环节。人的意志行动是有自觉目的性的,单纯的动机使得行动目的单一而明确,意志行动可以顺利实现,但现实生活中确定活动目的并非总是简单而直接,复杂的生活环境常常造成利益冲突,使得人们同时产生几个不同的目标或多种愿望,这又导致内心的矛盾冲突,引起动机冲突。动机冲突的情况是很复杂的,从形式上看,大致可以分为以下四类:

(1) 双趋冲突:指一个人以同样强度追求同时并存的两个目标但又不能兼得时产生的内心冲突。例如一名医科大学毕业生,在当前就业压力很大的情况下,能够去一所三级甲等医院工作,但他同时也考取了一位国内学术地位很高的导师的研究生,此时,他就面临上学深造或先就业的冲突状态。解决双趋冲突的途径是权衡轻重,趋向选择优越性大的目标而放弃另一个目标,或者同时放弃这两个目标而追求一个折中目标。

(2) 双避冲突:指一个人同时遇到两个不愉快的事件,要回避其中一件就必然遭遇另一件,此时的心理冲突就是双避冲突。实际上这是一种"左右为难"、"进退维谷"式的冲突。例如,儿童生病要么服用苦药要么打针。双避冲突中,个体在两个目标之间选择,最后只有接受其中威胁程度较轻的目标。

(3) 趋避冲突:指一个人对同一目标同时产生两种对立的动机,因能满足需要希望趋近它,又因它构成了对自己的威胁又想避开它,抉择时所引起的冲突即趋避冲突。如乳腺癌患者,想治好病又怕动手术等。

(4) 多重趋避冲突:指一个人面对两个或两个以上的目的,而每一个目的又分别具有趋避两方面的作用。像这种对几个目的兼具好恶的复杂矛盾心理状态,称为多重趋避冲突。

人通过动机斗争,明确意志行动的主导性动机后,动机冲突宣告结束,行动的目的也随即确立。

2. 选择行动方法及制订行动计划　在目的的确定之后,在由实现目的的愿望的推动下,个体就要选择行动的方法。行动方法的选择,是采取决定阶段十分关键的一环,必须具有可行性意义。方法的选择必须满足:第一,为实现既定目的的行为设计的方法,是合理的;第二,方法符合客观事物的规律和社会准则及要求,是合法的。同时,还应当考虑最优化原则,即用最简捷的方法,取得行动的最好效果。为了达到预定的目的,还需要围绕目标系列,制定出实现目标的详细行动的步骤,以便按步骤进行活动。

(二) 执行决定阶段

执行决定阶段是意志行动的关键,是意志行动的完成阶段,只有经过执行决定阶段,才能达到预定的目的。在执行阶段,个体除坚持执行预定的目标和计划好的行为程序外,还要克服困难,根据实际制止和修改那些不利于达到预定目标的行动。

1. 克服困难执行计划　在执行计划的过程中会遇到许多困难,为了实现预定目的,个体就必须随着主客观情况的变化,运用自己的知识经验,迅速分析、判断困难的性质,确定克服困难的方法和策略。

2. 实事求是修正计划　在执行计划过程中要实事求是,根据具体情况对行动作必要的调整,修正原来的行动计划,并根据新的计划采取行动。

只有通过采取决定和执行决定这两个阶段,人的主观目的才能转化为客观现实,主观决定才能转化为实际行动,从而实现意志行动。

四、意志的品质

意志的品质是指构成人的意志的某些比较稳定

的心理特征,主要包括自觉性、果断性、自制性和坚韧性四个方面。

1. 自觉性　意志的自觉性是指个体自觉地确定行动目的,并能主动地支配自己的行动,使其能达到既定目标的心理过程。自觉性是意志水平高低的首要标准,它反映了一个人在活动中坚定的立场和始终如一的追求目标,贯穿于意志行动的始终,也是意志行动进行和发展的重要动力。与自觉性相反的有意志的动摇性、受暗示性、盲从、随波逐流、刚愎自用和独断性等。

2. 果断性　意志的果断性是意志机敏的表现,是善于明辨是非,抓住时机,善于应付复杂情境,并实现目的的品质。它反映一个人在行动中的决策速度和深度。在动机冲突时,能当机立断,在行动时,能敢作敢为,在不需要立即行动或情况发生变化时,又能立即停止已做出的决定。与果断性相反的品质是优柔寡断和冒失。优柔寡断是面临选择时犹豫不决,顾虑重重等软弱性的表现;冒失行为是一种缺乏思考,凭一时冲动轻率决定而不计后果的品质。这两个方面都是意志品质果断性缺乏的表现。

3. 坚韧性　意志的坚韧性是指在执行决定阶段能矢志不渝,长期保持充沛的精力,遇到困难和挫折时能顽强乐观地面对和克服,把决定贯彻始终的品质。与坚韧性相反的品质是动摇性、执拗和顽固性。动摇性是遇到困难便怀疑预定目标,放弃对预定目标的追求,半途而废,缺乏韧性的软弱意志品质;执拗和顽固性是固执己见、我行我素、执迷不悟的表现,这也是意志薄弱的一种表现。

4. 自制性　意志的自制性是指能够完全自觉、灵活地控制自己的情绪和动机,约束自己的言行的意志品质。自制力表现在人必须依据社会的规范来约束自己的行动、根据自己的根本利益来调节自己的行动;自制力还表现在对情绪反应的控制上。与自制性相对立的是任性和怯懦。易冲动、易激惹、感情用事则是自制性差的表现。

第五节　人　　格

忽然,停电了,超市里出现了瞬间的混乱。几分钟后,超市里的应急灯亮了,这时小张又发现:有人在若无其事地喝着饮料;有人却十分惊慌,并开始尖叫起来;有人趁应急灯照不到那里赶紧往嘴里塞巧克力;还有人趁机拿起一条摆在外面的带鱼向店门走去;在服务台旁边,一位顾客正在生气地对经理说,发生这种情况简直不能原谅,并扬言今后到另外一家同样规模的超市去买东西。

以上例子我们看到,不同人在面临同样的情境时,行为会有很大的不同。那么,是什么原因造成人的这些差别呢?

一、人格概述

(一) 人格概念

由于心理学家各自所持的理论观点或研究角度的不同,对人格概念的理解也不同。目前我国多数心理学教材接受前苏联心理学家从人的精神面貌方面考察人格的观点,认为人格(personality)是指一个人整个的精神面貌,即具有一定倾向性的、稳定的心理特征的总和。

由于外语翻译的原因,在心理学中,还有一个与人格的含义相似的同义词——个性(individuality)。通常,我们把两者作为同义词使用。需要指出的是,心理学使用的个性或人格这一术语有别于日常生活中的习惯用语。在日常生活中人们常常从伦理道德观点出发,使用"人格"对人的行为进行评价。如说某某人的人格高尚或卑劣等,它并非心理学中的人格概念。

(二) 人格的特征

人格是一个具有丰富内涵的概念,它反映了一个人的多种心理品质特征。

1. 社会性与生物性 人既有生物属性,也有社会属性。因此,作为一个人整个精神面貌的人格,是在生物遗传因素和社会因素的共同影响下形成和发展起来的。因此人格的生物性与社会性是统一的,其中以社会性为主。如果只有人的生物属性而脱离了人类社会,就不可能形成人的人格。"狼孩"的例子就充分说明了达一点。

2. 稳定性与可塑性 人格不是指一时表现出来的特点,而是在生物与社会因素的共同影响下形成和发展的,经常表现出来的心理特征。人格具有稳定性特点,并不排斥人格具有可塑性的一面,只是改变它是较为困难。如儿童的人格因不够稳定,可塑性较大;成年人的人格相对稳定,可塑性小。但人的现实

生活是十分复杂多变的,生活环境的变化及年龄的成熟也会成为人格可塑性的因素。

3. 独特性与共同性 因人格是在不同的遗传和环境中形成的,每个人的人格都有其独特性,很难找到人格特征完全相同的人。每个人的人格都是各不相同的,有明显的个体差异。人格的独特性并不排斥人与人之间心理上有共同性,如生活在一定的群体环境、社会环境中的人就会逐渐形成具有共同的典型的人格特征。如西方人的开放坦率,东方人的保守含蓄就是人格独特性与共同性的统一。

4. 整体性 人格是由许多心理特征组成的,各组成要素是错综复杂地交互联系、交互制约在一起的,形成了一个复杂的系统,使人的内心世界、动机和行为之间保持和谐一致。另外,个别的心理特征也只有在与其他人格心理特征的联系中才有确定的意义。

二、需 要

(一) 需要概念

需要(need)是个体对生理的和社会的客观需求在人脑中的反应,是个体心理活动与行为的基本动力。需要有明确的对象,没有对象的需要是不存在的,人之所以对某些对象有需要,是由于人的机体有所要求,但更主要的是由于人所生活的社会环境有所要求。需要的根本特征是它的动力性。需要同人的活动紧密联系着,是人的活动的基本动力,是个性积极性的源泉。

(二) 需要的分类

1. 根据需要的起源不同分为生理性需要和社会性需要 生理性需要也被称为自然性需要,是指与保持个体的生命和种族的延续相联系的需要,如空气、食物、水、睡眠、休息、运动、排泄的需要。社会性需要指在生理性需要基础上,在社会实践和教育影响下发展起来的需要,是后天习得的,如劳动生产、社会交往、文化学习和道德等的需要。

2. 根据需要的对象不同分为物质需要和精神需要 物质需要是指人对物质产品的需要,既包括人们对自然界产物的需要,也包括对社会文化物品的需要。如对空气、阳光、家具、服饰的需要。精神需要则表现为在认识、交往、道德、审美和创造等方面的需要。这是人所特有的需要。

(三) 需要层次理论

1943年,人本主义心理学家马斯洛将人类的主要需要依其发展顺序及层次高低分为五个层次,即生理的需要、安全的需要、归属与爱的需要、尊重的需要和自我实现的需要(详见第二章)。

每个人都潜藏着这五种不同层次的需要,并按次

序逐级上升。在最基本的生理、安全需要得到满足以后，后面的三个层次的需要才能依次出现并得到满足。人的最迫切的需要才是激励人行动的主要原因和动力。当下一级需要获得基本满足以后，追求上一级的需要就成了驱动行为的动力。

马斯洛的需要层次理论是一种较为完备的需要理论，揭示了人的需要存在着不同的层次，重视人的自我价值和内在潜能的实现。在行为科学、组织行政、企业管理中已有着广泛的应用，在医学领域也有一定的应用。但马斯洛的需要层次理论忽视了社会因素对人成长所起的决定性影响，忽视了人的多种需要往往是同时存在、互相制约的。如临床上，病人虽然是以安全需要最为迫切，但同时也有归属和获得他人爱与尊重等各种需要。

三、动　机

（一）动机的概念

动机（motivation）是为满足某种需要而产生并维持行动，以达到目的的内部驱动力，是个体的内在过程，行为是这种内在过程的结果。动机具有激活、指向、维持和调整三个功能。它激发一个人开始进行某种活动，使行动朝着特定的方向、预定的目标进行，另外，动机还会对行动进行维持和调整。

需要和刺激是动机产生的两个必要条件。需要产生之后，变成动机往往有一个发展过程。一般可以把动机的产生过程概括为四个步骤：需要的产生、需要被意识到、需要和刺激相结合、产生动机。

（二）动机的分类

1. 根据需要的内容不同分为生理性动机和社会性动机

（1）生理性动机：是起源于有机体生理的需要，称为生理性动机。生理性动机是生来就有的，包括饥饿、渴、性、睡眠等动机，其中饥饿动机和干渴动机是两种主要的生理性动机。

（2）社会性动机：是起源于社会性需要，称为社会性动机。社会性动机是后天习得的，在人与人之间有着很大的个体差异。社会性动机有原始的驱动力（如好奇、探索），如成就动机（如被社会认可、尊重、赞许）和交往动机（如群体感、友谊、爱情和归属感）。

2. 依据社会道德观念和行为准则为评价标准分为高尚动机和低下动机　符合社会道德规范和人们的行为准则的动机是高尚动机，反之则是低下动机。

3. 根据动机在活动中所起作用的大小分为主导性动机与辅助性动机　在活动中较为强烈、稳定，起主要的支配作用的动机，称为主导动机；起次要的辅助作用的动机，称为辅助性动机。

（三）动机水平与活动效率的关系

动机引发与维持活动，对提高活动效率有重要意义。动机强度与活动效率的关系并不是线性的关系，而是呈倒 U 形曲线关系。中等强度的动机水平活动效率最高，一旦超过了顶峰状态，动机强度过强，反而会对活动的结果产生阻碍作用。当然，如果从事某一活动的动机水平过低，也不会对活动起积极影响，更不能提高活动的效率。即中等强度的动机，活动效率最高。动机强度过低或过高，均会导致活动效率下降。

活动任务难度不同，最有利于提高活动效率的动机水平也不完全相同。根据耶克斯（Yerkes RM）和多德森（Dodson JD）的研究，每种活动都存在最佳的动机水平，这种最佳水平随活动的性质不同而有所不同，并且具有明显的个体差异。活动任务比较简单时，动机强度较高可达到最佳水平；活动任务比较困难时，动机强度较低可达到最佳水平，这一规律也被称为耶克斯-多德森定律。

四、兴　趣

（一）兴趣的概念

兴趣（interest）是一个人力求接触、认识、掌握某种事物和参与某种活动的心理倾向。兴趣使人对某种事物给予优先的注意，积极探索，并带情绪色彩和向往的心情。兴趣是建立在需要的基础上，需要的对象也就是兴趣的对象。兴趣使人对感兴趣的事物产生强烈的、肯定的情绪色彩，给予优先注意，是人类认识事物和从事活动的巨大动力。

（二）兴趣的分类

根据兴趣的目的不同可将兴趣分为直接兴趣和间接兴趣。直接兴趣是指由事物本身或活动本身引起的兴趣，直接兴趣具有暂时性的特点；间接兴趣是指对某种事物或活动本身没有兴趣，但对其结果感到需要而产生的兴趣。间接兴趣具有较稳定的特点。间接兴趣在一定条件下可以转化为直接兴趣。

（三）兴趣的品质

1. 兴趣的倾向性　是指一个人的兴趣所指向的是什么事物。受人的生活环境和文化背景的影响，每个人的兴趣都有具体的内容和对象。如有的人对体育运动感兴趣，有的人对音乐感兴趣，有的人对文学感兴趣等。

2. 兴趣的广阔性　是指一个人兴趣范围的大小或丰富性的程度，也可称兴趣的广度。兴趣的广度具有明显的个别差异，有的人兴趣广泛，有的人兴趣狭窄单一。兴趣的广阔性与个体的知识面及文化背景有关。文化背景越深厚，知识面越宽阔，兴趣的范围也会越广。

3. 兴趣的稳定性 是指兴趣持续的时间或巩固的程度。在兴趣的稳定性方面也存在很大的个别差异,有的人兴趣是持久而稳定的,一旦对某种事物或活动产生兴趣,就始终保持而长期不变;有的人兴趣极不稳定,经常会对某种事物产生兴趣,但又不能持久。稳定的兴趣使人能经过长期坚持某种活动,获得系统的知识。

4. 兴趣的效能性 是指兴趣对活动产生作用的大小。兴趣对人的行动的动力作用有积极和消极两种,某种兴趣如果转化为一种推动力量,则会在现实活动中发挥积极影响,对社会的进步和个人身心发展起推动作用;否则,兴趣只能停留在愿望阶段而不能使自己的兴趣成为活动的动力。

第六节 人格心理特征

人格心理特征是指个体在心理上经常而稳定地表现出来的特征,包括能力、气质和性格,三者构成了个体心理面貌的独特性。

一、能 力

(一)能力的概念

能力(ability)是顺利、有效地完成各项活动所必须具备的心理条件,它是人完成某种活动所必需的。能力是在活动中形成和发展,并在活动中表现出来的。如外科医生在手术中熟练地进行打结止血,就是在长期的实践中形成并表现出来的。能力有两种含义:一是指已经表现出来的实际能力;二是指潜在能力,即尚未表现出来的心理能量。

顺利完成一项活动,往往需要多种能力,如一名合格的妇产科医生要对患者做出准确诊断,除了具备必要的医学知识外,还要具备敏锐的观察力,良好的沟通与影响病人的能力,以及具有本专业常规医疗器械的操作能力等。

(二)能力的分类

根据能力与所从事活动的种类不同,把能力分为:

1. 一般能力与特殊能力 是指在多种活动中表现出来的基本能力,即智力。包括观察力、想象力、思维力、言语能力和操作能力等。特殊能力是指在某种专业活动中表现出来的能力,是顺利完成某种专业活动的心理条件。任何一种专业活动都要求与该专业内容相符合的能力。

一般能力和特殊能力关系密切,一般能力是特殊能力发展的基础和内在条件,任何特殊能力都是经过

一般能力的专业性训练,是在一般能力的基础上形成和发展起来的,是一般能力在活动中的具体化和专业化。

2. 模仿能力和创造能力 模仿能力是指人们通过观察他人言谈举止,然后以相同的方式做出反应的能力。创造能力是指独立地、不依据现成的模式或程序,掌握知识和技能,产生新的思想和新的产品的能力。

3. 操作能力和社交能力 操作能力是指通过机体的动作完成各种活动的能力,如实验操作能力、艺术表演能力、体育运动能力等。社交能力是指人们在社会交往活动中所表现出来的能力,它是人们参加社会集体生活、与周围人保持协调关系中最为重要的心理条件。

(三)能力的个别差异

人的能力有很大的个体差异,它可表现在下列几个方面:

1. 能力的发展水平差异 一般能力,即智力的发展水平差异大多用智商表示。人的智力方面的个别差异是十分显著的,研究发现,人类的智商个别差异呈正态分布,特点是两头小、中间大,即智力超常与智力低下的人在全人口中所占比例都很小,绝大多数人智力的发展是在正常范围内。

2. 能力的类型差异 能力的类型差异主要表现为人在知觉能力、记忆能力、言语能力和思维能力等方面的差异。在知觉方面,有的擅长分析,具有对事物细节感知清晰的能力;有的人善于综合;有的则兼具二者的特点,属分析综合型。在记忆方面,有的人善于形象记忆;有的人善于运动记忆;有的人善于逻辑记忆。在思维方面,有的人形象思维能力强,有的人习惯于抽象思维。

3. 能力表现年龄的差异 能力的个别差异还表现在能力发展的早晚上,有的人在儿童早期就表现出优异的智慧。如曹植7岁能诗,莫扎特5岁开始作曲,8岁试作交响乐,12岁创编歌剧。但大器晚成的人在古今中外不乏其例,如齐白石先生40岁才表现出绘画才能。

一般来说,普通人的智力得以充分表现,大都在20~40岁之间,30~45岁是人的智力最佳年龄区。

(四)影响能力形成和发展的因素

在能力的形成和发展过程中,有许多因素共同作用,这些因素既包括遗传和先天素质,也包括后天因素。后天因素主要指对先天素质产生影响的环境、教育和实践活动等。

1. 遗传与先天素质 个体的遗传和先天素质是其能力形成的自然基础。先天素质是有机体天生的某些解剖和生理特征,它包括一个人的感觉器官、运动器官及脑的形态结构和生理特点。没有这个基

础,任何能力都无从产生,也不可能发展。听觉或视觉生来就有障碍者,无法形成和发展音乐、绘画才能;早期脑损伤或发育不全的人,其智力发展会受严重影响。

先天素质具有遗传性,并为能力的形成和发展提供可能性,但并不能预定或决定能力的发展方向。同样的先天素质可因受到良好的培养和训练而发展成为不同的能力,反之,能力也可能得不到应有的发展。

2. 孕期及婴幼儿时期的营养状况　孕期及婴幼儿时期的营养状况对能力形成和发展有很大作用,尤其是在胎儿期和早期儿童的成长过程更为突出。婴幼儿时期是智力发育迅速时期,大脑的发育及机能活动需要依靠足够的营养物质,这也将影响到智力的发展。许多研究表明,母亲孕期若服药、患病、吸烟酗酒、接触过多的射线等,会使胎儿发育受到影响,甚至直接影响出生后婴儿的智力发展。严重的营养不良将影响脑细胞的发育,影响个体心理功能的发展。

3. 教育与教学　教育和教学对能力的发展起主导作用,后天的教育条件对一个人的发展方向、发展水平的高低、发展速度的快慢起决定性作用。

在儿童成长的整个过程中,智力的发展速度是不均衡的。早期教育不仅影响儿童当前的智力水平,还会影响他们以后的智力发展。日本学者木村久一提出了智慧发展的递减规律,他认为,生下来就具有100分能力的人,如果一出生就得到最恰当的教育,那么就可以成为有100分能力的人;如从5岁才得到最恰当的教育,那么就只能具有80分能力;若从10岁才开始教育,就只能成为有60分能力的人。美国著名的心理学家布鲁姆(Bloom BS)认为,如把17岁时人所能达到的一般能力看作100%,那么从出生到4岁就已经获得了50%;4岁至8岁获得30%;剩下的20%是8~17岁获得的。许多研究也证实婴儿出生后,只有在接受正常的环境影响,才能得以发展人类先天的素质——神经系统、脑机能及运动器官的特性。因此,儿童早期生活环境和教育应遵循儿童身心发展规律,发展能力要重视早期环境的作用。另外,家庭环境、生活方式、家庭成员的职业、文化修养、兴趣爱好以及家长对孩子的教育方法与态度,对儿童能力的形成与发展有极大的影响。

每一个人在成长的过程中,学校的、社会的、家庭的等各方面的因素都在对孩子施加影响,学校教育在学生能力发展中起主导作用。学校通过有计划、有组织、有目的地对学生施加影响,使学生在掌握知识和技能、学习和训练的同时促进了其能力的发展。在教育教学中发展学生的能力并不是无条件的、绝对的、自发的,而是依赖教学内容的正确选择、教学过程的合理安排、教学方法的恰当使用等。

案例 3-5　　牛顿的启蒙教育

伟大的物理学家牛顿在其漫长的一生中,作出了许多伟大的贡献:创立了微积分,为近代自然科学研究和工程技术的发展提供了有力的数学工具;分解了日光,发现了光色的秘密;总结出机械运动的三大基本定律,为解决繁多的机械运动问题奠定了理论基础;发现了万有引力定律,建立了天体力学理论体系,使人类对宇宙的认识大大加深。在帮助人们认识客观世界方面,牛顿无疑是一位伟大的导师。

牛顿于 1642 年出生在英格兰林肯州活尔斯索浦。小时候的牛顿,总喜欢提一些千奇百怪的问题,对他的问题母亲总是耐心地、不厌其烦地回答。

有一次,牛顿问母亲:"风车为什么会转?"

母亲告诉他:"你看,水不是从高处往低处流吗?空气也是这样的。有的地方气压高,有的地方气压低。空气一流通,那就是风了。"

后来,牛顿在学校里做的第一件作品,就是带有独创性的风车。这虽然让同学们讥笑了好一阵子,母亲却对他的探索事物底蕴的创造精神很是鼓励和支持。

随着年龄的增长,牛顿对科学越来越有兴趣了。一天,他拿着一个小东西跑到外祖母面前:"姥姥,你看这个,这是太阳钟。"姥姥一看,原来牛顿手上捧着一块木板,中间钉着钉子,钉子的四周画着一条条放射线条。外祖母明白了:在太阳的照耀下,钉子的影子停在哪条线上,就可以看出时间了。外祖母惊奇地问:"这是谁教你的呀?"

"是我自己想出来的。"牛顿笑嘻嘻地回答。后来,他的科学作品经常得到同学和老师的好评。人们问他母亲:"你是怎样帮助和教育孩子的?"母亲回答说:"孩子层出不穷的怪问题,蕴藏着他极其宝贵的求知欲和探索精神,我们做父母的,只能做助燃剂,不能当水龙头。对孩子的问题,一要耐心回答,二要力求正确回答。这样,孩子才能不断进步。"

由此可以看出,良好的早期教育对孩子以后发展起着多么重要的作用。

4. 社会实践活动　实践活动是人学习知识的重要途径,人的能力必须通过主体积极的实践活动才能得到发展。恩格斯说:"人的智力是按照人如何学会改变自然界而发展的。"我国古代的唯物主义哲学家王充认为:"施用累能","科用累能",能力是在实践中积累的。陶器和瓷器工人听觉很灵敏,他们可以根据轻敲制品时发出的声音性质,来确定器皿质量的优劣。长期从事试味活动的人,他们的品位能力很强,他们对所有味道(甜的、咸的、酸的、苦的)的感觉能力都比一般人高得多。

5. 个人勤奋与努力　能力的提高离不开人的主观努力。一个人要想发展能力,除必须积极地投入到实践中去之外,刻苦努力、积极向上,具有广泛的兴趣和强烈的求知欲,能力就有可能得到发展。相反,如果没有理想和信念,发展能力就缺乏强大的动力。爱因斯坦曾将自己的成功经验写成一个公式:$A = X + Y + Z$,A 代表成功,X 代表艰苦的劳动,Y 代表正确的方法,Z 代表少说空话。在公式中,爱因斯坦将勤奋看成是最重要的因素,因此把它放在首位。

总之,能力的形成与发展依赖于多种因素的交互作用,遗传、环境、实践活动和个人勤奋与努力缺一不可。

二、气　质

(一) 什么是气质

气质(temperament)是指一个人生来具有的典型的、稳定的心理特点,是个人心理活动的动力特征的总和。所谓心理活动的动力特征主要指心理过程的速度、强度、指向性和稳定性的特点。气质较多地受到个体先天决定的高级神经活动类型的制约,主要受先天生物遗传因素的影响和制约,具有相对稳定的特点。如一个具有安静稳重气质特点的人,在任何场合下都显得心平气和,沉着冷静。但个体在长期生活过程、接受教育以及实践活动中受到的影响,也可使气质特征发生一定的改变,这是气质相对稳定的表现。

(二) 气质学说

气质类型是指表现为心理特性的神经系统基本特性的典型结合。关于气质类型及其划分依据不同学者的观点产生了不同类型学说,以下介绍常用的两种气质类型学说:

1. 气质的体液学说　古希腊著名医生希波克拉底在《论人的本性》一书中提出人体内的体液是由血液、黏液、黄胆汁和黑胆汁组成的,四种体液在人体内的比例不同,形成了人的不同气质。他根据四种体液在人体内哪一种占优势,从而把人的气质分成四种类型:多血质(血液占优势)、胆汁质(黄胆汁占优势)、黏液质(黏液占优势)和抑郁质(黑胆汁占优势)。古代关于气质的体液类型划分虽然缺乏严谨的科学依据,但比较接近生活实际,对今天研究气质类型,仍有一定的价值。

2. 高级神经活动类型学说　前苏联生理学家巴甫洛夫提出的高级神经活动类型学说对气质形成的生理机制作出了较为科学的解释。

巴甫洛夫通过动物实验研究条件反射时发现,不同动物在形成条件反射时有差异,不同动物高级神经活动的兴奋和抑制特性,有独特的、稳定的结合,构成动物神经系统类型,也叫高级神经活动类型。

巴甫洛夫的实验研究发现高等动物大脑皮层神经活动的基本过程就是兴奋和抑制过程。兴奋和抑制过程具有三种基本特性:强度、灵活性和平衡性。神经过程的强度标志着神经细胞能接受强烈刺激或持久工作的能力,有强弱之分。神经过程的平衡性是指神经系统兴奋和抑制两种过程的力量是否相当,分为平衡和不平衡。神经过程的灵活性是指对刺激的反应速度和兴奋与抑制两种神经过程的相互转化速度,分为灵活和不灵活。这三个基本特性的不同组合,可以形成高级神经活动的四种基本类型:

(1) 兴奋型:也称为不可抑制型,特点是兴奋过程强于抑制过程,阳性条件反射比阴性条件反射容易形成,是一种易兴奋、不受约束的类型,又称为不可遏制型,对应胆汁质。

(2) 活泼型:强而平衡、灵活的类型。该型特点是反应灵敏,外表活泼,能很快适应迅速变化的外界环境,对应多血质。

(3) 安静型:强而平衡,但不灵活的类型。该型较易形成条件反射,但不易改造,是一种坚韧而行动迟缓的类型,也叫安静型,对应黏液质。

(4) 弱型:特点是兴奋和抑制都很弱,亦称抑制型。该型特点是持续和较强的刺激都能引起他们精力的迅速消耗,对应抑郁质。

(三) 气质类型与气质特征

根据已有的研究,气质类型的心理特征有:①感受性和耐受性:这是人对外界刺激物的感觉能力,不同的人对刺激强度的感觉能力是不相同的,经受外界刺激作用时在时间上的耐受程度也是有差异的。②反应的敏捷性和灵活性:如说话的速度,记忆的速度,思考的敏捷程度,注意转移的灵活程度,一般动作的灵活、迅速等。反应的敏捷性主要是神经系统灵活性的表现。③外倾性与内倾性:心理活动及情绪的指向性及是否外露。外倾性是兴奋性强的体现,内倾性则是抑制过程占优势的反映。④情绪兴奋性:情绪兴奋性是神经系统特性在心理上表现的重要特性,它既表现神经系统的强度特性,也表现平衡性。⑤不随意反应性:是不受意识控制调节的无意识的心理与行为反应特性。⑥稳定性和可塑性:是指人的心理与行为稳定性的程度。

上述心理特征的不同组合,构成多血质、胆汁质、黏液质和抑郁质四种典型的气质类型。①多血质:感受性低而耐受性较高,不随意的反应性强;具有可塑性和外倾性;情绪兴奋性高,外部表露明显,反应速度快而灵活。②胆汁质:感受性低而耐受性较高,不随意的反应性高,反应的不随意性占优势,外倾性明显,情绪兴奋性高,抑制能力差;反应速度快,但不灵活。③黏液质:感受性低而耐受性高,不随意的反应性和情绪兴奋性均低;内倾性明显,外部表现少;反应速度慢,具有稳定性。④抑郁质:感受性高而耐受性低,不随意的反应性低;严重内倾;情绪兴奋性高而体验深,反应速度慢;具有刻板性,不灵活。

在现实生活中,并不是所有的人都可按照四种传统气质类型来划分,只有少数人属于上述四种典型的气质类型,大多数人属于介于各种气质类型之间的混合型,有两种气质类型的混合,也有三种气质类型的混合。

（四）气质的意义

气质对于社会实践活动具有一定影响,正确认识和了解气质类型的差异,在教育、管理等领域有重要的意义和应用价值。

气质不是人的本质特征,任何一种气质类型都有其优点和缺点,而且其优点和缺点几乎是相伴而生的,不能简单地评价某种气质类型好与坏。如抑郁质类型的人虽然有其孤僻、动作迟钝的一面,但是他具有善于观察、对事物体验深刻的另一面。在活动中各种气质特性之间可以起相互补充的作用。因此,各种气质类型的人都可以有杰出成就,对社会作出重要贡献。

气质类型可作为职业选择的一种依据。不同职业活动根据其工作性质和特点对人的气质有着不同的要求,在特定的条件下,某些气质特征往往为一个人从事某种工作提供了有利条件。因此,在选择职业时,应考虑气质特征的影响,扬长避短,找到更适合个人气质特征的职业或工作。

老师了解和掌握学生气质类型的特点,可根据其气质类型,有针对性地进行教学和教育工作,有的放矢,因材施教,尽可能利用气质类型的积极方面。管理者要根据员工的气质特点,用适合他们气质类型特点的管理方式,使管理工作收到良好的效果。

三、性　　格

案例3-6　　性格真的决定命运吗?

乐乐是一名职高学生,性格比较内向,不是特别擅长交际。自述从小学到初中,成绩一直不好,一直孤独地坐在教室后面的角落里,除了老师谁也不来注意他,也没有一个好朋友。"谁叫我成绩不好呢,我认了"乐乐一直就是这样安慰自己。可是最近他发现他的人缘也不好了。他分析:"也许不一定是成绩差的缘故,因为初中毕业后我考上了职高,在现在的班级里,我的成绩并不差。"可他仍然很孤独,他还发现,比他成

绩差的人照样有许多好朋友,总是很开心。这到底是什么原因呢? 有人说他这种性格做不成什么大事,不会有什么好的发展。他为此事很疑惑。

那么,性格真能决定命运吗? 要想弄清这个问题,我们得清楚到底什么是性格,以及影响性格的因素有哪些。

（一）性格的概念

性格（character）是指一个人在社会生活过程中形成的,对客观现实稳固的态度以及与之相适应的习惯化了的行为方式。性格是个性中鲜明表现出来的心理特性,在所有的人格结构要素中,性格是最重要的人格心理特征,是人与人相互区别的主要方面。

（二）性格特征

性格的结构复杂,由多种复杂的性格特征组成,心理学家把性格特征分为以下四种:

1. 性格的态度特征　是指人对待现实的态度方面的特征,它是性格的最重要的组成部分。对现实态度的性格特征主要表现在:一是对社会、集体、他人的态度。如爱国、富于同情心、诚实等,还是孤僻、粗暴等;二是对工作、学习、劳动态度的性格特征。如勤奋、刻苦、热爱学习、认真。或是懒惰、马虎和墨守成规等;三是对自己态度的性格特征。如谦虚谨慎、自尊、自信,或与之相反如骄傲、自卑、自弃等。其中对社会、集体和他人的态度起主导作用,它影响和作用了其他两个方面的态度。

2. 性格的意志特征　是指一个人在自觉调节自己的行为方式和水平上表现出来的心理特征。性格意志特征的个体差异主要表现在意志的四种品质上,即自觉性、果断性、坚持性和自制力,或与之相反的表现,如易受暗示性、独断性和草率决定等。

3. 性格的情绪特征　这是指人的情绪活动的强度、稳定性、持久性和主导心境方面的特征。情绪活动的强度,表现为一个人受情绪感染和支配的程度,以及情绪受意志控制的强度。情绪的稳定性表现为一个人情绪起伏和波动的程度。情绪的持久性,表现为情绪被激发后持续时间的长短程度。主导心境则是对现实态度所形成的稳定而持久的主要情绪状态。如有的人总是心境开朗,振奋快乐;有的人则多愁善感,抑郁沉闷;有的人总是烦躁不安,激动任性等。

4. 性格的理智特征　是指人在认知活动中表现出来的心理特征,又称性格的认知特征,体现在感知觉、记忆、思维和想象过程。

（三）性格的类型

性格的类型是指一类人身上所共有的性格特征的独特结合。每个人的性格在不同的特征方面都有其独特性,性格特征之间互相联系,构成一个完整的

结构,成为个体的性格特征。按一定原则和标准把性格加以分类,有助于了解一个人性格的主要特点和揭示性格的实质。目前比较有代表性的性格分类方法有:

1. 以心理机能优势分类 是由英国心理学家培因(Bain A)和法国心理学家李波特(Ribot T)等提出,该分类法根据理智、情绪、意志三种心理机能在人的性格中所占优势不同,将人的性格分为理智型、情绪型、意志型。理智型的人通常以理智来评价周围发生的一切,并以理智支配和控制自己的行动,处世冷静,与人交往时明事理,讲道理;情绪型的人情绪体验深,言行举止易受情绪左右,这类人最大的特点是不能三思而后行;意志型的人具有较明确的活动目标,行为活动具有目的性、主动性、持久性和坚定性,有较强的自制力。在现实生活中,大多数人是上述三种类型的混合型。

2. 心理活动的倾向分类 由瑞士心理学家荣格(Jung C)提出,他根据一个人力比多的活动方向指向于自身内部还是外部环境,把人的性格分为内倾型、外倾型和中间型三类。内倾型者心理活动倾向于内部,感情深沉,处世谨慎,处理事物缺乏决断力,适应环境能力差;外倾型者心理活动倾向于外部,活泼开朗,待人接物果断,活动能力强,容易适应环境的变化,但比较轻率;中间型者其心理和行为特点介于二者之间,兼有内倾和外倾的某些特点。

3. 以个体独立性程度分类 美国心理学家魏特金(Witkin HA)依据场的理论,把人分为场依存性和场独立性两种类型。场依存性是指一个人的独立性程度。场依存性占优势的称为顺从型;场独立性占优势的称为独立型。场依存型者,倾向于以外在参照物作为信息加工的依据,易受环境暗示,常不加批评地接受别人的意见,应激能力差;独立型的人处理问题时倾向于内在参照,不易受环境暗示,具有独立判断事物、发现问题、解决问题的能力,而且应激能力强。

4. 优越自卑说 由奥地利心理学家阿德勒(Adler A)提出,应用精神分析的观点来划分性格类型。阿德勒将好强好争的性格叫做优越型,而把与世无争型性格归为自卑型,前者争强好胜,不甘落后,总想超过别人;后者甘愿退让,不与人争,缺乏进取心。但严格地说,与世无争型未必就是自卑。

5. 文化社会说 由德国心理学家斯普兰格(Sprange E)提出。斯普兰格根据人认为哪种生活方式最有价值,把人的性格分为六种类型,即经济型、理论型、审美型、宗教型、权力型、社会型。现实生活中,往往是多种类型的特点集中在某个人身上,但常以一种类型特点为主。

(四) 影响性格形成的因素

人的性格形成与发展要受到多种因素的影响,包括生理、家庭、社会、自然和教育等方面的因素。人的体态、成熟程度和气质是性格形成的生理条件,而家庭、学校和社会是性格形成的社会条件。这些生理条件和社会条件因个体内在心理活动的差异而对性格形成发挥着不同的功效,致使人们形成独特的性格特征。在一个人的性格形成和发展过程中发挥作用的因素概括来有以下几种:

1. 家庭因素 家庭对一个人性格形成的影响是很重要的。影响人的性格的家庭因素有很多方面,如家庭的社会地位、生活条件、生活方式、家庭成员之间的人际关系等。一般来讲,家庭成员之间和睦、宁静、愉快的关系所营造的家庭气氛对儿童的性格有积极的影响;父母通过言传身教,行为强化塑造着孩子的性格。教养方式与态度对儿童性格的形成也有影响,如表3-2。

表3-2 父母的教养方式与态度对子女性格的影响

父母的态度与方式	子女的性格
支配性的	依赖性,服从,消极,缺乏独立性
溺爱性的	任性,骄傲,利己主义,缺乏独立精神,情绪不稳定
过于保护性的	缺乏社会性,任性,依赖,被动,胆怯,深思,沉默,亲切
过于严厉性的(经常打骂)	顽固,冷酷,残忍,独立的;或怯懦的,缺乏自信心、自尊心,盲从,不诚实
民主性的	独立的,协作的,社交的,亲切的,天真,有毅力和创造精神,直爽,大胆,机灵
忽视性的	嫉妒,情绪不安,创造力差,甚至有厌世轻生的情绪
父母意见分歧性的	易生气的,警惕性高的;或两面讨好,说谎话,投机取巧

2. 学校教育的影响 学校教育对人的性格的形成具有重要的意义。学校对人的影响不同于家庭和一般社会环境,不是偶然的、零碎的,而是系统、有目的、有计划地进行的。通过学校课内外的学习活动,能培养儿童的目的性、坚韧性、自信心、主动性、勤奋和谦虚等性格特征,同时,教师的性格特征在教学过程中通过潜移默化的影响,在学生性格的形成与发展中也起重要的作用。

3. 职业活动及社会实践的影响 人们长期从事某种特定的职业和社会实践活动,会按照职业的要求,巩固或改变已经形成的性格特征,逐渐形成一些具有职业特点的性格特征。

4. 环境因素 包括家庭、自然、社会因素,对人的性格的形成和发展都起着潜移默化的作用,作用的大小取决于个体对自己与外部因素之间的认识。如同样处于逆境,有人消沉、悲观、退缩,有人则相反。自然因素在性格的形成中也起着一定的作用。如南北方因为气候不同,高原、平原、海岸地带由于地势不同,使北方人往往粗犷、豪迈、外向,南方人往往细腻、含蓄、内向。不同的国家和地区有具体的文化特征,比如不同的语言、不同的道德理想、不同的价值观念、不同的生活方式。这些都会在人的性格上打上不同的烙印。如东西方人性格上的差异。网络、电视、电影等社会信息对个体性格的影响更为迅速,能激发人们丰富的情感和想象,引起学习和模仿的意向,影响人们性格特征。

思 考 题

1. 思维的基本过程是什么?

2. 情绪、情感的区别是什么?

3. 为什么学习过后要及时复习?

4. 意志过程的基本特征有哪些?

5. 性格形成的影响因素有哪些?

(马存根)

第四章 心理健康与心理卫生

【本章要点】
- 心理健康的概念
- 心理健康的标准
- 不同年龄阶段的心理健康特征
- 不同群体的心理卫生

随着时代的发展,人口的城市化、社会生活节奏的加快、竞争的日趋激烈以及人际关系的复杂化,现代社会的人们在精神上承受着巨大压力,心理危机经常困扰着人们,由不良心理、不良生活方式和行为问题导致的疾病在逐渐增多,心理健康的重要性越来越受到人们的关注。当今人们不仅重视躯体的健康,而且越来越重视心理与行为的健康以及社会适应的良好;不仅满足于物质生活的文明,更重视精神生活的文明和完美个性的塑造。因此,心理卫生工作的开展,有助于提高人们的心理健康水平,使人们更好地适应社会,维护身心的全面健康。

第一节 心理健康概述

一、健康的概念

健康(health)是一个综合性、历史性的概念,在不同的历史时期,人们对健康的认识和要求在不断变化、更新和扩展。随着疾病谱和现代医学模式的转变,人们对健康的理解逐渐深入,"健康就是没有病"的生物学概念已不能涵盖具有丰富内心世界的社会人的健康观。1948年,世界卫生组织在《世界卫生组织宪章》中提出了有关健康的认识:"健康不仅仅是没有疾病和虚弱现象,而是一种在身体上、心理上、社会上的完满状态",明确指出健康应包括生理、心理和社会适应三方面,三者互为依存、密切联系,构成了健康的整体观。1990年,世界卫生组织在此基础上又增加了"道德标准",即健康的个体还表现在不损害他人的利益来满足自己的需求,能够按照社会的道德规范和行为准则约束自己的行为。这进一步把健康的内涵扩展为躯体健康、心理健康、社会适应良好和道德健康,这四个方面是统一的整体,缺一不可,充分体现生理健康是物质基础,心理健康和社会适应是个体生存发展的需要,道德健康是整体健康的统帅。

案例4-1　不该发生的悲剧

2002年,清华大学学生刘某用硫酸泼熊的事件在社会上引起了轩然大波。据刘某说,他无意间从书中得知"熊的嗅觉敏感,分辨东西能力很强",出于好奇,便携带硫酸到动物园想证实一下这句话的正确性。第一次(1月29日)泼熊后侥幸逃脱使他更加大胆,2月23日,他再次带着兑了硫酸的饮料投喂到了熊的嘴里。两次共造成6只熊被严重烧伤,这些熊都是国家一级保护动物。刘某是正在接受高等教育的人,他残害熊的理由仅仅是为了验证某种说法,我们知道这在常理上是说不通的。心理专家认为,刘某的行为存在明显的异常,刘某的心理发展在某方面还停滞在儿童阶段,不具备成年人的成熟和责任感。在他的成长过程中受到某种压抑或束缚,生活中他可能有一些压力和挫折没有途径发泄,因而他把平时的攻击性压抑到心灵深处,最终通过对熊的伤害得到发泄和满足。

问题:

从这个不该发生的悲剧中,我们应该反思到什么?

二、心理健康与心理卫生的概念

心理健康和心理卫生英文均为"mental health",但严格地讲,二者有区别。由于心理涉及的范围广泛,不同国家和学者对心理健康的观点不尽相同,所以到目前为止,心理健康没有一个全面而确切的定义。第三届国际心理卫生大会(1946年)将心理健康定义为:"所谓心理健康是指身体、智能以及情感上,在与他人的心理健康不相矛盾的范围内,将个人心境发展成最佳的状态。"显然,这一定义是指个体心理功能良好、心理活动协调一致的状态。但过分突出了个人体验,而且"最佳"状态的标准难以掌握。《简明不列颠百科全书》将心理健康解释为:"心理健康指个体的心理在本身和环境条件许可范围内所能达到的最佳功能状态,而不是指绝对十全十美的状态。"英格里西(English)提出:"心理健康是指一种持续的心理状态,当事人在那种情况下,能有良好的适应能力,具有生命的活力,并能充分发挥其身心潜能,这乃是一种积极丰富的生活，不仅仅是免于心理疾病而已。"综上所述，心理健康可理解为：以积极有效的心理活动，平稳、正常的心理状态对自身和不断发展的社会环境具有良好的适应能力和调控能力。

心理卫生（mental health）目前包括三层含义：一是指一门学科，即心理卫生学；二是指维持心理健康的措施，即心理卫生工作，即以积极有益的教育和措施，维护和改进人们的心理状态，以适应当前和发展的社会环境；三是指心理健康状态，即以积极有效的心理活动，平稳正常的心理状态，对当前和发展的社会环境具有良好的适应能力。由此可见，心理卫生比心理健康具有更深、更广泛的内涵。

"心理卫生"这一词由国外引入，古罗马医生盖仑在其著作中叙述了关于"感情卫生或精神卫生"的问题。1843 年，美国精神病学家斯惠特（Sweeter W）撰写了世界第一部心理卫生专著，明确提出了"心理卫生"这一名词。1906 年，克劳斯登（Clonston）正式出版《心理卫生》一书，此名遂被正式采用。但心理卫生真正受到社会普遍关心和重视，并形成心理卫生运动是从 20 世纪初开始，心理卫生运动的倡导者是美国的比尔斯（Beers），1908 年 3 月比尔斯根据自己在精神病院的亲身感受和体会出版了一本书——《一颗失而复得的心》（A Mind That Found Itself）。在书中，他呼吁社会改善精神病人的待遇，从事预防精神疾病的工作，引起了社会上强烈的反响和重视。当时著名的精神病学家、精神生物学创始人迈耶读此书后，认为这就是心理卫生。比尔斯经过努力，在社会各方人士的支持和赞助下，于 1908 年 5 月创立了全世界第一个心理卫生组织——康涅狄格州心理卫生协会，该协会的宗旨有五项：保持心理健康；防治心理疾病；改善精神病患者待遇；普及关于心理疾病的科学知识；与心理卫生有关的机构合作。此后随着该协会活动范围的不断扩大，其影响与作用也日益扩大，从而奠定了心理卫生运动的坚实基础。1930 年 5 月，在美国华盛顿召开了第一届国际心理卫生大会并成立了"国际心理卫生委员会"，其宗旨是：关心世界各国人民的心理健康，保持和增进对心理疾病、心理缺陷的研究、治疗和预防。1949 年，世界卫生组织总部建立了心理卫生处，这些组织的建立和相关纲领的颁布，积极推动了世界心理卫生运动的发展。

我国心理卫生事业始于 20 世纪 30 年代，于 1936 年在南京成立了"中国心理卫生协会"，后来由于抗日战争爆发，心理卫生工作受到影响甚至完全停顿。直到 1985 年 9 月在山东省泰安市，重新成立了"中国心理卫生协会"。此后，心理卫生工作和各类学术活动在我国如雨后春笋般普及推广。

20 世纪 50 年代以来，随着现代医学模式的逐步建立，对健康概念认识的深入以及心理卫生事业本身的发展，心理卫生工作的内容已经突破了原有的局限，涉及更为广阔的领域。当今心理卫生工作已不仅仅局限于对精神疾病防治，而是扩展到全社会的人群，转向健康人群的心理保健和社会人口的心理健康，使人们认识到只有从个体生命萌发之始就打好基础，逐步培养健康心理和完善人格，才能从根本上预防精神疾病、心身疾病和适应不良的心理行为发生。

三、心理健康的标准

国内外心理学工作者对心理健康的判断标准提出了不同的观点，但到目前为止，还没有一个大家公认的理想标准。其中，心理学家马斯洛和米特尔曼（Mittelman）提出的十项标准得到了较多认可：①有充分的安全感；②充分了解自己，并能对自己的能力做恰当的估计；③生活目标能切合实际；④与现实环境保持接触；⑤能保持个性的完整与和谐；⑥具有从经验中学习的能力；⑦能保持良好的人际关系；⑧适度的情绪发泄与控制；⑨在不违背集体意志的前提下有限度地发挥个性；⑩在不违背社会道德规范的情况下，个人的基本需求恰当满足。

我国的心理学家从适应能力、应激耐受力、自制力、意识水平、人际交往能力、心理康复能力和道德愉快等方面阐述了心理健康标准，主要集中在以下几点：

1. 智力正常　智力正常是人正常生活、学习、工作的最基本心理条件，是衡量人们心理健康的首要标准。凡是在智力正态分布曲线之内以及能对日常生活做出正常反应的超常智力者均属心理健康的人。但是在智力正常的范围内，一个人智力水平的高与低，与他的心理健康水平并无明显相关。

2. 情绪良好　情绪良好是心理健康的核心。心理健康的人乐观、愉快、开朗、满意等积极情绪体验占优势，善于从生活中寻找乐趣，对生活充满希望。虽然有悲伤、忧愁、愤怒等消极情绪体验，但其情绪反应和现实环境相适应，具能够并善于从不良情绪状态中调整过来。

3. 人际关系和谐　和谐的人际关系是心理健康的必要条件，也是获得心理健康的重要途径。人际关系和谐的表现为：①善于和他人交往，既有知己，又有广泛的朋友；②在与他人交往中能保持独立而完整的人格，有自知之明；③能客观评价别人；④交往中积极态度多于消极态度，如尊重、信任、友爱和赞赏等积极态度总是多于猜疑、嫉妒、畏惧和敌视等消极态度，能接受和给予关爱与友谊。

4. 适应社会环境　能否适应发展变化的社会环境是判断一个人心理是否健康的重要基础。心理健康的人，能与社会广泛接触，对社会现状有较清晰正确的认识，其心理行为能顺应社会变化的趋势，勇于改造现实环境，以达到自我实现与社会奉献的协调统一。在行为方面，行为方式与年龄特点、社会角色相一致，行为反应强度与刺激强度相一致，能面对现实，适应环境，和社会保持良好的接触，能正确地认识环境、处理好个人和环境的关系。能了解各种社会规范，自觉地运用这些规范来约束自己，使个体行为符合社会规范的要求。并能动态地观察各种社会生活现象的变化，以及这些变化对自己的要求，以期更好地适应社会。

5. 人格完整和谐 心理健康的最终目标是培养健全人格。健全人格的主要标志是：①人格的各个结构要素都不存在明显的缺陷和偏差；②具有清醒的自我意识，有自知之明，能客观地评价自己，生活目标与理想切合实际；③具有积极进取的人生观和价值观，并以此有效地支配自己的心理行为；④有相对完整统一的心理特征。

心理健康的评判是动态而又复杂的问题，我们在理解和运用心理健康标准时应把握以下几点：首先，心理健康和不健康之间没有绝对的界限，而是呈现一种连续甚至交叉的状态，其标准的划分界定是相对的。其次，心理健康标准反映的是社会对个体适应环境所应有的心理状态的要求，不同时代、不同文化环境的要求有差异，企求一个绝对客观的划分标准是不现实的。此外，心理健康与否指的是较长一段时间内持续存在的心理状态和此状态下较为稳定的习惯性行为，而不是短暂、偶然的心理现象，偶尔出现的不健康心理或行为并不一定意味着心理不健康，故我们在运用标准判断一个人心理是否健康时，应该将其行为与其一贯行为表现联系起来进行综合性的评估。

四、心理卫生的原则

（一）心理卫生的目标

心理卫生的中心任务是维护和增进人类心理健康，其工作目标有狭义和广义之分，狭义的目标是预防和矫治各种心理障碍和心理疾病。广义的目标是维护和增进心理健康，提高人们对社会生活的适应能力和改造能力。即根据不同群体和个体不同年龄阶段的心理特征与发展规律，运用心理学和心理卫生的理论和方法，通过各种有益的教育和训练及家庭、社会的良好影响等措施培养和维护健全的人格，促进个体健康成长，使其能以积极有效的心理活动、平稳正常的心理状态去适应当前和发展的社会和自然环境。

随着心理卫生运动的广泛深入，人们对心理卫生意义的认识得以深化，从而提出了心理卫生工作的"三级功能"，即：初级功能——防治心理疾病；中级功能——完善心理调节，促进心理健康；高级功能——发展健康的个体与社会。"三级功能"的提出为心理卫生工作确立了更明确的奋斗目标。

（二）心理卫生的基本原则

1. 树立正确的人生观 从青年时代起，人的自我意识开始成熟起来，能够进行自我评估、自我检查与自我督促，并能正确评价他人的行为。树立正确的人生观就能对社会、对人生有正确的认识，就能科学地分析周围发生的事情，保证心理反应适度，防止心理反应失常。

2. 防止与克服心理冲突 主观的要求与客观的限制可能会引起强烈或持续的心理冲突，在一定的条件下，可能导致心理疾病。人在生活、学习与工作中，不可避免地要经常发生心理冲突，有了心理冲突要设法正确解决，不能消极对待。

3. 参加有益的集体活动 一个人如果经常与集体隔离，不与人交往，容易产生孤独心理，出现不良情绪或孤芳自赏，影响心理健康。因此，个体要经常参加有益的集体活动，在集体中既要善于表达自己的思想和感情，还要能够理解和接受别人的思想情感。进行正常而友好的交往，可使人消除忧愁，豁达开朗，心情振奋，精神愉快。

4. 自我评价正确 了解自己，悦纳自己，对自己各方面能做出恰当、客观的评价，能把"理想的我"与"现实的我"有机地统一起来，充分体验到自己存在的价值，对无法弥补的缺陷能安然处之。同时努力发展自己的潜能，使个体和环境保持平衡。不对自己提苛刻、非分的期望和要求，生活目标和理想切合实际情况。否则容易受到挫折，产生心理冲突，出现情绪不安，影响心理健康。

5. 保持健康的身体 有规律生活，戒除不良行为和嗜好等。

第二节　不同年龄阶段的心理健康

心理健康的研究，一般是以纵向分期和横向分群两个方面进行。纵向分期即根据个体不同年龄阶段的身心发展特征，承担社会角色的不同来探讨不同年龄阶段的心理健康问题，即个体心理健康。而横向分群是研究家庭、学校与社会中各群体心理健康的要求和任务，二者相互影响、相互交叉构成心理卫生事业的整体。本节从纵向分期入手，阐述不同年龄阶段的个体心理健康问题。

一、儿童期心理健康

儿童时期一般指从出生到11、12岁，通常分为乳儿期、婴儿期、幼儿期、学龄期几个阶段。这一时期是身体和心理发展最迅速、可塑性最大的时期，各派心理学家都极为重视儿童时期的心理成长，认为儿童时期心理健康是人终生心理健康的基础。许多优秀的心理品质，如坚强的意志、良好的人际交往和社会适应能力等,也是以儿童和少年时期的心理健康发展为基础。目前不少心理学家指出心理健康工作应从胎儿期开始。

(一)胎儿期心理健康

生命从受精卵和胚胎发育开始,个体的心理健康从胎儿期就应予以重视。研究表明,胎儿成长除了受先天遗传、孕妇的年龄等因素的影响外,孕妇心理变化所引起的生理机制的改变直接制约着胎儿的健康成长。因此,胎儿心理健康主要是通过孕妇心理行为调节来实现。

1. 注重孕妇的营养和保健 孕期营养全面合理是胎儿身心发育的重要保证。孕妇要制订合理的饮食计划,保证摄入充足的蛋白质、多种维生素和微量元素等。同时注意适当参加体育锻炼和户外活动,放松身心,保证充足的睡眠,将有利于胎儿的正常发育。

2. 保持孕妇稳定愉快的情绪 孕妇的情绪状态不仅影响其自身的健康,对胎儿的发育和反应也有极大影响。许多研究表明,受情绪困扰的孕妇,容易在怀孕期和分娩期出现合并症。孕妇情绪过度紧张可使肾上腺髓质激素分泌增加,使孕妇心跳加快、血压上升,影响胎儿脑的发育,继而影响出生后小孩的智力;同时孕妇情绪过度紧张可能会造成肾上腺皮质激素分泌增加,影响胎儿上颌骨发育,甚至导致胎儿唇裂、腭裂畸形的发生。严重焦虑的孕妇常导致流产、早产或难产,其胎儿不仅宫内运动多,出生后也常常多动、好哭、易激惹。因此,孕妇要保持良好而稳定的情绪,生活要有规律,尽量放松自己的心态,遇到不愉快的事,要及时调整不良情绪,丈夫和家庭的其他成员都应对孕妇体贴关心,使其保持良好的情绪。

3. 避免有害物质的刺激 孕妇要避免接触烟、酒、放射线照射等有害因素,防止滥用药物,应在医生的指导下正确使用药物。某些药物如抗癫痫药、抗精神病药等可引起胎儿畸形,大量饮酒可造成"胎儿酒精中毒综合征",表现为胎儿出生时矮小、体重轻,长大后智力低下,动作迟缓,有的还会出现小头、心脏缺陷等畸形。怀孕头3个月,如感染风疹病毒或弓形虫等,容易造成胎儿发育不良、畸形或死胎等。

4. 科学地进行胎教 胎教是有针对性地给予适当合理的信息刺激,促进胎儿大脑、躯体运动、感觉及神经系统功能的成熟,为出生后接受各种刺激的训练打好基础,使个体更好地适应未来的自然环境和社会环境。目前主要用的胎教方法是:①音乐胎教:优美、轻柔的音乐使孕妇产生恬静的美感和愉悦的情绪,产生良好的心境,并将这种信息传递给胎儿,不仅可以改善胎儿大脑功能,而且有助于胎儿情绪的丰富和稳定,促进胎儿心理的发展。②运动胎教:对胎儿进行抚摸训练,刺激胎儿活动,可促进胎儿平衡觉、肢体运动的发展,为出生后的协调运动打好基础。但早期有

宫缩者禁用此法。③父母在孕期经常与宫内的胎儿"聊天",进行情感交流,有利于胎儿听力、言语与智力的发育。

(二)乳儿期心理健康

1. 乳儿期身心发展特征 乳儿期指从出生到1周岁的儿童,这一时期身心发育是一生中最快的时期之一,神经系统的发育指数呈直线上升,运动能力已达到可以受意识控制的水平。此期的动作发展也非常迅速,从全身性、笼统散漫的整体动作逐渐分化为局部的、准确的专门化动作,学会了翻身、坐起、爬行、站立、行走,会双手及手眼协调地玩玩具,会表达需要和感情。

2. 乳儿期心理健康

(1)提倡母乳喂养:母乳喂养不仅可以供给孩子更好的物质营养,有利于消化吸收及大脑发育,可增强乳儿的免疫力和促进其智力发展;更重要的是通过母乳喂养可增加母亲和孩子在视、听、触摸、语言和情感方面的沟通,密切母子之间亲密的依恋关系,有利于神经系统的发育和心理健康。

(2)重视乳儿的情感需求:乳儿有强烈的依恋需要,这一时期与孩子进行良好的情感交流,有利于其形成基本的信任感。故父母应以慈爱的方式满足儿童的生理需要,与孩子建立亲密的情感联系,尤其是母亲的爱抚对孩子心理健康发展至关重要。实验证明,拥抱、抚摸能促进儿童脑和心理发育,母亲要与乳儿进行体肤接触,如经常抚摸、搂抱、轻拍孩子让孩子享受爱抚,以缓解其"皮肤饥饿",满足孩子依恋的情感需要。有研究者发现,孤儿院、育婴院的小孩,除了喂奶、洗澡、换尿布时与照顾者有短暂接触外,几乎很少与他人有情感交流,这些孩子表现出明显的生理发育缓慢、语言发育迟缓、孤独,对照顾者没有兴趣,长大以后这些孩子也更多地表现为社会性不够成熟,过分依赖成人,攻击性强,有欺骗及破坏行为。而很早被收养,生活在完整家庭中的儿童,若能重新得到母爱和关心,其情绪、社会性和认知能力都能得到正常的发展。

视窗4-1 婴儿依恋的发展阶段

根据心理学家鲍尔比、安斯沃思等的研究,依恋是儿童在同母亲较长时期的相互作用中逐渐建立的,其发展过程可分为以下四个阶段。

第一阶段:无差别的社会反应阶段(从出生到3个月)

这个时期儿童对人反应的最大特点是不加区分、无差别的反应。儿童对所有人的反应几乎都是一样的,喜欢所有的人,喜欢听到所有人的

声音、注视所有人的脸,看到人的脸或听到人的声音都会微笑,手舞足蹈。所有人与儿童的接触,如抱他、对他说话,都能引起他高兴、兴奋,都能使他感到愉快、满足。

第二阶段:有差别的社会反应阶段(3~6个月)

这时婴儿对人的反应有了区别,对人的反应有所选择,对母亲更为偏爱。在母亲面前表现出更多的微笑、咿呀学语、依偎、接近,而在其他熟悉的人如其他家庭成员面前这些反应则要相对少一些,对陌生人这些反应就更少,但还不怯生。

第三阶段:特殊的情感联结阶段(6个月到2岁)

从6~7个月起,儿童对母亲的存在更加关注,特别愿意与母亲在一起,与她在一起时特别高兴,而当她离开时则哭喊,不让离开,别人还不能替代母亲使儿童快活。只要母亲在她身边,儿童就能安心地玩、探索周围环境,好像母亲是其安全的基地。与此同时,儿童见到陌生人,表现出紧张、恐惧甚至哭泣。这一切显示儿童出现了明显的对母亲的依恋,形成了专门的对母亲的情感联结。

第四阶段:目标调整的伙伴关系阶段(2岁以后)

2岁后,儿童能认识并理解母亲的情感、需要、愿望,知道她爱自己,并知道交往时应考虑她的需要和兴趣,据此调整自己的情绪和行为反应。这时,儿童把母亲作为一个交往的伙伴,与母亲空间上的临近变得不那么重要。

资料来源:林崇德.发展心理学.第2版.北京:人民教育出版社,2009

(3)适宜的信息刺激:孩子出生后应有意识地为其提供适宜的视、听、触觉刺激,既能明显提高乳儿感觉和动作发展,又能促进智力的发展,如悦耳的响声、优美的音乐、色彩丰富的图片等。但是乳儿环境的刺激应适量,过于丰富多彩的超量刺激会令孩子烦躁不安,影响其睡眠及正常发育。

(4)正确进行动作及言语的训练:要为儿童提供足够的活动空间。2~3个月的孩子可帮助其做被动体操,空腹时训练俯卧和逐渐俯卧抬头;4~5个月的孩子可在俯卧基础上训练四肢运动,帮助其学习翻身;6个月以后训练孩子用手握东西;10个月以后训练孩子站立、逐步走路。这不仅有利于大脑的发展,也有益于小脑发育,可使小孩动作更灵活协调。乳儿的言语训练从3、4个月开始,可面带笑容逗引孩子"咿呀"发声;6、7个月开始用简单的词语通过反复重复教孩子说话;7、8个月的孩子能听懂成人说出的某种物体或动作的词;10、11个月开始逐步懂得词的意义。

(三) 婴儿期心理健康

1. 婴儿期身心发展特征　婴儿期指从1周岁到3周岁的儿童。此期的脑重已增至1000g左右,相当于成年人(平均脑重1400g)的2/3。婴儿期是语言发展的关键期。记忆以无意识记、机械识记、形象记忆为主,情绪进一步分化,社会性情感增多,有了同情心、羞耻感、嫉妒心。自我意识开始发展,3岁左右表现出一定的个性特征,运动功能进一步发展,扩大了生活范围。

2. 婴儿期心理健康

(1)加强口头言语训练:婴儿期的言语中枢已趋向成熟,应让儿童接触正常的语言环境,父母要创造语言交流的机会,鼓励孩子多说话,多与他们交谈。成人在与孩子交谈时语言要规范,尽量少用儿语及方言,而且训练孩子要有耐心,讲究方式方法,更不要让孩子接受消极暗示,如"怎么这么笨",这些语言会压抑孩子说话动机。

(2)促进运动和智力的发展:运动训练有益于脑的发育和动作的协调。对心理发展具有重要意义的动作是精细运动和独立行走,所以可通过搭积木、装拆变动玩具训练手的精细运动,并让他们参加走、跑、跳、攀登等活动,可以多做滑板、平衡、球类等运动促进脑的发育,使孩子的肢体运动更加灵活,同时也培养儿童勇敢、坚强的心理素质,训练期间多给予鼓励,培养儿童的兴趣。婴儿期有了明显的求知欲和好奇感,孩子喜欢问,喜欢触摸新奇物件,对任何现象都想知道为什么,父母要耐心、适当地解答,力求用儿童能理解的语言或动作形象地解释,并注重形象思维的培养。

(3)培养良好的习惯:科学的行为训练,良好的习惯培养,有助于儿童独立性的形成及健全个性的发展。婴儿期良好习惯的培养主要包括:①饮食习惯:定时定量用餐;独立用餐;不偏食;少吃零食;不边吃边玩;②睡眠习惯:养成良好的睡眠节律,每天定时睡眠,不附加种种条件(如睡眠时要人陪、拍着、摇着、哼着、开灯等);③卫生习惯:训练婴儿对大小便的控制及排泄等卫生习惯,训练时要耐心和蔼,过于严厉或过于松弛的训练都不利于儿童好习惯的养成,避免埋怨和斥责,可适当采用正强化和负强化的训练方法进行。

(四) 幼儿期心理健康

1. 幼儿期身心发展特征　幼儿期指3~6周岁的儿童。此期是智力、情感、意志、性格发展的重要时期。3岁幼儿脑重已达成人的3/4,神经纤维髓鞘基本形成,神经兴奋性逐渐增高,睡眠时间相对减少,条件反射比较稳定,大脑的控制、调节机能逐渐发展。

感知觉迅速发展,思维具有形象性,出现了简单的逻辑思维和判断推理,具有丰富的想象力。由于感知能力和自我意识的发展,对周围环境产生好奇,模仿力极强。语言进一步发展,词汇量增长最快。情感体验丰富,富有易变性,容易受外界事物感染。活动的目的性、独立性逐步增加,活动能力增强,但自觉性、自制力仍较差。这一时期儿童有了自我概念,出现了独立意识,开始自行其是,表现出与父母对抗、不合作的行为,被称为"第一反抗期"。儿童在此期开始发展性别认同,已能区分男孩、女孩。

2. 幼儿期心理健康

(1) 开展丰富多彩的游戏活动:游戏不仅是幼儿的主导活动,也是幼儿教育的主要手段,它对幼儿心理成长的促进作用是全面的,此期游戏形式主要有创造性游戏、活动性游戏、教学游戏等。儿童通过游戏活动进行娱乐、学习、认识世界和社会交往,游戏活动是促进幼儿认知、情感和意志发展的重要手段,也是培养孩子学习兴趣和创造能力的重要方式,有利于儿童心身健康发展。首先,游戏具有社会性,它是人社会活动的一种初级模拟形式,反映了儿童周围的社会生活,儿童在与成人交往中,渴望参与成人的一些活动,可又受到身心发展水平的限制,游戏恰恰解决了这一矛盾。其次,游戏是想象与现实生活的一种独特结合,儿童在游戏中既可以充分展开想象的翅膀,又能真实再现和体验成人生活中的感受和人际关系,认识周围的各种事物。再次,游戏是儿童主动参与的、伴有愉悦体验的活动,有利于缓解儿童的负性情绪。此外,游戏可增进儿童知识,通过各种动作练习使其肢体活动更协调灵活,同时也有利于培养协作能力和良好个性品质。

(2) 父母的言传身教作用:家庭气氛、父母的言谈举止对幼儿心理发展有重要影响,夫妻恩爱,构建温馨和睦的家庭环境有利于培养幼儿良好的情感和性格。幼儿言语、行为中有许多模仿,与孩子接触最频繁的父母是孩子的第一任老师,所以父母要以身作则,注意自己的言谈举止,为孩子塑造良好的观察和模仿的榜样,有助于促进幼儿心理健康。幼儿期是人格形成的重要时期,家庭成员对幼儿的态度、他们在家庭中的地位和扮演的角色,都将对其成人后的人格产生重大影响。因此,父母对幼儿不能过度保护和溺爱,要摆正孩子在家庭中的地位,避免孩子形成自我中心、无礼、自私、任性及懦弱等不良人格。

(3) 正确对待幼儿的独立愿望:幼儿独立愿望增强,这是自我意识发展的表现,有积极意义。对幼儿的独立愿望要因势利导,父母要尊重其独立人格,支持合理的独立性,对孩子正确的行为要及时表扬予以强化;正确对待幼儿的无理取闹和过失,接受幼儿不同的反抗方式,对不合理的违抗和非分要求,不能无原则地迁就,要讲道理,进行正确的引导,不要强加压

制、训斥或干涉,以免损害孩子的自尊心。

(4) 重视智力的开发:幼儿期进行科学的早教和智力的开发对儿童的智力培养十分重要,通过玩游戏,使其智力得到开发,增强了动手能力,并和其他小朋友团结协作,加强了与社会接触和人际交往。此外,要重视与幼儿的语言交流,通过讲故事、唱歌、玩游戏等促进幼儿的语言能力的发展。

(5) 重视幼儿正确的性别角色培养:儿童在3岁以前逐渐意识到自己的性别,知道自己是男孩还是女孩,这是对自己的性别产生了认同。重视幼儿性别角色的培养,对孩子的穿着打扮要与性别身份相一致,对预防成年后的性心理变态有重要的意义。

(五) 学龄期儿童心理健康

1. 学龄期儿童身心发展特征
学龄期指从6到11、12周岁的儿童。此期儿童的脑发育已趋成熟,脑的重量7岁时已接近成人,除生殖系统外其他器官已接近成人,大脑皮层兴奋和抑制过程都在发展。感知能力发展迅速,记忆从机械识记向意义识记发展,思维形式由形象思维向逻辑思维过渡,开始掌握书面语言,词汇量不断增加,是智力发展最快的时期。行为自控管理能力增强,独立活动范围大。此期儿童从以游戏为主的生活过渡到以学习为主的校园学生生活,有极强的求知欲和想象力,情绪稳定性差,自我意识进 步发展,性格可塑性大。

2. 学龄期儿童心理健康

(1) 学校生活的适应:此阶段孩子以学校生活为主,随着活动场所的扩大,凡是有影响力的集体活动,都会对儿童产生作用,可表现出极大的可塑性。要注意小学生入学的适应,帮助儿童尽快熟悉学校环境、学校纪律、任课教师和同学,尽快适应学校生活。

(2) 注意培养学习方法:根据儿童心理发展规律合理安排教学内容、教学方法,创造轻松愉快的学习氛围,时刻进行鼓励和表扬,培养孩子的学习兴趣。要启发式地向儿童提问,引导儿童去发现问题和探索问题,促进儿童思维能力的发展,通过玩游戏、讲故事和表演等培养想象力、观察能力及创造能力,开拓创造性思维,引导儿童要有正确的学习动机、良好的学习习惯和方法,培养儿童独立生活能力和分析、解决问题的能力。

(3) 社会适应性的培养:在保证完成学习任务的同时,鼓励孩子积极参加文体娱乐和社会实践活动。鼓励儿童帮助朋友,培养相互谦让的品质,学习遵守规则,学习与人相处,加强素质教育,注意"情商"的培养,有利于儿童社会适应能力的提高。

(4) 防止不良行为的发生:这一阶段的儿童对周围环境好奇,对社会现象的辨别力较差,自我调控能力不够完善,容易模仿学习到一些不良行为。因此,在心理卫生教育时应帮助他们分析社会上存在的各

种现象,并给予正确引导,防止不良行为发生。家长和学校要做到及早发现儿童说谎、逃学、偷窃等不良行为,及时纠正。

二、青少年期心理健康

青少年期一般指 12~18 周岁这一年龄阶段,是个体从儿童到成年的过渡时期,也是人生发展中最具有复杂性和不平衡性,最易产生各种矛盾的阶段,又被称为"困难期"、"危机期"。

(一) 青少年期身心发展特征

1. 体质发育快,生理机能不断成熟　青少年在生理上发生剧变,身体迅速长高,达到人生发育的第二高峰,身体各个器官的生理功能不断成熟,特别是生殖系统的功能迅速成熟,性激素的分泌使男女两性出现第二性征。大脑和神经系统发育基本完成,第二信号系统作用显著提高。

2. 心理功能不断完善,心身发展不平衡　青少年的认知活动具有一定精确性和概括性,意义识记增强,抽象逻辑思维占主导,思维的独立性、批判性有所发展,逐渐学会了独立思考问题,但由于知识经验少,对事物的认识常常有很大片面性。情绪活跃,但不稳定,容易冲动。与生理发育相比,青少年心理发育存在滞后性,心身发展不平衡使青少年容易产生种种矛盾。

(1) 闭锁性与开放性的矛盾:青少年内心丰富了,但由于自尊心强,加之对外界不信任和不满意,他们的思想情感、个人秘密不愿轻易向他人吐露,渐渐将内心封闭起来。这种闭锁性导致了他们与父母及其他人之间产生距离,使他们感到非常孤独和寂寞,希望有人关心理解他们,因此在闭锁的同时又表现出明显的开放性。

(2) 独立性与依赖性的矛盾:随着青少年身心的发展,成人感迅速增强,竭力想摆脱父母及成人的管教,强烈要求自作主张,表现出极大的独立性和心理"断乳"愿望。然而他们对父母、成人及长辈又存在较多的依赖性,在经济上大多依靠父母,对家庭的依赖仍然存在,如重大抉择需要听从父母的意见等。

(3) 理想与现实的矛盾:青少年想象力丰富,胸怀远大的理想与信念,对未来充满美好的向往。然而他们又是急躁的理想主义者,对现实生活中可能遇到的困难和阻力估计不足,以致在升学、就业、恋爱等问题上遭受挫折时,容易引起强烈的情绪波动,出现严重的挫折感,甚至悲观失望或陷入绝望境地而不能自拔。

(4) 性意识与道德规范的矛盾:青少年时期,身体发育接近成人,随着第二性征的出现,性意识的觉醒,产生了对异性的爱慕,会出现盲目早恋和冲动性的异性交往行为,此时青少年思想尚未成熟,道德观念不强,意志力薄弱,强大的生理冲击力有时会使他们做出违反道德规范的行为,给身心健康带来严重的不良后果。

(二) 青少年期心理健康

1. 正确对待和指导青少年的独立性　青少年期是心理上的"断乳期",被称为"第二反抗期"。反抗期是青少年自我意识发展,成人感出现所带来的心理和行为表现,是发展中的正常现象。此期青少年的自我意识迅速发展,使其具有强烈的独立愿望,希望按照自己的意愿行事,对父母的控制和照顾产生抵触情绪。对此,家长和教师不能简单地禁止或粗暴的压制,应给予耐心的解释、合理地疏导,尊重他们的独立性和主动性。父母和教师应信任自己的孩子,以平等民主的态度耐心听取他们的想法,尊重和支持青少年的合理意见,并给予他们必要的引导和教育,改变孩子不成熟的想法。同时指导青少年认识到自己不成熟的一面,重视父母的经验,尊重父母。

2. 科学的性教育　性是最困扰青少年的问题之一,由于对青春早期出现的第二性征及性冲动、性要求的好奇和不解,青少年常会产生一些错误的认识和不必要的紧张、恐惧,如对月经初潮或首次遗精的困惑和惶恐,对手淫后的焦虑、悔恨。因此应及时地对青少年进行科学的性教育,使他们正确了解性生理、性心理等知识,消除他们对性生理和性心理现象产生的神秘、好奇、焦虑和恐惧感。同时要进行性道德教育,树立正确的性道德观念,引导男女之间广泛地健康交往,防止早恋。

3. 培养情绪调节能力　青少年身心发展的不平衡性决定了他们情绪的不稳定性,容易冲动,不善于用理智控制自己的情绪,易出现极端化的倾向。所以要让青少年学会调控自己的情绪,引导青少年学会用客观的、发展的观点去看待周围世界,正确面对现实,逐渐纠正他们偏激的认识,使青少年情绪倾向于成熟。

4. 引导青少年正确处理人际关系　使青少年了解人际交往的重要性,乐于与人交往,掌握人际交往的技巧。在人际交往中客观地认识自己和评价别人,树立正确的友谊观,妥善处理各种人际矛盾。提高青少年辨别是非的能力,选择具有正确世界观和人生观的人交朋友。此外,引导他们妥善处理好和父母、老师之间的关系,消除心理代沟。

三、青年期心理健康

青年期一般指 18、19 岁到 35 岁这一年龄阶段,是个体从不成熟走向成熟的过渡时期,也是人生的黄金年龄。

（一）青年期身心发展特征

1. 生理发育成熟 身体各器官、系统的生理功能逐渐成熟且趋于稳定,达到最佳状态。身高达最大值,脑的形态和功能已趋成熟。这一时期疾病发病率低,进入身体健康的顶峰时期。

2. 心理能力逐渐发展 认知、情感、意志和人格发展日趋完善,主要表现为以下特征。

（1）认知语言能力成熟:认知旺盛、富于幻想是这个时期的特点。青年抽象逻辑思维能力和注意稳定性日益发达,想象力和观察力更有目的性和系统性。积累了丰富的词汇,口头语言表达趋于完善,书面语言表达基本成熟。

（2）情绪、情感丰富强烈但不稳定:青年的情感体验进入最丰富的时期,由于青年期接触了大量新生事物,情绪反应强烈但不稳定,有时出现明显的两极性。但情绪的自我控制能力随年龄增长不断提高。

（3）意志发展迅速:表现在自觉性和主动性增强,自我教育能力增强,能根据所学专业和将来从事的工作规划自己的学习生活。随着知识和经验的增加,行为的果断性、坚持性和自制力有所增强。但意志水平不稳定,情绪好,则意志水平高,反之则意志消沉。

（4）人格逐渐成熟:青年期是人格形成与成熟的重要时期。自我意识趋于成熟,自我评价能力增强,既能借助一定社会评价认识自己,又不完全依赖于别人的评价,表现出明显的独立性和自信心。开始形成稳定的人生观、道德观,兴趣、性格趋于稳定。能力发展到一个新的水平,概括能力、解决问题的能力全面提高。

（二）青年期心理健康

1. 培养良好的社会适应能力 青年期仍处于人生发展阶段,面对复杂社会环境的挑战时,因对事物、人际关系的复杂性认识不足和处理不当而带来许多适应性问题,出现心理冲突和困扰。因此,应引导青年正确、客观地认识和分析自己各方面条件和能力,帮助他们及时调整对现实的期待和态度,将奋斗目标建立在自己经过努力可以达到的范围之内。社会应为青年提供更多参加交往的机会,促进青年之间相互交往,学习人际交往技巧,提高人际交往能力,使其建立良好的人际关系,更好地适应环境。

2. 做好青年择业的心理指导 青年处于择业的关键时期,在择业过程中常表现出一些共同的特点,如理想和现实的脱离、面对机遇挑战和激烈竞争的情感矛盾、意志动摇等。所以要引导青年正确认识自我、端正职业态度、纠正职业意识的偏差,处理好理想和现实需要的关系,培育对职业的兴趣,使其能充分发挥自己的潜能,创造性地开展工作。

3. 保持积极稳定的情绪 青年人情绪反应强烈但不稳定,因而要引导他们注重自身修养,树立正确的人生观和世界观,这是保持稳定心理状态的基础。与此同时,让青年学会和掌握心理疏导的方法和技巧,如常见的情绪合理宣泄法、放松法,在复杂的社会生活和人际交往中提高青年人心理调节能力。

4. 引导性心理健康发展 青年正处于性生理、性心理不断成熟完善的时期,在这一阶段,首先要对青年进行健康的性科学教育,使他们了解性生理、性心理的发展,对性的问题有一个与年龄相适应的科学认识,培养正确的性知识和性道德行为准则。其次,帮助青年正确理解性意识的发展,处理好性欲、性冲动和生活之间的矛盾,提高青年人自身调控能力,鼓励他们参加有益的形式多样的集体活动。第三,增进男女正常交往,促进身心健康。

5. 树立正确的恋爱观 恋爱是青年人的一个主要问题,恋爱的不顺利和挫折,易造成情绪波动或出现不良后果。要教育青年树立正确的恋爱观和婚姻观,处理好恋爱、婚姻与家庭的关系,在恋爱和婚姻中相互尊重理解,坦诚对待对方,不断地学习解决家庭问题、维持幸福婚姻的技巧和策略,摆正恋爱、婚姻在工作和生活中的位置。同时青年要提高应变能力,正确对待和处理恋爱婚姻上的挫折,不会因这种挫折而一蹶不振。

> **案例4-2 情绪低落的大一新生**
>
> 李某,女,18岁,某大学一年级学生。李某中学时在班上成绩名列前茅,初中担任班级团支部书记,高中担任班长,深得老师的信任和同学的美慕。进入大学后,决心在大学学习中大显身手,保持在中学时的优越地位。但在近一个学期的学习中,学习成绩在班上属中等位置,宿舍人际关系也不太融洽,在班上未担任干部。期中成绩一般,决心在期末考试中与班上同学一决高低,但期末考试科目较多,自己在复习时情绪很不平静,学习效果不佳,看书时注意力难以集中,读过的内容记不住。在生活上,由于在家中过惯了衣来伸手、饭来张口的生活,独立生活能力太差,以致进大学后生活难以自理,遂出现了失眠、情绪低落。
>
> **问题:**
>
> 该女生的主要问题是什么?她应该怎么应对?

四、中年期心理健康

中年期一般指35～60岁这一年龄阶段,是从青年到老年的过渡时期。中年期是一生中发展最成熟、工作能力最强,同时也是社会负担和心理压力最大的年龄阶段。

随着人均寿命的增加以及现代青年结婚年龄和生育年龄的推迟,对传统中年期的认识也在逐渐改变。因此对中年期的年龄划分具有相对性,对不同个体而言,应因人而异。

(一) 中年期身心发展特征

1. 生理功能从成熟走向衰退　进入中年期以后,个体各个器官系统的生理功能逐渐出现下降趋势,如体重不断增加,身体发胖,头发逐渐变白变疏,颜面部、颈部和手部皮肤变得粗糙,听力、视力逐渐下降,患各种疾病的可能性也日益增长,并出现更年期身心反应。更年期是生理和心理上呈现衰老过程的一个起点,属于自然生理现象,男女均有更年期,女性反应较明显。

2. 心理功能继续发展和成熟

(1) 智力发展到最佳状态:中年人的知识积累和思维能力已达到较高的水平,智力发展到最佳状态,知识经验丰富,有较强的分析解决问题能力,是最容易出成果和获得事业上成功的阶段。

(2) 情绪趋于稳定:中年人比青年人处理问题更加稳妥成熟,更善于控制自己的情绪,较少有冲动性。

(3) 个性的成熟与稳定:人到中年,心理发展已进入成熟期,情绪稳定,形成了稳定的人生观和价值观,自我意识明确,个性稳定,精力充沛,做事具有更强的目的性,了解自己的才能和所处的社会地位,善于决定自己的言行,遇挫折不气馁。

(二) 中年期常见的心理健康问题

1. 家庭与事业的矛盾　中年人要在事业上有所发展,需要一个安定、和睦的家庭作为后盾,事业的成功和发展有助于家庭的稳定。然而家庭和事业对中年人的要求和期望,又形成一对矛盾。中年人除了要应付日益繁忙的工作外,上要奉养父母,下要抚育儿女,经济负担重、家务繁忙,由于时间和精力有限,在精神上、体力上都会承受相当大的压力,出现力不从心的现象,甚至会精疲力竭。由于长期承受超负荷的压力,容易产生焦虑、抑郁、愤怒和心理失衡等不良情绪,如果不能及时调整自身的心理状态,可能导致心理或躯体疾病的产生。

2. 人际关系的矛盾　中年期社会角色的多重性,是人际关系最为复杂的时期,在工作中要处理好上下级、同事之间的关系,在家庭中要处理好父母、子女及亲属之间的关系,如果处理不当,容易产生矛盾,带来心理上的压力。

3. 更年期反应　更年期是中年进入老年之前的生命转折时期,人进入更年期,由于性腺功能的衰退,机体内分泌和自主神经功能发生改变,可出现不同程度的情绪改变,如焦虑、抑郁、疑病和猜疑等心理反应。

(三) 中年期心理健康

1. 构建和谐的家庭　人到中年,上有父母,下有子女,正确处理好夫妻及与父母、子女的关系,有利于促进心理健康。因此,中年人要积极主动地承担家庭责任,处理好家庭各种矛盾,多与老人进行情感交流和沟通;增进夫妻间的"交流沟通";采取良好的子女养育方式,使子女健康成长,促进家庭幸福。

2. 保持和谐的人际关系　中年人是社会各行各业的中坚,竞争激烈,工作负担重,人际关系错综复杂,能否与周围的同事或朋友和谐相处,并从中吸取力量,成为心理健康必不可少的组成部分。中年人要妥善处理好各种人际关系,学会交往技巧。在交往中保持独立而完整的人格,宽以待人,友好相处,既乐于帮助他人,也乐于接受他人的帮助,建立良好的人际关系。

3. 保持心态平和,避免心理负荷过重　中年人处于事业的顶峰,工作压力大,社会责任重,容易超负荷工作,造成心身疲劳,不利于心身健康。因此中年人在工作上要量力而行,尽力而为,不要超负荷工作;保持心态平和,淡泊名利,陶冶情操;学会自我放松,及时进行自我心理调节,学会减轻压力,防止过度疲劳。

4. 正确认识更年期反应　更年期的身心反应是自然规律的表现,要学习有关更年期的卫生知识,正确认识和对待更年期出现的反应,有规律地饮食起居和适度锻炼,学会放松,保持良好的生活习惯;注意自我保健,提高自我调节和自我控制能力,对于躯体的不适感,要及时就诊治疗;家庭成员对进入更年期者要给予充分的理解、关心和照顾,帮助中年人顺利度过更年期。

五、老年期心理健康

一般把60岁以上的个体称为老年人,人到老年,生理和心理功能都已经从鼎盛时期进入下降状态,随着我国人口老年化进程的加快,60岁及以上的老年人口已达1.36亿,占总人口的10%,并且老年人口还将继续以每年3.2%的速度递增。尤其是随着我国生活水平的逐步提高,老年人群体寿命逐步增加,如何提高老年人群体的心理保健水平,提高老年人生活水平和生命质量,已引起了全社会的重视。

(一) 老年期身心特征

1. 老年期的生理变化

(1) 身体器官老化:随着年龄的增大,各器官的生理功能逐渐衰退,大脑皮层开始萎缩,使整个大脑的功能下降,大脑调节内脏活动的功能下降使老年人躯体和内脏不适感增加。

(2) 疾病的增加:因各器官生理功能的衰退,老年人的机体功能下降,出现耳聋眼花、骨质疏松、易骨折、体弱多病等,给老年人带来烦恼和不便。

2. 老年期的心理变化

(1) 认知功能下降:随着年龄的增大,认知功能逐渐衰退,学习新事物较慢,注意力转移缓慢;感知觉能力下降,视觉、听觉、味觉和嗅觉功能减退,尤其是听觉功能的下降影响对外的语言交流;记忆力下降,以近事记忆力下降为主,远期记忆保持较好,经常忘记刚做的事,对往事的回忆准确而生动;从记忆类型上看,老人机械记忆能力下降较多,但理解性记忆相对较好。

(2) 情绪的变化:情绪不稳定,喜欢唠叨,易兴奋或激动,常感到孤独寂寞。

(3) 智力开始下降:由于感知觉、记忆、动作与反应速度随年龄增长而出现速度不同的减退,因而使老年人的智力衰退,其特点是液态智力衰退较早较快,而晶态智力衰退较晚较慢。

(4) 人格的改变:人格上表现为自我中心、多疑、保守、情绪化。老年人的习惯性心理十分牢固,加之学习新事物机会减少,故而表现出固执己见、刻板、缺少灵活性。

（二）老年期常见的心理健康问题

1. 离退休综合征　是指老年人在离退休后因工作习惯、生活规律、周围环境、人际交往、社会地位、工资福利和权力范围等一系列的相关因素发生变化而引起的多种心理障碍和身心功能失调的综合征。离退休后由职业角色转入休闲角色,使老年人从过去被子女依赖转向依赖于子女,在家庭中原有的主体角色和权威感也随之消失,逐渐产生失落、空虚及自卑感,表现为抑郁、焦虑、紧张、喜怒多变,情绪不稳,难以自控。

2. 对死亡的恐惧　老年期是人生的最后一站,尽管社会的进步和医学卫生条件的提高使人类的平均寿命延长,但人生的最终归宿是死亡。老年人最忌讳的词就是"死亡",面对死亡,大多数老人会表现出害怕、恐惧和悲观的情绪反应,死亡恐惧症是一种常见的老年人心理障碍。

> **案例4-3　　两个退休的老人**
>
> 　　两个刚刚退休的老人静静地坐在窗边的凉椅上,一只蝴蝶误飞进来。在早晨的阳光下它锲而不舍地向窗玻璃撞去,一而再,再而三,直到筋疲力尽栽倒在窗台上。不久它又挣扎着爬起来,继续去撞窗玻璃。因为在它想象的世界里不存在着什么窗玻璃。它没有发现紧挨着窗的凉台门是敞开的。一个老人想,我退了休,没什么用了,就像那只蝴蝶,永远冲不出玻璃!另一个则想,退休只是窗上的玻璃,我可以继续从阳台飞

> 出去。一个月之后,一个精神矍铄的在诊所重新当医生,另一个还在凉椅上看早上的阳光。
>
> **问题:**
> 　　退休老人怎样进行心理调节以适应离退休生活?

3. 多疑、孤独心理　老年人随着生理功能的衰退及认知功能的下降,自我价值感的丧失,使其猜疑心加重,过分关注家庭成员和别人对自己的看法,出现情绪脆弱、喜怒多变或焦虑紧张。在精神上由于兴趣范围变小,社会地位的变化,从而造成孤独感。尤其是独居老人的孤独心理更明显。这种孤独感很容易使老年人产生被遗弃感,对自身价值和生命的存在表示怀疑,甚至是绝望;若家庭照顾不周或慢性疾病缠身,行动不便,再遇上同龄的至亲好友陆续去世,更会加重其心理障碍。

（三）老年期心理健康

老年人心理卫生保健的目的是提高老年人的生活质量,使老年人能度过愉快幸福的晚年。

1. 正确对待离退休生活　离退休的实质是社会角色的转变,老年人应及时调整自己的心态,尽快适应社会角色的转变,适应离退休生活。坚持学习,丰富精神生活,延缓大脑衰老,锻炼记忆和思维能力。参加各种业余活动,适度锻炼、提高情趣、活跃思想、陶冶情操,保持身心健康。

2. 正确对待疾病及死亡　人体的各个组织器官都在逐渐衰退,躯体疾病会接踵而来,将直接影响老年人的健康;对于躯体疾病,要及时医治,以积极的心态从容面对疾病及死亡。衰老死亡是每个人不可避免的一个过程,老年人应正视这个事实,只有对死亡有思想准备,才能让老年人克服对死亡的恐惧心理。

3. 保持良好的生活习惯　合理地安排生活作息时间,并自觉地遵守,每天按时睡眠、起床,保持饮食规律,养成有规律的生活习惯。

4. 构建和谐的家庭　温馨和睦的家庭气氛是老年人安度晚年的必备条件。家庭是否和谐将影响老年人的情绪,老年人在家中与老伴和子女要保持情感上的融洽及交流;而家庭成员应了解老年人的心理特点,关心体贴照顾老人,使老年人享受天伦之乐;对于丧偶老人的再婚,家庭和社会应给予理解和支持,再婚有益于心理健康。

5. 保持和谐的人际关系　老年人虽然退休在家,仍需要保持和谐稳定的人际关系,要与外界环境保持接触,走向社会,保持与人交往。通过与他人的接触交流及电视、广播等媒体了解社会信息,从社会生活中寻找友谊,精神寄托和生活的动力,以求得精神上的充实与愉快,更好地适应环境,适应新的生活方式。

第三节　不同群体的心理卫生

群体是指在同一规范与目标的指引下以特定方式组合在一起协同活动且互相制约的人群共同体,如家庭、学校、社区等群体。每个人总是以各种角色出现在各种群体中,并受到他人和相关群体的影响。社会对人的个性的塑造,往往是通过群体发生作用的,人们的健康心理不仅要受到个体心理发展规律的影响,而且与群体心理环境关系密切。因此,群体心理卫生对个体的心理健康起着十分重要的作用。

一、家庭心理卫生

家庭是以婚姻和血缘关系为基础的社会生活群体,是社会生活的基本单位。家庭是人们重要的生活场所,人的一生中大部分时间在家庭中度过,家庭中夫妻之间、亲子之间、代际之间形成的家庭关系和教育子女的态度、方式都在潜移默化地促进或制约着其成员的心理发展和心理健康。同时,家庭又是最基本的社会群体,家庭心理健康则是整个社会心理健康的基础和前提。因此,努力营造健康的家庭心理环境,采取正确教育子女的态度和方式,保持家庭的幸福、和谐与稳定,这不仅是每个家庭成员获得身心健康的保证,而且也是社会和谐稳定的基础。家庭心理卫生主要从家庭关系和家庭教育两个方面体现。

（一）家庭关系

家庭关系主要由夫妻关系、亲子关系组成,家庭关系是否和谐直接影响着每位成员的身心健康。

1. 夫妻关系　夫妻是家庭中的核心角色,夫妻关系的好坏对家庭稳定和子女的健康成长起着关键的作用。培养夫妻感情,建立和谐的夫妻关系应做到:

（1）树立健康的爱情观:家庭是以夫妻爱情为基础建立的,健康的爱情观是良好婚姻关系的前提,它包括健康的性意向、恰当的价值取向、正确的道德观念、情感与理智的统一。那些勉强撮合的婚姻、为了谋取一定社会地位或获得某种经济利益而缔结的婚姻都可能导致夫妻关系不和睦甚至婚姻破裂。

（2）正确对待双方的差异:夫妻之间相互理解、支持、体贴和忍让,自觉调整生活方式,各自在不同的方面有所改进,逐渐建立起相互协调的生活态度和行为方式。夫妻间要善于彼此赞赏,从对方身上吸取优点,并能用恰当的方式将自己的情感传递给对方。

（3）正确处理婚姻矛盾:任何婚姻都将不可避免出现各种婚姻矛盾,如经济矛盾、家务矛盾、教育子女的矛盾、与亲属关系而引起的矛盾、个性不协调的矛盾或夫妻一方与别的异性交往引起的矛盾等,对于前三种矛盾,夫妻双方应当经常沟通和交流思想,努力取得一致的意见。对于后三种矛盾,双方应换位思考,改变自己看问题的角度,设身处地地为对方着想,以便能包容和理解对方。

（4）增添家庭乐趣:夫妻要不断丰富家庭生活,注意生活内容的更新,让家庭生活充满情趣,使爱情之树常青。

（5）和谐的性生活:性生活和谐是夫妻感情的生理基础,有利于提高家庭生活质量,改善夫妻关系。

2. 亲子关系　父母要用发展的眼光去观察和认识发育成长中的孩子,掌握他们不同年龄阶段的心理变化规律,正确对待和处理两代人之间的心理差异和距离。对于儿童阶段的子女,父母以细心呵护为主,培养孩子良好的生活方式和行为习惯,以正确的态度和方式对待孩子的无理取闹。随着孩子年龄的增长,自我意识的发展,孩子的成人感、独立感日益加强,不再把父母意见作为权威意见,容易对父母的过多干预和限制产生反感。家长应因势利导,改变传统的权威式的教育方式,加强双方的情感沟通,尊重子女的独立意向,倾听孩子的意见,尊重子女的正当需要,并努力恰当地予以满足,对不能满足的过高或不合理的要求,应耐心讲明道理。此外,夫妻要注意对子女教育的一致性,对子女的教育,夫妻要统一认识,如发生意见分歧,不要在孩子面前争执,并注意在子女面前维护对方的威信。

（二）家庭教育

案例 4-4　　　烦恼的桐桐

桐桐在小学二年级时出于好奇偷了一块电子手表,受到父母的打骂,他认识到了错误并进行了改正。此后,桐桐的父母仍揪住此事不放,一旦桐桐稍有不对,就拿这件事来讽刺他,还在左邻右舍面前令他难堪。因此,桐桐害怕父母,在心里有些恨妈妈,但从不顶撞,因为他不想让妈妈伤心。桐桐在家的言行举止都很小心翼翼,稍有不对就会遭到白眼和辱骂。于是,他很害怕回家。他还觉得在家里,父母并不爱他,他对这个家充满了厌恶,认为自己是这个家庭中多余的一员。因此,他无时无刻不想逃离这个家。桐桐对家庭的害怕影响了他在学校的正常生活,尽管换了环境,可他内心还是有不可跨越的一道障碍。

问题:

试分析桐桐的心理行为产生的原因。

家庭教育关系到孩子的成长与未来,家庭氛围、父母的教养态度与方式以及言行榜样直接影响到子女的心理发展与心理健康。和睦、尊重、理解和相互支持的家庭气氛对子女的心理成长有积极作用,而长期生活在气氛紧张、父母冲突不断的家庭环境中的子女易表现出紧张、孤僻、冷漠等心理特征。在家庭中父母的教养方式,特别是母亲的教养方式,对孩子的心理发展起着特别重要的作用。如专制粗暴或溺爱娇惯的教育方式妨碍孩子人格的正常发展，导致孩子消极、被动、懦弱或任性、幼稚、自我中心等不良人格；而父母对孩子平等民主的态度、良好融洽的亲子关系，有利于保持孩子稳定的情绪，形成自尊、自信、友善、富有协作精神等良好个性。

为此，父母要努力构筑健康的家庭心理环境，在教育子女的过程中，父母应当注意以下几个方面：第一，加强家长自身修养，努力营造温馨和睦的家庭氛围。父母应以身作则，注重言传身教，培养孩子良好的品德。第二，家长不仅要重视孩子的知识的掌握和技能的培养，更要懂得子女心理发展规律，关注子女健康人格的培养，促进孩子全面发展。第三，经常同孩子交流思想，耐心倾听孩子的意见，并给予具体的分析和指导，培养孩子的家庭义务感和社会责任心。

> **视窗 4-2　　家庭教养模式对儿童人格发展的影响**
>
> 鲍姆林（Baumrind D）曾根据控制、成熟的要求、父母与儿童的交往、父母的教养水平四个指标，将父母的教养行为分为专制型、放纵型和民主型三种教养模式，研究不同的教养模式对儿童人格发展的影响。结果发现，专制型的父母总是企图控制儿童的行为和态度，迫使子女符合严格的行为标准，强调子女的绝对服从。当儿童行为不能达到其预期目标时，他们更多地使用惩罚措施，他们更缺少情感上的关怀。这种教养模式下的儿童不太知足、无安全感、忧虑、退缩、怀疑、不喜欢和同伴交往。放纵型的父母很少对儿童提出什么要求，完全放手让他们自己约束自我行为，甚至对儿童的错误行为也不予惩罚。他们奖惩不明，从不培养儿童的独立精神和自力更生的能力。这种教养模式下的儿童是最不成熟的，他们缺乏自我控制力和探索精神，有极强的依赖性，遇到新奇事物或紧张的事情就会退缩。民主型的父母通过建立明确的规则和标准来引导儿童的活动，同时也乐于与儿童讨论各种规则背后的原因。这类父母温和且具有一致的态度，尊重儿童独立的选择。这种教养模式下的儿童是最成熟的，他们有能力、独立性强、自信、知足、爱探索、善于控制自己、喜欢交往、自我肯定。
>
> 资料来源：皮连生主编．学与教的心理学．上海：华东师范大学出版社，2006

二、学校心理卫生

学校生活是人生发展极为重要的一个阶段，学校和班集体的群体心理环境对学生的心理健康起着重要的作用，尤其是实施整体素质教育的今天更是如此。一方面，教育体制、办学思想、管理制度、课程设置和教育方法会对学生的心理健康产生深刻影响。另一方面，教师的心理健康状况、学校中的各种人际关系（师生关系、同伴关系等）也会影响到学生的心理健康水平。首先，人格健全、情绪反应适度的教师，能与学生建立起融洽的师生关系，这对促进学生心理健康有积极的影响；教师若有人格缺陷，喜怒无常，赏罚无度，容易使学生不知所措，导致学生出现情绪困扰、适应不良，甚至发生心理障碍。其次，良好的师生关系使学生感到愉快、自信，这对学生的人格发展有积极作用；相反，冲突、对立、冷漠的师生关系则有可能导致学生的人格偏差甚至人格障碍。除师生关系外，良好的同伴关系也能满足学生的心理需要，为学生提供重要的社会支持力量，有利于缓解学生的心理压力，促进学生人格的发展。因此，学校心理卫生主要体现在教师心理卫生和学生心理卫生两个方面。

（一）教师心理卫生

教师是学校教育工作的关键，教师的工作不仅在于传授知识，更在于塑造学生的人格。教师对学生的影响，不仅可以通过实际的教育、教学过程来实现，而且教师的人格和心理健康状况会潜移默化地影响学生的心理和行为。如果教师心理不健康，对学生的负面影响将是长远的，甚至是终身的。因此，对教师心理健康的维护与增进，是教育界及整个社会共同关注的问题。教师心理卫生的主要内容包括：①创建轻松愉快、和谐向上的学校氛围。学校要创造条件促进教师不断成长，注意协调教师之间和师生之间的相互关系，丰富教师的文化生活，关心教师的身心健康。②优化教师职业心理品质。让教师们"明确——认同——悦纳"教师角色，培养教师的教育责任感和效能感。③重视提高教师的社会和经济地位，努力在全社会形成尊师重教的良好氛围。④提高教师应对挫折和心理疲劳的能力，减少不良情绪的发生。

（二）学生心理卫生

1. 教学过程中的学生心理卫生　教学过程中的学生心理卫生主要表现以下四个方面：第一，科学安排教育活动，讲究教学的科学性、灵活性，努力营造一个较为宽松和谐的学习环境。第二，调动学生学习的积极性，培养学生对学习的兴趣，鼓励学生独立思考，勇于探索，把学生从被动学习导入主动探索。第三，因材施教，帮助学生掌握科学的、有效的、适合个人特点的学习方法，以减少学习的盲目性，提高学习效率。第四，教学过程中进行心理卫生知识教育，积极开展学生心理健康指导工作，帮助不同年龄阶段的学生提高心理承受能力和心理调控能力，缓解心理冲突，培养健康情绪，矫正不良行为。

2. 校园生活中的学生心理卫生　校园生活中学

生心理卫生的主要内容是:第一,重视校园文化建设,树立良好的校风、班风和学风。校园和班集体的风气潜移默化地塑造了每个学生的个性特征,培养了学生的心理品质。第二,开展丰富的团队活动。团队活动的内容不仅能丰富学生的内心世界,而且在接受和执行团队活动任务的过程中可锻炼和提高学生的心理素质。第三,开展多种类型的文化和娱乐活动。根据学生的身心发展特点,开展适合身心发展需要的文娱活动。第四,保持良好的师生关系和同学关系。能与老师、同学和睦相处并且能得到大家肯定和尊重的学生,往往对未来充满信心,对学习生活积极乐观,并且容易形成集体主义与爱国主义观念,这都有利于学生身心健康的形成和保持。

三、社区心理卫生

"社区"一词源于拉丁语,原意是亲密的关系和共同的东西。早在 20 世纪 30 年代,我国社会学家费孝通就将社区定义为:"社区是若干社会群体(如家庭)或社会组织(机关、团体)聚集在某一地域里所形成的一个在生活上相互关联的大集体。"社区是宏观社会的缩影,有两个基本特征:一是社区是一个地理和行政明确划定的局部区域,从功能上是一个相对独立的地区性社会,有相对独立的社会组织管理系统和资源,包括为该社区居民提供生产、生活、交通、通信、文化、教育和卫生等服务设施;二是社区成员具有共同的文化背景和传统习俗,相互之间有一定的认同感和归宿感。

社区心理卫生服务是社区卫生服务的重要组成部分,其服务功能是保护居民心理健康。做好社区心理卫生服务工作将有助于提高社区居民的心理健康水平,有利于整个社区卫生工作的发展和社会稳定。

(一) 社区心理卫生服务的原则

1. 整体性原则 由于健康乃是身体、心理、社会三个方面的良好状态,三者是密不可分的一个整体,因此在考虑社区居民的心理健康问题和需求时,还应考虑身体方面的健康水平和需求。心理卫生服务也应与其他社区服务相结合,利用社区已有的卫生资源,做好心理卫生服务工作,提高社区居民的身心健康水平。

2. 预防为主的原则 社区心理卫生服务的目标是预防各类心理疾病的发生。当前社区心理卫生服务工作是三级预防保健:一级预防保健是避免和消除社区存在的各种消极影响,清除精神污染,提高个体心理承受能力和心理调控能力,促进人们的心理健康。二级预防保健是重视普及个体心理和群体心理卫生知识,对心理问题和心理疾病做到早发现、早诊断、早治疗。三级预防保健是调动心理疾病患者的主观能动性,积极配合疾病的治疗,促进疾病的康复,防止社会功能降低,提高疗效。

3. 针对性原则 社区在提供心理卫生服务时,不仅要考虑本社区文化背景和风俗习惯,而且应根据不同人群的特点和需求,提供与之相应的服务。

4. 群众性原则 社区心理卫生服务需要各界协助,还应动员和鼓励社区居民广泛参与,如积极参加社区心理卫生活动、主动寻求心理卫生服务、提供义务服务或资金支持。

(二) 社区心理卫生服务的内容

1. 心理卫生教育与宣传 可通过心理健康知识宣传栏、心理健康宣传手册、定期举办心理健康专题讲座等形式对社区居民进行丰富多彩的教育和宣传工作,普及心理健康知识,增进个人、家庭和社区心理健康意识,帮助人们建立有益于心理健康的行为方式,提高心理健康水平。

2. 建立社区居民心理健康档案 通过社区调查,运用电脑管理软件建立社区居民心理健康档案,对有心理行为问题的个体或群体做到早发现、早干预。

3. 开展社区心理健康指导工作 在社区中开展形式多样的心理咨询和心理健康指导工作,帮助社区居民改善心理状态,提高社会适应能力,避免心理问题发展为心理疾病或心身疾病。对于没有条件开展心理咨询服务的社区可以向居民提供相关心理诊所和心理热线电话的信息。

4. 建立社区心理健康活动中心 活动中心的主要对象是老年人和儿童、青少年,如为老年人提供一个倾吐心声、发挥余热、获取帮助的活动中心,促进老年人心理健康,提高生活质量。活动中心还可聘请专业人员为不同人群提供有针对性的培训和辅导,如给社区内有问题行为和家庭环境不良的孩子提供生活技能教育,提高他们自我认识、人际交往、调控情绪和解决问题的能力。

5. 为精神病人提供社区服务 社区对精神病人出院后的康复工作起着至关重要的作用。为精神病人提供的社区服务包括:设立家庭病床、开设工娱治疗中心、组织群众性看护小组、为精神病人或其家属提供精神病的相关知识和技术指导。

思 考 题

1. 什么是心理健康?
2. 试述马斯洛的心理健康标准。
3. 心理卫生的工作目标是什么?
4. 如何做好青少年期的心理健康工作?
5. 如何做好青年期的心理健康工作?
6. 中年人常见的心理问题和对策是什么?

(姚莉华 李 燕)

第五章 心理应激

【本章要点】
- 应激、应激源的概念及应激的意义
- 心理中介机制的概念及认知评价、应对方式和社会支持的作用
- 心理应激的概念及应激的心理、生理反应
- 生活事件的概念及分类
- 心理应激与健康

现代人已经不需要抵御毒蛇、猛兽的袭击，但他们必须对付排得满满的时间表、交通、噪声、拥挤、竞争以及其他人为的紧张情境。从健康与疾病的角度来看，由于生物医学的发展，过去严重威胁人类健康的传染病、营养不良等生物因素为主的疾病已逐渐为进步的医学技术所控制，而人们的心理状态、社会文化背景等导致的过度精神紧张与适应不良已经成为主要的病因。心理应激作为一种系统理论，有助于认识心理社会因素在疾病发生发展过程中的作用规律，对维护心理健康，预防心理疾病，进行有效科学的心理服务，有重要的理论与实践意义。

第一节 应激概述

应激（stress）概念的提出和心理应激（psychological stress）理论是随着人们对疾病的本质认识不断发展的。自 20 世纪 30 年代以来，由关注应激刺激源或者应激反应，到现在关注应激过程和应激系统。应激研究已经从疾病扩大到健康，从医学心理学转向健康心理学。应激的概念正在进入到预防和康复医学的领域。

一、塞里的应激概念与理论

1936 年加拿大著名的生理学家塞里发现，给老鼠注射牛卵巢的粗制提取物，可引起肾上腺皮质增生，免疫功能受到抑制，胸腺、脾、淋巴结缩小及淋巴细胞和嗜酸白细胞减少，上消化道溃疡和出血等反应。注射其他组织提取液，也出现了类似结果。他将这些反应统称为"一般适应综合征（general adaptation syndrome，GAS）"。塞里认为 GAS 与刺激的类型无关，而是机体通过激活下丘脑—垂体—肾上腺轴所引起的生理变化，是机体对有害刺激作出防御反应的普遍形式。

GAS 被分为警觉（alarm）、抵抗（resistance）和衰竭（exhaustion）三个阶段。①警觉或动员期：机体为了应对外部刺激而唤起体内的防御能力，动员全身能量，表现为肾上腺分泌增加，血压升高，脉搏与呼吸加快，心、脑、肺和骨骼肌血流量增加，以及血糖升高，应激激素增加，与坎农的"战斗-逃避"行为反应模式相似。②适应或抵抗期：如持续暴露于有害刺激下，机体以对应激源的适应为特征，通过提高体内的结构和机能水平以增强对应激源的抵抗程度。表现为体重恢复正常，肾上腺皮质变小，淋巴结恢复正常和激素水平保持恒定。③衰竭期：如果持续处于严重的有害刺激之下，应激源不能消除，机体抵抗力下降而转入衰竭阶段。机体的适应能力是有限的，当较高的皮质醇水平对循环、消化、免疫和身体其他系统产生显著效应时，将出现休克、消化溃疡和对感染抵抗力的下降，这些征象一旦不可逆转，将最终造成死亡。因此，应激是机体在受到各种内外环境因素刺激时所出现的非特异性全身性反应。

> **视窗 5-1 坎农的"战斗-逃避"行为反应模式**
>
> 1925 年，坎农首先使用"应激"一词，来描述个体在实验条件下暴露于寒冷、缺氧和失血中出现的战斗-逃跑反应。并认为"搏斗或逃跑"反应是一种"紧急反应"，是自主神经调节机体内环境的结果，其核心是交感-肾上腺髓质系统激活以适应新环境，保持"内稳态"的过程。
>
> 坎农 1930—1932 年提出内环境稳定学说，其"内稳态"指由于体内存在着明显的、复杂的缓冲系统和反馈机制，在交感神经系统发生障碍之后，体内可产生一种促使个体恢复稳定状态的持续性倾向。

塞里的应激理论可以归纳为以下几点：①有机体都有一种先天的自我调节能力，以保持体内的平衡状态。这种保持内部平衡的过程就是稳态。②应激是一种非特异性全身性反应。这种反应是防御性的和自我保护性的。③这种非特异性全身性反应是一个过程，并具有阶段特点。④这种反应持续时间过长，会导致个体衰竭和死亡。⑤塞里的研究仅限于动物实验，对动物的观察也只是对动物生理指标的观察，因此被称为生理应激，所以该理论的最大局限在于它没有包含对人类至关重要的心理因素。

二、Chrousos 和 Gold 的应激概念与理论

对塞里的应激理论中提出的"应激是非特异性反应"的观点,学术界至今仍存在争论。如果假定这一论点成立,应激研究将变得简单得多,人们不必根据应激源和个体的差异来研究应激。显然这并非全面反映了客观。从进化的观点来看,非特异性应激在自然选择中不具有优势,因此也许不会得到进化。许多精神医学和心理学家都持怀疑态度。耶鲁大学的马森(Mason)研究发现,不同的应激源可使应激生理反应出现增强、降低或保持不变,而焦虑或恐惧等情绪诱发中枢神经系统有不同的反应。

Chrousos 和 Gold 将应激定义为一种体内平衡不协调或内环境稳定受到威胁的状态,它将引起生理行为上的适应性反应,这些反应是特定应激源引起的特异性反应或非特异性反应,当应激源对体内平衡的威胁超过一定的阈值时,通常会发生一种固定的、非特异性的应激综合征,包括基因的多样性、基因表达变化、中枢神经系统和内分泌系统的变化等。

三、McEwen 应激理论的"非稳态负荷"

最近,McEwen 将"非稳态(allostasis)"引入应激研究。非稳态可以解释为通过改变内环境维持稳定性的能力,最先由 Sterling 和 Eyer 提出,EcEwen 详细地进行了论证。在慢性应激状态下,生理反应被启动,导致非稳态反应。如果非稳态反应有效,就出现适应,使机体得到保护而避免损伤;但当非稳态反应延长、不恰当,机体被多种应激源重复"打击"或受到过强刺激,非稳态负荷引起不适应并造成多器官损害。非稳态负荷有四类:第一类非稳态负荷涉及交感神经系统和下丘脑-垂体-肾上腺皮质轴,这些系统的激活能使肾上腺髓神经和交感神经释放儿茶酚胺,引起垂体释放肾上腺皮质激素,从而调整皮质醇的释放。第二类非稳态负荷是由于机体缺乏对同类型应激源应对的适应性,延长了机体到达应激稳态的时间而引起的。第三类非稳态负荷是由于在应激中断后,机体缺乏终止非稳态反应的能力。第四类非稳态负荷是由于非稳态的低反应性,启动其他功能的代偿性增强。

综上所述,心理应激定义强调应激是个体对环境威胁和挑战的一种适应和应对过程,在个体应激过程中包括五个重要因素:①应激源,它们有着破坏有机体平衡的倾向性,可以是生物的、心理的、社会的和文化的;②中介因素,起调节应激源影响的作用,认知评价在其中起关键作用;③应激的体验本身,是应激源同中介因素交互作用的结果;④有机体努力应对应激源;⑤个体对应激源作出的反应,表现为生理、心理和行为的适应和不适应。

因此,应激是个体面临或觉察(认知、评价)到环境变化(应激源)对机体有威胁或挑战时做出的适应性和应对性反应的过程。

四、应激的意义

应激具有积极与消极双重意义,一方面适度应激(optimal stress)能提高生理唤醒度、作业绩效和生存适应能力;另一方面过强、持久的应激消耗储备能力,增加机体负担,有损健康。

(一)应激的积极意义

1. 提高生理唤醒度和作业绩效 应激能激活机体的生理系统机能,表现为肾上腺分泌增加,血压升高,脉搏与呼吸加快,心、脑、肺和骨骼肌血流量增加,以及血糖升高,应激激素增加等。有研究发现,应激生理唤醒度与绩效之间存在显著相关;在唤醒水平到达最佳点之前,效率将随唤醒水平的提高而提高,当唤醒水平处于最优值,其效率最高,可以消除厌烦情绪,动员全身潜能,激励人们投入行动,适应环境,提高工作和学习效率。如果超过唤醒水平的这个最优值,其效率开始下降,影响绩效,损害个体心身健康。因此,适度的应激是有利的。

2. 提高个体生存适应能力 个体只有经过一定强度和广度的应激,才能学会识别刺激、预测应激和掌握缓解应激的方法及程序,这有助于个体成长和发展。早年的适度心理应激经历,可以丰富个体应对资源,提高以后生活中的应对和适应能力,提高对心身疾病的抵抗力。因此,儿童适度的挫折教育有助于心理成长发展。

(二)应激的消极意义

(1)频繁、强烈而突发过度的应激可造成机体唤醒障碍(唤醒不足或过度),耗损过度,适应能力减弱,使心身功能和社会活动障碍,作业能力受损,工作、学习效率下降,引发事故和车祸等。

(2)持久和慢性应激,使机体处于适应不良和易感状态,耗竭机体储备,引起机体神经内分泌功能紊乱,免疫功能下降,进而导致心身疾病,引发精神障碍,加重原有的躯体和精神疾病,或使之复发。目前应激作为发病机制的疾病已经涉及临床各科。与应激密切相关的疾病的产生,既取决于应激源的类型,也取决于个体对它的反应、多种复杂的中介危险因素和不同的致病途径。

第二节　应　激　源

关于应激源(stressor)的定义有不同的观点,但总

的来看,可以从过程模型和系统模型两个方面去进行定义。从过程模型的角度,应激源是指引起应激反应的刺激;系统模型则认为,应激源是指能引起机体稳态失调并唤起适应反应的环境事件与情境。对应激源的研究表明,在我们的生活中存着大量的应激源,并且有着多种分类方式。

一、应激源分类

(一) 按应激源的来源分类

1. 生物性应激源 指一些生物因素直接作用于人的躯体,从而引起心理应激,造成身心紧张状态。如微生物、衰老、生物节律以及疾病等。

2. 物质性应激源 指由于一些外界物质而引起心理应激状态,包括物理因素、化学因素。如高低温、辐射、噪声等刺激物。

3. 心理性应激源 指来自人们头脑中的认知和情绪波动等信息,如心理冲突与挫折、不切实际的期望、不祥预感,以及与工作责任有关的压力感等。其中最重要的两种心理应激源是心理冲突与挫折。

4. 社会性应激源 指造成个人生活方式上的变化并要求人们对其做出调整和适应的情境与事件。它又可以分为:①重大事件,包括灾害、政治动荡、经济衰退、战争创伤、恐怖事件等。②生活事件,是指正常生活中经常面临的各种问题,通常是造成心理应激并可能进而损害个体健康的重要应激源。

5. 文化性应激源 文化性应激源最常见的是文化性迁移,即一个人从一种熟悉的环境中迁移到陌生环境中所面临的各种文化冲突和挑战。如迁居异国他乡,文化性应激对个体影响是持久而深刻的,甚至出现文化休克现象。

(二) 按应激源的性质分类

1. 正性应激源 指对个体的身心健康具有积极作用的应激源。如晋升、新婚等喜庆事件。

2. 负性应激源 指对个体产生消极作用,甚至是严重影响到正常生活、工作的应激源。如自然灾害、疾病、亲人死亡等。

(三) 按应激源的强度分类

1. 灾难性应激源 指引起个体产生持久、强烈的心理应激,进而造成身心紧张的重大事件。如:5·12地震、菲律宾人质事件、癌症晚期等。

2. 微应激源 指引起精神烦恼的日常生活小事,天天积累,也会有损身心健康,Lararus等将其称为日常困扰或微应激源。如:失恋、子女教养、与同事和朋友之间的人际关系等。

(四) 按应激源所引起的不同反应分类

1. 增强性应激源 指由于刺激物的出现,导致生理、心理反应明显增强。如重大的灾难激活了管理恐惧等负性情绪的中枢,从而表现出强烈的恐惧和焦虑。

2. 降低性应激源 指刺激物的出现,反而抑制了一些特定的生理、心理反应。如麻醉药物、烟草、酒精等。

3. 保持不变的应激源 指未曾带来生理、心理出现明显变化的事物或事件。如偶发的日常生活事件。(表5-1)

表 5-1 各类应激源

分类标准		举例
应激源的来源	生物性应激源	如微生物、衰老、生物节律、疾病等
	物质性应激源	如高低温、辐射、噪声等
	心理性应激源	如心理冲突与挫折,不切实际的期望、不祥预感,以及与工作责任有关的压力感等
	社会性应激源	灾害、政治动荡、经济衰退、战争创伤、恐怖事件等重大事件;生活事件
	文化性应激源	文化迁移、文化休克
应激源的性质	正性应激源	如晋升、新婚等喜庆事件
	负性应激源	如自然灾害、疾病、亲人死亡等
应激源的强度	灾难性应激源	如:5·12地震、癌症晚期等
	微应激源	如:失恋、子女教养、与同事和朋友之间的人际关系等
应激源所引起的不同反应	增强性应激源	如重大的灾难激活了管理恐惧等负性情绪的中枢,从而表现出强烈的恐惧和焦虑
	降低性应激源	如麻醉药物、烟草、酒精等
	保持不变的应激源	如偶发的日常生活事件

目前在心理应激研究领域大多将生活事件作为最重要的应激源进行研究,许多医学心理学文献将生活事件和应激源视作同义词。因此,对于应激源的研究多落脚在对生活事件的研究。接下来,我们将重点介绍关于生活事件的分类及研究。

二、生活事件的分类

（一）按事件的内容分类

1. 工作方面　即职业性应激源，指个体与工作岗位的要求不相适应。包括①工作条件，即不良的作业环境和恶劣的工作条件，如高温、噪音、空气污染等；②工作性质，如要求超负荷、高度注意集中、付出情感、责任过多的岗位，或者单调重复的流水线工作等；③工作者本身，即超出工作者实际能力限度，致使本人不能适应工作要求；④组织方面，包括组织结构与氛围，职业人际关系，组织激励机制不完善，组织结构改革等。

2. 家庭方面　日常生活中最常见的应激源，包括失恋、夫妻矛盾、外遇和离异；亲人病故、子女教养、老人照料、住房拥挤和家人关系紧张等。

3. 个人方面　包括个体的健康问题，以及自我实现和自尊等方面的因素给个人造成的心理威胁。如患病、癌症诊断、心身不适、病情恶化、个人在事业和学业上的失败或挫折等。

4. 经济方面　贫困既是应激源，同时又会阻碍有效的应对。包括经济困难或变故、负债、失窃、亏损和失业下岗等。

（二）按事件对个体的影响

1. 正性生活事件（positive events）　亦称获得性或满足性事件，指个人认为对自己的身心健康具有积极作用的事件，具有明显的积极体验，如晋升晋级、立功嘉奖、新婚等喜庆事件。

2. 负性生活事件（negative events）　多为丧失性事件，指个人认为对自己产生消极作用的不愉快事件。这些事件具有明显的厌恶性质，造成较明显而持久的消极情绪体验。如降职、下岗、患病、离婚、亲人死亡等。

（三）按事件的属性分类

1. 客观事件（objective events）　这是些不以人们的主观意志为转移的客观事件。他人也能明显体验，由个体以外因素的引起。比如，一些异乎寻常的重大变故情境和天灾人祸等。

2. 主观事件（subjective events）　生活事件是个体主观因素与外界因素相互作用的产物。主观事件有时难于被其他人所体会和认同，实际上纯粹是个体的主观产物，与个体需求与欲望（生理与心理）、价值观、艰难选择与决策等因素有关。

（四）按事件的强度分类

1. 应激性生活事件　包括自然灾害、战争、恐怖袭击等重大事件。这类生活事件具有不可预期、强度巨大、突然发生、对人们的影响深远等特点。如5·12地震所带来的心理危机和创伤后应激障碍。

2. 日常生活困扰　包括人际冲突、学习压力、工作压力、家庭问题等在内的日常小事。虽然这类事件都属于日常烦恼，强度较弱，但却作用频繁，具有累加效应。因此会造成心理应激，引起心身疾病等。

由于生活事件内容很广，各种事件相互之间又存在着一定的联系和交叉，因此要对其进行严格的分门别类较为困难。上述关于正性事件和负性事件之间的区分也只是相对而言。负性生活事件与心身健康的相关性明显高于正性事件，因为负性生活事件对人具有威胁性，会造成明显而持久的消极情绪体验。关于客观事件和主观事件的划分也不是绝对的，许多事件既具有客观属性又具有主观属性，主观愿望与客观现实之间的巨大差距、尖锐矛盾才是心理应激产生的根源。（表5-2）

表5-2　生活事件

分类标准		举例
事件的内容	工作方面	不良的作业环境和恶劣的工作条件、特殊的工作性质、工作者本身、组织方面等
	家庭方面	失恋、夫妻矛盾，外遇和离异；亲人病故、子女教养、老人照料、住房拥挤和家人关系紧张等
	个人方面	包括个体的健康问题，以及自我实现和自尊等方面的因素给个人造成的心理威胁
	经济方面	经济困难或变故、负债、失窃、亏损和失业下岗等
事件对个体的影响	正性生活事件	晋升晋级、立功嘉奖、新婚等喜庆事件
	负性生活事件	降职下岗、患病离婚、亲人死亡等
事件的属性	客观事件	不以人们的主观意志为转移的客观事件
	主观事件	个体需求与欲望（生理与心理）、价值观、艰难选择与决策等因素
事件的强度	应激性生活事件	包括自然灾害、战争、恐怖袭击等重大事件
	日常生活困扰	包括人际冲突、学习压力、工作压力、家庭问题等在内的日常小事

三、生活事件研究

（一）生活事件的量化评估

美国华盛顿大学医学院的 Holmes 及 Rahe 对5000 余人进行社会调查后，将日常的生活变故（life crisis）编制成著名的社会再适应量表（social readjustment rating scale，SRRS），该表共 43 项（表 5-3），并以生活变化单位（life change units，LCU）定量。通过回顾与前瞻性调查表明，LCU 升高与多种疾病明显相关。

Holmes 的研究，把再适应努力与疾病联系起来，发现遭受变动越大，生病可能性越大。例如，如果一个人在一年内 LCU 不到 150，在来年可能健康安泰；LCU 在 150～300 单位之间，在来年患病的可能性为50%；超过 300 单位时，则来年患病的可能性高达70%。进一步研究发现，生活事件可能和疾病的过程或康复有关，对生活事件间接进行分析可以帮助预测疾病的进程。

表 5-3　生活变化单位计算

变化事件	LCU	变化事件	LCU
1. 配偶死亡	100	23. 子女离家	29
2. 离婚	73	24. 姻亲纠纷	29
3. 夫妇分居	65	25. 个人取得显著成就	28
4. 坐牢	63	26. 配偶参加或停止工作	26
5. 亲密家庭成员丧失	63	27. 入学或毕业	26
6. 个人伤害或患病	53	28. 生活条件变化	25
7. 结婚	50	29. 个人习惯的改变	24
8. 被解雇	47	30. 与上级矛盾	23
9. 复婚	45	31. 工作时间或条件变化	20
10. 退休	45	32. 迁居	20
11. 家庭成员健康变化	44	33. 转学	20
12. 妊娠	40	34. 消遣娱乐的变化	19
13. 性功能障碍	39	35. 宗教活动的变化	19
14. 增加新的家庭成员	39	36. 社会活动的变化	18
15. 业务上的再调整	39	37. 少量负债	17
16. 经济状态的变化	38	38. 睡眠习惯变异	16
17. 好友丧亡	37	39. 家庭人数的变化	15
18. 改行	36	40. 饮食习惯变异	15
19. 夫妻多次吵架	35	41. 休假	13
20. 中等负债	31	42. 圣诞节	12
21. 取消赎回抵押品	30	43. 微小的违法行为	11
22. 所担负工作责任方面的变化	29		

SRRS 是对生活事件在整个人群中影响程度的评估，反映了对整个人群影响的平均水平。但量表指标简单，忽略了生活事件对个体的意义、个体的认知评价、事件本身对当事人情绪变化的影响及年龄、个体特异性等方面的问题。尽管存在争议，该量表还是为医学心理学、精神医学、心理卫生及心身医学的流行病学及病因学等方面的研究提供了一个客观的评价工具和重要的研究手段。

除此之外，各国学者也相继进行了生活事件的性质、种类、发生频度、持续时间等因素与有关疾病（如神经症、躯体疾病和心身疾病）的相关研究。例如：Sarason IG（1978）等人编制的"生活经历调查表"（life experiences survey，LES），该量表具有两个特点：①评分包括阴性分和阳性分；②让受试者自己评定事件对个人影响的程度及称心的程度。此表共 57 项，前 47项针对成人，后 10 项针对学生。评分分为 7 级，从 -3到 +3 为极不良影响，-2 为中度不良影响，-1 为有些不良影响，0 为无任何影响，+1 为稍有好的影响，+2为中度好的影响，+3 为非常好的影响。这种按性质分级的评分有可能使评定的结果更接近个人实际的生活情况。为了更好地反映生活事件对中国人的影响程度，国内张明园（1987）、杨德森（1988）等结合我国文化背景，进行大样本测试编制了适合中国国情的生活事件量表。该量表共 665 个项目，包括职业、学习、婚姻和恋爱、家庭和子女、经济、司法、人际关系等方面常见的生活事件。

同时，我们也会发现生活事件对个体的影响程度与众多因素相关，并非简单的量效关系。有研究表明，客观定标的生活事件单位与以后发生的疾病之间的相关程度不高，甚至有的研究结果未发现相关性。因为评定的生活事件所带来的应激强度和反应类型除了事件本身，还与个体年龄、事件的意义、性质和积累性等有关，而且更要考虑个体的认知评价、人格特征、应对方式、社会支持和生理素质等因素的影响。

（二）生活事件与疾病的相关研究

寻求变化是人的一种基本特性。然而，如果生活变化（生活事件）过大、过多、过快、持续过久，就会造成相应的适应困难，造成过强过久的心理应激，就会损害人的健康。调查表明，生活事件是日常生活中造成心理应激并进而引致疾病甚至死亡的主要原因。

1. 生活事件致病作用需具备的条件

（1）生活事件的性质：负性生活事件如丧偶、应激性事件等对健康危害最大。姜乾金等（1987）通过对癌症病人临床对照研究显示，家庭不幸事件，工作学习过度和人际关系不协调三者在疾病发生中影响最大，尤其是负性生活事件与健康和疾病的关系最密切。但个体并非经常遭遇重大生活事件，更多的是轻微而频繁的日常生活困扰（hassles of dailylife）。研究表明，日常困扰的频率与心身健康密切相关，尤其是与心理障碍或应激相关疾病有关。频繁的困扰对近期日常情绪与躯体健康的预测优于重大生活事件；而重大生活事件则可预测1~2年后的健康变化。因此，困扰可预测近期健康，而重大生活事件对人的健康有长远影响。

（2）生活事件的量：只有那些生活事件强度超过机体耐受能力的心理刺激才有可能致病。另外，单一刺激与复合刺激相比，后者的致病可能性更大。许多心身疾病、神经症是在慢性持续存在的生活事件作用下逐渐发生，这提示我们生活事件的刺激具有累积效应，量在时间上的延续，最后导致质的变化。

（3）个体对生活事件的认知：易使人产生丧失感、威胁感、不安全感、矛盾决策的生活事件易于损害健康。有些生活事件的性质、强度与持续时间并不会引起大多数人的注意，但对于某些人来说，却可引起强烈而持久的心理生理反应，例如，对于存在着以偏概全的认知歪曲的人来说，一次工作失误也会觉得大难临头，而对于其他人来说则不会对此耿耿于怀。

2. 生活事件对不同疾病的致病作用　研究生活事件与疾病的相关性，强调心理社会因素危害健康的条件，就是要求我们在认识疾病时，既不夸大生活事件的作用，但也不轻视它的存在和影响，而是具体情况具体分析，客观地评估其在疾病发生发展中的地位。事实上，在不同的疾病中，生活事件刺激的作用也是不同的。

（1）在某些心因性疾病中，某些生活事件是疾病发生发展转归的直接外在诱因，没有它，疾病就不可能发生；消除它，疾病就逐渐走向痊愈。从而生活事件成为这类疾病产生的不可缺少的必要条件。

（2）在许多心身疾病、神经症中，生活事件对疾病的发生起着"扳机"作用，疾病的发生发展，在一定程度上受到它的影响，消除它，疾病可望得到部分缓解，因而持续发生的生活事件是这类疾病产生的重要条件。

（3）在一些生物源的躯体疾病中，生活事件的存在只不过可能削弱机体的免疫力，起着有限的辅助作用，缺乏它，疾病照样发生，因而生活事件只是这类疾病产生的辅助条件。

第三节　心理应激的中介机制

应激的中介机制（mediating mechanism）是指机体将传入信息（应激源或环境需求）转变为输出信息（应激反应）的内在加工过程，是中间环节，主要包括心理中介机制和生理中介机制。生理中介机制主要是生物学的，包括身体素质、生理状态、遗传特性和自然环境等；它们或者造成个体器官的脆弱倾向，或者提供潜在的致病因素。心理中介机制主要是心理社会中介因素，其影响因素有认知、应对、人格和社会支持等中介因素。

一、认知评价

（一）认知评价的概念

认知评价（cognitive appraisal）是指个体从自己的

角度对遭遇的应激源性质、程度和可能的危害情况作出估计，同时也估计面临应激源时个体可动用的应对应激源的资源。对应激源和资源的认知评价直接影响个体的应对活动和心身反应，因而认知评价是导致个体应激反应的关键因素。

拉扎勒斯（Lazarus）将个体对生活事件的认知评价过程分为三步：初级评价（primary appraisal）、次级评价（secondary appraisal）和认知性再评价（cognitive reappraisal）。初级评价是个体在某一事件发生时立即通过认知活动判断其是否与自己有利害关系。一旦得到有关系的判断，个体会立即对事件是否可以改变即对个人的能力作出估计，这就是次级评价。伴随着次级评价，个体会同时进行相应的应对活动：如果次级评价事件是可以改变的，常常采用问题关注应对；如果次级评价为应激源不可改变，则往往采用情绪关注应对。再评价是在初级和次级两步评价的基础上，对现实情境做出再度认知评价，判断这种潜在的应激源是否具有现实意义及其性质。认知性再评价的结果决定应激反应强度，对事件刺激的察觉可分为威胁、危害/丧失、挑战，其中挑战最富有积极意义。还有的将评价结果区分为"积极应激"（eustress）及"不良应激"（distress），前者可以适当提高大脑皮层唤醒水平、集中注意，调动积极情绪和理性思维，正确使用应对防御机制；而后者则过度唤醒大脑导致焦虑，注意分散，自我意识模糊，情绪反应过度或低下，思维非理性，应对策略运用不当。

视窗5-2　　认知评价的重要性

拉扎勒斯因其在应对和适应以及认知、情绪之间的关系的研究而闻名。关于应激的应对过程，他提出了认知评价的重要性。为了证明人们对事件的看法是产生压力的重要因素，拉扎勒斯做了一系列的经典研究。它让人们去看宣传锯木工人工作安全而有着许多恐怖事件的影片。其中有一位工人被锯子锯断手指；还有一位工人操作圆锯不当，而使木片飞出造成其同事的死亡。这种情况应该是客观的事件，并会使人多少都感觉些压力。但研究结果显示先经过指导的观众在观看影片时能采取一种比较理性的态度；而未经过指导的观众就会产生心跳加快等紧张感觉。相比之下，先经过指导的观众会将这些产生压力的情况视为正常，所以采取近乎医学观点来看待这些意外，而不会像一般人那么怕见血。因此，拉扎勒斯提出心理压力与认知评价密切相关。

（二）认知评价的相关研究

目前特别强调研究认知评价与应激的不同情绪反

应的关系,更符合人性与心理学规律。因此,了解在认知作用下应激引起的情绪反应的特性,其意义更大。如埃利斯的非理性信念,弗里德曼及罗森曼的 A/B 型行为类型,以及马特乌斯(Matthews KC)从 A 型行为类型分离出的"敌意"及"愤怒"两个因子,以及抗应激的"坚韧人格"(hardy personality)等许多研究内容都与个体的认知性评价密切相关。

对应激源的认知评估在于明确个体与其所处环境的关系。综合各种研究结果,评价过程包括以下决定性因素:①与个体直接的利害关系;②利害关系的大小;③与个体价值观的联系(引起羞愧愤怒等不同性质的情绪反应);④归因:应激源形成的原因,属于可控性或不可控性的;⑤个体能否应对;⑥预期应激事件的发展倾向。

（三）心理应激的认知评价过程

认知因素在应激过程中的作用是认知评价研究中的重要内容,因为对生活事件的认知评价直接影响个体应对活动和心身反应。因而认知评价是从生活事件到应激反应的关键中介因素之一,个体从自身的角度对遇到的应激源或预感到的应激源的性质、程度和可能的危害情况作出估计和判断。认知评价也是决定个体对环境刺激或预感到的威胁是否产生防御性反应的关键。人生会遇到无数的应激事件,只有那些与人发生利害关系的刺激物,或者虽然与人们没有直接利害关系但能引起人的兴趣或人们感兴趣并给予关注的事件的发生,才能引起心理应激反应。而有些事物对于人而言属于中性或无关紧要的,之所以能引起某些人的心理应激反应,是由于人们对其作出错误的认知评价和不准确的判断的缘故。此外,人们对应激源的态度直接影响到认知评价的结果。例如对待消极的生活事件,若采取积极主动的态度去认知评价,可能会避免心理应激反应的发生。塞里将个体对应激的认知评价分为两种:一种是积极的应激,它可以增强个体的自信心,提高个体的防御能力。另一种是消极的应激,它可以减弱个体的应对能力,降低躯体机能系统的反应能力,耗费机体的能量储备。认知评价在应激中的具体机制可用下面的模型来表示。(图 5-1)

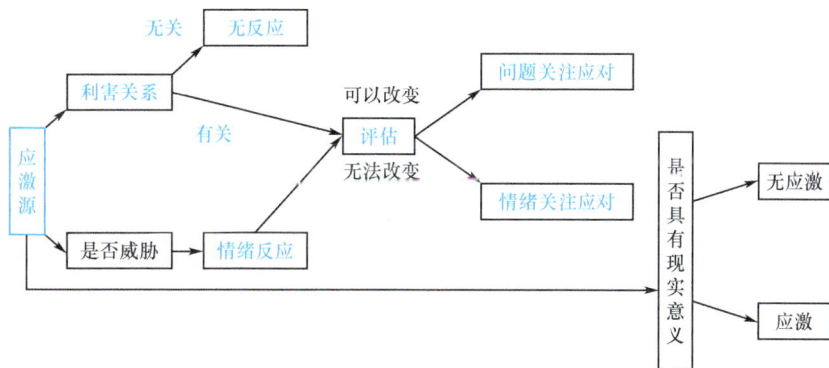

图 5-1　认知评价模型

二、应对方式

（一）应对概念和分类

应对(coping)又称应付。是个体解决生活事件和减轻事件对自身影响的各种策略,故又称为应对策略(coping strategies)。目前认为应对是个体为缓冲应激源的影响,应付心理压力或挫折,摆脱心理冲突引起的自身不平衡的紧张状态而产生的认知性适应行为过程。也可以说是个体为应付难题,有意识地采取认知和行为措施。

应对方式包括三类:另一类属于行动上的,即行为反应,其中包括针对自身的行为反应,即改变自身条件、行为方式和生活习惯以顺应环境的需求,如远离应激源,进行必要的放松运动,或通过活动转移个体对应激源的注意力;还有针对应激源的行为反应,即通过改变环境来处理应激源,如开展消除或减弱应激源的各种活动。第二类属于认识上的,即自我防御反应。即对自己或自己的应对效果重新作出解释,以缓解应激所引起的紧张和不适。例如使个体改变认知评价,采取"再评价"的应对方式,换一个角度去重新认识应激源,以减轻应激反应。第三类属于求助形式上的,例如个体可采取寻求社会支持和他人的帮助以减轻由于应激反应所造成的自身压力。社会支持指个体与社会各个方面,包括亲属、朋友、同事、伙伴等以及家庭、单位、工会、社团组织之间所建立的物质和精神方面的联系。社会支持有缓解应激反应的作用,并且在一定程度上可保护个体的心身健康,是个体在应激过程中可利用的外部资源。

（二）应对方式的相关理论研究

1. 基于行为主义心理学的应对研究理论观点

该理论认为,应对就是个体对恶劣环境的有效控制,由战斗、逃避或回避等动作组成。由于这些动作能有效控制负性事件或环境,从而降低了个体因这种事件或环境而引起的心身困扰或不平衡状态的水平。该理论的主要目的是探讨个体对环境的预测性和可控性,探索从环境中得来的有关应对结果的反馈信息,其研究主要集中于客观的环境操作、可观察的应对活动以及心理生理反应上。然而,由于这种应对研究主要借助于动物实验解释和强调驱力、强化等在动物回避、逃避或战斗等行为中的作用,很少考虑到人类行为的复杂性,正如 Rice 所评价的那样,"该模型忽略或否认了认知过程的重要性,社会背景因素考虑太少,导致其运用范围极有限"。

2. 基于精神分析主义心理学的应对研究理论观点 该理论主要发端于弗洛伊德的自我防御机制理论,它认为,应对是个体一系列的适应过程,从幼儿开始发展,并且这种发展主要集中于自我与环境之间的思考上,是个体固定不变的特质或风格。应对是有层次的,被看作是最先进的或最成熟的自我过程(如升华、幽默等)。由于它从无意识理论出发来研究人的应对行为,因而,比行为主义心理学的应对研究有更大的合理性和科学性,但同时这种应对模型的缺点和不足也很明显:这种心理分析的应对研究,几乎把应对看作是个体固定不变的特质或风格,从而忽视了人的主观能动性。

3. 基于认知心理学和现象学的应对研究理论观点—交互式应对理论 在吸取前两种应对理论观点的基础上,结合精神分析心理学、认知心理学和现象学而构建形成交互式应对理论,认为应激反应的存在需满足两个条件:首先,个体需意识到应激性事件的危机,其次,个体无法对付这种应激源。在此应对理论研究中,尤以 Lazarus(1996)的研究为代表。他认为应对就是个体在应激事件中为缓解和消除因应对实践或应激环境而带来的行为问题,或为了平衡因应激性事件或应激环境而带来的情绪问题,采取的种种应对方法和策略的活动。

同时,国内心理学家叶一舵还按照心理防御机制的观点、特质理论的观点、情境理论的观点、现象学—相互作用理论的观点、马塞尼(Matheny KB)小组的观点等对应对问题进行了分类。其中,马塞尼(1986)等是在以上观点的基础上,对近年来的应对文献进行元分析后,提出应对不仅是消除或减弱应激源,不仅是所谓健康的或适应性的应对,它是任何预防、消除或减弱应激源的努力,无论健康还是不健康的、有意识还是无意识的,这种努力也可能是以最小的痛苦方式对应激的影响给予忍受。该观点为应对方式分类的研究提供了一种新的思路,使得应对方式的研究趋于微观化。

(三) 应对方式对心理应激的影响

由于现代应激学说是心身障碍的主要理论基础,因袭应对方式也就成为干预心理应激的重要手段。良好的应对模式可以有效地降低应激的强度来维护心身健康,这种处理的模式包括再思(rethink)、降低(reduce)、放松(relax)、释放(release)和重组(reorganize)。

1. 再思 就是要帮当事人重新评价应激事件,调整生活方式与心态。如调节生活节奏,饮食习惯、消除吸烟酗酒等不良行为及改变非理性信念与思维等。

2. 降低 即降低应激源影响,主要措施包括消除、回避、改变。

3. 放松 主要指心理放松,使思维情绪恢复平静。

4. 释放 应激使机体儿茶酚胺大量释放,能量动员,扰乱机体内稳态从而损害机体健康。适当的运动,可以暂时脱离应激源并减轻焦虑。

5. 重组 是指将上述各种手段结合起来,重新改建新的生活方式。

三、社 会 支 持

(一) 社会支持的概念和分类

社会支持(social support)是指个体与社会各方面包括家庭、亲朋、同事、组织和社团等精神上和物质上的联系,具有缓冲应激的作用,能减缓心身疾病的发生和发展。在应激研究领域,一般认为社会支持具有减轻应激的作用,是应激作用过程中个体"可利用的外部资源"。

社会支持系统的多维分类

(1) 可分为客观支持、主观支持和利用度。

(2) 可分为家庭支持、朋友支持和其他人支持。

(3) 可分为情绪支持、归属支持和实质支持。

(4) 可分为社会支持的数量和满意度。

(二) 社会支持维护健康的机制

视窗 5-3　　社会支持与健康

动物实验证明社会支持与身心健康之间有肯定的联系。有人发现在实验应激情境下,如果有同窝动物或动物母亲存在、有其他弱小动物存在或有实验人员安抚时,可以减少小白鼠胃溃疡、地鼠的高血压、山羊的实验性神经症和兔子的动脉粥样硬化性心脏病的形成。相反,扰乱动物的社会关系,如模拟的"社会隔离"可导致动物行为的明显异常。

社会支持对健康具有保护性作用。研究证明,拥有较多社会支持的个体具有较高的心身健康水平,个体遭受的生活事件刺激较少,应激过程的心身反应较弱。

研究社会支持与疾病关系的机制存在两种不同假说。

1. 独立作用模式 认为社会支持对健康有直接的保护作用,不需要在心理应激条件下发挥作用,而是通过社会支持本身的作用维持个体良好的情绪而促进健康。

2. 缓冲作用模式 认为社会支持本身对健康无直接影响,而是通过提高个体对生活事件的应对能力和适应性而起到对健康的保护作用。例如社会支持可能使个体对应激事件作出正确评价,提供有效的应对策略,使个体更注意生活事件的积极一面等,从而能增强个人对应激源的耐受和抵抗能力。

(三) 社会支持与心理应激的关系

个体的社会支持程度与多种应激中介变量交互作用。社会关系本身就是应激源和致病源,许多生活事件本身就存在社会支持方面的问题。

为了明确社会支持与应激之间的关系,可将应激反应分成三步。第一,应激事件的发生,此时需要对应激事件做出正确评价,提供可以选择的应对策略。第二,应激经历,指过度的心理生理反应以及行为的调整。第三,应激结局,指由应激所导致的心理病理结果。社会支持对应激这三个环节有着不同的影响,评价性支持作用于应激事件发生之际,可以预防应激反应,而情感性支持作用于应激经历,只能降低其产生的病理结局的程度。一般认为,社会支持和应激呈负相关。

四、人格与应激

(一) 与应激相关的人格类型研究

人格是指一个人在其素质基础上,在其社会化过程中形成的独特的、稳定的行为模式和心理特征。人格决定了个体的行为方式、生活方式和习惯倾向,影响个体对心理社会应激源的认知评价、情绪的产生和生理反应性。人格既可以作为疾病的非特异性因素,在不同疾病中均起作用,也可以成为某种疾病的重要条件,而且与心理健康和心身疾病有密切关系。

在现代社会中,人们经常面临各种生活事件与日常困扰,但个体的应对能力不同,应激反应各异。多项研究认为,人格影响人体的应激反应,影响的程度及意义与个体的人格行为类型有关。

1. 坚韧人格(hardy personality) 坚韧人格是一种由奉献、挑战及控制三种组分构成的抗应激人格特征,有助于对抗应激与疾病(Kobasa,1979)。坚韧人格具有三种人格归因特点。

(1) 奉献:指一种心理倾向,认识到生活和人际关系具有一定目的和意义,积极参与生活,吃苦耐劳,在应激环境中精力充沛而富有生机。

(2) 控制:指控制个人生活的一种心理活动。具有高度内在控制情感的个体是生活的主动者而不是被生活所驱动,对影响自己生活的事件有决定权,并能经受工作中的压力。

(3) 挑战:指将察觉转变为挑战,迎接生活变化,主动面对不回避,灵活地适应生活的变化,将挑战视为生活的一部分。

2. 非理性的不合逻辑的人格(irrational;illogical personality) Ellis 提出在具有不合逻辑信念中,也包含一些易感应激的人格特质,概括起来有"全或无"、以偏概全、过度泛化思维倾向;对积极事物视而不见,灾难性推想;人格牵连,自寻烦恼;情绪化推理,庸人自扰,杞人忧天等非理性信念系统。个体不能正确地评价解释潜在的应激源,看不见事物的光明或美好前景,自我重复应激事件的负性信息,容易将轻微的刺激视为应激源,因此他们常常在无应激源情境之时自身却陷入应激状态之中。

3. 易感应激人格倾向的特征 大多数的研究者倾向认为,与生活事件相比,人格对于心理应激的病因学意义可能更为重要。易感应激人格特征在现象学方面存在以下倾向:①思维上的刻板倾向;②评价上的缺陷倾向;③情绪上的焦虑倾向;④行为上的逃避倾向;⑤社交上的封闭倾向;⑥内心多冲突倾向;⑦选择与决策的艰难倾向。这些习以为常的东西常常导致个体在个人与社会生活关系中,总是陷入激烈的内心矛盾与心理应激之中。他们中的许多人似乎还有一种易于引起冲突,甚至主动"寻求"难以调和的冲突倾向。

4. A 型行为模式(type A behavior pattern,TABP)、B 型行为模式(TBBP)、C 型行为模式(type C behavior pattern,TCBP)对人格的影响 A 型行为与 B 型行为是两种截然相反的行为类型,有人将其归入人格类型。A 型行为特征包括争强好胜、时间紧迫感、追求成就、易激惹、不耐烦、急于求成、无端的敌意,是一种应激易感人格;而 B 型行为的特点与之相反,对应激感受性低。而 C 型人格的主要特征是克制愤怒、过分忍耐、回避矛盾、调和行为、抑制情绪表达、焦虑、应激反应强等。因此,C 型人格也被视为应激易感人格,属癌症易感性行为模式。

(二) 人格在应激反应中的作用

人格作为应激反应过程中的中介因素之一,与生活事件、认知评价、应对方式、社会支持和应激反应等因素之间存在显著相关性。

人格-情绪-疾病之间存在联系。人格特征影响应激反应的程度,特定的人格特征容易导致特定的负性情绪反应,进而与心身症状发生联系。人格是生活事件与应激反应的中介纽带,情绪可能是人格与疾病之间的桥梁。

概括起来,在应激和心身疾病发病过程中,人格特征可通过下述途径起作用:

(1)决定个体的行为类型、生活方式和生活习惯。具有易感应激人格特征的 A 型行为、C 型行为以及吸烟、酗酒、缺乏运动、摄食习惯等不良行为与心脏血管疾病、癌症的发生发展关系密切。

(2)人格影响对各种社会、心理、生物刺激物的认知评价,甚至决定生活事件的形成。应激易感人格特征者的主观事件的频度和负性事件的自评分明显增高。

(3)人格影响一个人对外环境刺激、挑战、竞争的应对方式、适应能力及其效果。不同人格类型的个体在面临应激时表现出不同的应对策略。

(4)人格影响个人同他人的人际关系,从而决定社会支持的数量和质量。个性特征间接影响客观社会支持的形成,也直接影响主观社会支持和社会支持利用度的水平。人际关系是相互作用的过程。表现孤僻不合群、敌意倾向、敏感多疑、消极逃避的应激易感人格的人很难得到和充分利用社会支持。

(5)人格与应激反应的形成和程度相关。不同人格对同样的生活事件可以出现程度不同的心身反应。人格特征对心身疾病发生起到特殊作用,并作为重要条件而引起某种疾病的发生与发展。例如 C 型行为的人肿瘤发病率较非 C 型行为的人高达 3 倍。C型行为者通常免疫功能低下,器官代谢紊乱,DNA 自然修复能力偏弱,甚至障碍,若原有器官有易感性基础,则更易发生各种肿瘤。

第四节　应　激　反　应

应激反应是指个体因为应激源所致的生物、心理、社会、行为方面的变化,也常称为应激的心身反应(psychosomatic response)。

一、应激的心理反应

机体应激过程中心理和生理反应是密切联系的,生理反应与心理反应常伴随出现。生理应激与心理应激是应激时机体以整体方式做出的反应,两者同时存在,相互影响,相互作用,彼此转化。本章为了叙述方便,将两者分开介绍。

(一)心理应激反应阶段

有学者参照塞里对生理应激反应的阶段划分,将心理反应也分为 3 个阶段,即警觉阶段、阻抗阶段和衰竭阶段,其特点如下。

1. 警觉阶段　在遭遇应激源冲击的最初阶段,个体有可能出现一时茫然、抑制、不知所措等。但随后为了应对应激,个体出现警觉和资源动员,如引发情绪、增加紧张度、提高敏感度和警戒水平、调动自我

控制力等,同时,个体可能采取各种应对手段,以满足事变要求。此时,如应激源消失,警觉和调动恢复;但如持续存在,那么顺应不良的征兆就会出现,持续焦虑、紧张,各种躯体不适,工作效率下降等。

2. 阻抗阶段　在此阶段中,个体试图找到应对方法,增强认识、处理能力,消除不良心理反应,恢复心理内稳态,以防心理崩溃。个体常直接处理应激情境,心理防御机制的运用显著增加。个体调动了所有资源,对应激源的抵抗水平也最高,甚至是"超水平"。如果应激持续存在,个体常逐渐趋于僵化,采用先前使用过的防御手段,不再对应激源及情境进行再次评价,调整应对方式,这将阻碍选用更合适的应对方式,抵抗效能下降。此时个体可有紧张体验,出现一些心身障碍的症状及轻微的心理异常表现。大多数情况下,阻抗反应是可逆的,且机体的心理功能可实现顺应恢复正常。

3. 衰竭阶段　面临连续、极度的应激时,个体应对手段开始失败,显得苍白无力,心理防御机制夸大但不恰当,常出现心理失代偿表现,心理混乱,脱离现实,甚至出现幻觉、妄想。如果这种应激状态继续,失代偿就会进入全面崩溃,出现暴力或淡漠、木僵,甚至死亡。

心理应激反应的表现进入相应阶段的顺序、每一阶段持续的长短及相应的表现等,常因事件严重程度、突然性、各人的内在素质及社会支持、干预等因素而有所不同。大多数情况下,进入衰竭是一个逐渐、长期的过程。

(二)心理应激反应的表现

1. 情绪性应激反应　应激的心理反应可以涉及心理和行为的各个方面,但与健康和疾病关系最直接的是应激的情绪反应。

(1)焦虑(anxiety):焦虑是应激反应中最常见的情绪反应,是人们预感将要发生危险或不良后果时,主观上感受到的紧张、恐惧和担心的情绪状态。它是一种无明确对象、持续或发作性、强度多变,伴有紧张、害怕及心悸、多汗、肢体颤抖等交感神经激活的反应。适度的反应性焦虑可提高人的警觉水平,促使人们投入行动,可提高人对环境的适应能力,是一种保护性反应。但是,过度的焦虑会干扰认知功能活动,妨碍个体做出适宜的判断,削弱应对能力,如学生在考场上有"一紧张就什么都记不起来"的情况。

(2)抑郁(depression):抑郁是一组消极悲观的情绪状态,表现为悲观失望、无动力、无活力、无精力、无兴趣、自我评价降低、自责、失眠、食欲障碍、绝望、严重者自杀。抑郁常由灾难性的生活事件以及不良认知方式引起,研究表明,灾难性的生活事件,如亲人伤亡易产生抑郁反应;失恋、被诬陷、失业等也可形成

抑郁。严重的抑郁者可萌生消极轻生念头,故对有抑郁情绪的人应当深入了解有无消极厌世观念,严密观察与抑郁有关的心理生理症状,防止意外发生。

(3)恐惧(fear):恐惧是面临危险,即将受到伤害,企图摆脱已经明确的有特定危险的对象和情景的情绪反应状态。通常个体缺乏战胜危险的信心和能力。轻度的恐惧具有一定的积极意义,适度的危机感有助于促进积极的应对行为,例如,驶入危险地段的司机,由于害怕发生意外,才能更加注意行车安全。严重的恐惧能造成习得性失助(毫无行为反应,坐以待毙),或情绪释放(哭、喊、唱、跳、闹)等失控行为。

(4)愤怒(anger):愤怒是一种与挫折和威胁有关的情绪反应。由于有目的活动受到阻碍,自尊心受到伤害,为了排除这种阻碍或恢复自尊,常可激起愤怒。过度的愤怒可能会丧失理智,失去自我控制能力而导致不良后果,因此需要及时适当的疏导,避免危险的发生。

上述负性情绪反应对个体其他心理功能和行为活动也可产生相互影响,使注意力不集中,自我意识变狭窄,认知能力降低,判断和社会适应能力下降并增加其应对困难,影响个体的行为能力。

2. 行为性应激反应 应激反应中的外显行为常与情绪反应同时出现,这是个体为缓冲应激对自身的影响,摆脱心身紧张状态而采取的应对行为策略。

(1)逃避与回避:均为远离应激源的方法。逃避(escape)是指遭遇应激源后做出远离应激源的行为反应。回避(avoidance)是指预知应激源将会出现,在未遭遇应激源之前采取措施,避免接触应激源。两者都是为了摆脱情绪应激,排除紧张烦恼。

(2)敌对与攻击:为愤怒的行为表现。敌对(hostility)是内心有攻击的欲望而表现出来的不友好、对抗、憎恨和谩骂等。攻击(attack)则是在应激刺激下将愤怒等情绪导向人或物,常伴有行为,攻击的对象可以是直接原因者,也可以是替代物,可以针对别人也可以针对自己,如病人拒绝接受治疗,表现自损自伤行为。

(3)退化与依赖:退化(regression)指个体遭遇应激时,表现出幼童期不成熟的行为方式以应对环境变化或满足自己的欲望,获得他人的同情、保护和关注,借以减轻内心的压力和痛苦。退化常伴随依赖(dependance),即个人解除意志努力,放弃责任与义务,完全依靠他人的关心与照顾。退化与依赖多见于慢性病人、癔病和危重急症病人康复期。

(4)固着与僵化:固着是指反复进行并无成效的动作和尝试。僵化是指一种以不变应万变,无意义的、刻板的、盲目的重复行为,如搓手、挠头、来回走动以及强迫性行为。由于应激反应过度,呈现肌肉运动的不协调致使行为技能变形。

(5)物质滥用:个体在心理冲突或应激状态下,用饮酒、吸烟、滥用毒品和药物来缓解紧张压力,逃避现实的行为反应方式,如明知"借酒消愁,愁更愁",还是要喝酒来缓解心中情绪。物质滥用有害心身,但使用者常借此来暂时麻痹自己,摆脱自我烦恼,缓解心理紧张和困境。

3. 应激的认知反应 个体在应激反应过程中,内稳态失衡,处于紧张状态,从而干扰和影响注意力、记忆力、逻辑思维和对外界的判断能力,从而直接或间接地降低认知能力;认知能力下降又促使个体产生动机冲突,挫折增多,激发不良情绪,形成负性情绪与认知功能下降的恶性循环。长期下去,会影响自我评价,导致自我价值感降低,表现自卑、悲观、丧失自信、忧虑、多疑、缺乏自我控制与自我调节,应用不成熟的心理防御应对刺激,通过歪曲现实改变认知。

4. 综合性应激反应 应激反应不是孤立地发生在某一局部器官系统,而是全身心的综合变化。既有生理系统的变化,又有内心的体验和行为改变。近年来有几种与综合性应激反应密切相关的应激相关心理障碍的类型:

(1)心身耗竭(burnout):心身衰竭曾译为崩溃,也翻译为职业枯竭症、职业倦怠和疲劳综合征。临床上,心身衰竭症是因过度密集的工作而对个人的需求有所忽略,以至于出现精疲力竭的状态。如从事助人职业的工作者,由于工作所要求的持续情感付出,以及在与他人相互作用过程中所遇到的各种矛盾与冲突所引起的挫折感加剧,最终导致在情绪、情感、行为方面的身心耗竭状态。其发展大致分为三个阶段:①应激性唤起,主要是生理耗竭、持续精力不济、极度疲乏、虚弱、失眠、头痛、胃肠不适等症状;②能量储备的消耗,心身疲劳感、疏懒、淡漠;③心理耗竭,表现为认识枯竭,空虚感,注意力不集中,思维效率降低;精力衰竭,工作无热情,焦虑不安、易怒、迁怒于人;悲观沮丧、抑郁、冷漠麻木,无助无望感,个人成就感降低,工作效率低下,自我评价差,退缩;情感冷漠,疏离他人,导致人际关系恶化,进而表现出攻击、自残、自杀行为。根据 Maslach(1997)提出职业枯竭的工作匹配理论,工作负荷、控制、报酬、社交、公平和价值观冲突被认为是职业枯竭出现最主要的原因。

(2)创伤后应激障碍(posttraumatic stress disorder,PTSD):创伤后应激障碍是指遭受强烈的威胁性、灾难性心理创伤,导致延迟出现和长期持续性的精神障碍,以反复重现创伤性体验、持续的警觉性增高、持续的回避为特征性临床表现,多与应激事件及个体易感性有关。人与人之间的暴力行为(如强奸、袭击、折磨)或暴露于危及生命的事故(车祸、空难)和灾难(地震、海啸)被认为是引起 PTSD

的典型事件。

PTSD患者的典型症状包括:①创伤性体验的反复出现:患者以各种形式反复体验创伤性的情景,如遇到相似的天气、环境、人物、图像、声音等,就表现出紧张不安,头脑进而就浮现创伤当天的情景,令患者痛苦不已。②持续性的回避:患者表现为尽量回避与创伤有关的人、物及环境,回避有关的想法、感觉和话题。进而对一些重要的活动明显失去兴趣,不愿与人交往,与外部世界疏远,对很多事情都索然无味,对亲人表现冷淡,难以感受和表达一些细腻的感情,对工作、生活缺乏打算,变得退缩,让人感觉患者性格孤僻,难于接近。③持续性的警觉性增高:患者表现为睡眠障碍,易发脾气,很难集中注意力,容易受惊吓。遇到与创伤事件相似的情境时,会出现明显的植物神经系统症状,如心悸、出汗、肌肉震颤、面色苍白或四肢发抖。此外,此类患者多数有焦虑或抑郁情绪,少数甚至出现自杀企图。

二、心理应激的生理反应

应激的生理反应通过神经系统、内分泌系统和免疫系统的中介途径,即心身中介机制(psychosomatic mediating mechanism)对躯体各器官产生影响。这三条中介途径其实是一个整体,如应激源长期持续过强地作用于人体,则可引起持续的、严重的生理活动紊乱,最终导致心身病症的发生。

(一) 中枢神经系统的作用

神经心理学研究表明,一切心理活动都离不开以大脑皮质为中心的中枢神经系统,各种心理、社会因素作为信息(刺激)传入,首先被大脑皮层觉察并认知评价而产生一定的情绪,而情绪对机体的生理功能产生影响。如果反应强烈而持久,就可能引起相应的病理改变。

应激生理反应主要涉及两大系统,一是下丘脑的室旁核-促皮质素释放(PVN-CRH)系统;另一系统是低位脑干中以蓝斑(locus ceruleus, LC)为主的去甲肾上腺素能神经元及以交感神经为主的植物神经系统(LC-NE/交感系统)。在这个系统中承上启下,协调相互关系的神经结构是与新皮质和边缘系统有密切联系的杏仁核。通过这两个反应系统激活儿茶酚胺及下丘脑-垂体-肾上腺皮质两大"应激激素"系统,同时通过下丘脑-垂体系统激活其他激素系统(甲状腺、性腺等),还涉及免疫系统。

(二) 自主神经的作用

心理生理应激反应是在神经系统的调控下,通过两个对立而又相互作用的神经生物系统的动态平衡来调节自主神经系统与躯体内脏功能的。即非特异反应系统(ergotropicsystem)和特异反应系统(trophotropic system)。根据应激的程度、时间、应激源的性质、个体的认知评价、应对类型、内控、防御反应、个人经验、遗传背景和情绪反应,两大系统出现明显不同的兴奋效应。(表5-4)

表5-4　非特异反应系统和特异反应性系统

	非特异反应系统(递质:NE、DA)	特异反应性系统(递质:5-HT、Ach)
植物神经效应	交感神经活动加强,包括:心率加快、心输出量增加、汗腺分泌、瞳孔扩大、胃肠运动和分泌减少	副交感神经活动加强,包括:心率减慢、血压降低、汗腺分泌停止、瞳孔缩小、胃肠运动和分泌增加
躯体效应	包括:EEG去同步、肌肉张力增强、提高分解代谢与其有关的激素分泌(肾上腺素、去甲肾上腺素、皮质醇、甲状腺素以及生长素、抗利尿素等)	包括:EEG同步、肌肉张力降低、促进合成代谢与其有关的激素分泌(胰岛素、性激素等)
行为效应	包括:觉醒、警戒、情绪反应和活动加强等	包括:减少活动、睡眠等

注:NE:去甲肾上腺素;DA:多巴胺;5-HT:5-羟色胺;Ach:乙酰胆碱;EEG:脑电图

通常这两大反应系统在心理生理范围内相互协调,保持机体处在动态平衡之中,以维持机体正常的生理功能,这是保持心身健康的最基本条件。当机体处于强烈应激状态时,应激刺激被中枢神经系统感知、加工和整合,神经冲动作用于下丘脑,激活交感—肾上腺髓质轴系,交感神经兴奋,释放儿茶酚胺,引起肾上腺素和去甲肾上腺素的大量分泌导致中枢兴奋性增高,从而导致心理、生理功能的改变。非特异反应系统的兴奋性增强,而特异性系统兴奋性相对降低。网状结构的兴奋增强了心理上的警觉性和敏感性;骨骼肌系统的兴奋导致躯体张力增强;交感神经的激活,引起一系列内脏生理变化,诸如心率、心肌收

缩力和心输出量增加,血压升高,瞳孔扩大,汗腺分泌,胃肠运动减弱,EEG去同步,血液重新分布,促进分解代谢加速,肝糖原分解,血糖升高,血中游离脂肪酸增多,血小板分泌及释放功能改变等,使机体处于积极的觉醒或警戒状态,以应付刺激。

适当的应激有助于提高机体功能,为机体适应和应对应激源提供充足的机能和能量准备。持续而强烈的生理反应,可导致某些系统和器官的耗损而致病。如果应激源刺激过强或持续过长,也可造成副交感神经活动相对增强或紊乱,从而表现心率减慢,心输出量和血压下降,血糖降低,胃肠活动和分泌增加,促进合成代谢及有关激素(5-HT、Ach、胰岛素、性激素等)的分

泌,使能量蓄积,耗损的系统(器官)得以修复。

(三)内分泌系统的作用

内分泌系统在维护机体内稳态以及机体适应环境中起着重要作用,应激激素分泌的变化将引起机体生理代谢作用的改变。

目前比较明确的下丘脑-垂体-靶腺轴调节系统有三类:即下丘脑-垂体-肾上腺轴、下丘脑-垂体-甲状腺轴、下丘脑-垂体-性腺轴。这三大类内分泌轴不仅存在着靶腺之间的复杂关系,相互调节、相互作用,而且通过腺体分泌与中枢神经系统的正负反馈的机制,调节释放激素及促激素的抑制或兴奋作用,靶腺激素不仅能抑制相应的促激素分泌,还可抑制垂体的其他激素,以维持体内平衡。在应激状态下,肾上腺皮质激素、肾上腺素、去甲肾上腺素、甲状腺素、生长激素及抗利尿激素增高。在机体处于非应激状态下,胰岛素、性激素趋于升高,这些内分泌活动的变化与应激源种类、强度及持续时间有关。

心理因素可以影响激素的分泌,而内分泌的变化也可以引起心理上的改变,如甲亢患者易于出现激惹与焦虑。急性应激可促使实验动物排卵,慢性应激可致月经失调、闭经。在寒冷刺激时,促甲状腺激素(TSH)的分泌增加。疼痛刺激时,抗利尿激素(ADH)则急剧上升。人体在心理应激下,可使促性腺激素异常,垂体的泌乳素分泌增加。幼儿在情绪应激下,生长激素分泌紊乱。

(四)免疫系统的作用

心理神经免疫学(psycho-neuro immunology,PNI)将心理社会因素、神经内分泌系统和免疫系统用同一术语联结,表明心理、神经内分泌、免疫三个系统之间多重双向交流、相互调节,构成人体的神经-内分泌-免疫网络(neuro-endocrine-immunonet work)(图5-2)。应激的神经内分泌免疫调节是一种整体反应,并以此从行为到分子水平上探讨脑、行为和免疫的相互作用及其内在机制,阐明心理社会因素的影响如何导致躯体疾病的发生。

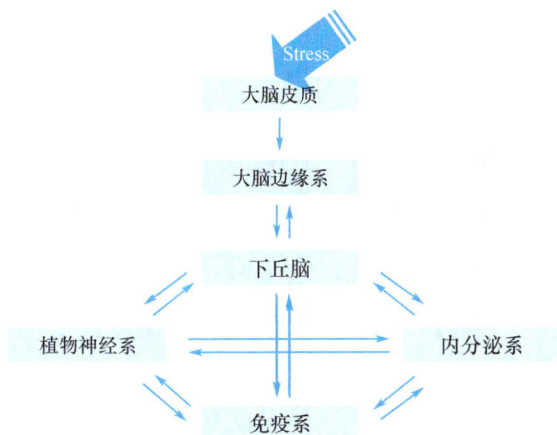

图5-2 神经-内分泌-免疫网络

视窗5-4　　　心理免疫学

心理免疫学(Psychoimmunology)是一门研究心理状态,特别是情绪行为与免疫系统如何相互影响而导致人体健康变化的学科。免疫系统识别自身物质和非自身物质,防止致病微生物损害身体的监控机制,它调节着我们身体对癌症、感染性疾病、变态反应及自身免疫障碍(如类风湿关节炎等疾病)的罹患性。越来越多的证据表明,心理和行为因素影响免疫系统的功能。

多年积累的证据表明,心理过程对免疫功能有重大影响。丧失亲人、婚姻破裂、孤独可使自然杀伤细胞的功能下降,而自然杀伤细胞在肿瘤监视和杀伤中是关键性的细胞。如果使用放松疗法,则自然杀伤细胞活动功能增强。但是,这些研究中的自然杀伤细胞活动水平仍在正常范围内下降,其影响可能是暂时的,因而它们与癌症发展相关程度尚需进一步研究。

机体的免疫功能受神经内分泌系统的调节。现已证实,儿茶酚胺和皮质醇能影响自然杀伤细胞的数量和功能。儿茶酚胺有增强效应。例如,注射去甲肾上腺素和肾上腺素,自然杀伤细胞功能会增强。一项对艾滋病的研究表明,交感神经反应增强与自然杀伤细胞及存活时间具有高相关性。健康的年轻成人群体中自然杀伤细胞持久的低活动与尿中去甲肾上腺素的明显减少相联系,并与高度抑郁有关。

情绪影响自然杀伤细胞至少有两条明显不同的路径:一条是交感神经-促肾上腺髓质系统,另一条是脑垂体-促肾上腺皮质系统。这两条路径的任何一条都有可能导致癌症。从对癌症的发生和恶化的预后来看,脑垂体-促肾上腺皮质系统低激活和交感神经-促肾上腺髓质系统高激活则预后最好;脑垂体-促肾上腺皮质系统高激活和交感神经-促肾上腺髓质系统低激活则预后最糟;而两个系统的同等激活则预后中等。研究表明,抑郁、无助感、无望感、失去社会支持与脑垂体-促肾上腺皮质系统的活动相联系,而淡泊、低神经质、屈从于权威、低情绪表现则与交感神经-促肾上腺髓质系统活动相联系。

资料来源:黄希庭.人格心理学.浙江:浙江教育出版社,2002

心理社会因素通过免疫系统反应与躯体健康和疾病相联系,可能涉及三条途径。

(1)下丘脑-垂体-肾上腺轴:应激通过激活下丘脑-垂体-肾上腺皮质轴过量分泌皮质醇抑制免疫系统功能。糖皮质激素对多种免疫细胞都有抑制作用,包括淋巴细胞、巨噬细胞、中性粒细胞和肥大细胞等。此为急性应激对免疫功能产生抑制作用的主要途径之一。持久而强烈的应激造成肾上腺皮质激素分泌过多,致使机体内环境紊乱,从而导致胸腺和淋巴组织退化或萎缩,影响 T 细胞的成熟,减弱其免疫能力。此外,皮质醇降低巨噬细胞的吞噬能力,使许多免疫活性细胞的应答失效,致使机体对疾病的易感性增强。皮质类固醇还可抑制白细胞介素-1(IL-1)和白细胞介素-2(IL-2)的释放,引起血清免疫球蛋白水平降低。但持久与短期应激对免疫系统的影响效果不同,有时可使细胞免疫功能增强。

(2)通过植物神经系统的递质作用:神经内分泌系统在应激状态下释放的神经递质或激素,如 ACTH、阿片肽类、P 物质、去甲肾上腺素、5-羟色胺等,可直接作用于淋巴细胞受体,对淋巴细胞转化、自然杀伤细胞(NK)的活性、多形核白细胞及巨噬细胞功能、干扰素(INF)的生成等都有向下调节作用。曾有报道,个体 NK 细胞活性与近一年生活事件的评分及抑郁情绪状态密切相关。

(3)中枢神经与免疫系统的直接联系:近年来已证明了中枢神经系统、内分泌系统、中枢神经递质与免疫系统间存在着复杂的双向反馈调节关系。人类重要的免疫器官,如胸腺、脾脏、淋巴结和骨髓都受植物神经支配。如淋巴器官受交感神经支配,免疫抑制可造成条件反射,改变免疫功能。免疫后的大鼠下丘脑腹内侧核电活动增加,推测抗原刺激与下丘脑功能之间存在着传入联系。实验性破坏下丘脑可以阻止变态反应。视丘下部损伤可使原先对植物血凝素敏感的动物淋巴细胞刺激反应抑制。相反,杏仁核和海马受损,则可增强有丝分裂原的反应。视丘下部前部损害可影响小鼠脾脏自然杀伤细胞的活性。

激活的免疫细胞可通过活性免疫细胞释放的信使物质(IL-1、干扰素、ACTH 等)向大脑传递信息,反馈性地影响中枢神经系统功能,还可通过分泌细胞因子,刺激促肾上腺皮质激素等机制,影响内分泌系统功能。通过上述调节机制,使应激的生理反应维持在正常的生理稳态范围内。如果应激和威胁反复持续存在,不断增加新的应激事件,机体应激调节功能出现反应过度或减弱,从而可以导致各种疾病。

三、心理应激与健康

应激是机体与环境之间相互作用的过程。应激不但会引起一系列不同的生理、心理反应,而且对机体的健康也有不同程度的影响。应激只是增加了人们患病的可能性,而不是直接引起疾病。但是,也不能忽视应激对人的健康的重要影响,这种影响既有积极的一面,也有消极的一面。

(一)心理应激对健康的积极影响

1. 适度的心理应激是人类成长和发展的必要条件　心理应激是一种特殊的刺激,若幼年和青少年期经受适度的心理应激,可增强其应对困难、挫折并提高对社会生活的适应能力,能更好地耐受各种紧张性刺激,促进其形成健全的人格和良好的适应能力。那些艰苦环境中努力奋斗的孩子,往往能形成坚强的意志和毅力,成年后有较强的独立性、创造性和社会适应能力。而被家长过度呵护的孩子,成年后往往独立生活能力差,容易发生人际关系障碍和环境适应障碍,难以应对各种应激刺激。

2. 适度的心理应激是维持心理和生理功能的必要条件　个体在社会生活实践中,通过应对各种紧张性刺激,使生活富有挑战性,生活内容充实,能体验成功的喜悦和欢乐,激发兴趣,锻炼意志,提高效率。感觉剥夺实验、单调状态实验、退休综合征及高楼综合征等都说明缺乏适当刺激会损害个体的身心健康。学习、工作和生活上有一定的压力和紧迫感有利于身心健康,能增强个体的生存发展和适应能力。

(二)心理应激对健康的消极影响

1. 生理功能的损害　持久或强烈的心理应激能损害个体的生理功能,可以导致生理功能障碍和心身疾病的发生,如高血压、冠心病、消化性溃疡、支气管哮喘及恶性肿瘤等。

2. 心理功能的损害　持久或强烈的心理应激可损害个体的心理功能,如影响儿童及青少年的心理发展,从而发生心理障碍、人格发展异常、不良行为和精神疾病;使成人出现各种心理障碍、心身疾病和精神疾病;加重老人的孤独感,导致一些老年性疾病的发生等。

3. 社会功能的损害　持久或强烈的心理应激可改变个体正常的社会文化角色、期望水平、价值观念及社会功能,甚至可能改变个体对生活、对他人、对社会甚至对世界的看法,导致思想和行为走极端,成为一个与社会格格不入的人。

思　考　题

1. 应激、应激源的概念及应激的意义?
2. 心理中介机制的概念及作用?
3. 生活事件的概念及分类?
4. 综合分析影响心理应激反应的因素有哪些?
5. 结合日常生活和学习,试找出与自身密切相关的一些应激源,面对这些应激源,你是如何进行调节的?

(冯正直)

第六章 心身疾病

【本章要点】

● 心身疾病的概念
● 心身疾病概念的演变、分类
● 心身疾病的致病因素
● 心身疾病的发病机制
● 心身疾病的诊断、治疗和预防
● 常见心身疾病

第一节　心身疾病的概述

案例6-1　　　　烦恼的企业家

某男,45岁,企业家,性格比较内向。遇到不如意的事情时,即使心里有烦恼或愤怒,通常不会表现在脸上,也不会找人倾诉。他的观点是:能不求人就不求人。

最近一段时间他心情比较烦躁,因为年近七旬的父亲突然生病住院;22岁的女儿大学毕业还没有找到称心的工作;他的销售商最近频频拖欠他的货款,他只好拖欠原料供应商的货款,而原料商又频频找他催款,还拒绝给他供应原料,生产无以为继,使他感到心力交瘁。4年前他就有糖尿病,通过服药,血糖控制一直还算稳定。这段时间却明显感到全身乏力。到医院复查,空腹血糖已达到14.7mmol/L。医生提醒他要尽快控制血糖,否则有发生严重并发症的危险。

问题:

该患者是什么原因导致血糖的上升?

一、心身疾病的概念和分类

(一)心身疾病的概念

心身疾病(psychosomatic diseases),又称心理生理疾病(psychophysiological diseases),是一组综合征或躯体疾病,其发生、发展、转归与防治都与心理社会因素密切相关。心身疾病的主要特点包括:①心理社会应激在疾病的发生和发展中有重要的作用;②表现为躯体症状,有器质性病理改变或已知的病理生理过程;③不属于躯体形式的精神障碍。

目前对心身疾病的认识一般有狭义和广义两种理解,狭义的心身疾病是指心理社会因素在发病、发

展和转归过程中起重要作用的躯体器质性疾病。如原发性高血压、冠心病、溃疡病等。广义的心身疾病指心理社会因素在发病、发展和转归过程中起重要作用的躯体器质性疾病和躯体功能性障碍。通常将这种心理社会因素在发病、发展和转归过程中起重要作用的躯体功能性障碍称为心身障碍(psychosomatic disorders),如偏头痛、神经性呕吐等。因此,广义的心身疾病包括狭义的心身疾病和心身障碍。(图6-1)

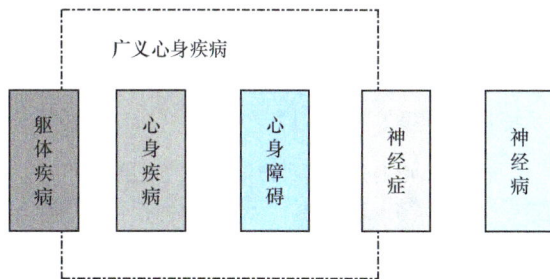

图6-1　广义心身疾病范围

随着心身相关研究的深入,人们对心身疾病的认识逐步深化。1952年美国精神疾病诊断和统计手册第一版(Diagnostic and Statistical Manual of Mental Disorders,DSM-Ⅰ)中,将"心身疾病"设为单独的一类疾病。而DSM-Ⅱ(1968)则将心身疾病更名为"心理生理性植物神经与内脏反应",定义为"由情绪因素引起的单一器官系统的躯体症状",并按累及器官进行分类。DSM-Ⅲ(1980)及DSM-Ⅲ-R(1987)将心身疾病修正为"心理因素影响的躯体状况",直到1994年DSM-Ⅳ将心身疾病相关内容列入"不良影响的心理或行为因素造成的医学疾患",这些因素会引起或加重疾患,干扰治疗和康复,或促使发病率和死亡率增高,心理因素本身可能构成疾病的危险因素,或者产生放大非危险因素的效应。在世界卫生组织制定的《国际疾病和相关健康问题的分类》第十版(International Classification of Diseases,ICD-10)中,将传统的心身疾病分别纳入不同分类,归为"神经症性、应激相关及躯体形式障碍",还有一些内容分散在"伴有生理紊乱及躯体因素的行为综合征"及其他分类中。

1981年《中华医学会精神病分类》将心身疾病列为第十三类,1995年《中国精神疾病分类与诊断标准第二版修订版》(CCMD-Ⅱ-R)取消了心身疾病分类,把相关内容分纳入"与心理因素有关的生理障碍"和"神经症及心理因素有关的精神障碍"中,另有一些

内容列入"儿童少年期精神障碍",目前 CCMD-Ⅲ 沿用了这种界定情况。

总之,心身疾病的概念在目前的权威性心理障碍分类体系中已经消失,被其他概念取代,然而,心身疾病的精髓却已融入整个临床医学。人们开始从更广泛的角度来理解心与身的关系,心身疾病涵盖的范围日益扩大,已不再拘泥于传统心身疾病的理解,而是扩展到心理社会因素与各种躯体疾病发生发展过程中的相互作用问题和心理社会因素与临床各种疾病的相关性问题。

（二）心身疾病的分类

关于心身疾病早期仅指为数不多的几种疾病,即由亚历山大提出的 7 种心身疾病,包括消化性溃疡、溃疡性结肠炎、甲状腺功能亢进、局限性肠炎、类风湿性关节炎、原发性高血压及支气管哮喘。近年来,随着人们对心身疾病认识的不断深入,心身疾病所涉及的范围越来越广,目前较为公认的分类方法是根据器官系统进行分类。(表 6-1)

表 6-1　心身疾病分类方法及各类主要疾病

分类	各类主要疾病名称
循环系统	冠心病、原发性高血压、原发性低血压、心律失常、心脏神经症、神经性心绞痛等
呼吸系统	支气管哮喘、过敏性鼻炎、过度换气综合征、枯草热、神经性咳嗽等
消化系统	消化性溃疡、溃疡性结肠炎、结肠过敏、神经性厌食、神经性呕吐、食道贲门或幽门痉挛、神经性多食、肥胖症等
泌尿生殖系统	神经性多尿症、阳痿、月经紊乱、经前紧张症、心因性不孕症、功能性子宫出血、阴道痉挛等
内分泌代谢系统	肥胖症、消瘦、糖尿病、甲状腺功能亢进症等
神经系统	偏头痛、肌紧张性头痛、痉挛性疾病、植物神经功能紊乱等
肌肉骨骼系统	类风湿关节炎、痉挛性斜颈、腰背部肌肉疼痛等
皮肤系统	神经性皮炎、慢性荨麻疹、湿疹、银屑病、斑秃、瘙痒症、多汗症等
其他	恶性肿瘤、妊娠毒血症、青光眼、弱视、口腔炎等

（三）心身疾病的流行病学资料

近 50 年来,心身疾病已成为严重危害人类健康和导致人类死亡的主要原因,已日益受到医学界的广泛重视。我国死亡率最高的前三位疾病恶性肿瘤、脑血管病和心脏病都归属于心身疾病的范畴。欧美国家调查发现人群心身疾病的患病率为 10%～60%;据国内粗略统计,在综合性医院初诊患者中,略高于 1/3 的患者是躯体疾病,不足 1/3 是心理疾病,其余 1/3

是与心理因素密切相关的躯体疾病即心身疾病;上海医科大学徐俊冕(1993)研究结果表明心身疾病在各科门诊所占比例分别为:皮肤科占 26.6%,普通内科占 30.8%,呼吸科 55.6%,心血管内科 60.3%,内分泌科所占比例高达 75.4%。

心身疾病流行病学调查结果表明其患病率有以下特征:城市高于农村;发达地区高于不发达地区;脑力劳动者高于体力劳动者(约 3:1);女性高于男性(约 3:2);在年龄方面,以中年人最高,65 岁以上的老人和 15 岁以下的儿童较低。近年来心身疾病的发病率呈现逐年上升的趋势。因此,开展心身疾病的研究和防治工作具有重大意义。

由于对心身疾病的界定和诊断标准不统一,心身疾病的发病率尚难估计。

二、心身疾病的发病机制

早在 2000 多年前,心身统一的思想就显现在古代医学著作中。我国经典医著《黄帝内经》关于"形神合一"的记载和论述,表明古人对于心理因素与疾病之间关系的重视。"悲哀忧愁则心动,心动则五脏六腑皆摇"。"法于阴阳,和于术数,食欲有节,起居有常,不妄作劳,故能形与神俱,而尽终其天年,度百岁乃去"。《内经》的这种论述不仅把有害的情绪因素和不健康的行为视作致病原因,而且还认为这些因素可以影响疾病的整个过程和决定预后的好坏。而如果能做到生理卫生和心理卫生并重,便能"形与神俱",保持身心健康,得以延年益寿。可以说传统的祖国医学早就有了一个相当完整的心身统一观。《素问·调经论》提出人的生理活动与心理活动是相互作用的,即所谓"形盛则神旺,形衰则神怠"。生理活动与心理活动是相互影响的,即"形伤神,神伤形"。祖国医学十分强调情绪与疾病的关系,提出"怒伤肝,悲胜怒,喜伤心,恐胜喜,思伤脾,怒胜思"和"以情胜情"等观点。西方医学之父希波克拉底认为医生医治的不仅是病而且是病人,主张在治疗上必须注意人的性格特征、环境因素和生活方式对疾病的影响。这些观点是对心身疾病最早的认识。

（一）心身疾病的致病因素

大量医学研究表明,心身疾病的病因与发病过程的病理基础相当复杂,心身疾病的致病因素复杂,心身疾病是社会、文化、心理以及遗传、代谢等多种因素共同作用的结果。

1. 心身疾病发病的社会文化因素　社会文化因素对个体的健康和疾病有着重要的影响。人们总是根据从社会获得的信息不断调整自己的心理和生理功能,调节自己的行为,以便适应社会的要求。然而,适应性行为一旦失败,必然造成人们心理上的冲突和困扰,进而引发机体的应激反应,破坏机体的稳态平衡,最终导致疾病的发生。

流行病学调查结果显示,不同的社会文化环境,心身疾病的患病率有很大的差异。以冠心病为例,竞争激烈的美国冠心病患病率全球最高,且每年死于冠心病的人数占总人口的2.5%;而生活在相对简单、安定的尼日利亚人患病率很低,仅为0.75%。

流行病学调查还发现,即使同一社会不同时期心身疾病的患病率也不相同。20世纪50年代以前,溃疡病和高血压病患病率男女比例约为4∶1。然而,近年男女之比已逐渐接近,溃疡病约为3∶2,高血压病已无明显性别差异。研究者认为,这是因为大多数妇女参加工作和社会活动,承受了较之以前更多的心理社会刺激的结果。另外,移民也是研究社会文化因素影响的理想群体,因为移民到一个完全不同的社会文化环境,将遭遇很多困难,产生许多心理冲突。研究证实,移民患心身疾病的比例高于当地居民,而他们在当地出生的后代,其心身疾病的患病率则与当地居民相仿。

2. 心身疾病发病的心理因素 心身疾病发病的心理因素极为复杂的,它与个人的认知、情绪、意志、人格等心理特征有关,尤其是消极情绪和不良人格因素对心身疾病的发病有极其重要的影响。

(1)消极情绪的致病作用:人类在社会生活中总有一定的情绪体验,而情绪活动总伴有体内的生理生化反应,特别是植物神经系统的功能改变。良好的刺激产生愉快的情绪体验,适度的愉快情绪对身心健康有利。不良的刺激产生消极的情绪体验,如果只是短暂的,机体通过自我调节可很快恢复正常。如果消极的情绪体验过强或持续时间过长,超过机体的适应能力,则会造成生理功能紊乱,导致心身疾病。如愤怒、焦虑、恐惧等消极情绪持续作用会导致心血管系统机能紊乱,出现心律不齐、高血压、冠心病等,而长期处在严重的忧愁、悲伤等情绪状态下,会影响胃肠功能,从而引起胃、十二指肠溃疡和癌症的发生。另外,愤怒、抑郁、惊恐等消极情绪与荨麻疹、神经性皮炎等皮肤病有密切关系。恩格尔对170例猝死患者资料的研究发现,猝死的诱因与情绪活动有关,其中不仅有由于失败而极度悲伤,也有由于得胜、亲友团聚高兴过度而死亡的。

视窗6-1　　恐惧的羊羔

古代阿拉伯学者阿维森纳,曾把一胎所生的两只羊置于不同的外界环境中生活,一只小羊羔随羊群在水草地快乐地生活,而另外一只羊羔旁栓了一只狼,这只羊羔总是看到自己前面那只狼,在极度的恐惧的状态下,不久因为惊慌而死去。

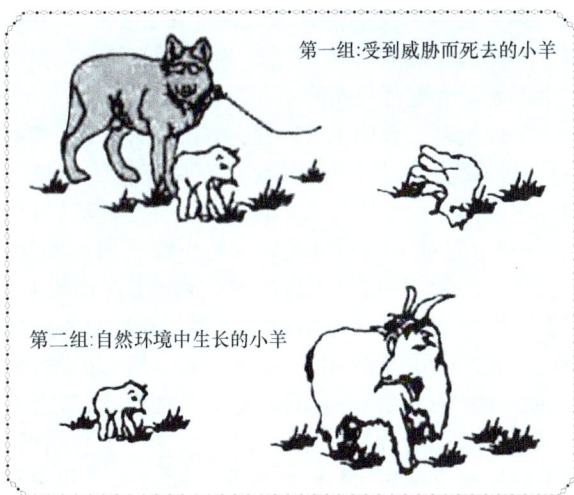

第一组:受到威胁而死去的小羊

第二组:自然环境中生长的小羊

(2)人格特征与疾病:同样的心理社会因素作用于具有不同人格特征的人,可导致不同的生理生化改变,引起不同的心身疾病,这在人格心理一章我们已有所论述。人格特征之所以能对心身疾病的发病产生影响,是因为患者的人格特征既可以作为许多疾病的发病基础,又可以影响许多疾病的发展过程。同样的疾病发生在具有不同人格特征的人身上,其症状表现、病程长短和转归可能不同。

近年来,关于疾病和个性有大量的研究,已成为该领域的一个重要研究课题。1959年美国心脏病学家Friedman和Rosenman在对冠心病的前瞻性研究和回顾性研究基础上提出了"A型行为类型",认为这种人格类型与冠心病的发病有密切联系,故称之为"冠心病易患模式"。1978年世界心肺及血液研究协会确认A型行为是引发冠心病的一个重要危险因素,与高血压、高血脂和吸烟等危险因素具有同等重要的意义。英国学者Career等人经过大量研究,提出"C型行为类型"为癌症易患人格,这种人格类型主要表现为过分压抑、经常克制自己的情绪,有不安全感,过分合作,长期处于孤独、矛盾、抑郁和失望的情绪状态,C型行为的人癌症发生率比非C型行为的人高三倍以上。

此外,很多学者也研究了其他心身疾病与人格特征的关系。(表6-2)

表6-2　人格特征与心身疾病

疾病	人格特征
哮喘	过分依赖、幼稚、希望被照顾
结肠炎	听话,带有强迫性、抑郁、心情矛盾、吝啬
心脏病	忙碌、好胜、好争、急躁、善于把握环境
麻疹	渴望得到情感、烦恼、抑郁
高血压	好强、愤怒被压抑、听话
偏头痛	追求尽善尽美、死板、好争、嫉妒
溃疡病	依赖、敌意被压抑、感情受挫、有雄心

3. 心身疾病发病的生理因素 在心身疾病的病因学和发病过程的研究中,生理因素的研究主要集中于生理始基和生理机制两个方面。

生理始基。人们早已发现,同样的心理社会刺激后只有一部分人患心身疾病,且心身疾病的类型不同。这是因为他们原先的生理特点(生理始基)各不相同,即他们对不同心身疾病的易患性不同。例如,在溃疡病的发病中,胃蛋白酶原的增高(生理始基)起重要作用。研究发现:社会生活事件在心身疾病的发病中起"扳机"的作用。只有胃蛋白酶原的增高,没有心理社会刺激,一般不会发生溃疡病;而只有心理社会刺激,没有胃蛋白酶原的增高这一生理始基,也不会导致溃疡病;另外,如果心理社会刺激和生理始基都具备,但缺乏特异的心理学特征,即个体对各种刺激有较强的"心理免疫"能力,同样不会发生溃疡病。因此,心理社会刺激、生理始基、心理学特征在心身疾病发病过程中都起着不可忽视的作用。

生理中介机制。心理社会因素以及各种信息影响大脑皮质的功能,而大脑皮质则是通过生理中介机制如植物神经系统、内分泌系统、神经递质系统和免疫系统等影响内环境平衡,使各靶器官产生病变的。①植物神经系统的中介机制。植物神经系统(交感、副交感神经系统)与内脏有密切联系。剧烈、持久的植物神经功能改变,可引起相应脏器产生不可逆的器质性改变。②内分泌系统的中介机制。当大脑皮层受到内外刺激时,可通过大脑皮质-下丘脑-垂体-靶腺轴神经内分泌机制,影响各靶器官的功能,内分泌系统的中介机制在心身疾病的形成中起着重要的作用。③神经递质的中介机制。心理社会应激通过神经递质作为媒介来影响大脑皮层功能的。中枢神经递质改变,可继发性导致植物神经功能及内分泌功能改变,这在心身疾病的发生中起一定作用。④免疫系统的中介机制。动物实验证明,在回避性学习中,动物的被动免疫功能下降。在拥挤环境中生长的动物,对感染的免疫反应降低。强烈情绪变化可导致机体免疫机能损伤,极度抑郁易感染疾病。在癌症患者中,乐观豁达者免疫机能可得到加强。

总之,心身疾病的产生是多种因素相互作用的结果,社会因素、心理因素、生理因素交织在一起,共同影响机体内环境的稳定,从而影响机体健康。

（二）心身疾病的发病机制

心身疾病发病机制比较复杂,生物-心理-社会医学模式认为,疾病是多种因素复合形成的,心身疾病也不例外。不同的心身疾病及其不同阶段,各种因素所起的作用不同。虽然许多研究已证明心理社会因素与心身疾病的发病有密切的联系,但其发病机制仍是目前医学心理学亟待深入研究的中心课题之一。关于心身疾病的发病机制,目前主要有以下几种理论观点。

1. 心理动力学理论 心理动力学理论主要是以精神分析学说为基础的,代表人物有亚历山大和Dunbar。心理动力学理论强调潜意识心理冲突在心身疾病发生中的作用,认为个体特异性的潜意识特征决定了心理冲突引发特定的心身疾病。心身疾病发病有三个要素:①未解决的心理冲突;②身体器官的脆弱易感倾向;③植物神经系统过度活动性。心理冲突多出现于童年时代,常常被潜抑到潜意识之中,在个体成长过程中,受到许多生活变故或社会因素的刺激,这种冲突会重新出现。如果这些重新出现的心理冲突找不到恰当的途径疏泄,就会通过过度活动的植物神经系统引起相应的功能障碍,造成所支配的脆弱器官的损伤。

早期亚历山大认为个体特异的潜意识动力特征,决定了心理冲突引起特定的心身疾病(冲突特异理论)。他把心身疾病的产生解释为潜意识冲突导致精神紧张,改变交感或副交感神经系统的机能,扰乱神经内分泌系统从而出现器官症状。例如,哮喘的发作被解释成是试图消除被压抑的矛盾情绪(如与母亲隔离引起的焦虑)或避开危险物,此时病人不是以有意识的行为,而是以躯体症状——哮喘来表达;溃疡病被解释成病人企图得到他人喂食与款待的潜意识欲望被压抑;原发性高血压是由于病人对自己的攻击性决断的潜意识压抑等等。因而,亚历山大认为根据一个人的心理冲突性质,可以预言他将会患何种心身疾病。

目前认为,潜意识心理冲突通过植物性神经系统功能活动的改变,造成某些脆弱器官的病变。例如,心理冲突在交感神经亢进基础上可造成原发性高血压、甲状腺功能亢进等;在迷走神经功能亢进的基础上则可造成哮喘、溃疡病等。因而,只要查明致病的潜意识心理冲突即可弄清发病机制。心理动力学理论对于心身疾病发病机制认识上的缺陷在于夸大了潜意识的作用,且这种作用尚未能得到实验的证实。

2. 心理生理学理论 心理生理学研究是目前心身相关研究中的前沿研究,也是今后医学心理学研究的重要方向。心理生理学研究侧重于说明哪些心理社会因素,通过何种生理学机制,作用于何种状态的个体,导致何种躯体疾病的发生。该理论的主要代表人物有沃尔夫、马森、恩格尔。心理生理学理论以坎农的生理学、塞里的应激学说以及巴甫洛夫的条件反射学说为基础。

心理社会因素通过免疫系统影响健康可能涉及三条途径。①下丘脑-垂体-肾上腺轴。应激造成暂时性皮质醇水平升高,后者损伤细胞免疫功能,但持久应激与短期应激对免疫系统的影响效果不同,有时可使细胞免疫功能增强。②通过植物神经系统的递质。交感神经系统通过释放儿茶酚胺类物质,与淋巴细胞

膜上的 β 受体结合,影响淋巴细胞功能改变。③中枢神经系统与免疫系统的直接联系。免疫机制可形成条件反射,改变免疫功能。研究发现免疫后的大鼠下丘脑内侧核电活动增加,由此推测抗原刺激与下丘脑功能之间存在着传入联系,实验性破坏下丘脑可以阻止变态反应。

国内外对心身疾病机制的心理生理学方面的研究相当活跃,积累了丰富的资料,但是由于心身疾病机制的复杂性,至今尚无法将每一种心身疾病的详细心理生理学发病机制阐述清楚。不过,心理生理学理论已被认为是心身疾病致病机制的代表。

3. 行为学习理论　行为学习理论的基础是条件反射学说或学习理论,主要代表人物有米勒(Miller NE)等心理学家。行为学习理论认为,某些社会环境刺激引发个体习得性心理和生理反应,表现为情绪紧张、呼吸加快、血压升高等。由于个体素质上的问题,或特殊环境因素的强化,或通过泛化作用,使得这些习得性心理和生理反应可被固定下来,继而演变成为症状和疾病,例如紧张性头痛、过度换气综合征、高血压病等。

传统的学习理论,仅指条件反射学习,不论是巴甫洛夫的经典条件反射,还是斯金纳的操作条件反射,都将强化作为学习过程的一个要素来说明。心身疾病中的一部分可以用条件反射学习加以解释,如儿童哮喘的发作可因获得父母的额外照顾而被强化。米勒等关于"植物性反应的操作条件反射性控制"的实验,说明人类的某些具有方向性改变的疾病可以通过学习而获得,例如血压升高或降低、腺体分泌能力的增强或减弱、肌肉的舒缩等,基于此原理提出的生物反馈疗法和其他行为治疗技术,被广泛地应用于心身疾病的治疗中。然而,人类心身疾病的形成并非都能用条件反射进行解释。以班杜拉为代表的社会学习理论学派提出,在人类心身疾病中,观察学习及模仿可能起着重要的作用,如儿童的有些习惯可能是对大人习惯的模仿,因为这些习惯的养成中并无强化的影响。

4. 综合的心身疾病发病机制　目前对心身疾病研究不再拘泥于某一学派,而是综合心理动力学、心理生理学和行为学等理论,相互补充,形成综合的心身疾病发病机制。如 Mirsky 的研究是将人格特异性理论与心理生理学说相结合;Ader 采用条件反射方法建立动物模型,研究心理神经与免疫机制之间的关系。尽管心身疾病发病机制的研究已取得一定的进展,但很多问题亟待深入研究。心身疾病发病机制研究成果概括如下:

(1)心理社会刺激物传入大脑:心理社会刺激因素通过认知评价、人格特征、社会支持、应对资源等中介因素的作用,传到大脑皮质被接受,并得到加工处理和储存,使现实刺激加工转换成抽象观念。

(2)大脑皮质联合区的信息加工:联合区将传入信息通过与边缘系统的联络,转化成带有情绪色彩的内脏活动,通过与运动前区的联络,构成随意行动的传出。

(3)传出信息促发应激系统引起生理反应:包括皮质素释放激素的释放、蓝斑-去甲肾上腺素/自主神经系统变化,进而影响垂体-肾上腺皮质轴及自主神经支配的组织,表现为神经-内分泌-免疫的整体变化。

(4)心身疾病的发生:身体器官的脆弱易感倾向由遗传和环境因素决定,机体适应应激需求的能量有限,过度使用就会导致耗竭,强烈、持久的心理社会刺激物的作用就会产生心身疾病。

三、心身疾病的诊断与防治原则

按照社会-心理-生物医学模式,人类任何疾病的发生,都受生物、心理和社会因素影响。因此,心身疾病的诊断和防治必须兼顾个体的心理、生理和社会三个方面。

(一) 心身疾病的诊断

心身疾病与单纯的躯体或精神疾病有较大区别,其诊断要综合考虑生理、心理、社会等诸方面因素,因此,在做一般临床诊断的同时,必须对患者的心理健康状态进行全面的评定。在心身疾病的诊断过程中,应特别注意与疾病有关的心理和生理特征的观察和认定。这不仅有利于将一些目前临床诊断还不明确的病症确定为心身疾病,而且也有利于在预防和治疗工作中,对各种心身疾病采取相应的心理学干预,配合生物学治疗手段以达到最佳效果。

1. 心身疾病的诊断方式　心身疾病的诊断方式主要有两种:①临床诊断加心理诊断。当病理性心理状态能够被明确地归纳在精神医学诊断的某一类中,并且又有明确的临床诊断时,采用两个名称并记的方式,如以内科心身疾病为例:高血压加焦虑状态,胃溃疡加抑郁状态等。②临床与心理状态一体诊断。当病理性心理状态很难归纳到精神医学的某一类诊断中时,采用临床诊断前加上"心因性"或"神经性"之类的形容词,将两个系统包括在一个诊断之中。如神经性厌食症、心因性咳嗽等。

2. 心身疾病的诊断要点

(1)疾病的发生包括心理社会因素,其与躯体症状有明确的时间关系。可以发现患者存在某些特定的个性特征和对疾病易感的心理因素,这些心理社会因素与疾病的发生和发展在时间上有密切的联系。

(2)躯体症状有明确的器质性病理改变,或存在已知的病理生理学变化。躯体症状有明确的病理生理过程或器质性病变基础,即使一时难以发现具体的损害或确定的病理生理过程,但一定存在相对固定而局限的躯体症状。躯体症状的主诉游移不定或反复无常者，往往提示不是心身疾病，而可能是精神疾病或其他心身反应。

（3）排除神经症或精神病。心身疾病应区别于焦虑症、疑病症等神经症。神经症患者往往有明确的精神创伤和心理矛盾，无躯体疾病的病理基础，心理因素消除后症状可以缓解。心身疾病与精神病易于鉴别。精神病患者往往有幻觉、妄想等精神病的特征性症状，患者对自己的精神病状态缺乏认知能力，无躯体疾病的病理学基础。

3. 心身疾病的诊断程序　心身疾病的诊断，包括躯体诊断和心理诊断，躯体诊断的方法、原则与医学诊断相同，下面仅介绍心理诊断所涉及的内容。

（1）病史采集：对疑有心身疾病的患者，在采集临床病史的同时，还应特别注意收集患者心理社会方面的有关资料，如个体心理发展情况、个性或行为特点、社会生活事件以及人际关系、家庭或社会支持资源、个体的认知评价模式等，分析这些心理社会因素与心身疾病发生发展的相互关系。

（2）体格检查：心身疾病的体检和临床各科体检相同，但需要特别注意可以通过现代技术手段进行脑影像学检查，如通过 CT、MRI 可以了解大脑结构的改变，通过 fMRI（功能性磁共振成像）、SPECT（单光子发射计算机断层成像）、PET（正电子发射断层成像）可以对脑组织的功能水平进行定性甚至定量分析。体检时应注意观察患者的心理行为反应方式和情绪状态，有时可以从患者对待体检的特殊反应方式中找出其心理素质上的某些特点，例如是否过分敏感、拘谨等。

（3）心理评估：对于初步怀疑为心身疾病者，应结合病史材料，在行为观察和晤谈基础上进一步做心理测验或必要的心理生物学检查，对患者的情绪、心理应激、应对能力、社会支持等做出全面的评估，以确定心理社会因素的性质、内容和其在疾病发生、发展中所起的作用。

（4）综合分析：根据以上程序中收集的资料，结合心身疾病的基本理论，对是否有心身疾病、何种心身疾病、有哪些心理社会因素，它们在心身疾病中所起的作用以及可能的作用机制等问题进行多层次、多维度分析，做出躯体方面和心理社会方面的双向诊断。

（二）心身疾病的治疗原则

心身疾病的治疗，要兼顾病人的生物学和心理社会因素诸方面。一方面要采用有效的生物医学手段，在躯体水平上处理实在的病理过程，另一方面必须在心理和社会水平上加以干预或治疗。

1. 心理干预的目标

（1）消除生物学症状：这主要是通过药物或心理学技术直接改变患者的生物学过程，提高身体素质，促进疾病的康复。例如采取长期松弛训练或生物反馈疗法治疗高血压患者，能改善其循环系统的功能，降低血压。

（2）消除心理社会刺激因素：主要通过改变情绪和消除心理社会刺激因素。例如因某一事件引起焦虑继而紧张性头痛发作，医生通过分析和具体指导，帮助来访者解决、缓冲或者回避生活事件；通过心理支持、认知治疗、松弛训练或催眠疗法等，使患者对这一事件的认识发生改变，减轻焦虑反应，进而在药物的共同作用下，缓解这一疾病的发作。

（3）消除心理学病因：主要在于完善人格和矫正行为，提高患者的适应和应对能力。例如对于冠心病患者的治疗，在其病情基本稳定以后，医生应针对其 A 型行为和其他冠心病危险因素进行综合指导和行为矫正，帮助其改变认知模式，改变生活环境以减少或消除应激源，从而从根本上消除心理病因学因素，逆转心身疾病的病理心理过程，使之向健康方面发展。

2. 心身疾病的治疗原则　对心身疾病实施的心理治疗主要围绕消除心理社会刺激因素、矫正不良行为和消除生物学症状，心身疾病的治疗原则是心身兼治，但对于具体病例应各有侧重。

对于急性发病而又躯体症状严重的患者，应治疗躯体症状，辅助给予心理治疗。例如，急性心肌梗死患者，综合的生物性救助措施是解决问题的关键，同时可给予一定的抗焦虑药物缓解病人紧张情绪和改善睡眠；也可以给予支持疗法、行为疗法等心理治疗缓解患者的紧张焦虑情绪。

对于以心理症状为主、躯体症状为次，或虽然以躯体症状为主，但已呈慢性病程的心身疾病，则可在实施常规躯体治疗的同时，重点安排好心理治疗工作。如慢性消化性溃疡病患者，除了给予适当的药物治疗，应重点做好心理和行为指导等各项工作，利用心理治疗方法矫正其人格和不良行为。

（三）心身疾病的预防措施

心身疾病是多种心理、社会和生物学因素相互作用的产物。故而，心身疾病的预防不能单纯着眼于生物学因素，要同时兼顾心、身两方面进行综合预防。心理社会因素一般需要作用相当长时间才会引起心身疾病，故而心身疾病的心理学预防应从早抓起。培养健全的人格、锻炼应对能力和建立良好的人际关系是心身疾病的预防应遵循的三项基本原则。

具体的预防工作包括：对那些具有明显心理问题的人，例如有暴怒、抑郁、孤僻及多疑倾向者应及早通过心理指导健全其人格；对于那些有明显行为问题者，如吸烟、酗酒、多食、缺少运动及 A 型行为等，用心理行为技术予以指导矫正；对于那些工作和生活环境里存在明显应激源的人,要及时进行适当的调整,减少或消除心理刺激;对出现情绪危机的正常人,应及时进行心理疏导。至于某些具有心身疾病遗传倾向的患者(如高血压病家族史)或已经有心身疾病先兆征象(如血压偏高)的患者,则更应注意加强心理预防工作。总之,心身疾病的心理社会方面的预防工作是多层面、多侧面的。

第二节 常见的心身疾病

心身疾病包括的范围很广,可涉及躯体各系统及临床各科。本节重点介绍几种常见的、国内外公认的、典型的心身疾病,如原发性高血压、冠心病、糖尿病、消化性溃疡病、癌症、支气管哮喘等。

一、原发性高血压

原发性高血压又称高血压病,是以慢性血压升高为特征的临床综合征。患者除了可引起高血压本身有关的症状以外,长期高血压还可成为多种心血管疾病的重要危险因素,并影响重要器官如心、脑、肾的功能,最终可导致这些器官的功能衰竭。原发性高血压是最早被确认的心身疾病之一,也是危害人类健康最为严重的心身疾病之一。据统计,全世界成人中约有10%的人患有此病,美国为17.5%,日本为15.2%,新加坡为14.1%。不同地区、不同文化背景发病率有所不同,一般来说,工业化国家高于发展中国家,城市高于农村,男性高于女性,脑力劳动者高于体力劳动者,患病率随年龄增长呈增高的趋势。我国因经济的迅速发展,竞争日趋激烈以及生活方式的明显转变,高血压病发病率总体趋势已与发达国家相似。高血压病的特点是三高(患病率高、死亡率高、致残率高)和三低(知晓率低、控制率低、治疗率低)。原发性高血压由综合因素所致,心理社会因素与其发生有密切关系,患高血压的个体易出现心理反应,对高血压患者尤其是早期高血压患者进行心理社会干预,效果较好。

■ (一)原发性高血压的心理社会危险因素

1. 社会环境与文化因素 战争、社会动荡、自然灾害与持续性高血压及疾病的转归密切相关。第二次世界大战期间,被围困在彼得格勒达三年之久的居民,高血压病患病率从战前的4%上升到了64%;即使在战争结束以后,大多数人的血压仍不能恢复正常,这造成了许多人的过早死亡。

早期跨文化研究表明,原发性高血压多见于应激和冲突明显的社会。在城市高应激区及低应激区(按社会经济状况、犯罪率、暴力行为的发生、人口密度、迁居率、离婚率等因素来区分)做流行病学调查发现,高应激区的居民高血压病发病率高;而血压较低的人

群多半保持着较为稳定的传统的社会生活。移民带来的不安全感、再适应困难也会促进高血压病的发生。

Eliot 研究了人体对应激源的不同反应。对应激源的高反应者产生与经典的"一般适应综合征"有关的强烈的生理反应,并有血压明显上升,最危险的是高反应者每天可有三四十次血压升高。这种结果可使血压持续处于高位,而且血压愈高,持续愈长,则发展为慢性高血压病及心脏病的危险性愈大。

> **案例 6-2　　　原发性高血压**
>
> 　　小高原来在机关工作,一个月就挣一二百块钱,拮据的收入使他难以应付日常的家庭支出,当时他最大的愿望就是能挣大钱。后来他辞职干了保险,由于工作勤奋努力,很快他便从小职员晋升为部门经理,月收入达一两万元。可他却并未体验到以前一直期盼的那种幸福,相反感到压力很大。每周从周一到周日忙于各种应酬,穿梭于各大高级饭店,陪不同的客户喝酒吃饭,当然其间还经常出差。爱人烦他成天不着家而常与他吵架;朋友因与他收入相差太悬殊不再来往;同事嫉妒他干得好而暗中和他较劲。近来他常感到头晕、头痛,情绪烦躁易怒,心悸失眠,到医院血压检测为(130~140)/(90~100)mmHg。
> 　　诊断为原发性高血压。

工作环境、工作性质和工作压力与原发性高血压亦有关,精神紧张、责任重大的职业群体有较高的发病率。空中交通管制人员所承受的压力要远远高于其他空勤人员,科布(Cobb)和罗斯(Ross)发现,由于空中交通管制人员工作异常繁忙、紧张,责任重大,很容易引起严重、持久的应激反应,他们的原发性高血压患病率比其他空勤人员高4倍,平均发病年龄从48岁降至41岁,提前了7岁。大城市电话局长途交换台的话务员(单位时间内接线频率高)患高血压病者多,说明精神紧张、责任过重与高血压病有关。

2. 情绪与心理冲突 人们很早就认识到情绪与血压之间的关系。各种引起心理紧张的情绪因素,特别是愤怒、恐惧、焦虑均可使血压升高。

早期黑尔斯(Hales)的相关研究发现,将动脉套管手插入马的股动脉时,动物因为害怕而有明显的升压反应,待动物平静时,血压又回落。在人类身上也存在同样的现象,如在医院里测量病人的血压往往要比在家里测得的数值高,原因就是病人心情紧张造成血压的异常变化,这就是所谓的"白大衣综合征"现象,这是情绪因素对血压的短暂影响,并不能说明心理社会因素在原发性高血压病中的作用,为此,人们做了进一步研究。亨利(Henry)等人(1971,1976)用大鼠完成了压力情绪与高血压关系的研究。他们把

出生不久的鼠随机地分成两组,实验鼠在隔离中成长,对照组在通常条件下群养。待它们长大后,将它们置入相互交往箱中饲养。结果发现,实验鼠普遍地发生了慢性高血压,而对照组仍保持正常血压。组织学检查表明,实验鼠还出现了间质性肾炎、主动脉硬化、冠状动脉硬化和心肌纤维变形等改变。Hokanson研究了愤怒状态下高血压的发生,给研究对象同等强度的诱发愤怒情绪的刺激,一组允许他们发泄愤怒,另一组不允许发泄愤怒,结果发现后一组易发生高血压。

3. 人格特征　对于是否存在"高血压人格"的问题尚存在争议。Dunbar 于 1938 年提出"人格特异理论",认为高血压病的人格特征是怕羞、完善、沉默和能自我控制,但当与权威发生冲突时,会出现"火山爆发式"的情绪。1987 年,科蒂尔(Cottier)等人提出,敌意、A 型行为、神经质、焦虑、抑郁及缺乏应付能力与高血压病的发病有关,但尚不能证实存在因果关系。国内孙丽娟(1998)对高血压病患者进行卡特尔 16 种人格因素量表测试并与正常人对照比较,结果显示高血压病组的稳定性、恃强性、紧张性三因素偏离正常,表明高血压病患者反应性、应激性高于正常人,情绪多不稳定,缺乏耐心,易激动。但这些也是冠心病患者人格因素的特征,换言之,原发性高血压病患者的人格特征不是特异的。但多数学者认为,经常焦虑和容易发生心理冲突的人易发生高血压病。

(二) 高血压患者的心理反应

由于原发性高血压常常隐匿起病,病程较长,早期血压可波动在正常与异常之间,患者在刚发现高血压时常紧张焦虑,随后常见的反应则是忽视疾病。这是因为人们对疾病的认识不足,早期高血压病的症状较轻,对患者社会功能影响较小,加之身体对高血压状态的代偿性适应,导致患者对所患疾病不够重视。但随着疾病的发展,机体代偿能力逐渐下降,高血压病症状渐渐突出,患者会再度出现紧张焦虑。

(三) 原发性高血压的心理干预

对原发性高血压的治疗,主张在使用各种降压药物治疗的同时,积极采用心理疗法、运动疗法及改变生活习惯等多种方法相结合的综合性干预措施。

在心理干预方面,松弛训练和生物反馈治疗最为常用。运动疗法较适用于轻型高血压患者,尤其是耐力性运动训练或有氧训练均有较好的降压作用,其中快走、跑步、骑自行车、游泳等运动训练,在我国已广泛开展。运动训练结合生活习惯改变,如戒烟和控制饮酒等,会产生更好的降压效果。

二、冠　心　病

冠状动脉粥样硬化性心脏病是指冠状动脉粥样硬化使血管腔狭窄或阻塞,或(和)因冠状动脉痉挛导致心肌缺血、缺氧或坏死而引起的心脏病,简称冠心病,或称缺血性心脏病。

冠心病是一种常见的心身疾病,其发生发展与生物、心理和社会多种因素有关。该病多发生于四五十岁以后,男性多于女性,城市居民高于农村居民,脑力劳动者高于体力劳动者,工业发达国家发病率较高,是现代社会中危害人类健康最常见的疾病之一,在许多国家是造成死亡的主要原因。目前冠心病在我国的发病率和死亡率有逐年增多的趋势。研究显示,1998～2008 年间,中国男性冠心病发病率较以往同期增加了 26.1%,女性增加 19.0%,冠心病的死亡率极高,目前已成为我国成年人的第一大死因。

(一) 冠心病的心理社会危险因素

1. A 型行为　1950 年,美国心脏病学家弗里德曼(Friedman)与罗森曼(Rosenman)发现冠心病患者的行为特征与正常健康人有很大差异,冠心病病人多具有雄心勃勃、竞争性强、易于激动、好争执、不耐烦、有时间紧迫感等,弗里德曼称之为 A 型行为类型,相对缺乏这些特点的行为被称为 B 型行为,表现有耐心的、谦虚的、放松的、有安全感的、有适当自尊的心理特征。为了证实 A 型行为与冠心病之间的关系,随后进行了大量的流行病学研究。

1960 年"西部协作研究组"(western collaborative group study, WCGS)对 3524 名年龄在 36～59 岁的健康男性长达 8 年半(1960—1969)的追踪观察发现,A 型行为者患冠心病的危险性约为 B 型行为的 2 倍(1.9:1)。这一结果提示,A 型行为确实是冠心病的致病危险因素。随后的许多流行病学研究,进一步证实了这种危险关系的存在。1978 年,世界心肺和血液研究学会对 TABP 与冠心病有关的结论给予了确认,结论是:A 型行为类型与美国中年雇员冠心病的发病危险有关,这种危险比年龄、收缩压升高、血清胆固醇或吸烟等因素的危害还要大,相当于后面三者相加的强度级别。

然而,自 20 世纪 80 年代以来,A 型行为与冠心病关系的结论受到质疑。由于在有些研究中,人们并没有发现 A 型行为与冠心病之间的关系,因而对二者的相关性提出了异议。这种矛盾的结果可能与研究中人们对 A 型行为概念尚未形成统一的看法,以及研究中使用的心理测验工具差异有关。

因此,目前的研究转向分析 A 型行为概念下的具体的行为特点与冠心病的关系,并取得了一定的进展。构成 A 型行为的某些成分可能与冠心病的发生有一定关系,其中过度敌意和时间紧迫感可能与冠心病的发生、发展有关。有研究结果提示,对环境和其他人保持敌视态度的 A 型行为者发生冠心病的危险性增加,而适应并享受生活的 A 型行为者,危险性并不增加。但目前尚未得到肯定性结论,仍有待进一步深入研究。

2. 社会心理因素　生活应激事件,如亲人死亡、环境变化等被认为是冠心病的重要病因之一。有报道指出,丧妻的男性冠心病发病率高达 40% 以上。我国学者使用社会再适应量表调查 40 例心肌梗死的病人,发现病前 6 个月内病人经受的生活事件明显偏高。一般认为,经历的事件越多,冠心病的发生和复发及死亡率越高。Theorell 对一组心肌梗死患者进行了 3 个月的跟踪研究,证明了生活事件变化单位与尿中儿茶酚胺代谢产物含量变化的趋势是一致的,这意味着生活事件与心肌梗死的病情变化密切相关。近来研究表明,心理刺激导致的情绪反应可影响中枢神经系统,激发儿茶酚胺的释放增加,导致心肌内的钾离子减少,局部心肌缺氧,从而使有冠心病素质或原有心肌供血不足的个体产生冠心病症状。

虽然社会心理因素对冠心病的促发作用已为大量的研究所证实,但社会心理因素并非冠心病发病的决定因素,冠心病是社会心理因素与其他因素如家庭遗传、饮食习惯、器官病理改变、生活方式等共同作用的结果。

3. 危害健康的行为　吸烟、缺乏运动、过食与肥胖、对社会压力的适应不良等是冠心病重要的危险因素。这些危险因素往往是在特定社会环境和心理环境条件下形成的,例如特定的工作条件和技术的进步常造成运动的缺乏;一定的经济条件、饮食习惯、文化背景易造成肥胖,从而通过一系列病理生理作用促进冠心病的形成。饮食与冠心病的关系,主要集中在脂肪这个关键连接点上,它决定了血液中胆固醇的水平,后者是冠心病发生的重要危险因素。由 7 个国家介入的国际性冠心病前瞻性研究观察了 12 529 例男性,证实血液胆固醇水平可能是冠心病的重要预测指标,血液胆固醇水平在 4.64mmol/L 以上者患冠心病的危险性明显增加。

(二) 冠心病患者的心理反应

1. 患病后的心理反应　大多数患者常常是在不知不觉中患上冠心病,一旦被确诊为冠心病后,患者的反应与其病前的人格特征和对疾病的认识以及有关事件的影响有关。倾向于悲观归因思维的患者常常紧张焦虑不安,尤其是患者近期获悉因冠心病死亡事件发生时会加重此种焦虑情绪;有些患者出现继发性抑郁,整个生活方式发生重大改变,疾病行为成为其生活中的主要行为,以致加重冠心病,诱发心肌梗死。部分患者采用"否认"的心理防御机制,导致就诊的延误。

2. 急性期心肌梗死患者的心理反应　国外对冠心病监护病房的研究发现,至少 80% 的患者有不同程度的焦虑,58% 出现抑郁情绪,22% 产生敌对情绪,16% 表现不安。在冠心病病房中约 33% 的患者请过临床心理或精神科会诊,其原因有焦虑、抑郁、敌意、谵妄、家庭干扰、睡眠障碍、征求用药意见等,这些心理问题影响着疾病的发展和进程。

(三) 冠心病的治疗

对于冠心病的治疗应采取综合措施,在给予躯体治疗的同时,辅助以心理干预。冠心病的心理干预可采用:①心理咨询:针对病人不良的生活行为习惯,给予咨询帮助,矫正A型行为,使其学会自我调整和控制情绪。②生物反馈治疗:主要用松弛训练,消除病人过度紧张和焦虑的情绪,降低病人骨骼肌紧张程度,利于血管扩张,降低血压,改善心肌缺血状况。③运动治疗:鼓励病人进行适度的运动(气功、书画等),降低血黏度,改善病情。

三、消化性溃疡

消化性溃疡是典型的消化系统心身疾病,是一组与多种病因相关的消化道黏膜的慢性溃疡性疾病,溃疡主要发生于胃和十二指肠部位,故又称为胃十二指肠溃疡。人群中约有10%的人在其一生中患过此病。该病的病因比较复杂,目前比较明确的病因是幽门螺旋杆菌感染、服用非甾体类消炎药及胃酸分泌过多,其他因素包括遗传因素、不良生活方式和心理社会因素,其中患者的心理冲突和精神应激与其发病、恶化、病程迁延和复发均有十分密切的关系。大量研究证明,消化性溃疡与精神紧张有关,特别是十二指肠溃疡与心理社会因素尤为密切。目前比较一致的认识是:个体消化系统的先天性缺陷和后天不良的进食习惯造成的黏膜损伤是应激反应攻击的"靶子";心理社会因素触发应激反应;不良的人格特征是消化性应激反应的认知根源。

(一) 消化性溃疡的心理社会危险因素

1. 情绪　消化性溃疡患者常存在情绪障碍,不良情绪与溃疡病的发病或复发有密切关系。如愤怒、焦虑、紧张与消化性溃疡发病相关,这些情绪可导致胃酸分泌增加,胃蛋白酶原含量升高,胃黏膜自行消化产生溃疡;长期处在无助、失望、抑郁的情绪状态时,可引起胃黏膜供血减少,极易导致溃疡的产生。应激时的抑郁情绪也很容易促使溃疡病的发生。Reies等人发现,用抗抑郁药治疗消化性溃疡,4周有效率达到46%~86%,有些顽固、难愈性溃疡也有好转,其药理作用除与三环类阻断H_2受体及抗胆碱能功能有关外,很可能与缓解或消除了抑郁情绪有一定的联系,提示改善消极情绪有助于溃疡愈合。

2. 生活事件与应激　严重的负性生活事件和重大的社会变革,如亲人丧亡、离异、自然灾害、战争、社会动乱等造成的心理应激,可促进溃疡病的发生。Alp在研究中发现,溃疡病患者大多存在与发病有关的生活事件,主要包括家庭矛盾、经济压力、不良习惯。Weiss和Brady的研究都说明长期应激会影响消

化系统的功能,产生溃疡,如果能对引起应激的刺激因素进行预测或加以控制,溃疡损伤将会减轻。动物实验提示,在压力大、面对无法逃避的困难情境时,如能事先对情境的产生有所了解并有所准备时,压力所带来的伤害将会有所减轻。

3. 职业与环境因素　精神高度紧张、责任过重的职业,如司机、医生、领航员、工程技术人员、企业管理人员等,溃疡病发生率高。罗斯(Rose)等人经过5年以上的前瞻性研究发现,空中交通管制员的溃疡病发生率比其他人群高2~3倍。布罗德斯基(Brodsky)的研究发现,监狱看守及教师都有工作负担过重、恐惧、角色模糊等应激体验,由于监狱行政长官与学校校长在管理方面没有稳定的政策,所以在多变的环境中,监狱看守及教师由于恐惧心理,造成的应激导致溃疡病的发生。

近年来,随着社会竞争的日趋激烈和生活节奏的加快,人们普遍感到压力加大,长期处在精神紧张状态,这些可能与本病的发病率增加有一定关系。

4. 人格特征　国内外学者过去的研究认为人格特征与溃疡病的发生有一定的关系。社会生活事件的刺激只有在一定的人格特征的基础上才能起到致病的作用,这种人格特征是溃疡病形成的易感素质,它既可作为溃疡病的发病基础,也可改变疾病过程而影响疾病的转归。

Dunbar认为溃疡病的人格特征表现为对工作认真负责,有较强的进取心和强烈的依赖愿望,易怨恨不满,常常压抑愤怒等特点。Alp等发现溃疡病患者中具有孤独、自负与焦虑、易抑郁等人格特征者多于健康人,故认为不良人格与不良习惯导致对社会的不适应,加之较多的生活事件压力而致溃疡病发生。国内肖水源等的研究显示,消化性溃疡患者的艾森克个性测验中神经质分数高于对照组,说明消化性溃疡患者的个性倾向于情绪不稳定、焦虑、紧张,对外界刺激反应强烈。

但近年来国内外研究结果发现具有任何人格特征者均可发生溃疡病,因而溃疡病很可能无特异性的人格特征。

(二) 消化性溃疡患者的心理特征

消化性溃疡患者伴抑郁情绪障碍较为常见,但临床上常与其他情绪障碍并存。唐艳萍等通过症状自评量表(symptom checklist 90,SCL-90)、焦虑自评量表(self-raing anxiety scale,SAS)及抑郁自评量表(self-rating depression scale,SDS)调查发现,溃疡病患者SCL-90的总分及因子分均高于正常对照组,特别是躯体化、人际关系敏感、抑郁、焦虑等尤为突出。SAS及SDS测定表明患者存在明显的焦虑、抑郁情绪障碍。金雁报道,十二指肠溃疡的溃疡面积、病程、严重程度与抑郁情绪呈正相关。

（三）消化性溃疡的心理干预

对于消化性溃疡的治疗应采取综合措施,在进行药物治疗的同时,给予切实有效的心理干预至关重要。有效的心理干预能促进溃疡愈合、缩短病程,防止溃疡复发。

溃疡病的心理干预可采用:①心理咨询:及时解决影响患者情绪的负性生活事件,帮助患者疏泄不良情绪;纠正患者不良的饮食习惯,建立良好规律的生活习惯,如戒烟、劳逸结合等。②心理治疗:给予倾听、支持、保证、指导等支持性心理治疗,培养患者战胜疾病的信心与希望;采用生物反馈治疗,通过松弛训练,消除患者过度紧张和焦虑的情绪,降低病人骨骼肌紧张程度;采用理性情绪疗法:寻找和纠正患者不合理的信念,消除不良的心理社会应激,改善病人抑郁焦虑的情绪。

四、支气管哮喘

支气管哮喘简称哮喘,是由嗜酸性粒细胞、肥大细胞和 T 淋巴细胞等多种炎症细胞参与的气道慢性炎症。此种炎症使易感者对各种激发因子具有气道高反应性,并引起呼吸道缩窄。临床上表现反复发作性的喘息、呼气性呼吸困难、胸闷或咳嗽等症状。支气管哮喘的病因较为复杂,除了过敏原、特异性体质、感染外,心理社会因素也是主要的触发因素。支气管哮喘的患病率大约为 0.5%~5.29%,近年来有增高的趋势。本病可发生于任何年龄,50%小于 12 岁,在哮喘患儿中 70%起病于 3 岁以前,是一种儿童常见的呼吸系统心身疾病。

（一）支气管哮喘的心理社会危险因素

1. 不良情绪 区分支气管哮喘病人的发作是与特殊的过敏原有关还是与情绪因素有关相当困难,多数病人是在具有明显的过敏或感染基础上,当发生强烈的情绪或其他精神刺激时引起发作。目前认为,情绪是触发支气管哮喘发病的因素之一,尤其是剧烈的情绪反应是触发哮喘的重要因素,大约 5%~20% 的哮喘发作是情绪因素引起的。《全球哮喘防治战略》(Global Initiative For Asthma,GINA)制定的手册特别说明剧烈的情绪反应(如大哭、大笑)会触发或加重哮喘。

2. 负性生活事件 负性生活事件可诱发或加重哮喘,如亲人死亡、母子关系冲突、家庭不和、意外事件、个人欲望未满足、生活环境改变、过度紧张和疲劳等负性生活事件引起的心理应激,可以导致强烈的情绪反应和神经内分泌反应,从而影响免疫机制及呼吸道生理功能,致使哮喘发作。哮喘长期反复发作会使病人产生焦虑、沮丧等消极情绪,这些消极情绪与哮喘发作互为因果,形成恶性循环。

案例 6-4 突然发病的女孩

某女,12 岁,学生,独生女,其父亲常年在外地工作,母亲为企业主管,工作繁忙,无暇照顾和陪伴女孩,女孩由爷爷、奶奶和保姆带大。依赖性较强,自主能力差。父母均因工作繁忙,少有机会与孩子交流和沟通,心里甚是愧疚。但由于家庭经济条件很好,父母对女孩物质上的要求都尽可能满足。一次较大冲突中女孩大声哭闹,突现气喘,呼吸困难,面色青紫,其母急忙将其送往医院,经短暂吸氧后女孩儿呼吸困难迅速缓解。此后,其母对女孩更是百般呵护,有求必应。然而,每当女孩受到刺激后便会出现憋气、呼吸困难,且多在母亲在场时发作,持续时间短暂。

问题:

女孩究竟患了什么病?

3. 人格特征 Creer1978 年提出,哮喘患者过度依赖、敏感、过于被动、强烈希望别人的照顾和关心,有些人表现神经质。但以后的研究一直未发现哮喘患者有特异性人格类型特征。精神分析学家发现约 1/3 哮喘病人具有强烈地乞求母亲或替代者保护的潜意识愿望,这种愿望使病人对母子分离特别敏感,病人的母亲常表现出过分牵挂的、审美的、统治的、助人的人格特征,因而认为病人的乞求保护的愿望是由母亲人格特征所引起的,一旦病人的需求得不到及时满足时,就有可能出现哮喘发作。精神分析学家的这一观点尚需进一步研究证实。

4. 亲子关系 在哮喘患者的亲子关系研究中发现,明显的亲子关系紊乱所造成的紧张或不良情绪会诱发哮喘发作。母亲的过分溺爱与哮喘发作有关。Schobinger 等(1992)研究发现,与健康儿童比较,哮喘儿童的父亲在五分钟谈话示范中表现出更强的批评态度和更多的消极言语交流量。

（二）支气管哮喘患者的心理反应

支气管哮喘患者可出现较多的心理行为反应,如抑郁、情绪不安、害羞、失望、脆弱、易于冲动、过于敏感和关注自己等,这些心理行为反应常阻碍哮喘患者的人际交往与社会适应,不利于病情好转。支气管哮喘发作时的呼吸困难使患者产生濒死感,从而处于高度恐惧和焦虑的情绪状态,这种情绪状态则又会加重哮喘发作,形成"发作-恐惧-发作"的恶性循环。

（三）支气管哮喘的心理干预

在对支气管哮喘患者进行生物治疗的同时,应注重对患者的心理疏导和心理治疗。首先,通过调整人际关系、改变应对方式,以消除不良心理因素的影响,保持健康的心态;其次,采用支持性心理治疗、松弛治疗等方法改善患者焦虑和紧张的情绪,并学会自我调整和控制情绪;第三,进行哮喘病的健康教育,向患者讲解情绪控制的方法和意义、皮质激素的作用和安全性以及用药方法,同时使患者学会良好的行为方式,不断完善人格,预防哮喘病的发作。

五、糖　尿　病

糖尿病是由多种病因引起以慢性高血糖为特征的代谢性疾病。高血糖是由于胰岛素分泌障碍或作用缺陷,或者两者同时存在而引起,晚期常因伴有感染和酮症酸中毒昏迷而危及生命。WHO1997年报告,全世界约有1.35亿糖尿病患者,并预测到2025年将上升到3亿。尽管糖尿病的发生和遗传因素密切相关,但肥胖、都市化的生活方式、应激性生活事件也与糖尿病的发生、发展和预后关系密切。由于糖尿病病人的心理随着病情的变化不断发生改变,因此,心理干预是糖尿病重要的治疗手段之一。

（一）糖尿病的心理社会危险因素

1. 情绪　人们很早就已经观察到,情绪因素与糖尿病发病和加剧有关,抑郁、紧张等情绪可导致病情加剧或恶化。Hirsch(1992)研究提示糖尿病患者抑郁症状最常见,特别是反应性负性情绪体验最突出。北京医科大学1996年对糖尿病患者的对照研究也发现糖尿病组有明显的焦虑、抑郁情绪,女性比男性更明显。因此,有不少学者建议应在药物治疗的同时加强对糖尿病患者的心理社会调节。

2. 负性生活事件　糖尿病的发生与应激性生活事件有一定关系,生活环境的突然改变,亲人患病或亡故,无辜的冤枉等各种原因,可造成全身处于心理应激状态,通过内分泌途径介导,致使血糖升高诱发糖尿病。了解糖尿病病人的病史,常常能发现糖尿病发作前有灾难性生活事件发生。回顾性和前瞻性研究发现,在一定时间内累计的生活变化单位与糖尿病的发作和严重程度有关,并得到进一步的证实。大量临床资料表明,生活事件与糖尿病的代谢控制有密切关系,一些糖尿病患者在饮食和药物治疗不变的情况下,由于突发的生活事件,病情迅速恶化,甚至出现严重并发症。

3. 人格特征　Dunbar(1936)曾将糖尿病看作是一种经典的心身疾病,认为大多数糖尿病患者性格不成熟、具有被动依赖、做事优柔寡断、缺乏自信、常有不安全感等特点,这些人格特点被称为"糖尿病人格"。黄列军(1998)用艾森克人格问卷对2型糖尿病患者的调查发现,糖尿病患者多表现为内向、情绪不稳定和掩饰性人格特征。梁瑞琼(2005)研究认为2型糖尿病患者具有C型人格、情绪反应和行为模式。但目前缺乏前瞻性研究来证实糖尿病患者是否有特异性人格。

（二）糖尿病患者的心理反应

糖尿病是一种慢性疾病,长期的治疗任务有赖于患者的密切配合,患者常被要求改变多年来养成的生活习惯和行为方式。糖尿病发病者心理反应的性质、强度和持久性取决于多种因素,如病情的严重程度、既往的健康状况、生活经历、社会支持、对疾病的认识和对预后的评估以及应对能力和性格等。由于糖尿病的病情易于发生波动,患者的应对努力和预防措施并非总能奏效,一旦发生这种情况,患者就可能会感到失望、无所适从、悲哀、苦闷,对生活和未来失去信心,从而导致对付外界挑战和适应性生活的能力下降,甚至产生自杀的意念和行为。

（三）糖尿病的心理干预

药物、运动、饮食、心理与教育的"五套马车"的综合治疗已成为当前糖尿病治疗的重要发展趋势。心理干预主要是改善患者情绪和提高患者对糖尿病治疗计划的依从性,常用的心理治疗主要采用认知行为治疗的基本模式,合理情绪疗法为主的集体治疗和个别的心理辅导均有很好的疗效。

六、癌　　症

癌症是一种严重危害人类健康及生命的常见病、多发病,是当今医学中的难题。世界卫生组织1998年的统计数据表明,癌症在常见死亡原因中列第三位。卫生部统计报告显示,1991年我国城市居民总死因中恶性肿瘤居第一位,占21.88%;在农村居民总死因中居第二位,占17.47%。多数癌症的病因复杂,许多发病机制还不十分明确,不能完全从生物学角度加以解释。研究提示,心理社会因素与癌症的发生发展密切相关,而且癌症病人的不良心理反应会对其病情的发展和生存时间产生严重的消极影响。

（一）癌症的心理危险因素

1. C型行为　研究发现,人格特征与恶性肿瘤的发生有一定的关系。目前许多研究结果显示C型行为模式(type C behavior pattern,TCBP)与癌症的发生密切相关。"C"系取癌(Cancer)的第一个字母,所以C型行为模式亦称癌症倾向人格。这种行为模式的人缺乏自我意识,不善于表达自己的感受,与别人过分合作,情绪不稳又不善于疏泄自己的负性情绪。他们在遭遇重大生活挫折时,常陷于失望、悲观和抑郁的情绪中不能自拔,在行为上表现为回避、否认、逆来顺受等。美国学者对182名被试者(按人格特征分A、B、C三类)随访观察了16年,发现具有C型行为模式的人患病率最高,癌症发生率比非C型行为模式的人高3倍以上,且患恶性肿瘤者较多。Ternosherk的研究发现C型行为患者情感表达减少,与肿瘤的不良预后有关。

2. 负性情绪 大量研究表明,许多癌症患者在患病前曾有过长期的不良情绪刺激或突然的重大精神打击,尤其是抑郁、失望、难以解脱的悲哀等负性情绪是促发癌症的因素。国外相关研究发现,肺癌病人在癌症查出之前,曾有过绝望情绪或经历过长期压抑。20世纪80年代初,Miller指出,确诊为癌症的患者,尽管早期进行治疗,但病情往往迅速恶化致死;反之,怀疑肿瘤诊断者却常常较好;长期存活15~20年突然复发的癌症病人,多在复发前6~18个月内有过严重的情绪应激。国内高北陵等的调查显示,66.9%的癌症病人患病前有过负性情绪,这与对照组有显著差异。

3. 生活事件 负性生活事件与癌症的发生有关,尤其是与重要情感丧失有关的事件,如离婚、丧偶、亲人死亡等生活事件引起的慢性心理压力和高度情绪应激与恶性肿瘤的发病密切相关。大量研究表明,癌症发病前最常见的心理因素是失去亲人的情感体验,亲人死亡事件一般发生于癌症发病前6~8个月。国内张灿玲(2001)对501例癌症患者进行对照研究,也发现负性生活事件是癌症发病的危险因素。目前多数学者认为,不是负性生活事件本身,而是事件导致的负性情绪与癌症的发生、发展有关,这取决于个体的应对方式,尤其是那些不善于宣泄负性情绪者,其癌症发生率高。

(二)癌症患者的心理反应

确诊前疑为癌症时,患者可能因"恐癌"意识而回避事实,提供病史时避重就轻,将病情合理化,不积极检查,这些反应不利于早期诊断。患者期待确诊结果,但又害怕得到癌症的诊断,矛盾的心理可使患者表现出期待性焦虑,伴有坐卧不安、失眠、食欲下降等表现。这些反应可持续至患者知道自己的诊断结果。

当患者知道自己患癌症后,心理受到严重的冲击,表现出恐惧、绝望等心理反应,此时为减轻内心的紧张和痛苦,在潜意识中使用否认的心理防御机制,四处求医检查,期望得到否定癌症的诊断。当确认癌症是不可更改的事实后,患者表现出激动、愤怒、暴躁甚至出现攻击性行为。之后患者又会表现出抑郁、悲哀甚至绝望,可出现自杀倾向或行为。虽然患者最终不得不接受癌症的事实,情绪逐渐平静,但多数病人难以恢复到病前的心理状态,陷入长期的抑郁和痛苦当中,病情迅速恶化。

治疗过程中,患者的情绪随病情变化而波动,时而振奋,时而消沉。手术的痛苦、放疗和化疗的严重不良反应常常使患者对这些治疗产生强烈的趋避冲突,加剧了患者的心理应激,甚至使其失去信心。

(三)癌症的心理干预

在常规治疗的同时,给予癌症患者必要的心理干预和社会支持,减轻患者心理痛苦,以提高其生活质量,延缓疾病的恶化进程。

1. 纠正病人的错误认知 癌症患者通常的错误认知是"癌症是不治之症"、"癌症就意味着死亡",导致消极心理反应。因此,应帮助患者了解自己所患疾病的正确知识,了解治疗过程中出现的各种副作用和并发症,消除患者对疾病治疗及预后的错误认知,使患者对疾病治疗寄予期望和信心,积极配合治疗。

2. 调整患者的不良情绪 尽量避免不良心理社会因素对患者的刺激,鼓励患者及时表达和合理宣泄负性情绪。可采用认知疗法、心理支持、放松技术、音乐疗法等心理治疗方法缓解抑郁、焦虑和恐惧情绪,对于严重抑郁、焦虑或恐惧者,可适当给予抗抑郁、抗焦虑药物处理。

3. 减轻疼痛 癌症患者晚期常伴有疼痛,这会加重患者的不良心理反应,而不良心理反应又会加重患者的疼痛感受,形成恶性循环。所以应采取各种措施减轻疼痛,避免疼痛所致的不良影响。

思 考 题

1. 什么是心身疾病?如何预防?
2. 举例说明心身疾病的致病因素。
3. 试比较心理动力学理论、心理生理学理论、行为学习理论的心身疾病发病机制。
4. 心身疾病的诊断要点是哪些?
5. 心身疾病的诊断程序和治疗原则是什么?

(朱榆红 姚莉华)

第七章 心理障碍

【本章要点】

- 心理障碍的基本概念和判断标准
- 各种神经症的临床特点
- 各类人格障碍的临床特点
- 人格障碍形成的原因
- 进食障碍、睡眠障碍的临床表现
- 引起自杀的原因

第一节 心理障碍概述

一、心理障碍的概念

心理障碍(mental disorder)是指个体无法按社会规范或以适宜的方式来适应日常生活要求,而表现出的心理异常或行为偏离。

有关异常心理或行为有过多种称谓,如变态心理、变态行为、精神障碍、病理心理和心理障碍等,因其含义相互重叠而被混杂使用。但不同的称谓代表着研究问题的角度和范围不同,也代表着历史和文化背景的不同。病理心理学、变态心理学和精神病学都是研究变态心理的学科。病理心理学重点研究病态心理现象,研究范围主要集中于精神病的异常心理问题,为前苏联学者所惯用;欧美各国倾向于使用变态心理学这一名称,变态心理学主要研究变态心理和行为的发生、发展、变化的原因及其规律,其研究对象和范围十分广泛;精神病学是从医学的角度研究异常心理,特别是严重精神病的病因、发病机理和临床表现,重在临床诊断、治疗和预防。变态心理学与精神病学是有严格区别的,其侧重面在于:变态心理学更多地从人的个性异常、行为异常的角度阐述各种异常心理问题;在涉及异常心理的原因和机制等问题方面,更多地考虑社会文化等因素的影响;而精神病学则注重研究各种异常心理的诊断和治疗。

心理障碍是对多种心理、行为异常的统称,这些异常现象产生的原因涉及生物学、心理学和社会学方面诸多的因素,是其综合作用的结果。心理障碍有如下特点:第一,心理障碍的发生可能是因为个体没有能力按社会认为适宜的方式行事。之所以"没有能力",是因为有器质性损害,或功能性缺陷或两者兼而有之。如脑器质性损伤、认知功能缺陷、能力或动机缺乏等。第二,对心理障碍的理解不能脱离社会价值的判断,而价值判断标准和评价尺度取决于当时人们所处的社会文化背景,并随时代的变迁而发生相应地变化。换言之,对同一种行为的衡量标准,在不同文化背景中可以迥然不同,即使在同一种文化中也会随时间不同而有所改变。例如同性恋,在古代文明中,无论东方还是西方,都曾是男子生活中得到认可并被希求的一部分。中国古代同性恋曾风行一时,《说难篇》和《后汉书》中就分别记载了卫灵公和弥子瑕、汉哀帝与董贤的同性恋关系。但是,同样的行为如果发生在当今的中国文化背景下,会被认为是与社会性道德规范明显不一致的异常性行为。第三,心理障碍者常有明显偏离社会常模或规范的行为,但不能认为违反社会常模的人都是"有病"。例如那些强奸犯、凶杀犯的行为也是违反社会规范的,但他们不是病人。心理障碍者是因为"没有能力"按社会认为适宜的方式行事,以致其行为不适应社会。罪犯并非是因为"没有能力"这样做,故应与心理障碍者加以区别。

视窗 7-1　　同性恋的历史演变

同性恋在很多工业化国家经历了罪行化—病理化—正常化的演变过程。

同性恋罪行化

古希腊崇尚男性美,爱慕同性被视为强烈男子气概的表现,古罗马帝国也宽容同性恋,但基督教的兴起使同性恋开始受到严厉谴责。作为西方文明的重要基础,《圣经》中的生殖崇拜是反对同性恋的最根本理由,至今如此。

同性恋病理化

19世纪中期,随着行为科学的产生,一些医学专家开始关注人类性行为。1849年,瑞士医生克洛德·弗朗索瓦·米基亚提出同性恋是一种天生的生理缺陷。奥地利精神病医生理查·冯·克拉夫特—埃宾(Richard von Krafft-Ebing)在《性心理疾病》一书中论述同性恋者来自父母一方或者双方都有疾病的家庭。20世纪初,奥地利精神病学家西格蒙·弗洛伊德精神分析学认为"恋母情结"是男同性恋的情感起源。

同性恋正常性

1948年,美国阿尔弗莱德·金赛博士(Alfred Charles Kinsey,1894—1956)研究发现有37%的人在青少年至老年时期有过同性性行为,

10%的人在一生中至少有3年从事单纯的同性性行为。金赛的研究报告指出：同性恋行为的普遍存在并没有产生不良社会影响，不应该将同性恋列为病态，即使将同性恋列为病态而加以压制，也不能阻止下一代同性恋者的产生。心理学家艾弗伦·胡克博士（Evelyn Hooker）研究发现同性恋者的心理健康程度丝毫不亚于异性恋者，同性恋的"病态"其实是社会压制的结果。金赛、胡克等人的研究结果质疑了同性恋病理化的医学根据。

1973年，美国精神病学会经过仔细审查与比较，最终将同性恋从《精神疾病诊断和统计手册》中剔除；1992年，联合国卫生组织将同性恋从《国际疾病和相关健康问题的分类》中删掉，标志着同性恋正常性受到了国际医学界的确认。

近几年，美国佛蒙特州和加州开始承认同性伴侣关系，美国最高法院全面取缔对同性恋行为的法律惩罚，同性婚姻合法化在加拿大安大略省和卑诗省实施，欧盟议会要求各国法律承认同性伴侣，这些进展与学术界人士的参与是分不开的。

资料来源：节选自《中国性科学》2004年1月第13卷第1期

二、心理障碍的判断标准

心理活动正常和异常是相对的，是一个渐变的连续谱，其间没有绝对的界限。严重的心理障碍判断比较容易，但轻微的、潜在的或早期的异常，鉴别起来十分困难。判断一个人的心理是否异常，只有把他的心理状态和行为表现放到当时的客观环境、社会文化背景中加以考虑，通过与社会认可的行为模式比较，以及和其本人一贯的心理状态和人格特征加以比较，多方面分析，才能得出较为可靠的结论。此外，由于不同的理论学派对心理障碍的研究途径不同，理解不同，很难有统一的为大家公认的标准。因此，对心理障碍的判断也就形成了多侧面多层次的格局。其中以经验标准、社会适应标准、症状与病因学标准、统计学标准的影响最为广泛。

（一）经验标准

经验标准是评判者凭借自身的经历和体验评价他人心理活动的特点和规律，以判断其心理活动是否正常，或者经验标准是以一般人对正常心理和行为的经验为参照，判断他人的行为是否正常。这种标准易受判别者的经验、知识水平、观察角度、情感倾向等因素的影响，具有较强的主观性和局限性，其可比性和一致性较差。

（二）社会适应性标准

社会适应性标准是指个体在人际交往中是否遵循社会伦理道德准则和社会公德，顺应社会规范，与社会环境保持一致，以及当出现违背上述准则或规范的言行时，是否能做出为公众所理解和认可的解释等，以此来判定心理是否异常。具体表现在与周围社会环境的协调一致、人际关系的妥善处理、工作能力的正常发挥、社会道德规范的遵守和风俗习惯的顺应等方面。由于社会适应性标准受时间、地域、习俗、文化等因素的影响而差异很大，难以进行跨地区跨文化的比较研究。

（三）症状与病因学标准

症状与病因学标准将心理障碍当作躯体疾病看待，以是否存在症状和病因为判断心理异常与否的标准。即通过比较和分析确认存在异常的心理现象或行为，同时，经躯体检查能找到相应的生物学改变，以此确定心理障碍。这种判断标准是病理心理学家追求的理想境界，并被一般的临床医生广泛采用。然而，对那些社会心理因素起主导作用而产生的心理障碍如神经症、人格障碍等，该标准则无法进行判别。迄今为止，只有1/10左右的心理障碍病因明确，绝大部分心理障碍无法以症状与病因学标准做出正确判断。

（四）统计学标准

对普通人群测量的结果显示心理特征呈正态分布，绝大多数人都在均值附近，只有极少数人（约5%）处在正态分布曲线的两端，被视为"异常"。因此，统计学判断一个人心理正常与否，是以其心理特征偏离平均值的程度来决定。统计学标准提供了心理特征的数量资料，比较客观，便于操作和对比。但这种标准也存在着缺陷，例如智力超常或有非凡创造力的人在人群中是极少数，处在正态分布曲线的一端，然而，却不能认为这些人是异常或变态。

三、心理障碍的分类

据世界卫生组织估计，在同一时期，人群中大约有20%的人存在着不同程度的心理异常。对数量如此巨大的异常心理进行分类十分重要。但迄今为止，尚没有统一的分类系统，许多分类方法都有各自的侧重，并仍在不断完善之中。

（一）现象学分类

1. 认知过程障碍 包括感觉障碍、知觉障碍、思维障碍、注意障碍、记忆障碍、智能障碍、定向力障碍等。

2. 情感过程障碍 包括情感高涨、情感低落、情感脆弱、情感迟钝、情感淡漠、情感倒错、焦虑与抑郁性情感、矛盾情感、病理性激情和病理性心境恶劣等。

3. 意志行为障碍

（1）意志障碍：意志增强、意志减退、意志缺乏、意向倒错和矛盾意向等。

（2）行为障碍：兴奋状态、木僵状态、违拗症、被动性服从、刻板动作、模仿症、离奇行为、持续动作、强制性动作和强迫动作等。

4. 意识障碍　包括周围意识障碍、自我意识障碍。

（二）病因和症状学分类

目前国际上有两个心理障碍分类系统较为权威，一个是由世界卫生组织（1990 年）制定的《国际疾病和相关健康问题的分类》第十版，另一个是由美国精神病学会（American Psychological Association, APA, 1994）制定的《精神疾病诊断和统计手册》第四版（Diagnostic and Statistical Manual of Mental Disorders, DSM-Ⅳ）。中华医学会在充分考虑与国际疾病分类接轨的同时，采纳了 DSM-Ⅳ 的某些优点，于 2001 年制定了《中国精神疾病分类与诊断标准》第三版（Chinese Classification and Diagnostic Criteria of Mental Disorders, CCMD-3），现将 ICD-10、DSM-Ⅳ 和 CCMD-3 的分类列表如下，可见三种分类系统的疾病类别并不完全相同。见表 7-1。

表 7-1　CCMD-3、ICD-10 与 DSM-Ⅳ的比较

CCMD-3	ICD-10	DSM-Ⅳ（轴Ⅰ）
1. 脑器质性精神障碍	1. 器质性，包括症状性精神障碍	1. 通常在儿童与少年期首次诊断的障碍
2. 精神活性物质或非成瘾物质所致精神障碍	2. 使用精神活性物质所致的精神和行为障碍	2. 谵妄、痴呆、遗忘及其他认知障碍
3. 精神分裂症（分裂症）和其他精神病性	3. 精神分裂症、分裂型障碍及妄想型障碍	3. 由躯体情况引起，未在他处提及的精神障碍
4. 心境障碍（情感性精神障碍）	4. 心境（情绪）障碍	4. 与物质有关的障碍
5. 癔病、应激相关障碍、神经症	5. 神经症性、应激相关及躯体形式障碍	5. 精神分裂症及其他精神病性障碍
6. 心理因素相关心理障碍	6. 伴有生理功能紊乱及躯体因素的行为综合征	6. 心境障碍
7. 人格障碍、习惯与冲动控制障碍、与性心理有关障碍	7. 成人的人格与行为障碍	7. 焦虑障碍
8. 精神发育迟滞与童年和少年期心理发育障碍	8. 精神发育迟滞	8. 躯体形式障碍
9. 童年和少年期的多动障碍、品行障碍、情绪障碍	9. 心理发育障碍	9. 人为障碍
10. 其他精神障碍和心理卫生情况	10. 通常发生于童年与少年期的行为与情绪障碍	10. 分离障碍
		11. 性及性身份障碍
		12. 进食障碍
		13. 睡眠障碍
		14. 未在他处分类的冲动控制障碍
		15. 适应障碍
		16. 人格障碍
		17. 可能成为临床注意焦点的其他情况
		18. 补充编码
		19. 多轴系统

第二节　常见的心理障碍

一、神经症性障碍

（一）概述

神经症（neuroses），旧称神经官能症，是一组心理障碍的总称，主要表现为精神活动能力下降、焦虑、抑郁、恐惧、强迫、疑病以及躯体不适感等。国外报告神经症的总患病率为 5% 左右，我国 1990 年全国抽样调查神经症的总患病率为 1.5%。女性高于男性，40～44 岁年龄段患病率最高，初发年龄最多见于 20～29 岁。

1. 神经症性障碍的共同特征

（1）发病常与心理社会因素有关。研究表明，神经症患者较他人遭遇更多的生活事件，主要以人际关系、婚姻和性关系、经济等方面的问题多见。究其原因可能有二：一是遭受生活事件多的个体易患神经

症;二是神经症患者的个性特点易于损害人际关系从而遭遇更多的生活事件。

（2）病前常具有一定的个性特征。病前个性特征决定着罹患神经症的难易程度以及罹患特定神经症亚型的倾向。

（3）症状无相应器质性病变的基础。就目前科学技术尚未能发现神经症有相应的病理学和组织形态学等方面的改变,但随着人们对脑功能认识的深入以及检测手段的进步,或许不久的将来可能会在分子水平、超微结构等层面有新的突破。

（4）社会功能相对完好。与正常人相比,神经症患者个体的生存能力、人际交往能力、工作学习能力尽管受到一定影响,但行为仍保持在社会规范所认可的范围内,社会功能相对完好。

（5）自知力完整。神经症患者对生活事件引起的心理困境或冲突有相当的认识,也知道应如何去适应以消除这些事件对心理的消极影响,其现实检验能力是完好的。但由于神经症患者不能将理念转化为行动,从而使自己从矛盾和冲突中解脱出来,疾病痛苦感明显,多有改变现状的要求。

2. 神经症的诊断标准 神经症的诊断标准包括总的标准和各亚型的标准,总标准和各亚型标准均是按照症状标准、严重标准、病程标准和排除标准而制定的。在做出各亚型的诊断之前,首先必须符合总的诊断标准。以下是 CCMD-3 关于神经症总的诊断标准。

（1）症状标准:至少有下列中的一项:①恐惧;②强迫症状;③惊恐发作;④焦虑;⑤躯体形式症状;⑥躯体化症状;⑦疑病症状;⑧神经衰弱症状。

（2）严重标准:社会功能受损或无法摆脱的精神痛苦,促使其主动求医。

（3）病程标准:符合症状标准至少已 3 个月,惊恐障碍另有规定。

（4）排除标准:排除器质性精神障碍、精神活性物质与非成瘾物质所致精神障碍、各种精神病性障碍（如精神分裂症、偏执性精神病）及心境障碍等。

（二）恐惧症

恐惧症（phobia）,指患者对某种客体或情境产生异乎寻常的恐惧和紧张,并伴有脸红、手抖、出汗、心慌甚至晕厥等自主神经症状。患者明知这种恐惧反应是过分的或不合理的,所恐惧的客体对自己并不构成真正的威胁,但患者在相同的场合仍然反复出现恐惧反应,难以控制,以致极力回避恐惧的客体或情境,影响正常活动。常见的恐惧症包括社交恐惧症、场所恐惧症和单一恐惧症。

1. 社交恐惧症 主要表现为害怕被人注视,害怕成为别人关注的中心,在社交场合表现害羞、脸红、局促不安、尴尬、笨拙、不敢抬头、不敢与人对视,甚至

觉得无地自容,因而回避社交场合,以致影响社会功能。若被迫进入社交场合,则产生严重的焦虑反应。

2. 场所恐惧症 又称为广场恐惧症、旷野恐惧症、幽闭恐惧症等。主要表现为对某些特定环境的恐惧,如广场、密闭的环境和拥挤的公共场所等,在这些场所患者产生极度的恐惧和焦虑,害怕得不到帮助,无法逃避,因此刻意回避这些环境,甚至不敢出门,严重影响日常生活。

3. 单一恐惧症 又称特定恐惧症,患者对某一特定的物体或情景产生不合理的恐惧。如动物、鲜血、尖锐锋利的物品和高空、雷电等,患者常因过度恐惧而回避,严重者不敢看到和听到与恐惧对象有关的事物。单一恐惧症的症状恒定,多只限于某一特殊对象。

恐惧症的治疗常用行为治疗和药物治疗。药物治疗可消除和缓解恐惧症的恐惧焦虑情绪,常选用抗焦虑药地西泮、三环类抗抑郁剂丙咪嗪、氯丙咪嗪、选择性 5-羟色胺再摄取抑制剂（SSRIs）氟西汀、舍曲林等。

行为疗法是治疗恐惧症的首选方法,其基本原则有二:一是消除恐惧对象与焦虑恐惧反应的条件联系;二是对抗回避反应。常用系统脱敏疗法和暴露疗法,疗效肯定。

（三）焦虑症

焦虑症（anxiety）是神经症中较为常见的一种,患者以焦虑情绪反应为主要症状,同时伴有明显的自主神经系统功能紊乱。临床表现为急性焦虑和慢性焦虑两种主要形式。

1. 急性焦虑 又称惊恐发作,患者常在无特殊恐惧性处境时,发生突如其来的惊恐体验,伴濒死感或失控感以及严重的植物神经功能紊乱。患者似乎感到死亡将至,遂惊恐万分、四处呼救,伴胸闷、呼吸困难、头痛、眩晕、四肢麻木、全身发抖等植物神经症状。惊恐发作起病急骤,终止迅速,一般持续数十分钟自然缓解,发作期间意识清楚,高度警觉,发作后仍心有余悸,担心再度发作,因而产生回避行为,可发展为场所恐惧症。

2. 慢性焦虑 又称广泛性焦虑障碍,是焦虑症常见的表现形式。患者长期感到紧张不安,总担心会有不利的事情发生,心烦意乱,但这些忧虑并非客观存在的实际威胁所致,同时伴有自主神经功能失调的表现（如呼吸急促、口干、便秘、心悸、出汗等）,以及肌肉紧张和运动性不安的症状。

焦虑症的药物治疗可消除和缓解焦虑症的焦虑紧张情绪并松弛肌肉,减轻植物神经系统症状。苯二氮䓬类是应用最为广泛的抗焦虑药,目前新一代抗抑郁药 SSRIs 有作为治疗焦虑症首选药物的趋势。

常用的心理治疗有行为治疗和认知治疗。放松

疗法对急、慢性焦虑均有效,当全身松弛时,可有效降低生理唤醒水平,缓解因焦虑导致的植物神经系统症状,同时降低主观的恐慌不安感。认知治疗通过矫正患者不合理和歪曲的认知,可有效缓解患者由于对威胁的过度估计而导致的惊恐不安感,从而缓解焦虑症状。

(四) 强迫症

强迫症(obsessive compulsive disorder)是以强迫观念、强迫意向或强迫行为等强迫症状为主要表现的一种神经症。临床表现可以一种症状为主,也可几种症状兼而有之,但以强迫观念最多见,强迫行为多是为减轻强迫观念所致的焦虑而采取的顺应行为。其特点是有意识的自我强迫和自我反强迫同时存在,二者的尖锐冲突使患者异常痛苦。患者体验到观念或冲动系来源于自我本身,却违反自身意愿,遂极力抵抗和排斥,但无法控制。患者明知强迫症状是异常的,但却无法摆脱,因而十分焦虑和痛苦。

强迫症的药物治疗最常选用的为三环类抗抑郁药,如氯丙咪嗪,以及选择性5-羟色胺再摄取抑制剂(SSRIs),如氟西汀、帕罗西汀等。

行为疗法适用于各种强迫动作和强迫性仪式行为的治疗。系统性脱敏疗法不但可以减少患者强迫性行为,还可以缓解由强迫行为导致的焦虑情绪。厌恶疗法可以帮助患者控制强迫观念。

(五) 躯体形式障碍

躯体形式障碍(somatoform disorder)是一类以持久地担心或相信各种躯体症状的优势观念为特征的神经症。患者因这些症状反复就医,要求进行各种检查,并无视各种阴性的医学检测结果,虽然医生反复进行解释但仍不能打消患者的疑虑。即使患者确实存在某些躯体疾病,但躯体疾病和患者表现出的症状性质、严重程度及痛苦程度并不符合。

躯体形式障碍包括躯体化障碍、未分化躯体形式障碍、疑病障碍、躯体形式自主神经紊乱和持续性躯体形式疼痛障碍等。其中疑病障碍的诊断我国学者应用较多,故本节仅介绍疑病障碍。

疑病障碍又称疑病症(hypochondriasis),患者担心或相信自己患有某种严重的身体疾病,对自身健康过分关注,其关注程度与实际健康状况很不相称,经常诉说不适,四处求医,但各种检查的阴性结果和医生的反复解释均不能打消患者的疑虑,常伴有焦虑或抑郁的情绪。

患者对外界兴趣消失,整天过度关注身体状况,躯体不适的主诉繁多,若偶然出现一次期前收缩遂怀疑自己有心脏病,要求各种检查,终日生活在担心害怕之中。患者喋喋不休的不适主诉常常引起他人反感,故而埋怨别人对他关心不够,变得自怜,自我中心,只关心自己的健康,难以履行自己对家庭和社会的义务,社会功能受到一定的损害。

疑病症的药物治疗有助于缓解患者的焦虑和抑郁情绪,常选用苯二氮䓬类抗焦虑药、三环类抗抑郁药或SSRIs类药物。

心理治疗是疑病症的主要治疗形式,其目的是帮助患者了解其所患疾病的性质,改变其错误的观念,使患者对自己的身体情况和健康状态有一个相对正确的评估。常用的方法有精神分析治疗、认知治疗、行为治疗以及森田疗法等。

(六) 神经衰弱

神经衰弱(neurasthenia)是一种以精神易兴奋和易疲劳为特征的神经症。临床主要表现以下三大类症状。

1. 脑功能衰弱的症状 表现为精神易兴奋与易疲劳。易兴奋主要表现为联想与回忆增多且杂乱,注意力不能集中或专注于某一主题。由于患者的兴奋阈值降低,周围轻微的刺激就可能导致较强烈和持久的反应。脑力容易疲乏,自感记忆力下降,反应不似过去敏锐,全身困倦乏力等。

2. 情绪症状 主要表现为情绪易激惹、易紧张和易烦恼。常为小事烦恼,易怒,难以自控,发怒后又常常后悔,深感痛苦。缺乏安全感,容易担心和不安,情感脆弱,容易伤感、抱怨。

3. 心理生理症状 大量躯体不适的症状,但各种检查均无法找到相关的病理性改变的证据。这些生理功能障碍多与患者的心理状态有关,常见的有紧张性头痛、腰背部疼痛、消化不良、多汗、尿频和睡眠障碍等。

神经衰弱的药物治疗可酌情选用抗焦虑药,以改善患者紧张情绪,减轻激惹水平,使肌肉松弛,改善患者睡眠。

认知治疗可帮助患者矫正歪曲认知,改善情绪症状和不安全感;放松疗法有助于促进患者放松,缓解紧张情绪,改善患者睡眠,减轻疼痛等。

二、人格障碍

(一) 人格障碍的概念与特征

1. 人格障碍的概念 人格障碍(personality disorder)指在没有认知过程障碍或智力障碍的情况下,人格特征明显偏离正常。其突出表现为在特定的文化教育背景下,自童年或青少年起就开始的一种适应不良的行为模式,这些行为模式相对稳定,明显影响其社会功能与职业功能,造成社会环境适应不良,常常伴有主观的苦恼,难以矫正,并一直持续到成年甚至终生。

迄今为止,学界对人格障碍的本质还存在不同的认识。有的学者把正常人格——人格障碍——精神疾病之间看成是连续谱带,即人格障碍与正常人,人格障碍与精神病人之间没有截然界限;也有的学者认为人格障碍与神经症的人格难以区别,只不过神经症患者是使自己痛苦,而有人格障碍的人影响或危害社会而已。

人格障碍不同于人格改变,二者在发生的时间及方式上有所不同。人格障碍是在人的发育及早期发展过程中形成的,多在儿童期或青春期出现并延续到成年。人格改变是获得性的,通常出现在成年期并具有特定的原因,如严重的或持久的应激、极度的环境被剥夺、严重的精神疾病、脑部疾病或颅脑外伤等。

2. 人格障碍的特征

(1)早年开始:一般在儿童期或青春期开始。

(2)严重的人格缺陷:人格严重偏离正常,不协调,与他人格格不入,在性格的某些方面非常突出和过分发展。

(3)严重的情感障碍:情感不稳定,易激惹,易于增强或低落;有的患者对他人情感肤浅,甚至冷酷无情。

(4)行为的目的和动机不明确:行为大多受冲动情绪、偶然动机或本能愿望所支配,行为缺乏目的性、计划性和完整性。自制力一般较差,容易发生冲突和不正常的意向活动,结果不仅使周围人蒙受损害,往往也危害自己。

(5)对其人格缺陷缺乏自知力:由于缺乏自知力,以致不能从过去的生活经历中吸取教训。

(6)人格偏离的相对稳定性:人格障碍一旦形成就比较恒定,不易改变,而且矫正困难,药物治疗、环境影响和教育措施对这类人往往收效甚微。

(7)知觉和思维方式不合常理:人格障碍者好怀疑和仇视他人,不能从经验中吸取教训。

3. 人格障碍的诊断 CCMD-3 关于人格障碍的诊断标准如下:

(1)症状标准:个人的内心体验与行为特征(不限于精神障碍发作期)在整体上与其文化所期望和所接受的范围明显偏离,这种偏离是广泛、稳定和长期的,并至少有下列 1 项:①认知(感知,及解释人和事物,由此形成对自我及他人的态度和形象的方式)的异常偏离;②情感(范围、强度,及适度的情感唤起和反应)的异常偏离;③控制冲动及对满足个人需要的异常偏离;④人际关系的异常偏离。

(2)严重标准:特殊行为模式的异常偏离,使病人或其他人(如家属)感到痛苦或社会适应不良。

(3)病程标准:开始于童年、青少年期,现年 18 岁以上,至少已持续 2 年。

(4)排除标准:人格特征的异常偏离并非躯体疾病或精神障碍的表现或后果。

4. 人格障碍的干预 人格障碍一旦形成很难改变。药物治疗对人格障碍无效,但在人格障碍伴发异常情绪反应时,药物可以改善情绪,减少可能产生的不良后果。常用的心理治疗有支持性心理治疗、认知治疗、分析性心理治疗等,通过与患者建立稳定的咨访关系、营造安全的氛围,让患者认识到自己性格的缺陷,逐步改善认知和行为模式。但心理治疗的效果并不确定。

(二)人格障碍的类型与主要表现

人格障碍除上述具有的共同特征外,还有各种不同的表现形式。世界卫生组织 ICD-10 将人格障碍分为 10 类,我国 CCMD-3 中将人格障碍分为 9 类,而美国 DSM-Ⅳ 则分为 11 类(如表 7-2)。现就 CCMD-3 中几种主要人格障碍类型的表现特征分述如下。

表 7-2 人格障碍的分型

CCMD-3	ICD-10	DSM-Ⅳ
1. 偏执性人格障碍	1. 偏执型人格障碍	1. 偏执型人格障碍
2. 分裂样人格障碍	2. 分裂样人格障碍	2. 分裂样人格障碍
3. 反社会性人格障碍	3. 社会紊乱型人格障碍	3. 分裂型人格障碍
4. 冲动性人格障碍(攻击性人格障碍)	4. 情绪不稳型人格障碍	4. 反社会型人格障碍
5. 表演性(癔病性)人格障碍	5. 表演型人格障碍	5. 边缘型人格障碍
6. 强迫性人格障碍	6. 强迫型人格障碍	6. 表演型人格障碍
7. 焦虑性人格障碍	7. 焦虑型人格障碍	7. 自恋型人格障碍
8. 依赖性人格障碍	8. 依赖型人格障碍	8. 回避型人格障碍
9. 其他或待分类的人格障碍	9. 其他人格障碍	9. 依赖型人格障碍
	10. 未特定的人格障碍	10. 强迫型人格障碍
		11. 未特定人格障碍

1. 偏执性人格障碍 偏执性人格障碍(paranoid personality disorder) 这是一种以猜疑和偏执为主要特点的人格障碍。常有广泛猜疑,易将别人无意的或友好的行为误解为敌意或轻蔑而产生歪曲的体验。有

时把周围事物解释成不符合实际的"阴谋",并可形成超价观念。对自己估计过高,过分自负,对批评和挫折过分敏感,常把错误和失败归咎于他人。脱离实际地争强好胜,固执地追求一些不合理的权利或利益。看问题主观片面,工作和学习往往言过其实。

超价观念(over-valued idea)是一种在意识中占主导地位的错误观念。它的发生虽然常常有一定的事实基础,但是患者的这种观念是片面的,与实际情况有出入的。只是由于患者的这种观念带有强烈的感情色彩,因而才坚持这种观念不能自拔,并且明显地影响到患者的行为。多见于人格障碍和心因性精神障碍患者。

2. 分裂样人格障碍　分裂样人格障碍(schizoid personality disorder)以观念、外貌和行为奇特,人际关系有明显缺陷以及情感冷淡为主要特点的人格障碍。具有奇异的信念,或与社会文化背景不相称的行为;有时服饰奇特或不修边幅;言语怪异,令人费解;对人情感冷淡,缺乏亲切感,对赞扬批评都无动于衷,没有愉快的情感体验。常过分沉溺于幻想,孤独自处,行为怪癖。

3. 反社会性人格障碍　反社会性人格障碍(antisocial personality disorder)以行为不符合社会规范,经常违法乱纪,对人冷酷无情为主要特点的人格障碍,是最常见的人格障碍。这类人往往在童年或少年期(18岁前)就出现品行问题。其社交紊乱,行为与整个社会规范相背离,对他人的感受漠不关心,缺乏同情心;忽视社会道德规范、行为准则和义务,对自己的行为不负责任,认识完好,但行为轻率,不考虑后果,常因微小的刺激引发攻击、冲动或暴力行为。无内疚感,不能从挫折中吸取教训,一犯再犯而不知悔改。不能与他人维持长久关系,容易责怪别人,或为其粗暴行为进行辩解。

4. 冲动性人格障碍　冲动性人格障碍(impulsive personality disorder)以情感爆发,伴明显行为冲动为其特征。此类人对事物往往做出暴发性反应,稍不如意就火冒三丈,易于暴发愤怒冲动或与此相应的激情,行为有不可预测和不计后果的倾向,不能在行动之前事先计划,具有无法预测和反复无常的心境,行为暴发时不可遏制。易与他人冲突和争吵,特别是在行动受阻或被批评时。

5. 表演性人格障碍　表演性人格障碍(histrionic personality disorder)也称癔病性人格障碍。这是一种以过分感情用事或夸张言行吸引他人注意为主要特点的人格障碍。这种人常戏剧性地、过分夸张地自我表现。暗示性高,行为易受他人影响。情感表浅,极易波动。自我为中心,自我放纵,不为他人着想。好夸耀自己,不断渴望受人赞赏,感情易受伤害。常寻求刺激,富于幻想,说话常带欺骗性,操纵他人为自己的需要服务。

6. 强迫性人格障碍　强迫性人格障碍(compulsive personality disorder)其特点是刻板固执,做事循规蹈矩,墨守成规,不会随机应变。遇事优柔寡断,由于个人内心深处的不安全感导致怀疑和过分谨慎。做事要求十全十美,但又缺乏自信,导致过度地反复核对。过分注意细节,以致忽视全局。由于过分谨慎多虑,过分注重于工作成效而不顾人际关系,这种人易产生强迫症状和焦虑抑郁反应。

7. 焦虑性人格障碍　焦虑性人格障碍(anxious personality disorder)其特点是懦弱胆怯,胆小怕事。易惊恐,有持续和广泛的紧张和忧虑的感觉。敏感羞涩,对任何事物都表现出忐忑不安,有自卑感,追求别人对自己的认可和接受,对排斥和批评过分敏感。日常生活中惯于夸大潜在的危险,达到回避某些活动的程度。个人交往十分有限,对与他人建立关系缺乏勇气。

8. 依赖性人格障碍　依赖性人格障碍(dependent personality disorder)其特点为缺乏独立性,感到自己无助、无能,缺乏精力,生怕被人遗弃。将自己的需要依附于别人,过分顺从于他人的意志。要求并容忍他人安排自己的生活,当亲密关系终结时则有被毁灭和无助的体验。有一种将责任推卸给他人来对付逆境的倾向。

（三）人格障碍形成的原因

人格障碍形成的原因尚不明确。与人格障碍形成有关的事件常发生于童年早期,而人格障碍被引起注意时已是成年,其间的关系很难辨明。不过,和其他心理障碍一样,形成人格障碍的因素不是单一的。人格障碍可能是由生物、心理和社会文化诸因素共同作用的结果。

1. 生物学因素　Cadoret(1978)研究了190例生后就与其具有反社会行为的父母分离并被寄养在正常家庭中的孩子,结果发现仍有22%的寄养子后来被诊断为反社会性人格障碍,而亲生父母无反社会行为的对照组,无一例后来被诊断为反社会性人格障碍,说明遗传因素在反社会性人格形成中可能存在作用。大量研究表明,部分人格障碍存在一定的遗传基础;边缘性人格障碍有脑影像学方面的改变;部分反社会性人格障碍存在脑功能损害的征象;分裂性人格障碍患者血浆中多巴胺增多;反社会性人格障碍和边缘性人格障碍患者脑电图检者常出现慢波活动的变化。

2. 心理因素　儿童早期经验对人格的发展有深远的影响。如儿童早期母爱被剥夺;强烈的精神创伤;家庭成员之间尤其是父母之间关系不和谐,父母感情破裂或离异;父母有酗酒、吸毒、斗殴、偷盗、淫乱行为或有精神病、人格障碍与刑事犯罪记录;父母对子女遗弃、虐待、专制或溺爱、放纵,均易于形成儿童的异常人格。

3. 社会文化因素 社会文化因素对人格障碍的形成也有重要作用。儿童时期不良的教育环境、不良伙伴与亚文化方面的熏陶,以及接受了不同于大多数人的社会意识与价值观念,接受大量淫秽、凶杀等内容的小说、影像等文化媒介的诱惑,社会解体、法律松弛等,都是造成异常人格发展与犯罪行为的温床。特别是青少年,容易通过观察、模仿、被教唆而习得不良性格与行为,他们情绪波动性大,行为自制力差,伦理道德与法制观念未充分形成,易出现越轨行为。

三、性心理障碍

(一)性心理障碍的概述

性心理障碍(psychosexual disorder)又称性变态(sexual perversion)、性欲倒错(paraphilia)等。是指与社会性道德规范明显不一致的异常性行为,表现为寻求性欲满足对象的歪曲与性行为方式的异常。

有关性心理障碍的概念包含以下四个方面内涵:一是满足性冲动的行为不符合社会认可的标准或违背社会道德;二是歪曲的性冲动付诸行动时多对他人造成侵犯或伤害,如严重的性施虐症;三是本人可体验到痛苦,这种痛苦与其对待生活的态度密切有关;四是患者一般具有完全责任能力或限定责任能力。

对性心理障碍的认识经历了较长时间的争论。1886年奥地利学者埃宾在其所著的《性精神病态》一书中首次描述了性变态与人格障碍的关系。后来的大量研究表明,性心理障碍主要表现为寻找性欲满足的对象和性行为方式异常,而在其他方面的缺陷并不突出。因此,有必要说明以下几点。

(1)性心理障碍者一般没有突出的人格障碍。虽然性心理及其性行为属于人格内容之一,但性心理障碍者在其他广泛的人格方面一般不具备人格障碍的特征。

(2)大多数性心理障碍者并非性欲亢进的淫乱之徒,相反,他们中间多数人性欲低下,甚至没有或不能正常地进行性交往活动。

(3)性心理障碍者不一定是道德败坏的流氓分子或犯罪分子。其大多数人社会适应良好,工作尽职尽责,个性内向、文雅、害羞,除性行为外,具备正常人的伦理道德观念。

(4)性心理障碍者对自己违反社会道德规范的行为有充分的认识能力。事后多有悔过之心,也想改变却力不从心。

(5)性心理障碍不包括心理生理障碍时的性功能障碍,也不包括由于境遇造成的替代性生活的行为。

性心理障碍大致分为三种类型:①性指向障碍:如同性恋、双性恋等;②性偏好障碍:如露阴症、窥淫症、性器磨擦症、恋物症、性施虐症、性受虐症等;③性身份障碍:如易性症等。

(二)常见的性心理障碍

1. 同性恋 同性恋是在正常条件下对同性持续表现性爱倾向,包括思想、感情和性爱行为。它是性心理障碍中最常见的一种类型。可见于各种年龄,但在未婚青少年中多见,男性多于女性,西方国家多于东方国家。据Kinsey统计同性恋在男性中占3%,女性中占1%。由于同性恋行为一般比较隐蔽,其发生率很难统计。根据同性恋的表现,可对同性恋进一步分类:①男同性恋与女同性恋。②精神性同性恋与实质性同性恋。前者只有精神相爱而无实质性性行为。③主动性同性恋与被动性同性恋。前者指扮演"丈夫"角色者,后者为扮演"妻子"角色者。④绝对性同性恋与相对性同性恋:绝对性同性恋指只对同性有兴趣,后者是既有同性恋,也有异性恋,又称双性恋。一般来说,男同性恋者的性伙伴多不固定,而女同性恋者感情比较专一,且行为比较隐蔽。同性恋失恋发生"情杀"的绝大多数是女性。在众多的同性恋者中,以主动性女同性恋者和被动性男同性恋者的变态心理最为严重,矫治也比较困难。

2. 恋物症 受强烈的性欲望与性兴奋联想驱使,反复出现收集异性使用的某种无生命物体的企图和行为称作恋物症。所恋物体均为与异性体肤或性器官接触的物品,如乳罩、内裤、头巾、丝袜、毛发、发夹等。通过触摸、闻嗅这些物品或伴以手淫,以获得性满足。恋物症者大多数性功能低下,对正常的性生活冷淡、胆怯。为了获得异性物品,他们常不惜采取偷窃手段,以致触犯刑律。虽受处罚,但仍不能纠正,并为此而深感苦恼。

> **案例7-1 同性恋**
>
> 某男,25岁,未婚,性格恬静,说话轻声细语,腼腆羞涩,步态忸怩,言谈举止状若少女,平时擅长女工活,如编织毛衣、浆洗衣服等。16岁开始喜欢与外貌俊美、性格柔和的男同学交往,心里常莫名其妙地产生爱慕之意。一次偶遇来邻居家做客的一男大学生,一见倾心,爱慕之情油然而生,话语绵绵,极其亲热,临别眼泪汪汪,依依不舍,状若情人分离。工作后爱上一男同事,关怀备至,常以美食侍候,为其缝洗衣裤,与其同吃同住,形影相随,经常与其同床共眠,并要求对方抚摸亲吻他,家人得知,赶紧为其寻觅女性对象,他却以死相拒,数次自杀未遂,宣称一辈子不和女性结婚。
>
> 诊断:同性恋。

3. 异装症 这是以反复穿着异性服装而得到性满足为特征的变态心理,是性心理障碍的一种表现形式。异装症男女均可发生,而以男性多见,其发生原因与同性恋相似。多数研究者认为,幼年家庭环境的影响起着重要作用,即与儿童早期受到不良性诱惑或不良性经验有关。异装症在性心理障碍中所占比例较高,仅次于同性恋,占第二位。异装症大多数在儿童或少年期开始。有的只穿异性的内衣,或在夜深人静时穿着异性装束,并穿异性妆饰。重者整日全部异性装扮,唯此感到舒适、有快感;并可因此而引起性冲动。

4. 露阴症 这是以在异性面前显露自己的生殖器而求得性欲满足为特征的性变态。几乎全为男性,一般于 20 岁左右初发,40 岁以后自动趋于缓解。常出没于昏暗的街道角落、厕所附近、公园僻静处或田野小径。每遇女性就迅速显露其生殖器,说下流话,或打手势示意性行为,或进行手淫,从对方的惊叫、逃跑或厌恶反应中获得性满足,通常无进一步的侵犯行为。但由于其危害社会,又屡教不改,故常受到惩处。

5. 窥淫症 窥淫症又称窥阴症或目淫症。是以偷看他人的性生活、异性性器官或裸露的身体以求得性满足的一种性变态。大多为男性,20~40 岁之间者居多。这类人在生活中的其他方面多是胆怯的,但窥淫的欲望异常强烈,成为满足性欲要求的惯用方式,且屡罚不改。其窥淫方式多种多样,如偷看异性洗澡、排便,从暗处窥视别人的性交过程,并伴有手淫。这类人对正常的性生活往往表现十分冷淡。

6. 恋童症和恋老症 属于性对象障碍,前者是以儿童为性活动对象;后者则是以老年人为性活动的对象,两者均可针对同性或异性,但以同性为主。这两种性变态都以男性居多。其行为有抚摸儿童身体或生殖器,或露阴、鸡奸等表现。恋老症者则表现为在同性老人面前有上述表现,有的甚至在看到老年人裸体照片时,也产生性冲动,希望与之有性交往。

7. 磨擦症 磨擦症是指男性在拥挤的场合或乘对方不备之际,伺机以身体的某一部位(常为阴茎)磨擦或触摸陌生异性身体的某一部分(常为女性臀部),以达到性兴奋或快感。

8. 性施虐症与性受虐症 性施虐症是指通过在异性身上造成痛苦或屈辱以获得满足的变态心理。施虐的方式和程度不一,可以是肉体上的折磨也可以是精神上的侮辱,严重的包括咬、打、拧、针刺、鞭抽、火烫、刀割等。当异性因受虐而痛苦、呻吟、哭叫、求饶或挣扎时才会有性高潮并能得到极大的性满足。性受虐症则相反,是一种通过受到异性施予的痛苦和凌辱而发泄其性欲并获得性满足的性变态。患者会主动要求性伴侣对自己施虐,有时有自虐行为。这类人虽然也能理解其行为的危害性及对别人造成的精神和肉体上的痛苦,但当其变态性欲出现时却难以自

我控制。

9. 易性症 这是一种性别认同障碍。表现为对自己的性别身份不满和否定,病人不仅在装扮上刻意变成异性,而且还强烈地谋求在解剖生理结构上也转换成异性。所以这类人经常要求做性别改变手术或通过服用激素改变性别外貌特征。目前,多数学者不主张开展这种变性手术。改变性别的手术虽然可以满足病人的性心理愿望,但常常无助于对问题的根本解决。

四、成瘾行为

成瘾行为有以下一些特征:成瘾者有做某种行为的强烈欲望,其行为的结果却害人害己,但若控制不做,则会产生紧张、焦虑的情绪并逐渐加重,一旦此行为发生,则焦虑、紧张的情绪迅速得以缓解。一段时间后,又会重新燃起实施这一行为的欲望。尽管成瘾者有时希望能控制这种冲动,但屡屡失败。

(一) 酒瘾

酒瘾(alcohol dependence)亦称酒精依赖,是指反复饮酒导致其对酒精产生心理和生理的依赖和耐受性增强。心理依赖是由于长期饮酒对酒精产生了心理上的嗜好,强烈地渴望饮酒。生理依赖或躯体依赖,是指长期大量饮酒后,中枢神经系统发生了某些生理、生化方面的改变,一旦体内的酒精浓度降到一定水平之下,就会产生不适的躯体反应,出现戒断症状。虽然本人明知过量饮酒对自己有害,主观上也希望停用或减少使用,但实际上做不到。因为一旦停用就会出现戒断症状,故依赖者不得不经常饮酒,严重影响其社会交往以及工作和家庭责任的承担。

酒瘾形成的原因尚在研究之中。有证据表明单卵双生酒瘾的同病率是双卵双生的两倍;酒瘾的发生与成瘾者的气质、应急反应性、冲动控制能力等有关;家庭环境、同辈影响和榜样示范作用等因素也与此有关。

酒瘾主要表现为对自身健康的危害、家庭和社会功能的受损,急性酒精中毒可因抑制延髓呼吸中枢而直接导致死亡。

对酒瘾的心理干预主要是戒酒,一般多采用行为治疗中的厌恶疗法,用药物戒酒硫对酒瘾者实施的药物厌恶疗法效果较好。

(二) 烟瘾

烟瘾又称烟草依赖(tobacco dependence)是一种对健康有害的不良行为。DSM-Ⅲ对烟草依赖的诊断标准是:(1) 持续地喜用烟草至少一个月;(2) 至少有下述中的一项:①郑重地企图停用或显著减少烟草使用量,但未能成功;②停止吸烟而导致停吸反应;③置严重的躯体疾病于不顾,虽自知吸用烟草会使疾

病加剧,但仍然继续吸烟。

吸烟的危害很大,有资料显示,大约21%死于心脏病的人其直接死亡原因是吸烟。大约80%的肺癌死亡者可归因于吸烟。研究结果表明,吸烟时烟雾中含有2000多种物质,其中尼古丁可以改变机体代谢过程,破坏巨噬细胞结构,还可以产生致命的一氧化碳。一氧化碳增加心血管系统的脂肪沉积率,刺激肾上腺素的释放,引起全身脂肪细胞变化使脂肪酸进入血流增加动脉硬化的危险。

对于烟瘾的心理干预尽管有一些方法,如认知疗法、行为治疗等,但效果并不令人满意。预防是最可行、最有效的方法,广泛宣传吸烟的危害,特别是对青少年吸烟行为的限制,以及公共场合的禁烟规定,都是心理干预最有效的手段。

■（三）网瘾

网络成瘾,又称为网络成瘾综合征(internet addiction disorder)是指在无成瘾物质作用下的上网行为失控,表现为由于过度使用互联网而导致明显的社会、心理功能损害。网络成瘾是对网络的一种过度依赖,表现为对现实生活失去兴趣;网上操作时间超过一般限度,以此来获得心理满足。根据成瘾的内容,网络成瘾分为网络游戏成瘾、网络交友成瘾、网络色情成瘾、网上信息收集成瘾和计算机成瘾等。

到目前为止,还没有一个标准的疾病分类系统正式地将网络成瘾列为心理障碍之一,也没有公认的诊断标准。

有关研究表明我国有5%~10%的互联网使用者存在网络依赖倾向,网络成瘾的主体是受到良好教育的20~30岁的人群,主要是学生,以男性居多,特别是那些内向、敏感、人际交往困难、兴趣爱好单一、自控能力较差的人,易沉迷于网络,尤其是当其遭遇挫折,希望得到外界帮助但害怕被拒绝时,很容易沉溺于网络而忘掉现实生活中的烦恼。迄今为止的研究发现网络成瘾者在对互联网上瘾之前,常常已经患有其他的心理障碍,特别是忧郁症和焦虑症。

网络成瘾者初期由于对现实生活失去兴趣或遭受挫折,故沉溺于网络以此获得心理满足。但由于长时间面对电脑,造成疲乏无力、食欲不振、记忆力减退、视力下降、睡眠障碍等,严重者无法完成自己的学业,放弃现实社会中自己对家庭和社会应尽的责任。长期沉溺于网络中,会导致自主神经功能紊乱、激素水平失衡、免疫功能下降,甚至导致死亡。

网络成瘾的主要原因是心理因素,因此,家庭、社会、学校应重视青少年的心理需要,及时帮助他们摆脱心理困境。家长应有目的地努力培养青少年的自我控制能力和良好的上网习惯,提高青少年在现实社会中的交流沟通能力,重塑自信。同时,学校应加强心理卫生和心理健康教育和宣传,当青少年出现心理困惑时,能及时得到专业人士的帮助,避免其上网寻求心理安慰。

> **视窗7-2 美国心理学年会建议的网络成瘾诊断标准**
>
> 如果网络用户在12个月中的任何时期有多于所列的三种症状出现,即为网络成瘾。
>
> (1) 耐受性增强;
>
> (2) 成瘾症状;
>
> (3) 上网频率总是比事先计划的要高,上网时间总是比事先计划的要长;
>
> (4) 企图缩短上网时间的努力,总是以失败告终;
>
> (5) 花费大量时间在和互联网有关的活动上;
>
> (6) 上网使病人的社交、职业和家庭生活受到严重影响;
>
> (7) 虽然能够意识到上网带来的严重问题,仍然继续花大量时间上网。

五、睡 眠 障 碍

睡眠障碍(sleep disorder)既可表现为睡眠量不正常、睡眠中出现异常行为,又可表现为睡眠和觉醒正常节律性交替紊乱。既可见于正常人,又可以是各种疾病的伴随症状。英国的一项调查表明,有1/6~1/4的成年人被睡眠问题所苦恼。美国精神医学会DSM-Ⅳ对睡眠障碍的定义包括两个要点:①连续睡眠障碍时间长达一个月以上;②睡眠障碍的程度足以造成主观的疲累、焦虑或客观的工作效率下降、角色功能损伤。

失眠(insomnia)是临床上最常见的睡眠障碍。失眠是指患者对睡眠时间和(或)质量不满足并影响白天社会功能的一种主观体验。常见的失眠形式有三种:①入睡困难型:上床后久久不能入睡;②保持睡眠困难型:夜间易醒,或醒后不能再入睡;③早醒型:清晨觉醒过早,多于凌晨3~4点醒来。失眠患者白天常表现出精神不振、疲乏、易激惹、困倦和抑郁等症状。

造成失眠的原因很多,常见的有:①心理社会因素:过度疲劳、紧张或对健康过度关心,尤其是个人的不良自我暗示是导致失眠和使失眠长久不愈的重要心理因素;②环境与外在因素:光线过强、异常噪音、睡眠环境改变、睡眠规律改变或入睡前饮用兴奋性饮料(茶、咖啡等)可导致失眠;③疾病和药物因素:各种躯体性疾病所造成的呼吸困难、哮喘、频繁咳嗽或服用中枢神经系统兴奋剂等都可能影响睡眠。

关于失眠的治疗,首先应对失眠患者进行躯体和心理的检查,明确其失眠的原因并针对其原因选用相应的治疗方法。①针对原发病的治疗:对于躯体疾病所致的失眠,重点治疗躯体疾病;②药物治疗:合理服用安眠药是治疗失眠的最佳方法,但要避免长期服用;③养成良好的睡眠习惯;④心理治疗:对于心因性失眠,药物只能起辅助作用,心理治疗才能解决根本问题。如通过认知行为疗法,调整认识态度,消除不良自我暗示,减轻心理压力,消除紧张情绪等。

六、进食障碍

进食障碍(eating disorder)是与进食有关的一组症状群或综合征,是指在心理因素、社会因素与特定的文化压力等因素交互作用下导致的进食行为异常,包括神经性厌食、神经性贪食和神经性呕吐。

(一) 神经性厌食

神经性厌食(anorexia nervosa)是指有意节制饮食,导致体重明显低于正常标准的一种进食障碍。患者对体重增加和肥胖过度恐惧,因而过度控制进食以达到使体重下降的目的。

在过去的几十年里,神经性厌食发病率明显增加。据报道90%以上的患者是青少年女性,青春期少女的发病率高达0.5%～1%,较成年人的发病率高5～10倍,男性患者少见。发达国家发病率较高,我国的发病率不详,但近些年随着生活水平的提高、人们观念的改变以及对"瘦为美"目标的追求,发病率有增高的趋势。

神经性厌食的确切病因未明,可能涉及生物学因素、心理因素和社会因素。①生物学因素:神经性厌食的家系研究表明这种疾病有较大的家族聚集性。研究显示单卵双生子的同病率明显高于双卵双生子。②社会因素:神经性厌食患者往往有支持她们减轻体重的社会和家庭背景,或是所处的社会存在以瘦为美的文化氛围,一旦这样的审美意识转化为某些人刻意追求的目标时,就可能导致神经性厌食的发生。③心理因素:发病前往往有某些生活事件的发生,有的患者存在易感的人格素质,如强迫性人格、敏感性人格等。

神经性厌食的主要临床特征是病人故意限制饮食,甚至极端限制饮食,尤其是拒绝高能量的饮食。患者对自身体像的认知发生严重歪曲,即使体重已明显降到正常标准以下,仍然认为自己太胖,拒绝承认自己是瘦弱的。患者表现严重的营养不良,并伴有内分泌和代谢的紊乱。停经是女性神经性厌食患者重要的临床表现之一,在厌食的早期,体重尚无明显下降时就可以出现。

神经性厌食的病程和预后差异很大。约50%的患者经治疗后效果较好,表现为体重增加,躯体状况得以改善,社会适应能力得到增强;20%的患者病情时好时坏;25%的患者病情迁延不愈;约5%～10%的病人死于极度营养不良或其他并发症或心境障碍所致的自杀等。

神经性厌食的治疗比较困难,患者往往因为否认自己有病而不配合治疗。因此,应强调在维护躯体功能正常的基础上突出心理治疗。①纠正营养不良:提供高热量饮食,必要时通过静脉补充营养及纠正电解质紊乱,并采用各种办法帮助患者恢复正常的饮食习惯;②心理治疗:常采用认知治疗、行为治疗、家庭治疗等方法,通过认知治疗消除过分怕胖的观念,采用系统性脱敏疗法、标记奖励疗法等矫正患者不良的进食行为等;③药物治疗:针对存在抑郁情绪、强迫观念等症状对症治疗。抗抑郁药物应用较多,常用的有5-羟色胺再摄取抑制剂。

(二) 神经性贪食

神经性贪食(bulimia nervosa)是一种常见的进食障碍,表现为反复出现的、不可控制的、大量进食的冲动和行为,进食后又因担心发胖而常采用一些不适当的方法来防止体重增加,如催吐、导泻等。神经性贪食发作时,患者有失去自我控制的感觉,在短时间内吃掉大量高热量的食物,直到出现躯体不适或受到社会干涉时贪食行为才停止。刚开始,这种贪食行为可能有助于减轻患者所承受的压力,但随后即感到后悔,出现负罪感、抑郁情绪和自我厌恶的感觉,遂通过催吐等方法清除食物。一般没有严重的体重减轻。

神经性贪食至今没有令人满意的流行病学资料,已有的研究表明,神经性贪食比神经性厌食多见,发病人群主要是女性,发病年龄多在18～20岁,男性少见。此病常与神经性厌食交替出现,多数病人是神经性厌食的延续者,两者可能具有相似的病理心理机制以及性别、年龄的分布。

神经性贪食的病因不明,多数研究认为心理社会因素是主要原因。"瘦为美"的审美观念在神经性贪食患者的发病中同样起到重要的作用。也有研究者提出可能有生物学基础,与中枢神经系统中单胺类神经递质代谢异常及内啡肽失调等因素有关。

神经性贪食突出的临床表现是反复发作的暴饮暴食,患者一次进食大量食物,通常是在秘密的情况下快速进食,吃得又多又快,故称之为暴食。自己明知不对却无法控制,为避免长胖、体重增加常反复采用不适当的代偿行为,包括自我诱发呕吐、滥用泻药等。暴食与代偿行为一起出现,长时间持续可能会造成水电解质紊乱。

神经性贪食以心理治疗为主,辅以药物治疗。心理治疗可采用认知疗法、行为疗法等。认知疗法主要是改变患者过分关注自己的体形及过分怕胖的想法,使之对进食规则有正确的认识;行为疗法常采用系统脱敏、暴露、正强化等,促使其每餐食量按预订计划得以控制。抗抑郁剂能减少部分患者贪食的发作,改善患者的心境。

案例 7-2　　神经性贪食

患者,女,16 岁,中学生。因发作性大量进食与呕吐 3 年就诊。患者 3 年前为保持体形苗条开始有意减少进食,但节食一段时间后因觉饥饿而出现强烈的进食欲望,并在很短的时间内进食大量食物,直至实在无法吃下为止,一般进食面包、蛋糕等甜食,常常选择在晚上或周围没有人的时候进食,大量进食后又感到非常后悔,担心会变胖,所以自行用手指刺激咽喉部催吐,这种行为反复出现,一周可有 3~4 次,以至于最近半年患者不需用手指刺激咽喉部就能自行呕吐。发病以来患者体重没有明显变化,但社会功能受损,不愿意上学。

精神状况检查:神志清楚,衣着整齐,交谈尚合作,承认自己存在贪食和呕吐行为,但诉自己无法控制,并为此苦恼。未发现幻觉、妄想等精神病性症状。

诊断:神经性贪食。

(三) 神经性呕吐

神经性呕吐(nervous vomiting)是一种慢性的、反复出现的,不自主的呕吐发作,没有器质性的病变,女性常见。起病通常在成年早期和中期,多由于不愉快的环境和心理紧张而发作。部分病人具有癔病性人格,表现为自我中心、易受暗示等特点。

神经性呕吐缺乏确切的流行病学资料。其临床主要表现为呕吐,往往在进食后突然发生,不影响食欲和食量,多数患者没有明显营养障碍和内分泌紊乱。神经性呕吐患者的症状表现夸张、做作、易受暗示,症状常突然发生,间歇期完全正常。

心理治疗对神经性呕吐的病人有效,药物治疗主要为对症治疗,如缓解焦虑情绪等。

七、自　　杀

(一) 自杀的概述

自杀(suicide)是个体有意采取各种手段结束自己生命的行为。一般将自杀分为自杀意念(suicide idea)、自杀未遂(attempted suicide)和自杀死亡(committed suicide)三种。自杀意念是有寻死的愿望,但没采取任何实际行动;自杀未遂是指有自杀行为但未导致死亡者,即决心自杀但未成功;自杀死亡是指有意采取毁灭自己的行为,并导致了死亡。

据 WHO 估计,全球约每 3 秒有一例自杀未遂事件发生,每 1 分钟有一例自杀死亡案例出现,每年死于自杀的人数在 50 万以上,而自杀未遂者大约是自杀死亡者的 20 倍。自杀在世界各国被列为前十位死因之一。1993 年我国部分地区流行病学调查显示,自杀率为 22/10 万,也就是说,在我国每年至少有 25 万人自杀死亡,200 万人自杀未遂,自杀已成为我国人群第五位死因。

视窗 7-3　　中国人群自杀行为的研究进展

在我国人群中,自杀死亡居第五位。在 15~34 岁人群中自杀死亡居第一位。中国自杀死亡的绝对数字居世界第一,全世界大约每年 42% 的自杀死亡发生在占世界人口 25% 的中国,其中女性自杀人数占世界女性自杀人数的 56%。目前我国总的自杀率为 22.99/10 万,每年自杀死亡人数约 25 万~30 万,如按联合国的估算方式,即每出现一个自杀成功者,就可能有 10~20 个自杀未遂者,则我国每年自杀未遂的可能人数为 287 万~574 万人。另外,根据世界卫生组织的报告,我国因自杀和自伤而导致的伤残调整生存年的损失占疾病总负担的 4.2%,在疾病负担排位中居第四位,自杀已成为影响我国公众健康的主要问题之一,对社会和经济的发展存在极大的消极影响。

中国是世界上唯一一个报道女性自杀率高于男性的国家,且集中表现在农村青年女性群体。中国的自杀率女性(25.9/10 万)高于男性(20.7/10 万)。在自杀未遂方面的研究结果与国外一致,我国女性自杀未遂发生率高于男性,女性自杀未遂率是男性的 3 倍,以年轻女性年龄在 25~35 岁最多。

中国自杀有两个高峰年龄段,一个与世界上大多数国家和地区一致,60 岁及以上老年人的自杀死亡率最高;另一个与其他国家不同,即在 25~35 岁年龄段出现一小高峰,女性尤为突出。

在职业特征方面,农民及农民工的自杀率最高,下岗及待业者次之,学生(中学生、大学生)自杀率近几年呈逐年上升趋势,高收入者的自杀率最低。据统计自杀死亡的人群中至少有 70% 的人未受过教育或学历很低。

与发达国家不同,中国农村居民的自杀死亡率比城市居民高 3~5 倍,80% 以上的自杀死亡者和自杀未遂者都是农民。我国多数居民采取服毒的自杀方式,农药成为农民最常用的自杀工具,城市居民则多服用安眠药自杀。有研究表明,农村有 86.4% 的自杀者使用了高致死性农药,服农药自杀者中三分之二救治失败。

资料来源:节选自《公共卫生与预防医学》2008 年第 19 卷第 4 期

（二）自杀的原因

通常认为自杀是由多因素决定的社会行为,其确切病理机制还不甚明了。与自杀相关的因素包括一般特征和生物、心理、社会因素。

1. 一般特征 自杀罕见于儿童,发生率随年龄增加而增加。有资料表明,最近25年来青少年自杀率增加了3倍,成为青少年主要死亡原因之一。自杀死亡率男女之比为3:1,自杀未遂男女之比为1:(2~3),我国男女自杀率接近。既往有自杀未遂史的人再发生自杀的可能性是普通人群的64倍。离婚者、分居者、丧偶者、独居者、失业者和病残者自杀率较高。

2. 自杀的社会文化因素 Durkheim将自杀行为归纳为反常性自杀、利己性自杀和利他性自杀三种类型。认为个人与所属社会集体之间联系的削弱是造成自杀的重要原因。

宗教禁忌以及社会对待死亡的态度是影响自杀率的重要因素。例如,天主教和伊斯兰教都强烈谴责自杀行为,因此,天主教徒和伊斯兰教徒的自杀率很低。我国的自杀率较高与传统文化有一定的关系。在中国历史上,最高尚的政治道德原则是杀身成仁、舍生取义;最高尚的友谊是刎颈之交;最凄美的爱情是自杀殉情。中国传统文化提倡献身性的"利他型"、"殉国型"自杀,宽容和同情一些迫不得已的自杀行为,这给自杀提供了丰厚的文化土壤。当然,日本文化更加崇尚自杀,这也是现代日本的自杀率居高不下的重要原因。

3. 自杀的心理因素 自杀者有无独特的个性特征目前尚无定论,有些学者提出以下个性特征可能与自杀有关:①对社会,特别是对周围人群抱有深刻的敌意,喜欢从阴暗面看问题;②从思想上、感情上把自己与社会隔离开来,社会交往少;③缺乏决断力,即犹豫不决,没有主见;④认识范围狭窄,采用非此即彼和以偏概全的思维方式,看不到解决问题的多种途径,在挫折和困难面前不能对自己和周围环境做出客观的评价;⑤行为具有冲动性;⑥情绪不成熟,神经质。

4. 自杀的生物学因素 双生子研究显示,单卵双生子的自杀观念和自杀行为的一致率高于双卵双生子。家系调查发现,自杀者的第一级亲属有较高的自杀或自杀未遂风险。

研究发现神经递质和神经内分泌的变化与自杀行为的发生有关,如脑脊液中五羟色胺(5-HT)、多巴胺(DA)、去甲肾上腺素、肾上腺素等的改变与自杀行为的发生有关。

西方的一些研究表明,在自杀者中精神疾病患者占90%以上,其中,抑郁症患者自杀的可能性最大,是普通人群的80倍。另有报道认为,在有精神疾病自杀死亡和自杀未遂者中,其中抑郁性障碍占84.2%,精神分裂症占10.5%,痴呆或谵妄占5.3%。Beck在研究中发现,抑郁性疾病与自杀行为相关,但抑郁的严重程度并不能预测自杀的行为,而绝望是自杀行为最佳的预测指标。

（三）自杀的动机和心理过程

研究表明,自杀者自杀前的心理动机表现为以下几个方面:①摆脱痛苦、逃避现实;②为了某种目的或信仰牺牲自己;③自我惩罚,即惩罚自己的罪恶;④追求完美,通过自杀达到自己道德上和人格上的完满;⑤呼救求助,通过自杀来向外界寻求帮助和同情。

有的自杀并非突然发生,尤其是理智型自杀,有一个明显的发展过程和具体的心理表现,研究自杀过程及心理表现,可以为预防自杀提供重要的依据。

我国学者对理智型自杀分析的结果认为可以把自杀分为三个阶段。

第一,自杀观念或自杀动机形成阶段。对遇到的挫折和难以克服的困难,发生了认知偏差,以绝对化的思维方式分析所面临的情境,产生悲观、沮丧、内疚自责、绝望厌世等消极情绪,得出"唯有一死才能解脱"的结论,从而产生自杀企图。

第二,矛盾冲突阶段。虽然自杀者有了自杀念头,但求生的本能和对死亡的恐惧,使之处于极度矛盾的心理状态之中。他们常常会谈论与自杀有关的话题,暗示自杀,或以自杀威胁相关的人,表现出明显的自杀意图,这实际上也是自杀者有意无意发出的引起别人注意的求助信号,若此时能及时得到帮助,他们很可能打消或减轻自杀的企图,转而以积极的态度解决面临的困境。

第三,自杀平静阶段。自杀者似乎从心理困扰中解脱出来,表现异常平静,不再谈论或暗示自杀,情绪显得较为乐观,主动与人接触,有的人开始向好友分发心爱的纪念品,对有隔阂的人表示宽容或寻求谅解。有一种看透一切的感悟以及没有必要再为生与死的抉择而苦恼的体验。

（四）自杀的干预

研究发现,一个人自杀至少会使周围5个人的情绪和生活受到严重的、长期的影响,而且及时的干预能有效阻止自杀者的自杀行为或自杀死亡的发生。大约2/3的自杀成功者,是由于在自杀前期和最后阶段没有得到应有的救助,才发生了无可挽回的结局。因此,建立危机干预中心,实行紧急救助对于自杀的防止非常重要。自杀预防中心或者心理热线应24小时有专人值班,一旦发生紧急情况,可以先通过电话接触,与当事人建立联络和初步信任关系,运用心理诱导方法,实施紧急救助;同时,社会和家庭心理支持系统的参与,对于干预自杀能起到非常重要的作用。亲属、朋友、邻里对其给予的关爱、安慰和保证,经常性的接触,可以消除其孤独无助感,使其产生对家庭、亲友和生活的留念,增强生存的信心。

思 考 题

1. 什么是心理障碍?常用的心理障碍的判断标准有哪些?

2. 简述神经症的临床表现和治疗。

3. 试述常见人格障碍的主要临床特征。

4. 简述自杀发生的原因。

(杨小丽)

第八章 神经心理

【本章要点】
- 神经心理的概念和神经心理学发展历史
- 大脑皮层的结构与功能定位、不对称性
- 边缘系统功能和高级神经功能障碍
- 神经心理对意识、睡眠与梦的探索

第一节 神经心理概述

神经心理学（Neuropsychology）是把脑当作心理活动的物质基础来研究脑和心理或脑和行为之间的关系。它把人的感觉、记忆、知觉、言语、思维、智力、行为和脑的机能结构之间建立了量化关系，用基础医学研究的成果来解释临床医学的心理现象或行为。所以，神经心理学是近三十年来综合了神经解剖学、神经生理学、神经药理学、神经生化学、实验心理学及临床心理学的科研成果，采用了崭新的独特的研究方法而逐渐成长起来的一门心理学与神经病学交叉的边缘学科。早在 20 世纪 30 年代美国哈佛大学教授波林就提出"神经心理学"这一术语。但作为一门学科系统地加以研究和论述，则应归功于前苏联学者鲁利亚（Luria A R，1902—1977）。我国学者近年来也加快了神经心理的研究，取得了一定的成绩。

> **视窗 8-1 神经心理学的分类**
>
> 早期的神经心理学研究是根据研究对象和方法的不同分为三个领域（Davison LA，1974），目前仍在使用：
>
> （1）实验神经心理学：研究对象主要是动物，在无损伤条件控制下偶尔也用人做试验。着重研究脑的机能或脑与行为的基本原理。
>
> （2）行为神经病学：研究对象主要是病人，利用一些测验项目深入检查每一个病人的机能偏差或异常情况。它对行为作定性的分析即只强调行为的概念意义而不强调行为的效用意义。
>
> （3）临床神经心理学：重点研究脑高级机能障碍病人的诊断、鉴别、预后和治疗。它采用各种标准化、数量化的心理测验测定脑损伤病人的智力、个性和感觉运动机能。对脑损伤和其他疾病做鉴别诊断，判断脑损伤病灶位置，药物治疗和外科手术治疗的疗效及预后，并提出康复计划。

一般把神经心理学的发展分为三个阶段：

一、思想萌芽阶段

我国古代的《黄帝内经》，荀子的"形具而神生"、范缜的"形者神之质，神者形之用"、李时珍的"脑为元神之府"、"源丸之宫，神灵所集"和王清任的"灵机，记忆不在心而在脑"和西方的一些古代学者（包括希波克拉底、亚里斯多德、盖伦等）都早就注意到人的心理机能与大脑某一部位有一定的联系。18 世纪初著名解剖学家加尔（Gall FJ）提出的《脑和头颅说》影响深远，其划时代贡献是冲破了非实体学派笛卡尔（Descartes）的灵魂概念，首次将脑作为心灵的器官，他的学说试图将各个心理功能与脑的各个部位联系起来，强调皮质的作用，将机能器官定位于皮质。这是一个巨大的进步，因为这个时期以前皮质被认为相对不重要，他的学说对当时的医学产生了很大的影响。

二、科学发展阶段

进入 19 世纪后，罗蓝图（Rolando L）依据自己的研究修正了加尔定位的错误，将较高级的心理机能定位于大脑之内。神经生理学创始人弗卢龙（Florence PJM）用鸟类做实验，创立了与"脑定位"相对立的"脑功能整体论"学说。他认为所有的大脑组织都是等势的，只要有足够的脑组织存留，剩余的脑组织就能取代失去的脑组织机能。此外，他还认为心理机能不是依赖于脑的特殊部位，而是取决于统一的整体的脑来进行工作。1861 年法国医生布罗卡（Broca PP）发现运动性失语与左脑额下回后部病变有关。1874 年德国神经病学家韦尼克（Wernicke）发现左脑颞上回后部病变与感觉性失语有关。以上发现推动了临床医生采用比平时常规神经系统检查更为精确的方法来检测病人高级神经机能损害的情况和脑机能定位的研究。1872 年弗罗斯特（Froust）开始在脑损伤病人身上应用测试的方法来研究高级心理活动。值得一提的是，拉希莱（Lashley KS）用大白鼠进行脑损伤时对动物学习、视觉和行为的观察，开创了实验神经心理学的研究。

1861年Broca首先发现生前丧失言语能力仅能说一个字的患者,其病变位于左额叶后部。以后他收集了更多的病例与他最初的发现一致,病变位于第三额回的后部,且病变都在左侧。最后,Broca于1885年发表了他的著名论文,这成为脑功能史上的里程碑,"我们用左大脑半球说话"成为了经典名言。几年后,Wernicke描述了一左侧颞上回病变引起言语理解困难的病例。Broca和Wernicke的发现加强了倾向于定位学说的观点和大大刺激了寻求其他心理功能的类似"中枢"的研究工作。在此后的很短时期内,在大脑皮质中就发现了多个中枢。如Exner(1881)报道,左半球额中回后部病变时,丧失写字和绘画能力,该区被命名为"书写中枢";Broadbent(1879)报道,左顶下叶角回受损时,发生失读症,该区被命名为"阅读中枢",还有"概念中枢"(左半球下部)、"计算中枢"、"空间定向中枢"等。这些"中枢"的相继发现,使人们开始认识左侧大脑半球的重要性,并提出了主半球的概念。这种将复杂的心理过程定位于脑的特定部位之中的倾向,从19世纪后期起,一直保持了半个多世纪。同时,这种"狭隘定位说"早在19世纪70年代就遇到了以英国著名神经学家Hughlings Jackson为代表的强大反对者,Jackson认为对于心理过程的复杂形式,从脑组织的结构水平考虑,要比从脑的有限部分的定位考虑更为适当,这些研究者并不否认初级的生理功能(如皮肤的感受性、视觉、听觉、运动)是由已明确的大脑皮质的特定部位来保证的,但是他们对于把狭隘定位的原则应用于心理活动的复杂形式,表示了正当的怀疑。他们的看法是,"心理活动的复杂形式部分,与其说是脑皮质特定部位工作的产物,不如说是整个脑的活动的结果"。这场争论一直持续近半个世纪,直到鲁利亚提出了"功能系统学说"后才逐渐平息。

三、神经心理学的现代阶段

波林于1929年首先提出了"神经心理学"这一术语,标志着进入了对脑与行为关系进行系统研究的阶段。研究途径主要是通过观察不同部位脑损伤患者的临床表现;脑外科手术时电刺激皮质各部位并观察患者的反应;切除或损毁动物脑的某一部位或通过埋藏电极刺激某一部位的脑以观察动物的行为改变等。如加拿大著名学者、诺贝尔生理和医学奖获得者潘菲尔德(Penfield W)于20世纪30年代用弱电流直接刺激开颅手术病人的脑皮质,并让病人回答其感受,从而获得了有关皮质运动区、感觉区、听觉区、视觉区等的精确部位。神经心理学家鲁利亚在前苏联卫国战争期间,研究了大量脑外伤病人的心理机能,特别是言语障碍的诊断和康复问题;他将阿诺兴的"机能系统"(functional systems)用来解释人的心理过程,并在维果茨基(Lev Vygotsky, 1896—1934)工作的基础上创立了脑的三个基本机能联合区理论。斯佩里(Sperry RW)利用"割裂脑"手术,获得了人左、右两半球机能分工的详尽资料,发现两半球机能的不对称性(asymmetry),更新了左半球为优势半球的概念,并提出了大脑半球的"双势理论"。以后的研究又发现裂脑人左半球能代偿右半球的许多机能,故又修正补充了"双势理论"。1974年戴维森(Davison)将神经心理学分为三个部分:实验神经心理学、行为神经病学和临床神经心理学,促进了神经心理学各分支学科的研究。尤其是临床实践中通过对大脑损伤病人行为的观察,并应用神经心理学测验来进行客观地评估,联合神经功能影像技术,使高级神经机能障碍的诊断更趋精确,从而能深入地分析大脑的功能系统结构间的相互关系,日益受到神经科学研究的重视。

第二节 大脑皮层结构与功能定位

一、皮层功能区划分的新概念

长期以来的"六层型"新皮层结构类型,皮层各部神经细胞和纤维的构筑差别都是按照布劳德曼(Brodmann)分区法进行。但人的心理过程是很复杂的高级神经系统活动,不可能分别孤立地在脑的各个狭小局限的部位产生如此丰富多彩的心理或行为。事实上,它们是以一种机能系统的方式,在互相联系各部位脑的前提下共同参与实现的。众所周知,大脑神经元组成的神经环路约有$10^{14} \sim 10^{15}$个结点。谢满德(Shepherd GM, 1978)发现大脑神经元还存在一种新型式的突触,即树突-树突型突触,这种途径较短的神经环路称为微环路。它的大量存在,从生理、心理上说明了大脑的思维容量不仅是无限的,而且也为多样化思维形式的加工提供了基地,从而发生了多样化的人类心理和行为。

鲁利亚认为人类的心理过程是个复杂的功能系统,它由三个基本的(脑器官)联合区构成。除第一基本机能联合区主要由皮层下结构组成外,第二、三基本机能联合区都主要是在大脑皮层上建立起来的。每一个基本联合区既有独立的分层结构,又有彼比重叠的三种不同类型皮层区的组合。这就是鲁利亚的脑基本机能联合区理论(theory of three basic functional association areas of the brain)。

(一) 脑的第一基本机能联合区(投射皮层区)

从外周来的冲动到达这里,或是冲动由这里走向外围。为了保证心理活动的正常进行,人类应当处于适度的觉醒状态,保持大脑皮层一定的紧张度或兴奋性,皮层适宜的紧张度不仅是通过脑干网状上行激动系统和下行抑制系统来调节和控制其程序,而且也可由接受外界各种刺激的皮层来调控,故本联合区是一种在积极活动过程中能可塑性地适应环境条件的器官。

(二) 脑的第二基本机能联合区(投射-联络区)

该区是接受、加工和保存感受信息的联合区,对所有接受的信息进行加工,或者准备相应的程序。位于大脑半球后部,包括大脑皮质的视觉区(枕叶)、听觉区(颞叶)和一般感觉区(顶叶)以及相应的皮质下结构。这一联合区的器官具有分层次的结构,它们接受个别神经冲动,将外周的信息分门别类地传递到适宜于接受某一类信息的组织中去处理,进行加工和编码,故具有高度特异性模式。如顶叶皮层,第二皮层区可以联络复杂的躯体感觉的各种成分,综合成一种复杂感觉,而不是一般的深浅感觉,将有组织的经验储存于记忆之中。

(三) 脑的第三基本机能联合区(重叠区)

综合众多皮层结构区域的协同活动,保证组织形成完整心理过程的复杂功能,本联合区位于大脑两半球前部,中央沟前回前方。不同的是分层次的工作与第二联合区相反,神经冲动由三级皮层区传至二级皮层区内,再传至一级皮层区内。其次是联络系统呈双向联系,也可与皮层其他部分(头、顶、枕、边缘)相联系。第三是可将皮层各叶三级区的信息进行第二次加工,形成自己的行动计划与程序,调节自己的行为,使之符合原初的意图。第四,在语言的参与下,这种有意识、有目的的调节活动,更加强了抽象思维和记忆的智力活动。二级皮层区接受三级皮层区传来的信息再进行有组织的运动整合,最后指令传到一级皮层区的中央前回运动区,产生发往外周的神经冲动将是精细、准确的行为。总之,基本机能联合区的皮层结构活动具有三个规律:第一是皮层区的分层次结构规律;第二是皮层区特异性递减规律,一级皮层区有模式特性机能,二级区有多模式神经元优势,三级区其机能有超模式性质;第三是机能渐进性偏侧化规律,如右利手的左半球为言语优势半球。

上面介绍的是鲁利亚关于皮层功能区划分的概念,它虽较布劳德曼分区法前进了一大步,但尚未能真正阐明神经心理的本质。

二、额 叶

额叶是脑发育最晚的部分,约占人类大脑半球的三分之一。其位于中央沟前方、外侧裂上方,可以再分成四个主要部分:①初级运动皮质(the primary motor cortex),位于前中央回,是随意运动的皮质区,这个区域的损伤导致对策肢体的瘫痪;②前运动皮质(the premotor cotrex)位于初级运动皮质前部和包括Brodmann6区和部分8区,对系列运动的整合和程序化起重要作用;在前运动皮质的前面是③前额部(9、10、45、46区)和④额叶底内侧部(9~13、24、32区)。常将后面两个部位一起看作是"前额叶皮质"(prefrontal cortex)。额叶与高级神经活动有关,额叶前部尤其如此;除接受新皮层联络区的传入纤维外,还从额前颗粒型皮层发出的联络纤维、投射到顶、枕、颞叶新皮层联络区,甚至丘脑、脑干等处。额叶的功能主要有:

(一) 对注意和知觉的调节

前额叶部损害的患者普遍地处于低觉醒状态,对周围世界的觉察低于正常人,特别是当损伤涉及前额叶背外侧部的大部分时。额叶对大脑皮层觉醒水平的调整是通过语言信号来实现,故与网状结构有所不同。因为有一定目的或计划所引起的复杂程序活动具有高度选择性,没有高度的觉醒水平不能完成高水准的意识行为。

(二) 对运动及动作的调节

中央前回及前额区共同执行发动随意运动的机能。若此处发生病变,就不能闭合运动的程序,也不能根据实际情况进行调整,更不能监督自己行为的正确性、准确性和目的性。在左额下回后部病变出现运动性失语时尤为突出,因语言活动的结构遭到破坏,使行为的执行得不到言语的参与与调节。

(三) 对计划和问题解决等思维活动的影响

额叶受损的病人不但缺乏行为的计划和程序,而且也丧失对自己缺陷的充分觉察,故无法纠正自己的错误。这便是鲁利亚所称的额叶结构困难(frontal constructional difficulties)。

(四) 对记忆、抽象思维、人格等心理活动的影响和作用

(1)额叶病变时出现的近事记忆障碍,不是真正的遗忘而是注意力分散和痕迹的病理情性;主要影响对以前所获得信息的应用。

（2）抽象思维在额叶受损时表现逻辑思考和抽象能力困难，同时有刻板动作及行为僵化以及概念转移能力下降。

（3）额前部受损最常见的是欣快感、粗鲁、幼稚和越激行为，亦称"额叶人格"。特勃（Teuber 1972）指出：眶额皮层病损能导致情感活动的极度紊乱，从而妨碍人们正常的社交。

视窗 8-3　　"令人遗憾"的最早发现

对前额叶病变一种经常报道的现象是Stuss 和 Benson 称之为自我意识和自我知识分离的现象。我国著名神经心理学专家汤慈美教授于 1966 年已发现这种现象，由于当时的客观形势，论文不能及时发表，直到 1979 年才出刊。在国外，Konow 和 Pribram 于 1970 年"首次"报道了这种现象，并受到了广泛的重视。所谓自我意识和自我知识分离指的是，患者根据外部标准完全能察觉到他自己行为上所发生的错误，但不能根据他的知识去改变他的行为。在测验时，患者能够很好地记住指导语，但是却不能按照指导语做出正确反应，在做了错误反应后有的患者马上就说："啊呀，错了"；有的自己未主动说做错，但在问他时，他可正确重复指导语，也知道刚才自己的反应是错误的。在做威斯康辛卡片分类测验时，也可观察到这类行为。当分类形式从一类型转变到另一类型时，患者仍以目前来说是不正确的分类去区分卡片，即使他们说的是对的，但做的却是错的。上述表现都说明，被试者知道该怎么做，但不能用这种知识去指导行为。

三、顶　　叶

顶叶较小，位于中央沟之后，处于额、枕和颞叶之间，约占大脑半球后三分之一，接受丘脑腹后外侧核来的纤维。它在功能与解剖上与额、颞、枕叶均有密切联系，因而，顶叶病变的临床表现复杂多样，明显地与人类大脑行为能力的高度进化有关。顶叶的主要功能有：①复合感觉：破坏性病变时出现精细感觉障碍。②阅读左侧角回皮层损害可引起失读症。③运用能力：左侧缘上回皮层损害出现两侧运用不能。④体像障碍：左侧顶叶损害有时可出现古茨曼（Gerstmann）综合征，表现定向力丧失、不能写字、计算困难、位置感丧失和左右不能辨认；而右侧顶叶则有较复杂机能活动紊乱的症状，其内容常涉及躯体和心理方面的因素，常见的有自体认识不能（autotopagnosia）及病觉缺失（anosognosia），为"空间思维"紊乱所致，均属体像（body-image）障碍。

视窗 8-4　　令人困惑的"他人手综合征"

体像障碍通常是由于顶叶特别是右顶叶的损害所致，其中有一种特殊的临床表现被称为"他人手综合征"。例如，将患者的左手举起来问他："这是什么？"患者看见后不作答或说"不知道"。再提示说："这是你的手吗？"患者摇头否认或回答"不是的"。再追问："这是什么人的手？"可能回到"不知道"或说是别人的手。总之，患者不认识是他自己的手。据报道，曾有患者用右手握住自己的左手，却说："把手拿开，不要妨碍我穿衣服"。此种一侧手的自己所属感消失的现象常见于右侧半球损伤所致的左侧偏瘫之手。

四、颞　　叶

位于大脑外侧裂之下，其颞上回内侧部又形成颞横回，颞叶的底面可分为梭状回、海马回和钩回。颞叶与嗅、视、听觉系统均有纤维联系，与边缘系统也有密切联系。其主要功能有：①听觉：左半球与分析语声有关，而非语词信息（包括音乐、节律）的听知觉似多由右半球调节。②语言感知：左颞上回后部受损时，对于言语信号的声音刺激不能进行高级的分析和综合，丧失理解词的能力，但尚能保存听力，称感觉性失语。语言理解能力的完全丧失需要有双侧听觉皮层的完全性损伤。左半球颞叶损伤所带来的语言理解障碍，要比右侧为重。颞中回、颞下回后部受损出现健忘性失语（命名性失语）。③视知觉：颞叶含有部分视放射，除引起视野缺损外，在速视研究中发现，右颞叶病变将影响被试者对不熟悉材料的认知，而左颞叶病变将影响被试者对熟悉材料的认知。在视空间抽象思维作业中，右侧颞叶手术导致操作不良，而左侧颞叶手术相对地不受影响；右侧颞叶切除范围越大，这些缺陷也就越重。④嗅觉：杏仁邻近部位刺激性病灶可引起"钩回发作"，海马回损伤时，能发生嗅觉分辨力和领会能力受损。⑤记忆：左颞叶病变可出现有特异性（言语性的）而无模式特异性的记忆缺陷。右颞叶病变则主要影响非言语材料（如图形、节律等）记忆，颞叶损伤也常会出现遗忘综合征。⑥情绪：颞叶病变常伴有精神障碍，如著名的"梦幻状态"。潘菲尔德（Penfield）等学者注意到，电刺激清醒人的颞叶后，能产生复杂的幻觉、恐惧和焦虑、似曾相识感（dejava）、内脏感觉及记忆缺失。杏仁病损可出现攻击行为和倒错行为。赫尔更、华特（Walter）等（1978）的研究表明，刺激颞叶出现精神反应的种类，几乎与刺激的解剖部位无关，而是与病人特有的易变性（patient-specific variable）有关，尤其与病人的个性有关。因为复杂的神经精神现象不可能只由少数细胞装置来完成,而是需要相当多的合作;这正符合鲁利亚三个联合区的观点。

大量的临床和实验研究对人们理解颞叶功能作出了重要贡献。前颞叶切除术是治疗颞叶癫痫的一种经典手术,一般在手术时在打开颅骨后即进行皮质电图和电刺激检查,以确定癫痫灶和皮质功能位置,该手术治疗癫痫的效果相当好。研究发现左颞叶切除术后常伴随有言语困难,然而它是短暂的。左颞叶病变的患者在手术前智力测验的言语量表分就出现下降,手术后该缺陷加重。而右颞叶患者术后用韦氏智力量表中的言语量表测验,未见明显改变,但右颞叶切除术后操作量表分下降。以后的许多研究均支持言语缺陷与左侧病变、操作缺陷与右侧病变的关系。有趣的是,癫痫患者在术前和对照被试者间对若干智力测验存在显著差别,而术后实际上是改善了,尽管在某些作业中仍然是有损害的。手术后测验成绩好于手术前使人感到意外,但这是事实。

五、枕　　叶

枕叶在顶叶后部,其下方为颞叶。枕叶外侧面较小,其内侧面有距状裂,为视中枢所在地。距状裂两侧及邻近区通常称作纹状区,接受来自视神经的视觉冲动。

视中枢刺激性病变引起不成形视幻觉发作,周围视觉联络区的刺激性病变则引起成形的视幻觉发作。左顶枕区破坏性病变可引起视觉失认,严重的可发生皮层性失明或同向性偏盲,但中心视力保存,称黄斑回避现象。Schneider 曾提出两个视觉系统的假设,他认为,上丘通路与视觉的空间定位功能有关,外侧膝状体通路则司视觉的精细辨别功能。其假设已经临床及实验证实。

六、胼　胝　体

胼胝体是两半球新皮层间的主要联合纤维,通过 Meyers 和 Sperry 等人在对癫痫施行胼胝体切断术后病人的观察研究发现,如果只切断前连合及胼胝体前部,没有明显的行为缺陷,其智力、情感都无变化;但切断胼胝体后三分之一区纤维则可影响视觉经验信息的传导。据研究,左视野失读与压部切断有关,左视野命名不能与压部、体部后端切断有关,左手触觉命名不能与体部切断有关,左手失写和左手观念运动性失用与体部或其后半部切断有关,左耳语言听觉障碍与体部后半部和压部切断有关。Rosenthal 和 Biglow 发现精神分裂症病人的胼胝体比正常人明显增厚。儿童胼胝体发育不良必定影响两半球之间纤维的联系,而导致人格发育障碍。

第三节　大脑半球功能的不对称性

神经心理学研究大脑半球功能不对称性是从失语症、利手(Handedness)开始的,随着裂脑、半脑的实验研究,精神病理、药理学的研究以及临床神经外科手术的开展,更促进了大脑半球功能不对称性的深入探讨。

一、大脑优势半球概念和利手

1861 年法国神经病学家布罗卡(Broca)发现左额叶下回萎缩导致运动性失语症状,因此可能存在左半球言语机能优势以来,又陆续发现说话、阅读、书写、计算、左右辨认等都由左半球主管,故称为优势半球。

人类在长期劳动和使用工具的过程中,常习惯用一只手来进行,于是就有了人手的优势——“利手”的概念。约90%的人用右手执行高度技巧性劳动操作,称之为“右利手”。故“利手”被视为语言优势在哪一侧半球的外部标志。国外右利手占人群中90%左右,左利手占 5%～10%,还有一些人为混合利手。我国在 1981 年进行大范围的利手调研发现中国人(主要是汉族)左利手仅为 0.23%,加上潜在左利手也不过 1.84%,远远低于西方学者的统计数字。此与中国人使用方块表意文字及传统风俗习惯(非用右手写字、拿筷子吃饭不可)有关。

李鸣杲等(1984)研究我国婴幼儿的利手发现:7 个月前的婴儿没有利手,利手的形成是随着大脑机能一侧化而逐渐偏向一侧,利手是随着个体言语的发展而发展,并在言语的调节下形成的。儿童的利手形成和言语发展是在两种不同生理基础上平行发展的过程,并不存在言语制约利手的问题。关于利手形成的机理和大脑优势的关系,目前多数学者倾向于先天遗传素质和后天教育训练在利手中都起作用的观点。

国内外学者发现精神疾患者左利手和混合用手比率增加,而右利手比率减少,Taylor 认为年轻的男性精神分裂症病人中确实存在较多的左利手。

二、正常人、裂脑人和半脑人的大脑两半球机能的不对称性

(一) 正常人大脑两半球机能的不对称性

利用速视器半边视野刺激术和同时双听技术测

试到达左、右半球视或听知觉的反应速度和准确性，以此来证明特定的半球对特定的知觉类型具有的优势。研究表明，右半边视野优势是各种言语材料；左半边视野优势则为点的数目和位置、深度知觉线条斜度、面部再认和形状再认等材料。一侧电休克法发现：左半球机能被电休克后，语言的知觉更加困难，言语活动力下降，语言材料的记忆破坏，出现各种失语症；在言语的选择性方面也变得困难。此外，还存在情绪低落、沉默残语、自卑、自罪等。右半球机能被抑制后，言语兴奋性提高，但信号空间定向力及非言语信号的辨认遭到破坏，音乐旋律的知觉再认丧失，音调辨认不能，形象记忆困难。也可见到情绪高涨、欣快、言语增多。

霍姆斯（Hommes）等给正常人右颈内动脉注射异戊巴比妥后出现欣快感及大笑，左侧注射后则忧郁和流泪。秦震等（1987）以 34 例单侧脑血管病患者测定健侧半球所支配手的技巧动作后认为，个体后天获得的手担任技巧动作，多数定位于言语主半球，但半球专业的偏向程度因动作性质而异。即使同一范畴的技巧动作（如绘图），若内容不同（绘屋和人脸），半球专化的程度也可能不同。目前认为在两半球的相对应区域之间，既存在差异也存在相似，即两半球在心理机能上是专门化的互相补充。右半球能综合空间，知觉形状，将感觉输入译成表象，但缺乏语言分析器；左半球能分析时间、知觉细节，可译成言语描述，但缺乏整体分析器。我们要更多地看到两半球相互补充，相互制约和相互代偿的一面。两半球协同活动的结果是实现人的高度完整的心理机能和准确有效的行为。

（二）裂脑人和半脑人与大脑两半球功能的不对称性

从裂脑人和半脑人身上进行的各种心理实验，都进一步证实了两半球协同活动的重要性。左半球机能具有分析的、抽象的、继时的、理性的和主题的特征，右半球机能具有全息的、具体的、同时的、直观的和同格的特征。左半球在语言和与语言有关的概念、抽象、逻辑分析能力上占优势，右半球则在空间知觉、音乐绘画等整体形象、具体思维能力上占优势。李心天（1981）对一例大脑右半球切除 14 年的病人的观察表明：原本属于右半球的音乐旋律感知优势，在右半球丧失这一专门化机能后，左半球也完全能代偿。大脑不对称的研究者还发现性别的差异，女性两半球都有言语代表区，在发生言语障碍时右利手男性要比右利手女性严重；如果右半球受损，女性发生言语障碍的机会要比男性多。究其原因有二：女性右颞平面较男性大和女性个体发育成熟程度较男性快。

对于大脑两半球功能侧化的问题，主要存在两类问题：①半球功能的一侧化，对于完整的心理与行为活动来说，到底在多大程度上有绝对意义？②正常的心理与行为是仅仅依赖功能一侧化，还是以大脑两半球的功能协同为神经基础？对于这两个问题，当然可以按逻辑推理去获取某种答案，但科学所需要的却是严谨的实验研究及其结果。在 20 世纪 80 年代以后，美国等西方国家对顽固性癫痫的治疗几乎已经停用裂脑手术；但我国陈久荣教授却在这之后，在我国率先成功地完成了裂脑手术，这为我们提供了机会，使我们有可能针对前面考虑到的问题进行临床实验。在对 34 例裂脑人进行各项心理学研究中，有 2 例非常有价值。因为这 2 个案例具有极好的可比性，2 例患者在年龄、性别、文化水平、所患疾病的性质等方面，都几乎相同。唯独在胼胝体切断手术中被切断的胼胝体的部位和长度有差异，这样的手术差异，在临床方面的宏观行为上看不到什么差异，但在进行神经心理测查时，其实验结果却显示出很大差异。分析实验结果时，首先应肯定患者大脑皮质是完好无损的，两半球各自所具有的"优势"功能，如左脑语言功能和右脑空间知觉与图形认识的"优势"功能是保持完好的，而受到损伤的只是胼胝体体部的后半部分。其中一位患者除体部的后半部分切断外，还切断了压部前端的 5mm，这种胼胝体的损伤，按传统观点只是破坏了颞叶和顶叶的部分左右联系。实验结果提示，在两脑各自保持自身"优势功能"的情况下，由于彼此不能沟通信息，于是便产生了认识和操作行为障碍。多切断压部前端 5mm 的患者对较复杂的图形构筑任务已无法完成。这一事实正好说明，所谓一侧"优势"，一旦失去对侧脑的协同，便无法显示和实现自身的"优势"能力。看来，一侧功能优势不是绝对的，而是有条件的，是相对的。

三、大脑两半球机能的不对称性与精神障碍

Stern（1977）发现不论癔病患者是左利或右利手，其转换症状均以左侧占优势。Sackeim 等（1982）发现发笑性癫痫在左侧损害时则出现病理性哭泣。Lishman 研究颅脑外伤病人时发现右额、颞叶受损呈现情感性病状，而左额、颞叶受损则出现病态心理与智力障碍。

Bodog(1970)发现用氟哌啶醇治疗精神分裂症病人,其肢体的锥体外系反应与利手相关,如右利手其左肢震颤及肌张力增高较右肢不仅发生快、而且严重。最近我国学者陈楚侨(2010)利用较完整的一套面孔情绪知觉任务,尝试考察精神分裂症患者及其未患病一级亲属的面孔情绪知觉特点。他们考察了精神分裂症患者的兄弟姐妹以及父母是否在面孔情绪知觉上存在缺损的问题,进一步探讨了在西方文化下发现的精神分裂症患者在面孔情绪知觉上的缺损是否也适合中国文化背景下的患者的问题。结果表明精神分裂症患者在一系列面孔情绪知觉任务上的正确率均显著低于其兄弟姐妹以及健康对照组,在反应时上也显著慢于健康对照组。患者的兄弟姐妹在面孔情绪知觉任务上的正确率和加工速度,均和年轻对照组一样好。研究者还发现患者父母组在面孔情绪识别、情绪效价判断以及面孔情绪知觉任务(包括面孔情绪识别、区分、效价判断以及强度判断)总体指标上,均显著差于匹配的年老对照组。这些神经心理学研究结果表明,面孔情绪知觉缺损可能是精神分裂症的一个潜在内表型。

第四节　边缘系统的结构与功能

边缘系统包括额叶眶面,扣带回,钩回,海马回及皮层下结构(下丘脑、杏仁核、隔区、视交叉前区,部分基底神经节及海马),它的前部又与脑干网状结构联系,上述部位之间的联系路径是 Papez 环路,即海马-穹窿-乳头体环路,是皮层对情感控制的神经通路。其主要功能如下:

1. 植物神经系统反应　刺激不同的边缘结构可引起血压降低或增高,呼吸抑制或加快,还能出现打喷嚏、咳嗽,胃肠道运动和分泌的抑制或加强作用,以及排便、子宫收缩等。

2. 运动反应　刺激边缘系统可见肌张力松弛或紧张性肌肉收缩,有时会有肌肉抽动等。在切除两侧大脑皮质运动区后,仍能诱发这些运动反应。

3. 感觉反应　埋藏电极于杏仁、海马等处可出现胃肠道感觉,也可有幻、错觉及情绪、记忆等反应。郭沈昌等(1991)毁损双侧扣带回对减轻精神分裂症病人的幻听有效。

4. 行为反应　不同的边缘结构可出现"注意反应",进食行为及参与觉醒反应和性兴奋行为。

5. 情绪反应　隔区有"愉快"的中枢,杏仁、海马等处有"苦痛"的中枢。此与生物的行为和动机有关,因其对学习和记忆影响极大,如愉快有兴趣的学习,其记忆效果肯定良好。此处大部分与儿茶酚胺(CA)能神经系统分布部位重合,说明 CA 与情绪有密切关系。

6. 精神反应　海马回刺激性病变可出现复杂的精神性幻觉,切除双侧海马回则发生顺行性遗忘。

7. 调节内分泌活动　有人发现,隔区和海马抑制促肾上腺皮质激素的应激分泌,海马对促甲状腺素分泌起易化作用。

第五节　高级心理功能及障碍

一、失　语　症

人类的语言包括口语、文字阅读与书写,当中枢神经损伤后由于其抽象信号思维发生障碍,从而导致失语或文字领悟及文字表达能力丧失。经典的失语症有主侧额下后部病变的运动性失语,主侧颞上回损害的感觉性失语,主侧颞中、下回后部损害的命名性失语,左侧角回损害的失读症及左侧额中回后部损害的失写症。

Penfield 等已注意到额叶内侧面也存在言语皮层。在左侧丘脑枕核少量出血后可发生严重失语,他们认为丘脑(特别是枕核)是皮层前、后言语区之间进行言语处理的一个中间站。Guiot 等刺激丘脑外侧腹时,可使病人产生中断说话和计数。张国华(1991)报告左利及右利手发生对侧偏瘫病人各一例,其失语不同于 Broca 和 Wernicke 失语,而属于皮层下失语,可见皮质下结构是言语的高级整合器之一。朱镛连等(1987)研究了皮质下结构在语言中的作用后指出:Damasio 等(1982)的设想是对的,即大脑的言语侧化事实上在皮质下水平业已开始,纹状体中的尾核平时接受大量来自视、听的信息,壳核接受来自感觉运动的信息,还有来自边缘系统的信息。Perani 等(1987)认为,有的皮层下病变引起失语,有的则不引起,关键在于病变是否造成皮层局限性代谢降低和功能紊乱(经 SPECT 及 PET 证实),故失语症的发生不一定是解剖结构损害的缘故。

> **案例 8-1　　　纯失读症**
>
> 王某,男性,59 岁,右利手,干部,小学毕业后自学文化及专业知识。因右侧肢体麻木 1 天入院。检查:BP:28/16kPa,右同向偏盲,右半身痛觉轻度减退,余正常。神经语言学检查:口语正常,严重的阅读障碍,完成视读 2/10,词画匹配 11/20,执行书面指令和读句选答案均 0/30,整个阅读中均见反复手指描划。书写基本正常,但抄写较慢,且对写出的文字不能逐字朗读。注意、运用、计算、结构与视空间功能均正常。MRIT2 示双半球皮质下多发小灶性高信号,以左顶枕交界区侧脑室后角后上方一病灶最大(1.0cm×1.5cm)。诊断:皮质下动脉硬化性脑病,纯失读症。

二、失 认 症

左顶枕区可引起视觉失认及对侧视野中物体的视觉忽略。颞叶病变可出现似曾相识症（déjavu），也可出现似不相识感（jamais vu）。右侧顶叶受损可发生一侧躯体忽略症。Healton 等（1982）报告一例由于纹状体和深部白质梗死引起的忽略症，认为纹状体对感觉刺激有定向反应作用。李心天等（1988）通过二例裂脑患者的研究后认为："鲁利亚的研究过分强调了皮质三级区的作用，西方学者的手术仅将两半球顶枕区皮质细胞的白质纤维破坏也产生空间认知障碍"。

案例 8-2　　颜色失认症

某男，48 岁，因突起头晕、视力减退、不识家人 4 天，经头颅 CT 诊断为"右枕叶陈旧性梗死，左顶枕叶梗死"而收治我院神经内科。既往有高血压病 5 年，2 年前因右侧枕叶梗死后遗左侧视野部分缺损，无先天性色盲史。查体：BP13/21kPa，神志清楚，近事记忆力下降，计算困难，不能识别人体左右侧，不认识家人，但听声音能辨认。双裸眼视力 CF/3m，双瞳孔等大，直径约 3mm，光反应灵敏，左上象限盲，右同向偏盲，一切物体均被看成灰色，询问一些日常用品的颜色能正确回答，如国旗为"红色"，黄瓜为"绿色"，不能给所看到的颜色配上相同的颜色，四肢肌力正常，未引出病理反射。给予抗凝、改善微循环、高压氧等治疗，病情好转，1 个月后出院时双裸眼视力 CF/4m，仍有左上象限盲及右同向偏盲，不能区别类似颜色如橙、黄不分，其他症状消失。

本患者有视野缺损，还伴有 Gerstmann 综合征，伴有命名性失语，均无先天性色盲，可诊断为脑性色盲。

三、失 用 症

顶叶后部为体感觉、视觉和听觉进行整合的皮层区。右利手病人左侧顶叶损害时出现结构性失用症最为常见，其次是两侧肢体的意志运动性失用，右侧顶叶损害主要为结构性失用和穿衣失用两类。但临床上可以看到更多互相矛盾的现象。

Ajuriaguerra 和 Tissot 曾引用 Piaget 发展心理学理论，认为儿童起始所掌握或"主宰"的空间集中在自体，逐步玩弄外周事物，再由自体进而掌握外界客体，这一过程与躯体形象的建立密切关联。由于自身形象和客观空间的掌握，动作的模式建立才有可能。各种类型的运用障碍根本缺陷在于这一系列过程的第一环节欠缺所致。

四、遗 忘 症

感受是记忆的前提，感受经过"固定"才构成记忆的基础，然后融合成"印迹"（engran）保存起来，但印迹与注意集中和情感高低有关，根据需要进入复呈和追认。记忆与额叶、丘脑下部系统、海马系统等神经结构密切相关。Steinmetz 等认为左颞叶损害可出现听觉性语言的记忆丧失，而右颞叶为非语言性记忆的储存点。Ojemann 等刺激丘脑外侧腹核时发现，刺激主侧半球的外侧腹核可使受试者的注意力指向所显示物体的词语信息，提高近期记忆。在进行回忆过程时刺激则可干扰对近事的搜寻，而影响近期记忆。国内学者匡培根等发现海马胆碱能神经与短时记忆的再现和巩固有关。日本学者黑田洋一郎认为在记忆的保持中，核糖体（RNA）的合成是必要的条件之一。也有人认为应激参与学习和记忆的过程是应激引起激素分泌，通过和海马组织中细胞膜上的某些特异性受体结合（主要是 ACTH），使细胞内 CAMP 含量增加，通过生化效应使该部位参与学习记忆。记忆障碍可以在识记、保存和再现等记忆不同过程中发生，但一般都同时受损。依病变部位可分乳头体和海马双侧病变的近期遗忘，皮质"联合区"受损的远期遗忘和弥漫性病变的系统遗忘。但临床上习惯按下列分类：

（1）瞬间遗忘是记忆减退的表现，特别是对年、月、日，专用名词，术语等概念回忆困难；甚至有时会出现记忆混淆的现象。

（2）顺行性遗忘：一般持续时间较短，多见于头脑外伤、癫痫、高热谵妄。

（3）逆行性遗忘：其持续时间与脑损伤的严重程度呈正相关，多见于颅脑外伤。

（4）进行性遗忘：常见于以精神障碍为主体的慢性脑功能衰竭的病人，病因有脑血管性痴呆、老年性痴呆等。

（5）心因性遗忘：完全由精神创伤所造成，其内容只限定于与其本人痛苦体验有关的经历，常见于癔病患者。

第六节　意识、睡眠与梦

一、意 识

人类意识是自然界心理发展的最高水平，它是随着人类社会的发展过程和语言共同形成的产物。除了能认识自己的客观存在，也能在认识世界的同时能动地改造自己和整个世界，使其能适应自身生理、心理及客观的需要，促进人类社会的进步。心理学中所谓的"意识"是指人类心理的自觉性和主动性,主要从形式和机理方面对待意识,关于它的内容则不属于心理学的范畴。神经病学家以临床神经解剖资料来解释意识,但心理学家和精神病学家需要问生理学家的问题,不是解释意识的问题,而是要求说明不同意识状态的复合现象;更具体的是想解释神经冲动是怎样被转译为精神感知的活动。从以往文献研究中对意识问题的看法似乎已经接近,但离真正满意的解释还很遥远,因为意识是一种可以移行的觉醒状态。临床医学认为意识的维持除了丘脑投射系统,边缘系统和大脑皮层——丘脑间环形通路参与之外,还与 M 型乙酰胆碱(Ach)受体、去甲肾上腺素(NE)及多巴胺(DA)存在于上行网状激活系统、脑桥蓝斑上部及黑质——纹状体等神经结构有关。若上述部位的神经递质含量不足,中枢兴奋性递质增多(如 Glu 及 ASP)或存在假性神经递质(如酪氨酸),加上上述神经结构的损伤都可导致意识障碍。此外,警戒、松散的心情,注意力不集中同样也影响意识水平的程度。

意识水平的降低程度可分为嗜睡、昏睡、混浊、谵妄、浅昏迷、深昏迷等。此外,尚有特殊类型的意识障碍,如去皮质综合征,无动性缄默症和闭锁综合征等。若发生人格解体,双重人格,人格破裂或自知力丧失,则属于自我意识障碍,都为精神疾病所致。

二、睡 眠 与 梦

脑干内存在调节睡眠和觉醒的中枢,且与 5-HT、CA、Ach、DA 及促睡眠肽,血管活动性肠肽(VIP)等神经递质密切相关。据电生理研究睡眠有两个时相,一是非眼快动睡眠(nonrapid eye movement sleep, NREMS),又称正相睡眠或同步睡眠或慢波睡眠,二是眼快动睡眠(rapid eye movement sleep, REMS),又称异相睡眠,首先进入 NREMS 第一期,逐步进入第四期,然后再由第四期依次退回到第一期,最后进入 REMS。此称一个睡眠周期,每期约 90~120 分钟。每人每夜睡眠约由 5~6 个睡眠周期组成。NREMS 占总睡眠时间的 75~80 分钟,在此时相内,呼吸平稳,心率变慢,血压下降,代谢降低,肌肉松弛,EEG 出现慢波,眼球呈慢活动。REMS 则占睡眠时间的 20%~25%,在此时相内,呼吸浅快,心率增加,血压上升,肌肉常有小抽动,男性有举阳现象,EEG 呈快波,眼球快活动。若在 REMS 时相内被唤醒,80% 的正常人叙述在作梦。有人认为异相睡眠与幼儿神经系统的成熟有关,有利于建立新的突触联系而促进记忆活动;而慢波睡眠可能与视觉性认知的功能恢复有关。若剥夺睡眠者的 NREMS,则可影响垂体生长激素分泌,从而减慢机体修补和体力的恢复。剥夺睡眠者的 REMS,虽可减少梦境,但出现忧郁、焦虑、激惹,感情脆弱,敌对行为、注意力涣散、健忘等表现。神经衰弱患者因其

NREMS 较短,REMS 相对较长,因而做梦机会就较多。

精神分析家认为梦具有双重作用:①可使潜意识欲望冲动易于获得释放;②梦是一种原始防御机制,可避免本能冲动的直接释放而引起本人的过度焦虑或痛苦。梦是愿望伪装的满足。

实际上梦者的年龄、性别、社会文化背景及个人的经历都可影响梦境的内容。有人调查 260 名大学生的梦境,发现梦见心爱的人,男生占 91%,女生占 96%;此与大学生青春发育期体内分泌激素值高的生理状况和心理需求相符合。当然,更多的梦是自己的经历的表达,而不只是性的表达。故梦是正常的睡眠生理现象。有的学者认为异相睡眠是右半球占优势,人类觉醒时是以左半球占优势,两者互相交替使精神活动(特别是记忆)趋以平衡,更能适应白天的现实环境。

视窗 8-7 最新研究结论:做梦就是为了解决问题

据美国趣味科学网站 6 月 27 日报道,美国研究人员表示,当遇到一些关键问题时,有些人会选择睡觉,这不仅是为了逃避,最新研究发现,人们确实能够在睡觉的时候解决一些问题。不仅如此,做梦本身也在不断进化,以更好地帮助人们解决清醒时困扰我们的问题。

哈佛大学心理学家黛笛儿·芭瑞特表示,梦是视觉化的,常常没有逻辑性,这两点使得梦成为一种富有创意的解决问题的方法。做梦也是一种思考,只是,它同人们眼睛睁开时的思考有点不同。芭瑞特指出,为了更好地解释做梦或者其他人类行为,需要从进化的角度出发。但是,有关梦的一些早期的理论要么根本没有考虑到进化,要么全然反驳它。

西格蒙德·弗洛伊德认为,梦的存在是为了完成人们的心愿。人会不停地产生愿望和欲望,这些愿望和欲望会在梦中通过各种伪装和变形得以表现和释放出来。但是,芭瑞特指出,在一个想象的世界中获得的满足并不能帮助人们适应外面的世界,而人类适应外部世界,是进化的关键。

另外,也有人指出,人们通常在眼速动睡眠期(REM,也称为浅睡期)做梦,该时间段主要是为了让大脑的某些区域获得休息或者给大脑补充神经传递素等化学物质。因此,有人认为,快速眼动睡眠发生时,人就会做梦。哈佛大学心理学系教授史蒂芬·品克就曾经认为,梦的内容并不重要,只要大脑的某些区域活跃就可以了。然而,芭瑞特并不同意这种说法。她表示,在约 2.2 亿年前哺乳动物进化之时,快速眼动睡眠就已经存在很长时间了。芭瑞特称,无论我们是在做梦还是睁着双眼,我们都是为了解决问题。从

进化的观点来看,做梦起初可能是为了其他目的,但是,在时间的雕刻下,做梦开始承担双重责任:帮助大脑重新启动,解决问题。10多年来,芭瑞特一直在研究梦对于解决问题的重要性。在一个实验中,芭瑞特让大学生在梦中解决家庭作业中提出的问题,这些问题并非火箭科学方面的深奥知识,而是非常简单的问题,只是学生不愿意花费时间和精力去解决而已。在实验过程中,学生在每晚睡觉之前都想想这个问题,一周后,大约一半的学生梦到了这个问题,而大约四分之一的学生的梦中出现了该问题的答案。那么,至少在问题很简单的情况下,人们能够在梦中解决这些问题。芭瑞特也广泛地查阅了其他科学和历史文献资料,寻找梦中解决问题的例证。她发现了任何问题都在梦中获得解决的例子,从数学到艺术等不一而足。

芭瑞特表示,做梦和REM睡眠都可能进一步进化,让我们更好地解决问题。做梦仅仅是额外的思考时间,任何问题都有可能在梦中解决,只不过,有些答案非常零散,需要人们进一步整理而已。

思 考 题

1. 大脑功能分区的临床意义?
2. 如何测评脑损伤后的功能变化?
3. 颞叶病变的患者如何选择心理测验项目?

(耿德勤)

第九章 心理评估

心理评估是通过对各种正常或异常的心理进行定性和定量的客观描述，评定患者或咨询者的认知水平、情绪活动、人格特征和社会功能状况等，为制订临床治疗方案、实施心理治疗和心理咨询、评价心理治疗效果提供重要依据，是医学心理学研究与临床实践的重要方法之一。

案例 9-1　　　　　小张的求助

张某，男，19 岁，待业。家在农村，父母都是农民。在家排行老大，下有一弟一妹。张某从小就很懂事，知道父母辛苦，对自己要求极为严格，不许自己浪费一点儿时间，成绩一直名列前茅，初一后还当了班干部，深得老师喜欢。初一后半学期，父亲省吃俭用给他买了块表，作为奖励。初二上半学期，他开始害怕将表弄丢了，结果果真在一次早操中把表丢了，他深知父母挣钱不容易，非常内疚，常常有意识地到寝室和马路边努力寻找，希望能够发现，但始终没找到，也不敢告诉父母，成绩也开始下降。后来张某家买了沙发，平时他喜欢坐在沙发上看书。一次母亲说别坐坏了，以后不准坐在沙发上看书。从此他就再也不敢坐沙发，后来发展到看见椅子也害怕了。张某勉强读完初中，其后一直待业在家，成天为看病四处奔波，父母为此花去了不少钱，他更觉得不好受。他最苦恼的，还是小便淋漓，老想去厕所，但又觉得不该去。越想控制则想去厕所的念头越强烈。尤其是吃饭之后想去厕所，拼命克制自己不去，结果吃了饭就吐，按胃病治了很久也未奏效。如此持续了 3 年，什么事也做不了，真是苦不堪言。近段时间以来，张某老是想着自己是否渴了或者饿了，椅子该不该坐，泡在盆里的衣服是现在洗还是过一会儿洗，出了门要反复看是否锁好门等等。与他人交往时，他总害怕别人笑话他，认为别人的眼睛都在看自己，很是苦

恼，迫切希望得到别人的帮助。

心理医生初步诊断张某为强迫型人格障碍。那么心理医生在帮助张某前应进行哪项工作呢？

第一节　概　　述

一、心理评估的概念

心理评估（psychological assessment）是应用心理学的理论和方法对人的心理品质及水平作出全面、系统的鉴定。心理品质是指心理过程和人格特征等内容，如记忆、情绪、意志、智力、性格等的状态、特征和水平等。在医学心理学中有时应用"心理诊断"的概念，对存在心理问题的人进行干预时，进行心理问题评估。一般认为，心理诊断是心理评估的同义词，但范围要小，是指以心理学的方法和工具，对个体或群体的心理状态、行为偏移或障碍进行描述、分类、鉴别与评估的过程。干预者采用访谈、测验、观察、个案、问卷等方法来收集当事人的信息，并运用分析、推理、假设等手段对其心理问题的基本性质加以判定。

心理评估应用于个人行为、心理行为、社会行为、医疗行为、患者家属及患者的互动行为五个方面，在心理学、医学、教育、人力资源、军事司法等部门有多种用途。在临床上，心理评估可以用来进行单独的或辅助的心理诊断，作为一种效果评价指标指导制定心理干预措施。

医学心理学不仅关注心理社会因素在健康和疾病中的作用，也重视解决医学领域中的有关健康和疾病的心理或行为问题。心理评估在临床心理评估和心理干预（如心理治疗或心理咨询等）两个方面均起着非常重要的作用，是心理干预的重要前提和依据，同时还可对心理干预的效果作出评定。在医学心理学的其他领域和相关学科，如护理心理学、异常心理学、心身医学、健康心理学、行为医学等方面，心理评估的作用也是很大的。它探索和研究各种心身疾病的影响因素，对由理化和生物学因素引起的躯体疾病的患者在患病前及发病过程中存在的不同程度的心理问题或心理障碍进行评估，及时把握和了解这些心理问题，做好心理护理等工作，最大限度地预防和治疗心身疾病。心理评估也有助于

维护和促进大众的心理健康,借助于心理评估的方法了解不同个体、不同人群的心理特征,才能有的放矢地对不同个体、人群进行心理卫生方面的指导。心理评估还可以辅助地进行疾病的诊断,在医学领域中配合疾病的诊疗发挥着越来越大的作用,如对一些不良行为的研究和评估以及对个体心理方面影响的心理评估,这对于改变一些人的不健康行为、促进他们保持自身的心理健康有很大作用;判定精神科患者的病态心理问题常需要借助于心理评估的方法;利用神经心理学的评估方法对于判定神经系统疾病导致的心理功能障碍有特殊意义;借助于心理评估的方法可以鉴别儿童发育有无障碍、智力是否有缺陷,以及行为有无异常等。

心理评估方法还是医学心理学的一种重要的科学研究手段。它应用多种方法来获得信息,尤其是标准化测验(心理测验与评定量表等)按照统计学方法的要求,对个体某一心理现象作全面、系统和深入的客观描述,被许多研究报告采用。

二、心理评估的过程

虽然心理评估在不同领域应用目的不同,一般程序也有所区别,但总体来讲过程基本是相同的,包括:确定评估目的、根据评估的目的收集资料、对资料和信息进行加工处理,最后作出判断(信息反馈)。

1. 确定评估目的、问题与方法 根据被试的要求或疾病的需要,确定评估目的,选择心理评估的类型和方法。如了解学习困难的原因时,就需要决定是进行智力测验,还是人格测验;评估方法是采用观察法、问卷法,还是评定量表;如果选用评定量表,则需决定选择哪一种量表等。

2. 收集信息 依照已经确定的心理评估方法,了解被评估者当前的心理状况和存在的问题;异常心理行为问题的发生、发展的过程及可能的影响因素;通过晤谈、调查等了解和收集被评估者早年的生活经历、家庭背景以及当前的工作学习情况、人际关系等;借助心理测验的方法,获得被评估者的情绪、个性、精神状况等心理指标信息。在一些特殊问题、重点问题上,应更加深入地了解和评估。在收集资料阶段,除应用调查、晤谈的方法外,应主要借助心理测验的方法,必要时还用"作品"分析法。

3. 加工信息 将收集到的各种资料、信息进行统计、分析、处理,并结合被评估者的具体情况和其他临床表现作出结论,写出评估报告。

4. 反馈信息 将心理测量的结果、评估的结论对被评估者及相关人员进行解释,并提出解决问题的建议,商讨确定或调整下一步问题处理的目标、方案等。

三、心理评估的常用方法

心理评估常用的方法主要有观察法、晤谈法、调查法、作品分析法、心理测验法和实验法等。观察法、调查法、实验法等在第一章已有陈述,在此主要介绍晤谈法、作品分析法和心理测验法。

(一) 晤谈法

晤谈法(interview method)也有称作"交谈法"、"会谈法"等。指通过主试者与被评估者面对面的语言和非语言沟通,了解其心理信息,同时观察其在交谈时的行为反应,以补充和验证所获得资料的可靠性,是一种互动的过程,这种方法的特殊之处在于谈话时很强的目的性和在特定情景下对谈话内容、气氛等的驾驭,故它不同于一般的交谈,而是一种专门的技术。晤谈法分自由式会谈和结构式(定式)会谈两类。自由式会谈时咨询师主要凭经验、技巧,即兴发挥;结构式会谈时咨询师则往往有一定的目的性和针对性,按事先编制好的方案和内容,有层次、按程序进行交谈。会话中双方的手势、姿势、面部表情以及其他活动都属于非语言沟通。

(二) 作品分析法

作品分析法(works analysis method)又叫产品分析法,是对调查对象的各种作品,如笔记、作业、日记、文章等进行分析研究,了解其心理状态和心理水平,发现问题,把握被评估者的特点和规律的方法。

(三) 心理测验法

心理测验(psychological test)是指依据心理学原理,按照一定规则,借助心理测量的工具,用数量化手段对人的心理现象或行为加以确定或测定的一种手段和方法。这是一类较为客观的、标准化的测查方法。常用的有智力测验、人格测验、心理症状量表等,分别对智力、人格、情绪等心理现象和心理问题等进行系统评定。心理测验在心理评估中具有十分重要的作用,因为其采用标准化、数量化的原则,所得结果又可参照常模进行比较,结果数量化,可比性强,不像观察法和晤谈法易受评估者的主观影响。

在实际的心理评估工作中,往往根据被评估对象的特点,取长补短地综合使用上述方法来获得被评估者全面、准确的信息。观察法、晤谈法已在医学心理学研究方法中详细描述,这里主要对心理测验进行详细介绍。

四、心理测验概述

(一) 心理测验发展

关于评定人的个性、才能等心理品质,在中国有着悠久的探索历史，也取得了弥足珍贵的经验。《孟子》一书中记载："权，然后知轻重；度，然后知长短。物皆然，心为甚"，指出了人的心理特征具有可知性。孔子说过："唯上智与下愚不移"、"中人以上，可以语上也；中人以下，不可以语上也。"指出个体智力上存在的差异是不以人的意志为转移的，所以在教育上要根据个体智力上存在的差异因材施教。《吕氏春秋》记录有"八观六验"，三国时期的刘劭在《人物志》中提出的"八观五视"等方法，都明显带有心理测评的性质，这些测评方法主要是通过问答和观察日常与特定情景下心理行为这两种方式来进行，基本可以归纳为六个字，"听其言，观其行"。

《颜氏家训·风操》介绍了我国民间"抓周儿"的习俗："江南风俗，儿生一期为制新衣，盥浴装饰，男则用弓矢纸笔，女则用刀尺针缕，并加饮食之物及珍宝服玩，置之儿前，观其发意所取，以验贪廉智愚，名之为试儿。"这些也是对"心理测验"的朴素探索。

我国还出现了带有娱乐和游戏色彩的心理测量方法和工具，如由唐代的燕几演变而来的，到了明代基本定型的七巧板游戏。用一块正方形薄板截成七个不同形状的小块，用它可以组合排列成近百种图案，这是世界上最早的"非文字"的智力测验法应用。

从以上所列举的例子可以看出，我国古代有多种多样的能力测验。但是测量的理论缺乏系统性和规范性，方法上也缺乏操作性和量化性，还是十分质朴和稚嫩的。

严格意义上的心理测验技术是在 20 世纪伴随着科学心理学的诞生，特别是借鉴了实验心理学的方法和手段才出现的。

冯特建立了第一个心理学实验室并从事人的感知觉和反应时的测验和研究。此后，他的学生卡特尔发现不同人的反应时间具有特征性差异，这启发他开始从事对人的个别差异的研究。高尔顿建立了人类学测量实验室，开展了人类个别差异的研究，测量了近一万人的各种生理、心理特质，为人的个别差异研究积累了大量资料。他还将统计学方法应用于心理测验，对推动测验运动起了重要作用。1890 年卡特尔发表了"心理测验程序"一文，首先使用了"心理测验"这个概念，并指出心理测验应当建立在统计学与实验室的基础上。

在社会需要和心理学的发展推动下，心理测验向着实用与普及的方向发展。1905 年，法国心理学家比奈和助手西蒙受教育当局委托，为甄别入学儿童的智力，编制了著名的比奈-西蒙量表（Binet-Simon scale），从此，人们对智力的鉴别进入了数量化阶段。比奈-西蒙量表是个别心理测验。第一次世界大战期间，出现了"团体测验"，对多人同时进行测量，筛选入伍的应征者。到了第二次世界大战时，韦克斯勒进一步提出了离差智商的概念，以个体所在团体平均水平为标准来衡量他的智商高低，而不是以一个人的年龄为标准。韦克斯勒还编制了适用于不同年龄阶段使用的一系列成套智力测验、记忆测验，在国际上广泛使用。

除了智力测验以外，在测量心理的其他方面如记忆、注意、思维以及人格等方面，也有很大发展。如 20 世纪 20 年代出现了墨迹测验，20 世纪 30 年代后出现了主题统觉测验和多项人格调查表、症状评定量表等。

在近代，我国的心理学家根据本国的实际，修订了一些心理测验量表，开展过不少心理测验及相关的工作。广东在 1914 年开展了儿童记忆测验。1918 年，清华学堂应用了美国斯坦福-比奈智力量表。1924—1936 年北京大学的陆志伟、吴天敏二次修订了斯坦福-比奈智力量表，并开展测量工作。1931 年由艾伟、陆志韦、陈鹤琴、萧孝嵘等倡议，组织并成立了中国测验学会。1932 年《测验》杂志创刊。目前，我国使用较多的心理测验有龚耀先等修订的韦氏成人、学龄儿童、学龄前儿童智力量表，吴天敏于 1981 年修订的比奈量表，宋维真等修订的明尼苏达多相人格调查表，龚耀先、陈仲庚、刘协和等各自修订的艾森克人格问卷，张伯源等修订的 A 型行为评定量表，许淑莲等编制的临床记忆量表等。

目前，由于社会生活实践需要的推动，心理测验正向着实用与普及的方向发展，各种专门的心理测验量表更是层出不穷。

（二）心理测验的类型

心理测验的种类不一，数目繁多，但大致可以根据其测验的目的、测量方法以及测验材料的性质等分为以下几类。

1. 根据测验目的分 ①能力测验。主要测量人的智力和一些特殊能力，评价个人的智力水平和智力特征；通过特殊能力测验，也可为特殊教育或职业选择提供参考。常用的测验工具有比奈—西蒙智力量表、韦克斯勒成人和儿童智力量表、丹佛发育筛选测验（DDST）、绘画、音乐、手工技巧等能力测验。②人格测验。以测量性格、气质、兴趣、态度和信念等方面的个性心理特征为目标，用于临床上对某些心理障碍患者的诊断和预后参考，也可用于科研或心理咨询时对人格的评价等。常用的量表有明尼苏达多项人格调查表（MMPI）、洛夏墨迹测验、主题统觉测验以及艾森克人格问卷（EPQ）和卡特尔 16 项人格因素问卷等。③神经心理学测验。是研究大脑与行为关系的重要方法之一，通过测量可观察到的行为，评估大脑功能状况，如感知运动测验、记忆测验、联想思维测验等。这些测验可用于脑器质性损害的辅助诊断和脑与行为关系的研究，为脑损伤的临床诊断、治疗措施和康复计划的制订，疗效的评估等提供帮助。④评定量表。主要包括症状评定量表、应激相关量表等,用于评价个体的精神症状及其他方面,如抑郁量表、焦虑量表、生活事件量表、应对方式量表和社会支持量表、A 型行为问卷、认知功能量表、生活质量综合评定量表等。

2. 根据测验方法分 ①问卷法。问卷多采用结构式问题的方式,提供一些问答题或在一个问题后面附几个答案,让受试者选择,或者由受试者根据自己的状况来表明某种程度。采用这种方法,结果评分容易,易于统一处理。一些人格测验如 MMPI、EPQ 及评定量表等都是采用问卷法的形式。②作业法。测验形式是非文字的,测验项目多属于对图形、实物、工具、模型的辨认和操作,无须使用言语作答,可用于婴幼儿及受文化教育因素限制的受试者(如文盲、语言不通的人或有语言残障的人等)。③投射法。测验材料无严谨的结构,没有明确意义,对被试的反应也没有明确规定。如一些意义不明的图像、一片模糊的墨迹或一句不完整的句子,要求受试者根据自己的理解随意作出回答,投射出被试者的思想、情感和经验。投射测验种类较少,具有代表性的有罗夏测验、主题统觉测验、自由联想测验和句子完成测验。

3. 其他分类 根据一次测验中被试人数,可分为个别测验和团体测验。根据测验所用材料的性质,可以分为言语测验和非言语(或称操作)测验等。

(三)心理测验的特征

虽然心理测验是一种测量方法,与物理测量有同也有异。但总的看来,由于心理现象的特殊性与复杂性,难以测量,它具有物理测量所不具备的特点。

1. 间接性 虽然科学在飞速发展,但仍无法直接测量人的心理活动,因为心理现象虽然是物质世界的产物,但它是主体内在的心理活动,这些心理活动不能直接观察,它只能通过人的行为表现出来。这样,我们只能通过测量人的外显行为,并根据测验项目的结果来推论出他的心理特质。所以心理测验测量的实际上是心理现象的外显行为或表现特质,它是一种间接性的测量。就如同借助温度计里水银柱的高低来测量气温一样。

2. 相对性 任何测量都应该具备两个要素,即参照点(计算的起点)和单位(如重量单位千克和时间单位秒)。心理测验是对人的行为的观察比较,没有绝对的标准,也没有绝对的零点,仅是一个连续的行为序列。只是人为地将平均水平(常模)作为相对零点,即测量的基点,以各个测定值的偏差值作为心理测量的单位。受试者的测验结果分析只不过是与相应常模对照,个人智商高低、人格特质或情商如何,都只是与常模相比较而言的,不是绝对的。

3. 客观性 测量的量具必须客观和标准,这是对一切测量的共同要求。但由于心理测量中要控制的变量多,不容易做到客观。经过心理学家长期的努力,测验的客观性取得了很大的进步。使得心理测量在测验项目的选择上有统一规定或经过标准化,具有客观性和科学性;在编制方法上依据科学技术,在实施程序上有一定标准化操作,在评分标准上,尽管客观性随测验种类和项目类型而异,但仍有一套科学标准(常模)和统一原则,在分数解释上也有统一规范,而且要求对测验信度、效度、难度与区分度等检测指标进行检验和说明。心理测验的客观性虽不能让人完全满意,但它毕竟是根据被评估人的心理特性的测量后获得的较为客观、较为科学的结果推断出来的,是心理诊断中常用且主要的评估方法。

(四)心理测验的应用

心理测验是一种决策的辅助工具和理论研究的方法,通过了解和评价个体心理状况与特征,可以为教育、心理咨询、就业指导、人才选拔与培训等提供科学依据。

1. 心理测验在社会生活中的应用 心理测验在社会生活中的应用很广泛,可用于人才选拔和使用、职业指导和教育评估。随着社会的发展和科技的进步,对人的心理适应性和操作准确性的要求越来越高,挑选和优化适合本部门工作的人才,或帮助个体职业选择,凭借个人经验的选拔已经不能满足实际的需要。通过测验能够将一个人的行为进行多方面比较,从而确定相对长处和短处,用来筛选最有可能取得成功的人,做到人尽其才,各显其能,避免人才的浪费。心理测量的结果还可以反映个人学习的能力和经过教育或训练之后对知识和技能掌握的程度。

2. 心理测验在医学方面的应用 在医学领域,心理测验广泛地用于临床诊断和评估,有重要的应用价值。借助于心理测验对精神疾病和智力障碍进行诊断,对老年人的心理行为问题和婴幼儿的发育迟滞,可以辅助诊断、指导治疗、评价疗效。心理测验还对疾病发生、发展、诊断、治疗、康复及预防中的心理社会因素予以量化,用于研究心理应激各因素与疾病发病因素的关系。在康复实践方面,了解康复对象的心理功能、学习能力、适应环境能力等,以评估实施康复的可能性。

3. 心理测验在理论研究中的应用 在心理学、康复医学理论研究中,由于心理测验具有方法标准化、结果数量化、测验结果相对客观等特点,成为一个重要的辅助手段和方法。通过心理测验,搜集资料以及实验分组,描述结果,建立、检验假说等,可不断推动心理学理论的发展。

(五)心理测验的基本要求

测验是一项严肃而细致的工作,在进行测验的过程中,忽略任何一个环节都会导致测验的失败。因此,在心理测验的实施过程中,必须注意满足下述几个方面的要求。

1. 心理测验要标准化 使用标准化的测验工具,以保证所有人在完全相同的条件下接受测验。实施方法要标准化,测验要有标准化的实施方法、指导语、内容、答案、计分方法、评定结果和适合我国或本地区的有代表性的常模,并严格按照规定的方法施行。测验环境也要标准化,环境应当安静清洁,无干扰。室内光线好,布置舒适,不华丽。桌椅高低要合适,避免分散被试者(特别是儿童)的注意力。

2. 对主试者的要求 主试者是测验的主持人,因此测量的准确与否与他有很大关系。主试者必须有一定的心理学基础,经过标准化的训练,熟悉测验的内容、功用、适用范围和优缺点。严格按照标准化的程序进行,操作熟练。态度认真,并具有一定的智力水平和健康的人格,不做任何暗示。对测验内容和结果应当保密。

3. 对被试者的要求 被试者在进行测验时应身体健康、体力充沛和情绪稳定,态度认真,测试的动机明确、反应主动,没有顾虑,能集中精力努力完成测验。

4. 常模(norm) 是某种心理测验在某一人群中测查结果的标准量数,即可供比较的标准。被试者的某项测验结果只有与这一标准比较,才能确定测验结果的实际意义。而这一结果是否正确,在很大程度上取决于常模样本的代表性。

建立心理测验的常模是一个繁琐而复杂的过程。要素是:首先要依据取样原则选择有代表性的样本,也称为标准化样本,它是建立常模的依据。其次是采用心理测验工具对标准化样本进行测量,并对结果进行统计处理。

为保证常模样本的代表性,取样时必须考虑影响测验结果的主要因素,如样本的年龄范围、性别、地区、民族、教育程度、职业等,再根据人口资料中这些因素的构成比情况,采用随机抽样的方法获得常模样本。如果制定全国常模,样本要代表全国的特点;如果建立区域性常模,样本则要代表某一区域的特点。

常模有多种形式:

均数:最普通的一种常模形式,是标准化样本的平均值。被试者在测验中的直接得分(粗分或原始分)与之相比较时,才能确定其成绩的高低。

标准分:在大多数临床心理学的评估中,测验的原始分应用价值有限,因为他们不具备可比性,只有换算成标准分才具有可比性,才能说明被试者的测试成绩在标准化样本成绩中的相对位置。标准分形式很多,其共同点都是基于统计学的正态分布理论衍化而来,Z分是最基本的标准分,其他各种形式的标准分都由 Z 分转换而来。

$$Z = (\bar{X} - X)/sd$$

其中,X 为被试者在测验中的原始分;$\bar{X}$ 为常模样本在该测验中的平均原始分;sd 为常模样本在该测验中原始分的标准差。

这样,不仅可说明被试者的测验成绩在平均水平之上还是之下,而且还可以通过相差几个标准差来说明被试者成绩与平均水平的相差程度。

因为 Z 分存在负分,许多测验如人格测验、能力测验等结果用负分描述不合常理,因此,目前大多数测验均系改后的标准分计算方法:

离差智商 IQ = 100+15(Z) (韦氏智力量表)

T 分 = 50+10(Z) (使用广泛,尤其人格测验)

"标准 20" = 10+3(Z) (韦氏量表中的各分测验成绩)

"标准 10" = 5+1.5(Z)

百分位常模:根据成绩好坏,自上而下排列,成绩好的在上,差的在下,计算出常模样本分数的各百分位范围。将被试者成绩与常模比较。如果被试者成绩相当百分位为 25(P25),说明其成绩相当标准化样本的第 25 位,也就是说,样本中 25% 的成绩在他之下,75% 在他之上,以此类推。此方法的优点是不需要统计学的概念也可理解。

划界分常模:在筛选测验和临床评定量表中常用。如教育上用 100 分制时,60 分为及格,60 即为划界分。在神经心理测验中,将正常人与患者的测验成绩进行比较,设立划界分来判断有无脑损伤。

比率(或商数):在离差智商出现之前,心理学家使用的比率智商即为商数常模。商数常模形式在发展量表中使用较多。是指某种测验在某种人群中测查结果的标准量数,是测验分数的参照、解释测验结果的依据。心理测验的常模是通过标准化的程序建立起来的,可靠的常模,使受试者所得分有了参照的标准,得分才有意义。用于测验时,因标准化时所选的样本不同,常模的种类也不同。最常见的有年龄常模、全国性常模和地区性常模等。

5. 信度 信度(reliability)是指一个测验工具在对同一对象的几次测量中所得结果的一致程度,反映测验的可靠性或可信性,它是心理测验稳定性水平的表征。检验测验量表的信度,一般常用信度系数表示,其数值在 $-1 \sim +1$。系数值越大,信度越高,表明测验的一致性越好。除此之外,也可用分半相关或等值相关的方法求取信度系数。

信度可分为:①重测信度(test-retest reliability)。也称稳定系数,是对同一组被试用同一套测验在两个不同的时间点进行测量,所得测验结果的相关系数,用于估计测验跨时间的一致性。②分半信度(split-half reliability)。将一套测验工具按难度排序,再按奇偶序号分成两半,对其所测结果进行相关分析,用于说明测验内部各项目之间的稳定性。③复本信度(alternate-form reliability)。当同一测验不能用来实施两次时,可编制平行的正副本两套测验,对同一组被试者分别就两套测验进行测量,对所得结果进行相关分析。④评分者信度(scorer reliability)。指由多个评分者给一组测验结果评分,所得分数的一致性,用于评价测验跨评分者的一致性。

6. 效度 效度(validity)是指测验结果的准确性或真实性程度,即某种测验对其要测量的心理项目测量到了什么程度,测验结果是否符合测量的目的。它是心理测验能否确实测到其所要测的心理特征或功能的表征。检验心理测验的效度,有:①内容关联效度(content-related validity)。指测验中的项目反映所测查内容的程度,即测验的行为取样是否能代表所测量的心理功能及代表程度如何。通常通过专家评审的方法进行。②效标关联效度(criterion-related validity)。将测验结果与某一标准行为进行相关分析,用于检验所编制的测验是否能预测被试者在特定情境中的行为表现。其关键之处是合理选择效标,如智力测验常选用学业成绩作为效标;临床评定量表常选用临床诊断作为效标。③结构关联效度(construct-related validity)。反映编制的测验与所依据理论的符合程度。结构关联效度的估计方法主要采用因子分析法,例如,编制智力测验必定依据有关智力理论,那么智力测验的结构与心理学家提出的智力理论结构之间的符合程度,则可用结构效度程度检验。

视窗 9-1   提高测量信度和效度的方法

提高测量信度的常用方法有:

①适当增加测验的长度,提高测量信度的一个常用方法是增加一些与原测验项目中具有较好的同质性的项目,增大测验长度。新增项目必须与试卷中原有项目同质,数量必须适度。测验过长有可能引起被试者的疲劳和反感,反倒降低测量信度。②使测验中所有试题的难度接近正态分布,并控制在中等水平。③努力提高测验试题的区分度。④选取恰当的被试亚团体,提高测验在亚团体上的信度。⑤主试者严格执行施测规则,评分者严格按标准给分,遵守测验手册的要求,减少无关因素的干扰。

提高测量效度的常用方法有:

①精心编制测验量表,考察量表内容,避免系统误差。题目样本要能较好地代表欲测内容或结构,不能出现题目偏倚(Item bias)。题目的难易程度、区分度要恰当,数量适中。②严格控制随机误差。测验实施者一定要严格按测验手册的要求进行操作,指导语要清楚。尽量减少无关因素的干扰。③提供标准的测试环境,让被试者能正常发挥水平。④效标测量要选好,做到正确、恰当。

信度和效度是衡量一个测量工具好差的两项最基本指标。信度、效度很低或只有高信度而无效度的测验都会使测量结果严重失真,不能反映所测内容的本来特点。比如韦氏成人智力量表中有算术测验题,用以测验受试者的推理能力,如果算术题是用英文编写的,外语能力差的受试者读错了题意,而不一定是数学能力不行,结果测验的效度就会受影响。因此,每个心理测验工具编制出来后都要进行信度和效度检验,只有这两项指标都达到一定标准后方可使用。

案例 9-2   心理评估帮助科学量刑

何某某,男,17岁,在广州做仓库管理员工作。因常用弹弓击碎过往汽车的挡风玻璃而被起诉。该案审理期间,广州市中级人民法院少年庭委托有职业资质的心理评估师对其进行心理测评。

原来,案发前一年,何某某曾遭遇车祸,且司机逃逸,因此,他一直心存不满。过后,他产生了以牙还牙的念头并开始对过往司机实施报复。当评估师问及做案时的感受时,何某某回答说:"事后先有一阵快感,后有些怕意。"

在庭审时,评估师宣读了心理评估报告:"被告人何某某,父母均为农民,其自幼辍学,法律意识淡薄,生活管束较少,并染上一些不好的习性如打架、喝酒。这些经历让被告人感到生活不公,并无法冷静应对不公平事件。被告人气质类型偏胆汁质,情绪不稳定,遇事易冲动不理智……"

最终,法庭综合了测评结果,并作为酌情考量的指标,从轻处罚未成年犯何某某,给予他一次改过自新的机会。

第二节   常用的心理测验及评定量表

随着经济的快速发展,社会对测验量表的需求也与日俱增。目前心理测验已渗透进了社会各个领域,如智力测验、人格测验、心理症状评定量表、心理应激相关量表和神经心理测验等被广泛应用。然而当对心理测验了解不多的人在使用时往往会出现各种各样的问题,尤其在缺乏相关测验知识的情况下常常会出现滥用测验的做法。所以,有必要对常用的测验方法作全面的了解。

一、智力测验

智力测验(intelligence test)是指根据有关智力概念和智力理论经标准化过程编制而成的用于综合评

定人的各种能力的测验。智力测验是目前心理测验中应用最广泛、影响最大的测验之一,它不仅在研究智力水平,而且在研究其他病理情况时都是不可缺少的工具。

(一) 智力与智力商数

1. 智力 是人类的一种综合认知能力,是人们在获得知识、学习掌握技能以及运用知识和技能来解决实际问题时所必备的心理条件或特征。智力活动的机制是神经系统,特别是大脑的高级神经活动的结果,几乎涉及了认知过程的各个方面,其最基本的因素是观察力、注意力、记忆力、思维和想象力,其中以思维和想象力为核心。

2. 智力商数(简称智商 intelligence quotient,IQ) 是智力测验结果的量化单位,是用于衡量个体智力发展水平的一个指标,根据计算方法的不同将智商分为两种。

(1) 比率智商(ratio IQ):又称年龄智商。最初由美国斯坦福大学特尔曼(Terman LM)提出,用以表示一个人在其同龄人中的智力水平。计算方法为 $IQ = MA/CA \times 100$。公式中 MA 为智龄(mental age),指智力所达到的年龄水平,即在智力测验中取得的成绩,CA 为实际年龄(chronological age),指测验时的实际年龄。如某儿童智力测验的 MA 为 10,而他的 CA 为 8,那么他的 IQ 为 125,但儿童智力发展较快,故实龄应精确到月,不足 15 天者略去,超过 15 天者按月计。

智力发展到一定年龄便停止发展,呈平台状态,随着年龄的增大,智力还会下降,与年龄不成正比增加。因此,比率智商有一定的局限性,适用的最高实际年龄为 16 岁。为了克服比率智商的这一缺陷,于是提出了离差智商的计算。

(2) 离差智商(deviation IQ):是指一个人的智力测验成绩和同年龄组被试平均成绩比较后而得出的相对分数,由美国心理学家韦克斯勒(Wechsler D)在编制智力量表时提出,它以标准差为单位表示被试成绩偏离同年龄组平均成绩的距离。计算方法 $IQ = 100 + 15(X - \bar{X})/s$。在该公式中 X 为被试者的成绩,$\bar{X}$ 为同一年龄组样本成绩的平均值,s 为标准差。依据测验分数的常态分布情况确定每个年龄组 IQ 的均值为 100,标准差为 15。离差智商克服了比率智商计算方法受年龄限制的缺点,避免了比率智商的使用局限性。离差智商适用于任何年龄的被试,它可清楚地表明被试在同龄人群中智商位置,也可在不同年龄组间进行比较,已成为通用的智商计算方法。

大量的测验统计资料表明,人们的智商是按正态曲线分布的,大多数人的智商分数落在中央部分,高低两个极端人数很少。智力按一定标准可以进行分类和划分等级。现代心理测量学依据统计学

的方法分出智力的各种因素,并以此来分类,如言语智力和操作智力;从智力理论上又分为流体智力和晶体智力;也有学者将智力分为抽象智力、具体智力和社会智力等。目前国际常用的分级方法为智商(IQ)分级法,将智商平均值(IQ 为 100)和其上、下一个标准差(15)的范围定位为"平常智力",其余依据高于或低于平常智力水平依次分级,智力等级与智商的关系见表 9-1。

表 9-1 智力水平的等级名称与划分(按智商值划分)

智力等级名称	韦氏量表 (s = 15)	斯坦福-比奈量表 (s = 16)
极优秀	130 以上	132 以上
优秀	120~129	123~131
中上	110~119	111~112
中等(平常)	90~109	90~110
中下	80~89	79~89
边缘(临界)	70~79	68~78
轻度智力缺损	55~69	52~67
中度智力缺损	40~54	36~51
重度智力缺损	25~39	20~35
极重度智力缺损	<25	<20

值得注意的是,在智力测验的实施中,经常发生使用过去几十年的常模解释现在的测验结果。但有些测验的结果会因时代的变迁而有所改变,所以除非标准群体是当前参加测验总体的有代表性样本,否则,由旧常模得出的智商分数是不准确的。

(二) 常用智力测验

智力测验是心理测验中最重要的一类测验,从比纳量表开始,至今已有百年历史,这期间各种智力量表纷纷问世,常用的有斯坦福-比奈量表和韦克斯勒量表。

1. 斯坦福-比奈量表 1905 年,法国心理学家比奈(Binet A)和西蒙(Simon T)受法国当局委托,编制了"儿童智力量表",又称比奈-西蒙量表,这是世界上第一个智力量表。比纳于 1908 年和 1911 年对该量表曾进行两次修订。1916 年,美国斯坦福大学特尔曼(Terman LM)对该量表进行修订后称为斯坦福-比奈量表(Stanford-Binet scale,S-B)。该量表项目沿用 B-S 的方法,难度按年龄组排列,每一年龄组包括 6 个项目,每通过一项计月龄 2 个月,6 项全部通过,说明被试者的智力达到该年龄水平。斯坦福-比奈量表引入"智商"的概念,使之更加完善。1960 年,该量表又引进离差智商计算法,测验项目修改为按功能相同的项目组成划分测验,不再按年龄组分段。目前已经出

版了 S-B 第四版(S-B4),共有 15 个分测验组成四个领域,即词语推理、数量推理、抽象/视觉推理和短时记忆。

中国比内测验源于比奈-西蒙智力测验。1924年,我国心理学家陆志韦对比奈-西蒙智力量表进行了修订,称为中国比奈-西蒙智力测验。1936 年,陆志韦和吴天敏又发表了第二次修订本。1981 年,吴天敏教授对第二次修订本又进行了第三次修订,形成了现在中国使用的比奈量表,称"中国比奈量表"。

第三次修订的中国比奈测验包括语言文字、数字、解图和技巧 4 类,共有 51 个项目。主要侧重于考察人的言语判断、推理等抽象思维能力,是对人的总体智慧的测量。测验适用于 2～18 岁的人群。测验时间较短,一般 30 分钟左右即可完成。

2. 韦克斯勒智力量表 韦氏智力量表(Wechsler scale,WS)临床应用非常广泛,是由美国纽约精神病院心理学家韦克斯勒编制的一种个别测验量表。经过先后几次发展和修订,已经形成包括相互衔接的、可适用于任何年龄对象的三个版本量表,即韦氏学龄前儿童智力量表(Wechsler preschool and primary scale of intelligence,WPPSI),适用于 4～6 岁儿童;韦氏儿童智力量表(Wechsler intelligence scale for children,WISC),适用于 6～16 岁少年儿童;韦氏成人智力量表(Wechsler adult intelligence scale,WAIS),适用于 16 岁以上者。

韦克斯勒根据人类智力是由几种不同的能力组合而成的观点来编制量表,由语言和操作两个分量表组成,言语分量表包括常识、理解、算术、类同、词汇和数字广度 6 个测验项目;操作分量表包括填图、图片排列、积木图案、拼图、译码和迷津 6 个分测验,可分别测出言语智商、操作智商和综合智商。它不但可以测量出一个人一般智力的高低,还可以知道一个人在不同能力方面的差异,对人的能力进行了更为精细的分析,能较好地反映智力的整体和各个侧面,是一套比较完整的智力量表。在临床上对于大脑损伤、精神失常和情绪困扰的诊断有很大帮助。

韦氏智力量表的三个版本分别于 20 世纪 70 年代末、80 年代初由我国心理学家引进、修订,出版了中国修订本,并根据我国国情分别制定了城市和农村两套常模。现以中国修订韦氏成人智力量表(WAIS-RC)为例对韦氏智力量表进行介绍。

WAIS-RC 全量表含 11 个分测验,其中 6 个分测验组成言语量表,5 个分测验组成操作量表。根据测验结果,按常模换算出三个智商,即全量表智商、言语智商和操作智商。各分测验主要内容及功能如下:

(1)言语量表

1)知识测验(I):由一些常识问题,如历史、天文、地理、文学、自然等题目组成。测量人们的知识、兴趣范围及长时记忆等能力。

2)领悟测验(C):由一些有关社会价值观念、社会习俗和法律法规等问题组成。测量对社会的适应和伦理道德的判断能力。

3)算术测验(A):由一些涉及加减乘除的心算题组成。可测量对数的概念和解决问题的能力,同时,可测查心算、注意力和短时记忆能力。

4)相似性测验(S):要求找出两物(词)的共同性,并用适当的语言加以表述。主要测量抽象思维和概括能力。

5)背数测验(D):分为顺背和倒背数字两种,即听到一读数后立即照样背出来(顺背)和听到读数后,按原来数字顺序的相反顺序背出来(倒背)。根据背数的数字长度来测量注意力和瞬时记忆或短时记忆能力。

6)词汇测验(C):由一系列词组成,要求被试者对呈现的词汇下定义。测量其词汇理解和表达能力,同时还能测量理解和掌握知识的广度。

(2)操作量表

1)数字符号测验(DS):在 1～9 个数字下面分别规定一个特别符号,要求受试者在规定时间内按样例在数字下面填上所缺的符号。主要测量手-眼协调、注意集中能力和操作速度。

2)填图测验(PC):有一系列图片,每幅图画都不完整,要求被试者指出缺失部位和名称。测量视觉辨别力、对组成物体要素的认识能力及扫视后迅速抓住缺点的能力。

3)积木图案测验(BD):要求受试者按照图卡上所示图案再复制平面图案。测查空间图形的分析、视觉协调和知觉组织能力。

4)图片排列测验(PA):将 3～6 张无序、散乱的图片,按照图片内容的事件顺序,在规定的时间内排列正确,并讲述一个有意义的故事。测量逻辑思维、联想、部分与整体关系能力。

5)图形拼凑测验(OA):将物体分割成碎片并呈现给被试者,要求在规定的时间内拼成完整而正确的图形。测量想象力、抓住事物线索及手-眼协调能力。

韦氏智力量表的实施方法按手册规定,将各项分测验项目逐一进行,各项分测验记分方法按手册规定操作。首先根据测验手册询问或完成操作,例:通常从知识测验开始,对受试者说:"现在我来问你一些问题,请你回答。……"完成全部项目测试后,将各分测验中的项目得分相加,获得分测验原始分,然后根据各分测验的换算表,即可获得各分测验量表分及三个智商。

韦氏智力量表也存在缺陷,三套量表难度衔接不太理想,难以追踪测量;对于智力极高或极低者不太适用;测验用时也较长。

二、人格测验

人格测验（personality test）主要用于测量性格、气质、兴趣、态度和信念等方面的个性心理特征。现有的人格测量工具种类很多，一般将最常用的人格测验分为两大类：一类是投射测验，另一类是问卷或调查表。投射测验的刺激是一个模糊而相对无结构的情境，被试者对该情境以各种方式来自由解释，可以表达他内心的需求及许多特殊的知觉，因为被试不知测验的目的，所以不易伪装，常用的测验有洛夏墨迹测验、主题统觉测验、画人测验等。问卷或调查表结构明确，被试在几个有限的选择中作出回答，常用的有EPQ、MMPI、16PF等。

人格测验广泛应用于心理学、医学等领域，在心理咨询、职业咨询、临床诊断及人才选拔上具有重要的意义。

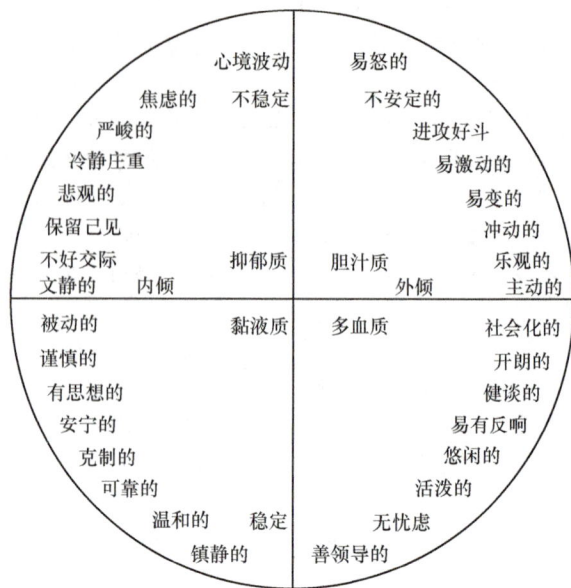

图9-1　个性维度

（一）艾森克人格问卷

艾森克人格问卷（Eysenck personality questionnaire，EPQ）由英国心理学家艾森克（Eysenck HJ）及夫人西比尔（Eysenck SBG）根据人格由情绪波动-情绪稳定即神经质（N）、内向-外向（E）和精神质（P）三个维度组成立体结构的理论编制而成，目前在国际上应用十分广泛。N维是双向维度，即情绪稳定和不稳定，如情绪可从极度稳定移行到极度不稳定，极度不稳定即为神经质。E维也是双向维度，即内向和外向，如内向可移行到外向。E维和N维交叉成十字，并在交叉十字外围作一个圆圈，在圆周上的移行点可显示多种人格特征；同时，交叉十字分成的四个相，即外向-情绪不稳定、外向-情绪稳定、内向-情绪稳定、内向-情绪稳定，这四个相分别相当于四种气质类型，即胆汁质、多血质、抑郁质和黏液质（图9-1）。P维是后来发展的，表明正常人或多或少有些不正常的人格表现，在不太严重时并非病理人格。L量表发展较晚，是效度量表。

EPQ采用自我报告的形式，分为成人和少年两种，前者适用于测查16岁以上的成年人，后者适用于7~15岁的青少年。国外EPQ儿童版本有97项，成人101项。我国心理学家陈仲庚教授、龚耀先教授等人分别对EPQ作了修订，编制修订了中国常模，是国内应用广泛的较为成熟的人格测验工具。本节以龚耀先教授修订的EPQ为例加以介绍。

龚耀先教授修订的EPQ目前有成人和幼年两种版本。成人版由三个人格维度和一个效度量表组成，共88个项目。主要测查内-外倾、情感稳定、精神质（心理变态倾向）三个人格维度。各量表意义如下：

1. 内外向维度（E量表）　测查内向和外向人格特征。高分反映个性外向，其特征为：好交际、热情、

自信、渴望刺激和冒险，情感易于冲动；低分表示人格内向，其特征为：好静，稳重、不善言谈，除亲密好友外，对一般人冷淡，不喜欢刺激，喜欢有秩序的生活。

2. 神经质维度（N量表）　测查情绪稳定性。高分者的特征为：情绪不稳定、喜怒无常，遇事容易激动、焦虑不安，有强烈的情绪反应，甚至出现不够理智的行为；低分者特征：情绪稳定，遇事情绪反应缓慢而轻微，容易恢复平静，性情温和，善于自我控制，不易焦虑。

3. 精神质维度（P量表）　测查一些与精神病理有关的人格特征。高分者特征：可能具有孤独冷漠、对外界不敏感、残酷、不关心他人、缺乏同情心、难以适应外部环境、好攻击、与他人关系不友好等特征；也可能具有与众不同的人格特征。P分低者无上述表现。

4. 掩饰（L量表）　测量被试者的"掩饰"倾向，即不真实的回答，同时也测试被试的纯朴性等特征。高分提示此次测量结果的可靠性存在问题。有研究表明，L分数高低与年龄、性别等多种因素有关。

EPQ实施方便，人格维度概念清楚，容易解释，在医疗、教育、科研和人事等诸多方面均有广泛的用途，是我国临床应用最为广泛的人格测验。缺点是条目较少，反映的信息相对较少。

（二）明尼苏达多项人格量表

明尼苏达多项人格调查表（Minnesota multiphasic personality inventory，MMPI），由美国明尼苏达大学哈萨威（Halthaway SR）和麦金利（Mckinly JC）于1940年编制而成，1945年正式出版。该量表最常用的有4个效度量表和10个临床量表。1980年，我国宋维真等完成了该量表的修订工作，并制定了全国常模。1989

年,Butcher 等对 MMPI 进行修订,称 MMPI-2。张建新、宋维真等教授于 20 世纪 90 年代对 MMPI-2 进行了标准化工作,并制定了中国常模。2003 年完成了该手册编制及计算机化操作。MMP-2 更加适应现代人的心理特征,应用范围十分广泛,协助精神疾病的临床诊断,在司法鉴定、心理治疗和心理咨询、人才选拔、特殊技能军事人员的选拔与训练、社会问题、跨文化心理研究等领域广泛应用,并且其适用范围还在不断扩展之中。

MMPI-2 提供了成人和青少年常模,可用于 13 岁以上青少年和成人。该量表既可个别施测,也可团体测查,测验形式有两种:纸笔测验及计算机化测验。不论采用何种形式,均要求被试根据自己的实际情况在每个问题后选答“是”或“否”。MMPI-2 共有 567 个项目(MMPI 共有 566 个项目,且包括 16 个重复项目),从项目内容来看,MMPI-2 保留了 MMPI 中 83.6% 的项目,保留后的项目多集中在 MMPI-2 第 370 题以前的部分,第 370 题以后多为改动或新增加的项目。MMPI-2 除保留 MMPI 的 10 个临床量表和 4 个效度量表外,又增加了 3 个效度量表。现就各量表简要介绍如下:

1. 效度量表

(1) 未答项目数(Q):可用“?”表示被试者不能回答的题目数。可能是由于被试者不理解题意,不能选择答案。未回答虽然不是故意行为,但也能反映被试者想回避承认自己所不希望的事情。一般来说,“?”只用原始分数,它是检验结果效度的一个简单指标,反映受试者对心理测验的合作态度。如分数大于或等于 30,测验结果不可靠。

(2) 掩饰量表(L):测量被试者对该调查的态度,可反映是否愿意合作、是否愿意坦诚承认自己存在的缺点和不足。高分表示答案不真实,但也表示一定的人格特征。低分反映过分天真、缺乏心计,思维不灵活,自我认识不现实,具有神经症样自我防卫特点。

(3) 伪装量表(F):测量任意回答倾向。高分表示任意回答、诈病或确系偏执。

(4) 校正量表(K):测量过分防御或不现实倾向。高分表示被试者对测验持防卫性态度,不愿意认真讨论个人的问题;低分则是坦率的表现。正常人群中回答“是”或“否”的机遇大致为 50/50,只有在故意装好或装坏时才会出现偏向。因此,需要通过加 K 分来校正,以增加临床量表的可靠性。

(5) 后 F 量表(Fb):主要用于测查 MMPI-2 后半部分项目的效度。

(6) 同向答题量表(TRIN):考察被试者是否不按项目内容回答,而是以某种与项目内容无关的方式来选择答案。如倾向于选择“肯定”答案,或倾向于选择“否定”答案。高分表明被试者不加区别地随机对测验项目给予“肯定”回答的倾向;低分则相反,是进行“否定”回答倾向。

(7) 逆向答题量表(VRIN):与 TRIN 一样,VRIN 也是 MMPI-2 新增的效度量表,用以考察被试者以随机的、不一致的方式选择项目答案的倾向。高分表明被试者不加区别地随机回答测验项目。

2. 临床量表

(1) 疑病量表(hypochondriasis, Hs):测量被试者疑病倾向及对身体健康的不正常关心。高分表示被试者有许多身体上的不适、不愉快、自我中心、敌意、需求、寻求注意等。

(2) 抑郁量表(depression, D):测量情绪低落、焦虑问题。高分表示情绪低落,缺乏自信,有自杀观念,有轻度焦虑和激动。

(3) 癔病量表(hysteria, Hy):测量被试者对心身症状的关注和敏感、自我中心等特点。高分反映被试者自我中心、自大、自私、期待别人给予更多的注意和爱抚,与他人的关系肤浅、幼稚。

(4) 精神病态性偏倚量表(psychopathic deviation, Pd):测量被试者的社会行为偏离特点。高分反映被试者脱离一般社会道德规范、无视社会习俗,社会适应差,冲动敌意,具有攻击性倾向。

(5) 男性化或女性化量表(masculinity-femininity, Mf):测量男子女性化、女子男性化倾向。男性高分反映敏感、爱美、被动等女性倾向;女性高分反映粗鲁、好攻击、自信、缺乏情感、不敏感等男性化倾向。

(6) 偏执性人格量表(paranoia, Pa):测量被试者是否具有病理性思维。高分提示被试者多疑、过分敏感,甚至有妄想存在。平时的思维方式是容易指责别人而很少内疚,有时可表现强词夺理、敌意、愤怒甚至侵犯他人。

(7) 精神衰弱量表(psychasthenia, Pt):测量精神衰弱、强迫、恐怖或焦虑等神经症特点。高分提示有严重焦虑、强迫观念、高度紧张、恐怖等反应。

(8) 精神分裂性人格量表(schizophrenia, Sc):测量思维异常和古怪行为等精神分裂症的一些临床特点。高分提示被试者思维古怪,行为退缩,可能存在幻觉、妄想,情感不稳。

(9) 躁狂症量表(mania, Ma):测量被试者情绪紧张、过度兴奋、夸大、易激惹等轻躁狂症的特点。高分反映联想过多过快,夸大而情绪高昂、易激惹,活动过多,精力过分充沛、乐观、无拘束等特点。

(10) 社会内向量表(social introversion, Si):测量社会化倾向。高分提示被试者性格内向,胆小退缩,不善于社交活动,过分自我控制等;低分反映被试者性格外向。

测试结束后,首先根据测验手册记分标准分别统计 4 个效度量表和 10 个临床量表的原始得分。通过单个或组合效度量表的分析,能够初步判断测试结果是否有效。如果判断测验结果有效,下一步即评定、分析被试者在 10 个临床量表上获得的分数。然后通过 T 分公式（$T=50+10(X-M)/s$）计算或查表将原始得分转换成标准 T 分，在此基础上制出 MMPI 的结果剖析图。一般某量表 T 分高于 70 则认为存在该量表所反映的精神病理症状，比如抑郁量表 ≥70 认为存在抑郁症状。但具体分析时应综合各量表 T 分高低情况解释。

（三）卡特尔 16 项人格因素问卷

卡特尔 16 项人格因素问卷（16 personality factor questionnaire，16PF）是由美国伊利诺州立大学卡特尔（Cattell RB）根据人格特质学说，采用因素分析方法编制而成。卡特尔认为，特质是构成人格的基础因素，人格由许多特质构成，特质在一个人身上的不同组合，构成了一个人不同于他人的独特人格特征。他从个体的行为"表面特性"中抽出了 16 项"根源特质"，称为人格因素，并据此编制了 16 种人格因素测验量表。16 PF 用来测量以下特质：A 乐群性，B 聪慧性，C 稳定性，E 恃强性，F 兴奋性，G 有恒性，H 敢为性，I 敏感性，L 怀疑性，M 幻想性，N 世故性，O 忧虑性，Q_1 激进性，Q_2 独立性，Q_3 自律性，Q_4 紧张性。其主要目的是确定和测量正常人的基本人格特征，并进一步评估某些次级人格因素。20 世纪 70 年代该量表引入中国，现有修订本及中国常模，并广泛应用于心理咨询、人才选拔和职业咨询等多个领域。

16PF 有 A、B、C、D、E 式五种复本。A、B 为全本，各有 187 项；C、D 为缩减本，各 105 项。前四种复本适用于 16 岁以上并有小学以上文化程度者；E 式为 128 项，专门为阅读水平低的被试者而设计。

我国常用的修订本将 A 和 B 本合并，共有 187 个项目。每个题目都备有"是的"、"不是的"和"介于两者之间"三种答案可供选择。每 12～13 个题目又组成一个分量表，测量某一方面的人格因素。每个因素用一个字母命名，根据得分高低又分为两极，高分和低分表现出不同的特征。各因素、名称及特征见表 9-2。

表 9-2　16PF 各因素、名称及特征

因素	名称	低分特征	高分特征
A	乐群性	缄默、孤独、冷淡	外向、热情、乐群
B	聪慧性	思想迟钝、学识浅薄、抽象思维能力差	聪明、富有才识、善于抽象思维
C	稳定性	情绪激动、易烦恼	情绪稳定而成熟、能面对现实
E	恃强性	谦逊、顺从、通融、恭顺	好强、固执、独立、积极
F	兴奋性	严肃、审慎、冷静、寡言	轻松兴奋、随遇而安
G	有恒性	苟且敷衍、缺乏奉公守法的精神	有恒负责、做事尽职
H	敢为性	畏怯退缩、缺乏自信	冒险敢为、少有顾虑
I	敏感性	理智、重现实、自恃其力	敏感、感情用事
L	怀疑性	依赖、随和、易相处	怀疑、刚愎、固执己见
M	幻想性	现实、合乎成规、力求妥善合理	幻想、狂放、任性
N	世故性	坦白、直率、天真	精明能干、世故
O	忧虑性	安详、沉着、自信	忧虑抑郁、烦恼自忧
Q_1	实验性	保守、尊重传统观念与行为标准	自由、批评激进、不拘泥于现实
Q_2	独立性	依赖、随群附和	自立自强、当机立断
Q_3	自律性	矛盾冲突、不顾大体	知己知彼、自律谨严
Q_4	紧张性	心平气和、闲散宁静	紧张困扰、激动挣扎

按照统一的指导语和实施测试，要求被试者在三个备选答案中选出一个，凡答案与记分标准相符记 2 分，相反记 0 分，中间给 1 分。个体在 16 项因素上所得的原始分，可通过常模表全部换算成标准分数（10 分）。然后在剖析图上标记出相应的点，将各点连成曲线，即可得到被试者的人格剖析图。标准 10 分以 5.5 为平均数，1.5 为一个标准差，通常认为 <4 分为低分（1～3 分），>7 分为高分（8～10 分）。高、低结果均有相应的人格特征说明。

需要注意，对 16 种人格因素的分数不能孤立进行解释，因为每种因素分数高低的意义及重要性均受到其他因素的高低或全部因素的组合方式的影响。因此，要根据个体的人格剖析图进行解释。

（四）投射测验

所谓投射测验（projective test）是指采用某种方法绕过受访者的心理防御，在他们不防备的情况下探测其真实想法。投射测验基于的理论是通过某种无确定意义的刺激情境可以引导人们将隐藏在内心深处的欲望、要求、动机冲突等内容不自觉地投射出来，经

分析投射结果以了解一个人的真实人格特征。测验采用含糊、模棱两可的无结构刺激材料，让被试者根据自己的认知和体验进行解释、说明和联想，得以了解被试者的人格特征和心理冲突，从而将其心理活动从内心深处暴露或投射出来。此类测验特点是测验材料无结构；测验方法间接；回答自由；可按多个变量对回答作解释。最常用的投射测验有洛夏墨迹测验和主题统觉测验。

1. 洛夏墨迹测验（Rorschach inkblit test, RIT）
洛夏墨迹测验是现代心理测验中最主要的投射测验，也是研究人格的一种重要方法。由洛夏（Rorschach H）于1921年设计和出版。目的是为了临床诊断，鉴别精神分裂症与其他精神病，也用于研究感知觉和想象能力。到1940年，洛夏测验作为人格测验才在临床上得到了广泛应用。我国在20世纪40年代后期便引进了该套测验，龚耀先于1990年完成了该测验的修订工作。现在已有我国正常人的常模。

洛夏墨迹测验的材料由10张结构模棱两可的墨迹图组成，其中Ⅰ、Ⅳ、Ⅴ、Ⅵ、Ⅶ为全黑色，Ⅱ、Ⅲ为黑色和灰色图外加红色墨迹，Ⅷ、Ⅸ、Ⅹ张为全彩色。测试时将10张图片按顺序一张张交给被试者，要求被试者说出在图中看到了什么，不限时间和回答数目，尽可能多地说出来，一直到没有回答时再换另一张，每张均如此进行，这一阶段称联想阶段；看完10张图片后，再从头对每一个回答询问，询问被试者看到的是整幅图还是图中的哪一个部分，为什么说这些部位像他所说的内容，将所指的部位和回答的原因一一记录下来，这一阶段称为询问阶段，这两个阶段与被试者共同进行。当两个阶段进行完后，开始结果分析和评分。有时根据需要，还会针对提问阶段尚未充分明白的部分采取补充措施，即类比阶段；或当主试者对被试者是否使用了某些部分和决定因素还存在疑虑时，加以确认时还可进行，称为极限测验阶段。（图9-2）

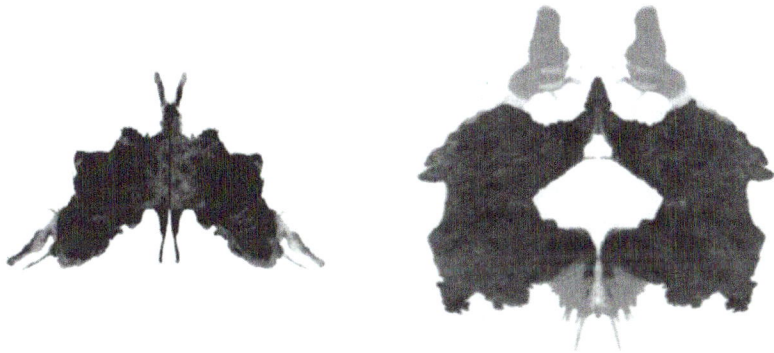

图9-2 洛夏墨迹测验图例

洛夏测验结果主要反映了个体的人格特征，其精神病理指标对临床诊断和治疗有重要意义。这些精神病理指标主要包括抑郁指数、精神分裂症指数、自杀指数、应付缺陷指数及强迫方式指数等。

虽然洛夏测验在临床上有很高的应用价值，但其记分困难、解释方法复杂，结果判断时经验性成分多，带有主观性。主试者需要长期的训练和经验才能逐渐正确掌握。

2. 主题统觉测验（thematic apperception test, TAT） 主题统觉测验由美国哈佛大学默里（Murray HA）和摩尔根（Morgan CD）等于20世纪30年代编制而成。后经多次修订，成为一种重要的投射测验。该测验把图片作为刺激材料，通过被试者对各画面的想象及心理投射所编辑的故事，来反映他们潜在的人格结构和人格内容。TAT适用于各种年龄、不同种族的个体。

TAT由30张黑白图片组成，按被试者的性别和年龄分为成人男性（M）、成年女性（F）、儿童男性（B）、儿童女性（G）四套，每套又分1和2两个系列，每一系列有10张图片。每一受试者分先后做一个系列的测查，选取其中20张，分两次进行，因此实际上每次只用10张图片。图片内容多为一个或数个人物处于某种模糊的场景中，要求被试者根据图片讲故事。故事的叙述应该包含三个基本方面：图片描述了一个怎样的情境、图片中的情境是怎样发生的、结局会怎样。二次测试要间隔一天或一周完成。在对主题统觉测验结果进行分析时，要同时考虑到故事的内容（情节、心理背景等）和形式（长度和种类等）。（图9-3）

TAT是人格测验，不能作为诊断工具。通过测验可以发现被试者一些病理特征：如情绪不稳的人看图以后情绪反应过分，任意编造故事，或因情感而中断故事；抑郁者讲故事时表现抑郁，观念性活动受阻，回答问题言词简短。

TAT没有标准化的施测规程，临床实际工作中是根据被测者的年龄、性别等特征而随意告诉指导语；主试者往往根据自己关心的问题来选择其中部分图片。有关TAT的解释，至今没有一个统一的原则，虽有默里提出的分析原则可供评分使用，但这毕竟不是客观的评分标准和方法。

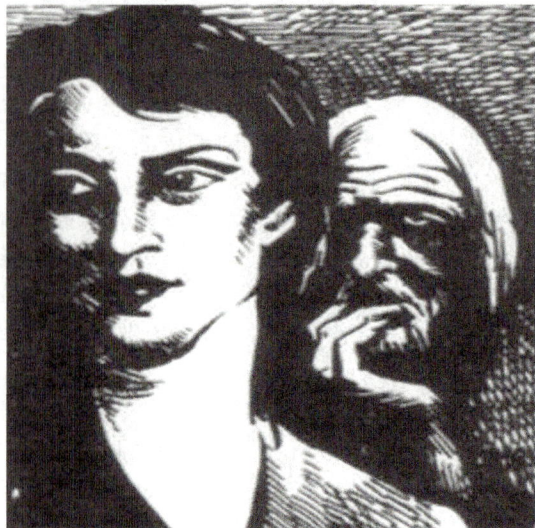

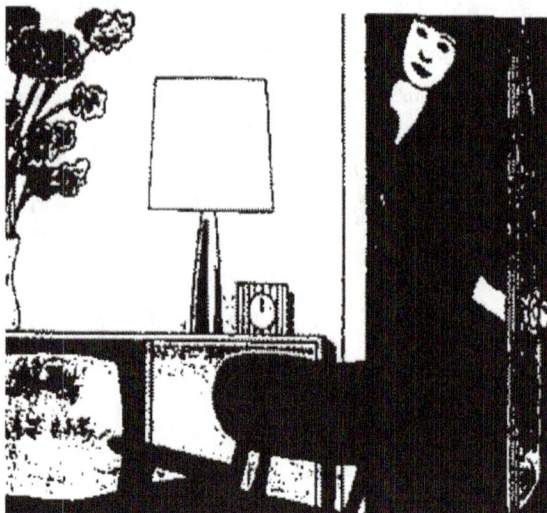

图 9-3 主题统觉测验图例

三、评 定 量 表

评定量表（rating scale）是临床心理评估和研究的常用方法，一般认为评定量表并不是严格意义上的心理测验，虽然它们也具有心理测验的数量化、标准化这样一些基本特征。可以采用他评和自评的形式，但其与标准化心理测验之间仍存在差异：评定量表诞生的理论背景不一定严格，主要以实用为目的，多在一些问卷的基础上进行结构化、数量化而形成；评定量表对结果的评价多采用原始分直接评价，常作为筛查工具使用，不能作为诊断工具；评定量表不像测验量表那样控制严格，有些可以公开发表，一些评定量表非专业工作者稍加培训即可掌握。

评定量表的适用范围已经从心理学扩展到精神病学乃至临床医学和社会学等多个领域。目前，评定量表主要有症状评定量表、生活事件量表、应对方式量表和社会支持量表等。

案例 9-3　　　心理测量的选择

求助者：王某某，女，汉族，22 岁，未婚，某大学三年级学生。自述一年前开始出现睡眠较差的症状，翻来覆去总是不能入眠，即使睡着了，梦也很多，容易醒，但尚能入睡，早晨醒后感觉头痛，头昏脑胀，疲劳，全身酸痛，上课时无精打采，哈欠连天，注意力难以集中，虽然抬着头在听课，但脑子却在想着别的事情，上自习课时，看一会儿书就会又去想别的事情，根本控制不住。同时自觉记忆力大不如从前，容易忘事，为此学习受到很大影响。原来学习成绩很好，总是排在班里前几名，近一年来成绩下降明显，甚至出现某些

科目不及格的现象，生活感到困难重重，难以应付，烦恼不堪，精神紧张，做事情爱着急，急躁，经常为一点儿小事就发脾气，事后也感到后悔，但是控制不住，内心感到非常痛苦，曾到校医院看医生，被给予口服安定类药物，情况未见明显改善。

问题：

1. 该求助者的主要症状是什么？

2. 对该案例应该选择何种量表进行检查？

（一）症状评定量表

1. 90 项症状自评量表（symptom checklist 90，SCL-90）　该量表由迪洛格底斯（Derogatis LR）于 1975 年编制而成，由吴文源于 20 世纪 80 年代引入我国。因量表由 90 个项目组成而得名，90 个项目可分为 10 大类，即 10 个因子，包含较广泛的心身症状内容，涉及感觉、情绪、思维、意识、行为及生活习惯、人际关系、饮食睡眠等，能较准确评估患者的自觉症状，反映患者的病情及其严重程度。

SCL-90 的项目均采用 5 级（1～5 或 0～4，详见附录）评分制，被试者根据自己最近的情况和感受，按照"没有、很轻、中等、偏重、严重"5 级对各项目进行恰当选择评分。量表的 10 个因子及含义如下：

1）躯体化：该因子有 12 个项目，主要反映主观的躯体不舒适感。包括呼吸、消化、心血管等系统的不适及头痛、肌肉酸痛和焦虑等其他身体表现。

2）强迫症状：该因子有 10 个项目，主要反映强迫症状。

3）人际敏感：该因子有 9 个项目，主要反映个体的不自在感和自卑感。

4）抑郁：该因子有 13 个项目，主要反映抑郁症状。

5）焦虑:该因子有 10 个项目,主要反映焦虑症状。

6）敌对:该因子有 6 个项目,主要从思想、感情及行为三个方面反映敌对表现。

7）恐怖:该因子有 7 个项目,主要反映恐怖症状。

8）偏执:该因子有 6 个项目,主要围绕偏执性思维的基本特征而编制,如投射性思维、猜疑、关系妄想、被动体验和夸大等。

9）精神病性:该因子有 10 个项目,主要反映幻听、被控制感、思维被插入等与精神分裂症有关的项目。

10）附加项:该因子有 7 项,反映睡眠和饮食情况。

SCL-90 有多个统计指标:①总分:90 个项目所得分数之和;②总均分(症状指数):总均分 = 总分/90;③阳性项目数:大于或等于 2 的项目数;④因子数:将各因子的项目评分相加得因子粗分,再将因子粗分除以因子项目数,即得到因子分。

根据总分、阳性项目数、因子分等评分结果情况,可判断是否有阳性症状、心理障碍或是否需要进一步检查。因子分越高,反映症状越多,障碍越严重。

2. 抑郁自评量表 抑郁自评量表(self-rating depression scale,SDS)由威廉(William WK)于 1965 年编制而成,用于衡量抑郁状态轻重程度及其在治疗中的变化。该量表由 20 个与抑郁症状有关的条目组成(详见附录),评定时间跨度为最近一周,适用于有抑郁症状的成人,也可用于流行病学调查、科研等。使用者也不需接受特殊训练。

评分:每一个条目均按 1~4 四级评分法。1 = 从无或偶尔有该项症状;2 = 有时有该项症状;3 = 大部分时间有该项症状;4 = 绝大部分时间有该项症状。第 2、5、6、11、12、14、16、17、18、20 项用 4~1 反序计分,其他 10 项按上述 1~4 顺序评分。

统计指标包括总分和抑郁严重指数。总分:将所有项目得分相加,即得到总分。如总分超过 41 分可考虑筛查阳性,即可能有抑郁存在,需要进一步检查。抑郁严重指数:抑郁严重指数 = 总分/80。指数范围为 0.25~1.0,指数越高,反映抑郁程度越重。

3. 焦虑自评量表 焦虑自评量表(self-rating anxiety scale,SAS)由威廉于 1971 年编制而成,用于评价有无焦虑症状及其严重程度。量表由 20 个与焦虑症状相关的条目组成(详见附录),从量表的形式到个体评分方法,均与 SDS 十分相似。量表适用于有焦虑症状的成人,也可用于流行病学调查。

评分:每一个条目均按 1~4 四级评分。1 = 从无或偶尔有该项症状;2 = 有时有该项症状;3 = 大部分时间有该项症状;4 = 绝大部分时间有该项症状。项目 5、9、13、17、19 为反向计分,即按 4~1 计分。

总分:将所有项目得分相加,即得到总分。总分超过 40 分可考虑筛查阳性,即可能有焦虑存在,需要

进一步检查。分数越高,焦虑程度越严重。

（二）应激相关评定量表

1. 生活事件量表(life events scale,LES) 国内外有许多生活事件量表,这里主要介绍我国比较常用的由杨德森、张亚林编制的生活事件量表。该量表由 48 条生活事件组成,包括三个方面的问题:家庭生活方面(28 条)、工作学习方面(13 条)、社交及其他方面(7 条),另外有 2 条空白项目,供被试者填写自己已经经历而表中并未列出的某些事件(详见附录)。

LES 是自评量表,由被试者自己填写,填写前要仔细阅读和领会指导语,然后逐条一一过目。根据调查表的要求,将某一时间范围(通常为一年)内的事件记录。对于表中已列出但并未经历的事件应一一注明"未经历",不留空白,以防遗漏。然后被试者根据自身的实际感受而不是按常理或伦理观念去判断那些经历过的事件对本人来说是好事还是坏事,影响程度如何,影响持续的时间有多久。影响程度分为 5 级,从毫无影响到影响极重分别记 0、1、2、3、4 分。影响持续时间分三个月内、半年内、一年内、一年以上共 4 个等级,分别记 1、2、3、4 分。

统计指标为生活事件刺激量,计算方法如下:

(1) 单项事件刺激量 = 该事件影响程度×该事件持续时间×该事件发生次数

(2) 正性事件刺激量 = 全部好事刺激量之和

(3) 负性事件刺激量 = 全部坏事刺激量之和

(4) 生活事件总刺激量 = 正性事件刺激量+负性事件刺激量

生活事件刺激量越高反映个体承受的精神压力越大。负性事件刺激量的分值越高对心身健康的影响越大;正性事件的意义尚待进一步的研究。

2. 领悟社会支持量表(perceived social support scale,PSSS) 社会支持被看作是决定心理应激与健康关系的重要中介因素之一。PSSS 是自评量表,由被试者根据自己的感受填写,具有简单易用的特点。量表由 12 条反映个体对社会支持感受的条目组成,测定个体领悟到的来自各种社会支持源,如家庭、朋友和其他人的支持程度,并以总分反映个体感受到的社会支持总程度(详见附录)。

每个项目均采用 1~7 七级计分法,具体表现为:1 = 极不同意;2 = 很不同意;3 = 稍不同意;4 = 中立;5 = 稍同意;6 = 很同意;7 = 极同意。所有条目评分相加得出社会支持总分。分数越高,反映被试者拥有或感受的社会支持越多。

（三）A 型行为类型评定量表

A 型行为量表有许多种,这里主要介绍张伯源主持修订的、适合我国的 A 型行为类型评定量表。

该量表由 60 个条目组成,包括三部分:"TH"(time hurry)25 道题,反映时间匆忙感、时间紧迫感和

做事快等特征；"CH"（competitive hostility）25 道题，反映争强好胜、敌意和缺乏耐性等特征；"L"（lie）10 道题，为回答真实性检测题。由被试者根据自己的实际情况填写问卷。在每个问题后，符合时答"是"，不符合时回答"否"（详见附录）。

评分指标及意义：

L 分：将该 10 道题评分累加即得 L 分。若 L 大于或等于 7，反映回答不真实，答卷无效。

TH 分：将该 25 道题评分累加即得 TH 分。

CH 分：将该 25 道题评分累加即得 CH 分。

行为总分：TH 分与 CH 分相加之和。行为总分高于 36 分时视为具有 A 型行为特征；28～35 分视为中间偏 A 型行为特征；19～26 分视为中间偏 B 型行为特征；总分 27 分视为极端中间型；总分小于 18 分视为具有 B 型行为特征。

第三节　神经心理的研究和评定方法

神经心理学研究心理活动与脑的关系，是从神经科学的角度来研究心理学的问题。神经心理的探索工作虽然有非常久远的历史，但真正建立在科学的基础上进行研究并不长。人们习惯上是把 1861 年法国外科医生布罗卡发现左脑额下回病变引起运动性失语症作为神经心理学的历史起点。神经心理学属于心理学范畴，运用心理学的方法，对大脑高级功能进行定量和定性的研究，它不像神经生理学那样单纯地研究和说明脑本身的活动，也不像心理学那样单纯地分析行为和心理活动，而是把脑当作心理活动的物质本体，综合研究二者的关系。在理论上，它对阐明"心理是脑的功能"具有关键性的意义；在实践中，可以为神经科学的临床诊断和治疗提供方法和依据。

一、神经心理的研究方法

神经心理的研究方法随着神经科学的发展，层出不穷，具体有：

1. 比较解剖法　从种族发生和进化的各个阶段以及个体发育不同阶段进行比较、从低等脊椎动物到灵长类和人类的各个阶段脑的相对重量比较，来研究心理的发展。

2. 皮层刺激法　在动物实验或人的颅脑外科手术中用机械的或弱电流直接刺激大脑皮层各个点以获得其机能的知识，或由外界声、光信号"间接"刺激脑皮层来观察动物与人的较为复杂的心理过程，或通过诱发电位来反映大脑皮层各部分参与活动的广泛程度和过程。还有学者利用微电极插入动物皮层和皮层下不同的组织，引出个别神经元的电位，从而发现各神经元对刺激物所起的反应是不同的。

3. 毁损皮层法　观察动物实验中切除动物脑的某一部分后，或由于外伤、出血、缺血或肿瘤而使人脑皮层下某一部分损伤后引起的心理（行为）变化。

4. 斯佩里的"割裂脑"法　用外科手术将联结大脑两半球的胼胝体、前连合、海马连合以及视交叉纤维切断，进而研究两侧半球各自独立地接受外界刺激以及引起的心理现象和行为。

5. 一侧麻醉法　又称瓦达技术（Wada technique），由瓦达于 1949 年创立，将能迅速起作用的麻醉剂—异戊巴比妥钠注入颈内动脉，使一侧半球处于暂时麻醉状态，导致该侧机能丧失，以判定该侧是否为语言优势半球。亦可应用此法研究两半球各自的机能。

6. 一侧电休克法　是对传统治疗精神病人的电休克法的改进，即把原来电极放置头部两额侧，改成放在一侧，以减轻治疗后明显的记忆障碍。之后，不少学者用此法研究优势半球和非优势半球的机能影响。

7. 速视器半边视野刺激法　是 1952 年 Mishkin 和 Forgays 依据人的视觉系统的解剖生理特点，在不切断大脑胼胝体连合纤维即大脑机能完整的情况下，用速视器技术向人的半边视野呈现刺激物，将时间传至一侧半球，以研究左、右半球的不同机能的一种技术。此技术操作简便，只要时间控制精确，可在无伤害条件下，研究正常人或病人一侧半球对信号刺激物的反应，因而成为神经心理学中一项被广泛采用的研究技术。

8. 双听技术　将不同的语音（词、数字）同时输送给两耳，被试者往往能比较准确地说出右耳所听到的词；如果同时输送不同的乐调，则被试者往往说出左耳听到的乐调。可利用此技术检查左、右两半球各自的功能。

9. 正电子发射断层扫描　是利用放射性同位素来探测脑细胞的活动情况，用电子计算机控制的三维摄影机扫描，显示人在某种思维活动中同位素在脑内相应区域的分布图。

10. 神经心理测验　神经心理测验是在现代心理测验的基础上发展起来的一种神经心理学领域重要的研究方法，已成为研究脑和行为关系的重要工具，用于个体的脑功能特征的评估，包括感知觉、运动、言语、注意、记忆、思维等。该测验在临床诊断、治疗康复、预后评价及能力鉴定等方面有广泛的用途。所以，在此我们做一详细的介绍。

二、神经心理测验

神经心理测验是神经心理学研究的重要方法之一，它既可用于正常人，也可用于脑损伤患者的评估，其测验方法很多，按测验形式分类，分单个测验和成套测验。单个测验只有一种测验形式,重点测验某项心理功能,多用于测查患者有无神经病学问题,并初步判断患者的心理或行为问题是器质性还是功能性的,以决定患者是否需要进行更加全面的神经心理功能和神经病学检查,如连线测验、本德格式塔测验(Bender-Gestalt test)、韦氏智力测验中的数字符号测验,都属于这一类。成套测验则项目形式多样,能比较全面测量神经心理功能,如 Halstead-Reitan 神经心理成套测验(简称 HRB)、Luria-Nebraska 神经心理成套测验等。临床上,常把神经心理测验分为神经心理筛选测验和成套神经心理测验。

（一）神经心理筛选测验

1. 本德格式塔测验（Bender-Gestalt Test） 该测验由本德(Bender L)于 1938 年编制而成,主要测查空间能力。要求被试者临摹一张纸上的 9 个几何图形,根据临摹错误多少和错误特征判断测验结果。目前此测验常作为简捷的空间能力测查和有无脑损伤的初步筛查工具。我国已有该测验的较大样本常模。

2. 威斯康辛卡片分类测验（Wisconsion card sorting test，WCST） 检查工具由四张模板(分别为一个红三角形、二个绿五角星,三个黄十字形和四个蓝圆)和 128 张不同形状(三角形、五角星、十字形、圆形)、不同颜色(红、黄、绿、蓝)和不同数量(1、2、3、4)的卡片构成。要求被试者根据四张模板对 128 张卡片进行分类,测试时不告诉被试者分类的原则,只说出每一次测试是正确还是错误。该测验测查受试者根据以往经验进行分类、概括、工作记忆和认知转移等方面的能力,用于检测抽象思维能力。目前该测验在我国应用广泛。

3. Benton 视觉保持测验（benton vision retention test，BVRT） 是由 Benton AL 于 1955 年所编制,适用年龄为 5 岁以上。本测验有三种不同形式的测验图(C、D、E 式)。我国唐秋萍、龚耀先于 1991 年修订了该测验。该测验主要用于脑损伤后视知觉、视觉记忆、视觉空间结构能力的评估。

4. 快速神经学甄别实验（quick neurological screening test，QNST） 由 Mutti M 等所编,主要用于测量与学习有关的综合神经功能。通过我国学者的应用,表明该测验对学习困难儿童具有较好的鉴别作用。

（二）成套神经心理测验

成套神经心理测验种类较多,常用的为 H-R (Halstead-Reitan)成套神经心理测验。该测验由霍尔斯特德(Halsted WG)编制、赖顿(Reitan RM)加以发展而成。用于测查多方面的心理功能或能力状况,包括感知觉、运动、注意力、记忆力、抽象思维能力和言语功能等。测验分成人、儿童和幼儿三种类型。我国龚耀先分别于 1986 年、1988 年和 1991 年对其进行了

修订。其中,中国修订的成人 HRB 包括 6 个重要的测验和 4 个检查。这里对我国修订的 HRB 成人式介绍如下:

1. 范畴测验 要求被试者通过尝试错误,发现一系列图片中隐含的数字规律,并在反应仪上做出应答。主要测查被试者分析、概括和推理等能力。此测验有助于反映额叶功能。

2. 触摸操作测验 要求被试者在蒙着双眼的情况下,凭感知觉将不同形状的木块放入相应的木槽中。分利手、非利手和双手三次操作,最后请被试者回忆这些木块的形状和位置。该测验主要测查被试者触知觉、运动觉、记忆和手的协同与灵活性,左右侧操作成绩有助于反映左右脑半球功能的差异。

3. 节律测验 要求被试者听 30 对音乐节律录音,辨别每对节律是否相同。以测查注意力、瞬间记忆力和节律辨别能力。此测验有助于了解右半球功能。

4. 手指敲击测验 要求被试者分别用左右手食指快速敲击计算器的按键,测查精细运动能力。比较左右手敲击快慢的差异有助于反映左右半球精细运动控制功能差异。

5. Halstead-Wepman 失语甄别测验 要求被试者回答问题、复述问题、临摹图形和执行简单的命令,以测查言语接受功能、言语表达功能以及有无失语。结果根据有无错误、错误的多少和类型来判断。

6. 语声知觉测验 要求被试者在听到一个单词或一对单词的发音(录音)后,从 4 个备选词中找出相应的词,共有 30 个(对)词。测查被试者注意力和语音知觉能力。

7. 侧性优势检查 通过对被试者写字、投球、拿东西等动作的询问和观察,判断其利手或利侧,进一步判断言语优势半球。

8. 握力测验 要求被试者尽其最大力量,分别用左右手紧握握力计。测查运动功能。比较左右手握力,有助于了解左右半球功能和运动功能差异。

9. 连线测验 测验有甲乙两种形式,甲式要求被试者将一张 16 开大小纸上散在的 25 个阿拉伯数字按顺序连接;乙式除数字系列外,还有英文字母系列,要求被试者按顺序交替连接阿拉伯数字和英文字母。测查空间知觉、眼手协调、思维灵活性等能力。

10. 感知觉障碍检查 包括听觉检查、视野检测、脸手触觉辨认、手指符号辨认和形状辨认等 6 个方面,测查有无周边视野缺损、听觉障碍、触觉和知觉障碍,以及了解大脑两半球功能的差别。

三、神经心理检查目的与测验的选择

应用心理测验的方法来测定脑损伤病人的知觉、感觉-运动技能、思维、记忆、注意、情绪、个性等各方

面的心理能力,不断形成一些有效的、专门的神经心理学测验,这不仅是进行脑-行为相互关系的神经心理学理论研究必不可少的手段,也给神经病学提供了一些客观的测评方法,使高级神经机能障碍的诊断更趋于精确。

(一)神经心理学检查目的

1. 为大脑损伤病例提供定位诊断的症状学依据

任何心理活动,如记忆、思维、言语等都与普通的运动感觉神经机能不同,它是由很多行使不同功能的脑结构所形成的功能神经系统来进行工作的。神经心理学测验方法正是针对心理活动所包含的不同功能环节的工作状态以及总的特点来进行设计的,因此,神经心理学测验可为临床诊断提供精确的症状学根据,可成为脑-行为相互关系研究及确定脑损伤部位的定位诊断方法。

2. 指导临床医疗实践 神经心理学测验的结果可精确、敏感地评测出施治过程中脑损伤病人心理能力的变化,能为药物、外科等治疗提供疗效判定标准和预后的评定指标。因此,有助于疗效和预后的评定。

3. 为制定高级神经机能的康复治疗程序和康复措施提供心理学依据 神经康复主要是通过康复训练,促进机能再造或机能转移而获得机能康复。经神经心理学测验,准确把握脑损伤病人心理能力受损的性质和程度(即哪些功能、哪些环节受损,轻重程度如何),才有可能有的放矢地采取康复措施,安排康复程序,提高疗效。

4. 康复训练作业 有时可以在某些心理测验的基础上,延伸内容,加以变式,测查方法本身也是成为一种康复治疗的作业训练。

(二)神经心理测验的选择

神经心理测验选择的原则是能最大限度地暴露大脑损伤后病人的脑机能缺陷;能提供有助于探讨大脑认知的研究和疾病诊断的可靠信息。可以根据病史、神经病学检查和神经心理学知识来选择恰当的测验方法。

1. 有无大脑损伤的筛选性测验 有数字符号测验、符号-数字模式测验、连线测验等。

2. 左半球机能的测验 包括各种类型的言语测验和语文作业,以及测定抽象思维的测验方法,如各种失语症和言语测查,韦氏量表中言语测验、言语记忆测验、算术运算测验等。

3. 右半球机能的测验 可选用那些与空间知觉和定位、具体思维有关的一些测验作业。如 Benton 视觉保留测验、触摸操作测验、选择测验、人面认知测验等。

4. 额叶的测验 抽象能力和概念的转移能力,如颜色形状分类测验、范畴测验;行为的计划性、调整能力,如算术运算的测验;言语行为的测定,言语的表达能力测验、言语流畅性测验等。

5. 颞叶的测验 有视觉记忆的测验、Benton 视觉保持记忆测验、人面再认测验、非言语和言语的记忆测验、听知觉的测验、语音知觉测验及 H-R 中的 Seashore 节律测验等。

6. 顶叶的测验 有结构性运用机能的测验、Benton 视觉保持测验、韦氏量表中的积木设计测验、H-R 中的触摸操作测验、小木棒测验和逻辑-语法的准空间测验等。

7. 枕叶的测验 有言语测验中的颜色呼名测验、人面认知测验和重叠图片认知测验等。

目前常用的评定大脑机能综合性神经心理测验方法有:我国修订的 H.R 成人成套神经心理测验(H.R.B(A)-RC)及 H.R 儿童成套神经心理测验(H.R.B(Y)-RC),韦氏记忆量表(WMS)及中国修订本、许淑莲教授编制的临床记忆量表,WAIS-RC,MMPI 及临床汉语测评法等。

思 考 题

1. 如何选择及实施心理测验?
2. 心理测验的信度有哪几种?
3. 标准化心理测验应具备什么基本特征?
4. 简述心理测验的分类。

(孙永胜)

第十章 心理咨询与心理治疗

【本章要点】
● 心理咨询与心理治疗的基本概念
● 心理咨询与心理治疗的关系
● 心理咨询与心理治疗的基本过程
● 心理咨询与心理治疗的基本原则
● 心理咨询的基本技巧
● 常用心理治疗的技术

第一节 概　　述

一、心理咨询和心理治疗的概念

(一) 心理咨询的概念

心理咨询(psychological counseling)是咨询师与来访者在平等、尊重的信任关系基础上,以来访者的问题为核心,咨询师借助心理学的方法,通过言语、非言语的交流手段与来访者共同磋商,协助来访者提高认识,增强自信,发掘自身资源,达到心理成长与成熟,有力量面对和解决问题的一个深层心理互动过程。目的是使来访者更好地适应环境,保持身心的健康和谐。

医学心理咨询(psychological counseling in medicine)是心理学的一个重要分支,近年来应用非常广泛,发展相当迅速。因为其与临床紧密联系,所面临的问题往往是与躯体疾病或症状有关的心理学问题。所以只有具备丰富的医学及心理学知识的人才能胜任这项工作。心理咨询的主要工作对象是正常人,因此一般由医学心理学工作者,或者是由具有心理学知识和接受过相关技术培训的临床医务工作者来担任这项工作。

(二) 心理治疗的概念

心理治疗(psychotherapy),就是应用心理学的理论和方法所进行的治疗。不同的学者根据自己的理论取向和实践经验为其下了不同的定义。目前我国医学心理学界将心理治疗定义为:以医学心理学的原理和各种理论体系为指导,以良好的医患关系为桥梁,应用各种心理学技术与方法,经过一定的程序,以改善被治疗者的心理条件与行为,增强抗病能力,重新调整与保持个体与环境之间的平衡。

二、心理咨询和心理治疗的关系

心理咨询与心理治疗从内涵上看两者的区别不大,但两者在研究领域和临床应用中针对问题的严重程度有所区别,在实际应用过程中常常难以区分。

二者相同点:都是心理干预的重要组成部分,都是依据一定的心理学理论,并且应用心理学的一些方法解决问题,最终达到解决心理问题的目的。有的学者提出,在实际工作中区分二者意义不大。最终目的都是克服心理困扰,达到潜能的发挥,促进成长。

二者的不同点:①对象不同。心理咨询的对象是有现实问题或心理困扰的正常人,解决情绪不佳、人际关系矛盾、职业选择、教育求学、恋爱婚姻、子女教育等问题。而心理治疗的对象多为具有心理障碍的、需要矫正和重构的患者,帮助其弥补已形成的损害,解决发展过程中出现的心身障碍。比如神经症、性变态、人格障碍、心身疾病及康复中的精神病等。②工作方式不同。心理咨询强调教育和发展的模式,重视支持、教育、启发、指导,费时较少,一次至数次不等;心理治疗强调生物-心理-社会医疗模式,重视分析矫正以及症状的改善或消除,费时较长,一般需数周至数年。③实施者不同。心理咨询多为接受过心理学专业培训的咨询心理学工作者;心理治疗多为精神科医生、心理科医生、医学心理学工作者等。

三、心理咨询与心理治疗的基本过程

心理咨询与心理治疗的基本过程大体相同,现以心理咨询基本过程为例具体介绍。心理咨询分为以下几个阶段:

(一) 诊断阶段

这是心理咨询工作的开始阶段。来访者填写相关的心理咨询记录和登记表格,包括姓名、年龄、职业、病史、相关的生活经历、心理社会背景、有无重大生活事件、家庭状况等。咨询师对问题作一个初步的判断,并增强来访者对心理咨询的信心,调整咨询动机,明确心理咨询的目的、意义、方法及效果。必要时咨询师可使用一些常用的心理测验问卷或量表,帮助了解来访者的情况。

（二）咨询阶段

这是心理咨询的最核心、最重要的实质性阶段。通过分析讨论之后，咨询工作者可以提出多种解决问题的办法，并对这些办法可能导致的结果进行评价，让来访者通过对比，自己选择认为最适合解决问题的办法，并且付诸行动。如果出现新的问题或不能奏效，应帮助分析其原因，针对具体不同的原因，或选择其他的方法，或重新确定主题，选择实施的方案。在这一阶段中，不同的咨询师可能采用不同的咨询技巧和干预技术，但最终目的都是改变其不适应的认知、情绪或行为，提高其人际交往能力和适应能力。

（三）巩固阶段

治疗阶段取得疗效后，还需要继续巩固，确定训练的目标，鼓励来访者把所学的方法技巧不断进行实践，对咨询的效果应进行适当的评估。并对每次晤谈的内容、解决问题的建议、来访者的反应及效果在事后做好记录。

第二节　心理咨询相关内容

一、心理咨询的服务对象与内容

随着现代医学模式的逐渐被广泛接受和应用，心理咨询的应用范围也越来越广。从医学心理学角度，心理咨询在医学临床实践中主要应用在以下几个方面：

（一）综合性医院各科患者

1. 急性疾病病人　此类病人的特点是起病较急，一般病情较重，往往存在严重的焦虑、恐惧、抑郁等心理反应。在对原发疾病进行紧急处理的同时，还需要进行一定的心理咨询，帮助病人改善心态与情绪，降低心理应激水平，增强治疗疾病的信心，积极配合各种治疗。

2. 慢性疾病病人　病人病程一般比较长，无法全面康复，长期不适或衰弱，存在较多的心理问题，疾病症状的复杂化和多样化进一步影响了机体的康复，形成恶性循环。各种心理咨询对他们有很大的帮助，特别是支持性心理咨询、行为治疗、认知治疗等，整合的心理咨询效果较明显。如慢性疼痛病人的认知与行为治疗、康复病人的集体与家庭治疗等。

3. 心身疾病病人　此类患者的整个疾病过程均有明显的心理社会因素参与，心理咨询更是必不可少。首先，要了解致病的心理社会因素，帮助患者缓解心理应激反应、提高心理应对能力、改善不良个性等。其次，直接针对疾病的病理过程，对原发疾病进行相应的心理矫正。此外，针对疾病所引起的心理反应：如焦虑、恐惧、抑郁、行为障碍等进行心理咨询。

4. 临终病人　此类病人目前医学水平无法挽救其生命，为了最大限度地提高他们的生存质量，心理咨询对于减轻其痛苦能起到非常重要的作用。

（二）精神科及相关的患者

很多精神疾病，如抑郁症、焦虑症、癔病、恐怖症、强迫症、疑病症等在疾病的治疗中心理咨询的作用不可缺少，某些疾病心理咨询的疗效甚至优于药物治疗。此外，精神科的其他疾病，如对恢复期的精神分裂症病人，心理咨询也起到了非常重要的作用。

（三）各类行为问题

各类不良行为问题的矫正，包括性行为障碍、过食与肥胖、酒瘾、烟瘾、口吃、遗尿、各种儿童行为问题，可通过各类专业心理咨询起到矫治作用。

（四）社会适应不良

正常人在生活、学习和工作中遇到难以应对的心理社会压力时，可能导致适应困难，从而出现焦虑、抑郁、自卑、自责、自伤、攻击、退缩、失眠等心理、行为或躯体症状，可使用支持疗法、放松训练、调整认知或危机干预技术给予帮助。

二、心理咨询方式

根据不同的实际情况，可以采取不同的咨询形式，常用的心理咨询方式有以下几种：

（一）门诊咨询

在综合医院、精神卫生中心等有关部门均可设置心理咨询门诊，门诊心理咨询通过咨询工作者与来访者直接的面对面的交谈同时可以观察来访者的非言语信息，因此所获得的资料更直接和确切具体，并且可以随时发现新的问题，进行双向信息反馈，因而效果较好。门诊咨询一般是每周1~2次，并且要保证时间符合咨询的设置和要求，注意保密并且要有完整的记录。

（二）信函咨询

对于咨询者因条件限制或出于试探性心理，通过写信的方式针对感兴趣的话题或困扰的问题进行咨询。这种咨询形式无法面对面地沟通，因此了解情况有限，咨询者的文字表达能力也会对咨询效果产生一定的影响，故其效果不如门诊咨询好。随着心理咨询此种形式的发展，目前已逐渐减少。必要时可以预约进行门诊咨询。

（三）专栏咨询

在报纸、期刊上开设专栏，对要求咨询的典型问题进行归类，选择有代表性的、适合刊登、易于理解的心理问题进行解读，对于普及心理卫生知识提高全民心理健康水平具有重要意义。

（四）电话咨询

国外为了处理各种心理危机，比如急性情绪障碍、濒于精神崩溃或企图自杀的人，设立专用电话。心理医生可以通过打进的热线电话处理其紧急情绪危机，安定情绪，制止意外事件的发生。近几年来，我国一些精神卫生机构也设立了相应的电话咨询服务，并且取得了良好的社会影响。不过也存在工作人员的水平参差不齐、缺乏必备的心理咨询学专业知识等问题，产生误导、危害咨询利益者利益的事情也时有发生。

（五）互联网咨询

随着计算机的普及，网络心理咨询正在开始出现。这种心理咨询的形式，与电话心理咨询相类似，不能深入交谈，同时保密性受到一定的影响。

三、心理咨询的技巧

咨询技术很多，其目的是通过心理晤谈帮助求助者自我成长。常用的心理咨询技术有：

（一）共情

共情（empathy）是从求助者的角度而不是咨询师的角度去理解求助者。有共情能力的人是具有能够理解他人能力的人。例如，一个来访者说："我已经尝试去理解妈妈，但是没有用，她毫不理会我。"咨询师的共情反应应该是，"对于试图与妈妈改善关系又不成功这件事，你感到很沮丧，是吗？"相反，如果没有共情能力的咨询师可能会说，"你应该继续努力尝试"。这是站在你的角度思考而不是站在来访者的角度。共情是通过表示理解、尊重，咨询师站在来访者的立场帮助来访者进行自我探索。因为只有咨询师与来访者之间建立了理解、尊重的咨询关系后，才能引导来访者自愿地讲出自己的故事。

共情是通过证实反应、设置界限反应和安全地抱持环境提供的。证实性反应是咨询师使用言语表达出来访者的体验的过程。例如，来访者爱上了咨询师，想与咨询师建立恋爱关系，但当他知道咨询师不爱自己时，变得气愤和不知所措。咨询师的证实性共情应该是：我知道，你说你爱我，你对我有很深的感情，也希望我对你也有一样的感情，但是你很失望和难受。

设置界限反应是指在充分理解求助者的需要和愿望的基础上，却不在咨询中即刻满足这些愿望。例如，有早年长期被忽视、被拒绝背景的来访者常常渴望即刻满足，否则就会感到愤怒、苦恼。咨询师这时可以为其设置界限："我知道，这是你在表示你过去的经历给你带来的苦恼及处理苦恼的方法，然而如果你愿意让自己变得更成熟些就要让自己逐渐接纳并承受延时满足。"

共情性抱持性环境是指咨询师就像一个大容器，能够容纳并理解来访者所有的情感体验，并提供支持性、安全性的氛围和空间。这是重拾过去曾经丧失的接纳情感的氛围。过去失去了，需要咨询师帮助来访者重新建立，在此氛围中，安全地接受痛苦的情感，感受真实，并保持情感的交流。

（二）真诚

真诚是指坦率、诚实，没有虚假，彼此之间无防卫的倾心交流。真诚能拉近来访者与咨询师的心理距离，使来访者接纳咨询师、认同咨询师，有助于建立信任的咨询关系。真诚的表达方式包括相称的非言语行为、恰当的角色状态、言行举止与情感的一致性以及表达的自然性。

表达真诚的相称的非言语行为是指接纳、理解、支持性的非言语行为。常见的有：首次来访时咨询师的恭候、笑的目光、手势示意欢迎、请坐、一杯温水、倾听时身体微微的前倾等等。恰当的角色状态是指咨询师的角色是非权威、非教育、非控制的角色，带给来访者的是一种舒适、自然、平和，助人自助的陪伴者的角色。言行、情感的一致性是指在任何时候咨询师都会以真诚的方式，一致性、完整性表达自己的体验。例如，有控制倾向的来访者，不停地要求咨询师为其做特别安排，咨询师感受到不舒服，也会表达出自己的不舒服。通常会这样表达："你这样强行让我特殊照顾你我感到非常不舒服，但是我知道这是你在向我表达你过去的经历和你为此感到紧张的样子。"表达的自然性是指，咨询师在交流过程中，随着倾听进程，自然而然地、自发地，没有任何做作的表达自己。

（三）积极关注

积极关注（positive regard）是指把求助者看成是一个有价值和尊严的人，给予其赞扬和尊重。积极关注可以传递咨询师愿意同求助者一起工作的愿望，并表达了咨询师对求助者本人有兴趣和充分的接纳。积极关注包括几个部分：承诺、理解、不评判和关怀。

承诺是指咨询师对求助者的承诺。承诺的目的是让求助者觉得咨询师愿意跟他在一起工作，有兴趣了解他的困惑并有能力帮助他解决。这包括为求助者安排专用时间、对求助者的情况保密、按时会面和使用相应咨询方法帮助求助者。

咨询师对求助者的问题十分关注时，求助者就会感觉受到了尊重。咨询师可以通过咨询的过程来表达自己在努力理解求助者，了解他的苦恼及他的价值观。不评判的态度是指咨询师要避免谴责求助者，这也可以是无条件地接受求助者。当然并不是指咨询师要完全支持或同意求助者的想法和做法。例如，求助者说："我背叛妻子也是不得已的，其实我也爱她，但我在其他女人那里得到了满足。"此时，有的咨询师会说"这样做不好，你爱你的妻子，就不应该跟别的女人好"。但是这样的话表达了批评的态度,并没有给与求助者充分的尊重。咨询师也可以这样说:"你在对妻子的感情和对其他女人的需要之间左右为难。"这就体现了关注和尊重的态度。然后依据咨询原则对求助者进行工作。

(四)移情和反移情

患者有时在咨询中会重复地再现早年获得的,与其有重要关系的人(特别是他的父母)的行为方式,将这种对某人的体验、态度或行为方式自觉地转移到其他人身上的心理现象称为移情(transference)。这种移情是患者没有意识到的。在精神分析中,移情是咨询的重要环节,一些问题只有在移情中才能表现出来。移情使患者重新经历,并在与咨询者的关系中(移情关系)重新处理早期未能解决的冲突,使问题有可能得到积极有利的解决。

移情在不同咨询背景的咨询师身上都可能发生。当求助者的情感较强并失去了客观判断力时,就开始向咨询师移情,把咨询师当作他们生活中的一些重要人物。例如,求助者的母亲是个情感淡漠,并且对孩子的情感没有回应的人,那么这名求助者可能就不愿意处理情感。当咨询师鼓励求助者处理情感时,求助者会很退缩,也可能会反感。

正性或负性的移情常常是求助者熟悉的交往模式重现的过程。其价值在于帮助咨询师发现求助者早年受到某种特殊对待时的感受和反应。移情通常发生在咨询师无意中做了或说了什么,求助者内心未得到解决的情绪被一下子触动。这些未解决的问题可能出在求助者与其父母、兄弟或其他重要的人物之间。求助者对咨询师的期望其实就是他们对生活中某些重要人物的期望。

在咨询中,对移情的处理很重要。咨询师处理移情可以有五种方式:①关注当前与求助者的关系;②解释移情的含义;③用提问的方式促进求助者领悟;④对于移情进行讲授、建议;⑤自我暴露。此时,咨询者对患者要以一种恰当的方式去反应,主要指克制、被动、友善、对病人讲述的内容给予同样的注意力等。咨询师不应表现出气愤、不感兴趣及过分同情等,这些不利的情感反应有损于疗效。

反移情(counter-transference)包括咨询师对求助者的情感和态度,是咨询师对移情或求助者本身作出的真实的反应。这种反移情可能是有益的,也可能是有害的。一般来说,有害的反移情多来自咨询师本身的伤痛。反移情反应需要咨询师小心的自我控制,以免干扰到咨询工作的进行。为了使咨询师更好地控制自己的反移情,咨询师们必须逐渐意识到这些反移情反应是什么,它们什么时候出现,以及对咨询师有何意义。这也就需要咨询师接受督导和更多地进行自我觉察,咨询师自身的成长对于更好地处理移情和

反移情都有重要的作用。

第三节 心理治疗的基本技术

一、精神分析疗法

精神分析学派,又称为精神动力学派,由奥地利精神病学家弗洛伊德所创立。最初仅作为治疗神经症的一种工具,重视神经症患者的内在心理冲突,强调潜意识中幼年期的心理冲突在神经症的发病过程中起着重要作用。根据精神动力学的观点,存在于潜意识中的早年心理冲突在一定条件下可转化为多方面的精神症状和躯体症状(心身症状)。通过精神分析治疗(psychoanalytic psychotherapy)的方法和技术,通过帮助病人将早年压抑在潜意识中的心理冲突,主要是幼年经历的精神创伤和焦虑情绪体验挖掘出来,在意识层面加以分析与澄清,从而使病人重新认识,并改变原有的心理行为模式,达到消除症状的目的。

(一)精神分析治疗的基本技术

1. 自由联想 自由联想(free association)是精神分析的基本技术。治疗者要求病人随意且毫无保留地向治疗师诉说他想说的任何事情,包括童年的记忆、随想、家庭、工作、对事物的态度、个人成就、困扰、思绪和感受等,甚至自认为荒谬或奇怪的想法。自由联想可以把潜意识中存在的心理冲突带入意识领域,使病人对此有所领悟,从而重新创建现实的、健康的心理,自由联想几乎贯穿于精神分析全过程。

2. 阻抗分析 阻抗(resistance)是在自由联想过程中谈到关键问题时所表现出来的联想困难,表现形式多样。可以是突然中止谈话,或顾左右而言他,或反复陈述一件事甚至不配合治疗。阻抗在本质上是来自于病人内部不愿将压抑在潜意识中的素材带到意识层的力量,阻抗是有意义的,治疗师必须在整个治疗过程中不断辨认、揭示和分析阻抗,帮助病人加以克服。

3. 移情分析 移情(transference)是指病人把早年生活经历中的重要人际关系带到治疗过程中,是精神分析治疗中很重要的内容,具有重要的价值。在治疗过程中,病人可能将治疗者看成是过去与其心理冲突有关的某一人物,将自己的情感活动转移到治疗者身上,从而有机会重新"经历"往日的情感。这样,治疗者可能成为病人喜欢的对象,也可能是憎恨的对象。因此移情又可分为正移情(positive transference)和负移情(negative transference)。对于病人的移情,治疗师应该做出恰当的反应,通过移情分析可以了解病人心理上某些本质问题,引导病人讲述出痛苦的经历,提示移情的意义,使移情成为治疗的动力。

4. 释梦 释梦(dream analysis)是探寻无意识领域的重要手段。精神分析学派认为梦的内容与被压抑的无意识中的内容有着某种联系,梦是潜意识冲突或欲望的象征,因此病人有关梦的报告可以作为自由联想的补充和扩展,并认为有关梦境的分析结果更接近于病人的真正动机和欲求。但是梦境常常经过变形、转移、投射、象征化等修饰,这就需要医生对梦境作特殊的解释,如要求病人对其内容进行自由联想,以便发掘梦境的真正含义。

5. 解释 是指治疗师对病人的一些心理实质问题,如他所说的话的无意识含义进行解释或引导,使无意识的冲突上升到意识层面加以理解,用病人可以接受和理解的语言让他识别其心理症结所在,认识自己及与他人的关系,使无意识的内容暴露出来,从而达到治疗疾病的目的。

(二) 精神分析治疗的基本过程

1. 精神分析治疗的设置 精神分析治疗应在较为严格的治疗设置中进行,包括治疗室的布置;固定的治疗场所、治疗的频率及时间(一般每周 2~3 次,每次 40~50 分钟)、预约和付费的方式。这样才能更好地处理分析过程中的治疗关系以及移情的问题,发现无意识当中的心理症结。经典的精神分析治疗时间较长,每次 50 分钟,每周 3~5 次,一般需要 300~500 次。因此治疗过程一般都在半年以上甚至更长。对心理医生的要求较高,需要经过严格的训练。

2. 治疗开始 接受治疗的病人在安静的环境里斜躺在舒适的沙发椅上,将身体放松,自由随意地联想、回忆。医生位于病人头顶方向,以避免让病人看到自己的表情,但还要时刻可以观察到病人的表情变化。医生在这个过程中以倾听为主,偶尔提些问题或作必要的解释,当病人无话可谈时,医生适当地引导病人继续下去,直到治疗时间结束。

3. 治疗深入 这一阶段以移情和阻抗出现为特点,心理治疗师要耐心地听病人的故事,和病人一起走进他的无意识世界,把握病人体验和感受,识别阻抗及其意义。观察和体验来自病人的移情反应,对病人的移情采取接纳、共情、节制的态度,从大量的自由联想和梦的分析中形成精神分析的诊断。

4. 治疗结束 通过上述的步骤,进一步对移情进行修通和解释,正确处理移情以及把握解释的技巧和时机十分重要。使病人能从现实的态度,接受自己的过去和现在,重新认识自己,恢复安全感,消除症状,完善人格。

二、行 为 疗 法

行为治疗(behavior therapy)是指以行为学习理论为依据的一组心理治疗方法。行为学习理论认为人的正常或异常行为(包括外显的不良行为和异常的心理和躯体反应)是学习的结果,因此,行为治疗通过一种新的学习过程,或通过改变或消除原有的学习过程来对异常行为加以矫正。行为治疗的目的是改善病人适应性目标行为的数量、质量和整体水平。

行为治疗首先对病人的问题行为进行分析,行为分析从四个方面入手,即:明确治疗目标、了解与问题相关的环境因素、选择有效的干预技术、测量和监察治疗过程。

(一) 系统脱敏法

系统脱敏法(systematic desensitization)是沃尔普(Wolpe J)于二十世纪 50 年代创立和发展起来的一种重要的行为治疗方法。系统脱敏法的原理首先在于建立与不良行为反应相对抗的松弛条件反射;其次,使不良行为在与引起这种行为的条件刺激接触中逐渐消退(脱敏)。通过这两方面的共同影响,最终使不良行为得到矫正。系统脱敏法主要用于治疗各种恐怖症或强迫症,也用于治疗医学中的情景性焦虑或躯体症状,还用于矫正某些工作、学习、生活环境下的紧张或恐惧反应,例如特定工作环境所引起的头痛、比赛时的现场紧张、考试焦虑等。

系统脱敏法包括三个步骤:

1. 放松训练 帮助病人学会放松,产生与焦虑相反的生理和心理效果。最常采用的是肌肉放松,如瑜伽、坐禅、气功、静默等技术。在系统脱敏中最常用渐进性放松训练技术。病人通过渐进性松弛训练,学会在不良行为反应(焦虑、恐惧)出现时,能适时地运用放松训练进行对抗。

2. 划分焦虑等级 与病人一起讨论,将引起病人不良行为反应(如焦虑、恐惧)的情景刺激作详细的等级划分,并由弱到强按顺序排列成焦虑等级表备用。

以下是一位蜘蛛恐怖症患者的焦虑等级表:(表10-1)

表 10-1　焦虑等级表

(1) 打印"蜘蛛"字样的卡片;
(2) 看一幅静止的蜘蛛图画;
(3) 看移动的蜘蛛画面;
(4) 观看园子里 5 米远的静态蜘蛛;
(5) 观看 2 米远蜘蛛的运动;
(6) 近看蜘蛛结网;
(7) 让小蜘蛛在戴手套的手上爬行;
(8) 让小蜘蛛在裸手上爬行;
(9) 让大蜘蛛在裸手上爬行;
(10) 拿起大蜘蛛并让它向手臂上爬行。

通常要求病人配合将这一等级表设计得尽可能准确和周密。

3. 脱敏训练 逐步按等级顺序从弱到强进行脱敏训练，让病人想象或现实接触每一等级当中的情景并自我放松。当患者经过反复训练已经不再出现焦虑，或者焦虑程度大大降低时，就可进入下一等级，同样进行松弛训练。每一场景一般需要重复多次并可以在失败时重新进行。

（二）正强化法

根据操作条件反射理论，如果在行为之后得到奖赏，这种行为在同样的条件下就会持续出现即正强化机制。因此通过正强化（使用奖励）过程可以塑造新的、适应性的行为模式，从而矫正原有的不良行为。正强化法（positive reinforcement procedures）主要用于建立良好的行为模式，以矫正某些社会行为障碍，如孤独症、慢性精神病人社会适应问题、某些慢性躯体疾病病人的习惯性病卧等。

正强化法的步骤：

1. 选择和确定目标行为 一种不良行为往往涉及多方面的不良行为要素，必须通过分析确定其中的主要不良行为要素，作为要矫正的目标行为，首先加以操作训练，则其他不良行为要素相对地就较易矫正。

2. 测量目标行为 量化目标行为，作为疗效评定的指标。

3. 选择强化物 可使用"代币"，如小红旗、筹码、代用券等在团体内被接受的替代奖品。

4. 强化训练 首先针对目标行为，逐渐进行良好行为的强化训练。最初出现目标行为小的改进之后应立即给予强化。

（三）厌恶疗法

根据操作条件反射的惩罚原理，一个行为发生后若带来一种消极刺激，则该行为会减少直至消失。因此，如果当一种不良行为出现时立即给予一定的消极刺激，经过长期结合训练，这种行为可被矫正。厌恶疗法可用于矫正各种不良行为，包括酒瘾、烟瘾、手淫、性变态行为、特定的犯罪（如窃瘾）、多食肥胖和儿童多动、攻击、破坏行为等。

常用作惩罚的消极刺激有两类：一类是给予个体痛苦刺激或称厌恶刺激，另一类是令个体失去某些东西，也即让个体为其不良行为付出代价。厌恶刺激种类很多，应根据行为问题的性质和其他各种条件进行选择。常用的厌恶刺激有物理刺激、化学刺激、言语刺激和想象的厌恶刺激。常用的代价有：罚钱（或代币）、隔离、失去看电视的机会、失去游戏的机会等。

要使厌恶疗法（aversion_therapy）达到预期目标，必须掌握以下原则：①消极刺激必须在不良行为发生时始终存在。②消极刺激要达到明确厌恶的水平，或代价的付出确实令人痛苦。③治疗要持续到不良行为彻底消除。④不良行为稍有改变，或替代不良行为

的良好行为一旦出现，就应及时进行鼓励强化。⑤由医生控制逐渐转为由病人自己进行自我控制。

> **案例 10-1　　橡皮圈法**
>
> 张某，男，28岁。性格内向、畏缩，从记事起就喜欢与小女孩玩耍而不敢加入男孩群中，害怕受人欺负。8岁时，他偶与邻居一女孩共睡一床，突然产生了想摸对方身体的念头，却又害怕对方发现，结果便偷偷地抚摸了其头发，遂产生愉快的体验。初中以后，他常借故抚弄女生头发以至引起对方反感，但他却毫不在意，反而更增强了其抚发的欲望。
>
> 二十岁考上大学后，其学习优良，同学关系也不错，唯迷恋女性头发变本加厉，常常不能自控地想设法触摸。在拥挤场合，偶尔触及女性头发或嗅及其香气亦兴奋不已。后来，他因夜间潜入女室剪取女生头发多次被捉拿处分。每次被抓获时，他都承认自己行为丑恶，感到十分懊悔。
>
> 针对张某的恋发欲念，心理治疗师在张某手腕上套上一个橡皮圈，告诉他，每当产生恋发欲念时，就弹击橡皮圈，连续弹击直到欲念消失为止。开始时，张某每日出现恋发欲念7~8次，弹击20次左右方可消除；坚持一周后，欲念减少为每日1~2次，每次只弹3~5次便抑制了；后来更是遇到"机会"时，只要一想到胶圈就常能迅速打消行动念头。
>
> 张某严格遵循医嘱进行，收效明显，第5次诊疗时他高兴地对医生说："现在我见了女生只抱欣赏的态度，而再无接触的欲望，而对过去的一切我现在真切地感到那实在太无聊了"。

（四）示范法

根据社会学习理论中的模仿学习，个体通过反复观看人物模型的良好行为，可不通过强化就形成（学会）这种行为。示范疗法（Modeling）可用于不良行为的矫正、社会技能的训练以及消除临床病人所表现的焦虑反应等。用于示范的模型可分为两种。一种是生活模型：现实生活中能被病人接近的具体人物模型称为活体模型。另一种是象征模型：以电影、录像或小说中的某一角色人物作为模型时，称象征模型。生活示范以患者是否当场参与又分为现场示范与参与示范。有研究表明，在上述示范方法中，参与示范效果最好，现场示范次之，而替代示范效果较差。

三、患者中心疗法

患者中心疗法是由卡尔·罗杰斯于1940年首创的一种心理咨询与治疗方法，患者中心理论以罗杰斯人性观的哲学思想为基础。他认为，人具有自我实现

的内在动力,人能够依据其对现实的知觉来建构自己。患者中心理论的人性观是积极的,乐观的,它对人有极大的信心,认为人基本上是诚实的、善良的、可以信赖的。它强调每个人的价值和个人的尊严。深信人最基本的生存动机就是全面地发展自己的潜能,以使自己成长并达到自我实现。这种积极的人性观对心理咨询与治疗具有深远的影响。

(一) 患者中心治疗的条件

患者中心治疗(client-centred therapy)的条件是由罗杰斯在他的《人格变化治疗的必要和充分条件》一书中提出,罗杰斯充分阐述了促进人格成长的条件,即以下6种:

(1) 两个人心理上的接触。

(2) 当事人处在一种无助、焦虑与混乱状态中,表现出不一致。

(3) 治疗者在治疗关系中是一位完整的人,处在真挚、和谐协调的状态中。

(4) 治疗者对当事人无条件地积极关注、接纳、关怀、尊重当事人。

(5) 治疗者对当事人产生共情,不再从自己的观念和立场来看待对方。

(6) 当事人能够体会感受到治疗者对自己的尊重与共情。

罗杰斯深信,如果这6种条件存在一段时间,建设性的人格改变就会发生。这6种条件不会因为当事人类型不同而改变,而且这些条件是所有心理咨询和治疗的必要的、充分的条件,并且适用于所有的人际关系。

(二) 基本治疗态度

1. 真诚或一致性(genuineness or congruence) 真诚是治疗师表达其内心体验的能力。这是帮助求助者心理健康成长的最基本态度和条件。即治疗师对患者开放、坦白、明朗而又适当、平静地表白治疗过程中自己内心的真实感受和态度。同时,治疗者的内心感受与言语行为应和谐一致,随时觉察和解除沟通障碍,促进患者内心与言行的和谐一致,现实和理想自我的一致。

2. 无条件积极尊重与接纳 要求治疗师把患者作为一个"人"加以关注,按患者本来的样子加以接受,信任患者改变和成长的能力。这在实际的治疗过程中非常的重要。

"尊重"是对患者关心,但不是代替、控制患者,避免使患者能力受损。表现为认真倾听,显示耐心和热忱,对患者所说的话感兴趣,不任意打断患者谈话或改变话题,按患者的观点去理解患者的感情,以便更好地促进患者自由的倾诉。

"无条件"是对患者不加判断地接受。治疗师只是把患者视为一个"人"加以尊重,接受他们的感情

和行为。这并不意味着赞同患者的感情,而是将患者作为"人"的价值和患者行为价值。

3. 通情或设身处地的理解 通情也称同感,它与同情不同,是在相对保持自我的基础上,把自己的观点和价值放在一边,毫无偏见、成见地进入对方内心世界,敏感地领悟对方自己都很少觉察的内心活动的意义。既不搜集隐秘资料,也不去揭露浑然不知的情感,既不造成威胁,也不增加依赖,而是作为患者自信心的伴侣,一起逐步进行对内心世界的自我探索和自我发现,这正是逐步发挥建设性治疗作用。

四、认知疗法

认知治疗(cognitive therapy)是20世纪70年代所发展起来的一种心理治疗技术,是以改变病人对事物的认识为主要目标的一类心理治疗的总称。包括由艾里斯、贝克和迈肯鲍姆(Meichenbaum D)等分别创立的理性情绪疗法(rational-emotive therapy)、认知疗法(cognitive therapy)和自我指导训练(self-instructional training)等。将认知疗法与行为疗法整合,称为认知行为疗法。这些治疗已成为当代盛行的心理治疗之一。认知治疗其基本观点强调认知过程是心理行为的决定因素,包括:①认知活动会影响行为;②认知活动是可以调整和控制的;③通过认知的改变可以达成行为的改变。即认为情绪和行为的产生依赖于个体对环境与事件的评价,评价源于认知的作用和影响,如果个体的认知存在不合理信念,就会导致不适应行为和不良情绪。认知治疗就是通过认知过程的矫正,从而纠正个体不适应行为和不良情绪的治疗技术。主要用于抑郁症、焦虑症、恐怖症、自杀、人格障碍等的治疗。

常见的认知过程中的认知歪曲有4种形式:①任意的推断,即在证据缺乏或不充分时便草率地做出结论;②选择性概括,仅根据个别细节而不考虑其他情况便对整个事件做出结论;③过度引申,是指在单一事件的基础上做出关于能力、操作或价值的普遍性结论,即从一个具体事件出发引申出歪曲的评价;④"全或无"的思维,即要么全对,要么全错,把生活往往看成非黑即白的单色世界,没有中间色。

(一) 理性情绪疗法

1. ABC 理论 ABC 理论是理性情绪疗法的核心理论。A 指诱发事件(activating events);B 指个体对这一事件的看法、解释及评价即信念(belief system);C 指继该事件后,个体的情绪反应和行为结果(Consequences)。其主要观点认为对于 A,每个人会产生不同的 B,而 B 是产生不同情绪和行为的主要原因,即情绪或不良行为并非由外部诱发事件本身引起,而是由个体对这些事件的评价和解释所造成。(表 10-2)

表 10-2　ABC 理论表

A（诱发事件）	B（对事件的解释、评价、看法）	C（行为结果）
考试不及格，必须补考。	甲：糟透了！我完蛋了，补考也未必及格，别人会看不起我了，今后抬不起头做人了。	整日郁郁寡欢，情绪低落，烦躁，不参加集体活动，不与人交往，总低着头。
	乙：成绩并不完全代表我的水平和能力，一次失利是正常的，下次我一定能够考好！	情绪未受明显影响，生活、学习正常。

从上述例子中可以看出，对于同一个诱发事件 A，不同的观念可以导致不同的结果。如果 B 是合理的、现实的，那么由此产生的 C 也就是适应的；否则不合理的信念就会产生情绪困扰和不适应的行为。ABC 理论认为，个体的认识系统如果产生不合理、不现实的信念 B，则是导致其情绪障碍和神经症的根本原因。

2. 理性情绪治疗的方法　理性情绪治疗就是要以理性治疗非理性。帮助来访者以合理的思维方式代替不合理的思维方式，以合理的信念代替不合理的信念，从而减少不合理信念给他们的情绪带来的不良影响，通过改变认知而减少或消除他们已有的情绪障碍。

基本治疗目标包括：①认识到对问题进行理性情绪分析对自己是非常有益的；②识别藏在痛苦背后的非理性信念；③揭示如何对这些非理性的信念进行质疑和辩论；④将这种质疑和辩论的学习推广到对新问题的非理性信念进行质疑和辩论。

理性情绪疗法的过程可以用 ABCDE 模式来表明：A——诱发性事件；B——由 A 引起的信念（对 A 的评价、解释等）；C——情绪和行为的后果；D（disputing）——对不合理信念进行质疑和辩论，这是治疗的关键；E（effect）——通过治疗达到新的情绪及行为的治疗效果。常用的合理情绪治疗的方法主要有：与不合理信念辩论、合理情绪想象、家庭作业及行动的方法等。

（1）分析 A 和 C：对最痛苦、最紧迫的事件 A 做描述，判断患者由 A 所引起的情绪和行为问题的后果 C。可以把消极情绪看成有一定适应性作用，此时暂不对后果进行质疑。

（2）探讨 B：探讨事件 A 和后果 C 之间的信念。可以与患者探讨："当……的时候，你是怎么想的？""如果你的想法不同，情绪会不同吗？"患者常会有一些理性的信念和情绪反应，医生或治疗师要进一步探讨那些诱发极端和消极情绪的信念，了解患者实际相信的东西。同时让患者清楚导致其不良情绪的根本原因是其本身的非理性信念和思维。

（3）与不合理信念辩论：一旦识别关键的非理性信念，就可开始与不合理信念辩论。其特点是通过治疗者积极主动的、不断的提问来向对方的不合理信念进行质疑，用科学的方式向来访者所持有的不合理信念进行挑战和质疑，以动摇他们的这些信念。

（4）理性情绪想象技术：患者的情绪困扰有时就是其自我给自己传播不合理信念所导致的，其在头脑中夸张地想象各种失败的情境，从而产生不适应的情绪和行为反应。理性情绪想象技术就是要帮助来访者停止这种传播的方法。

（5）认知家庭作业：认知性的家庭作业也是理性情绪疗法常用的方法。实际上是治疗者与来访者之间的辩论在一次治疗后的延伸，即让来访者自己与自己的不合理信念进行辩论，理性情绪治疗主要采取自助量表和理性自我分析报告两种形式。

案例 10-2　　　　想跳楼的女孩

小叶，女，小学三年级。由于身体肥胖，班上的一些调皮学生给她起绰号"大肥猪"。在做眼保健操的时候，她因为没闭上眼睛，被同学取笑："不会做啊，真是大肥猪！"体育课上，因未能完成一个动作，男生笑她："肥猪"。她很气愤觉得人格受到侮辱，也觉得自己真的很丑，为什么自己会长成这样，于是想要跳楼。

分析小叶这件事——同伴交往引起的苦恼，A 诱发事件——小叶身体肥胖，被取笑为"肥猪"；B 个体信念——小叶觉得自己丑，觉得受到了同学的人格侮辱；C 行为结果——逃避同伴交往，想跳楼。

心理治疗师首先改变了小叶对"猪"的看法，由讨厌猪变成喜欢"猪"，随后让小叶正视了同学之间互相起绰号这件事情的意义。

小叶的个体信念 B 从"觉得自己丑，真的像讨厌的'肥猪'，觉得受到了同学的人格侮辱"转变为"要做一个超级可爱的'快乐猪'"，那么她的行为结果 C 也逐渐会从"逃避同伴交往，想跳楼"行为转变为"乐意交往，积极交往"。

（二）Beck 的认知疗法

1. Beck 认知疗法的理论

（1）异常认知因素

1）消极的自动思维（automatic thoughts）：这是一种似乎不随意、不容易消除的思维和想象。认知治疗方法不仅注意外部世界对人的刺激作用，也注意由此产生的情绪、行为反应，更注意刺激与反应中间的认知过程。认知产生了情绪以及行为，异常的认知产生了异常的情绪反应（如抑郁症、焦虑症）。如抑郁症患者的自动思维，是集中在自我、环境和未来的丧失主题上，把自己视为缺乏获得满足的必要品质的丧失者,把环境视为阻止自己获得满足的不可克服的障碍,把未来视为自己的处境毫无改进的希望。

2）消极的认知偏见(cognitive biases)或称认知歪曲(cognitive distortions):这是一种以系统和恒定的方式,做出与通常接受的客观现实尺度相违的判断和结论。Beck认为,在情绪障碍中,认知偏见或歪曲是原发的,情绪障碍是继发的。

3）异常认知结构:这是控制事物解释的普遍和稳定的消极认知图式,类似理性情绪疗法的非理性信念。其常见的表达方式为"如果……那么……",并常有"必须"的非理性指令,又称为功能不良假设(dysfunctional assumptions)。如"如果我要成功,那么就必须在所有的方面都是最好的。""如果我要安全,那么就必须预测和准备所有可能的危险。"这些信念和假设,往往是生命早期学会的,并成为理解自己环境的深层思想原则。

（2）认知与情绪:情绪的认知模式认为,情绪是认知(概括、推理、判断等)对事件的反应,不同的认知产生不同的情绪反应。Beck基本同意攻击学说,但增加了认知内容,他认为产生愤怒的必备条件是觉得自己受到了"攻击"(包括躯体的伤害、批评、拒绝、辱骂、剥夺、反对、限制等)。攻击可分为直接、显而易见的,也可以是间接的。如果认为自己的力量能与对方抗衡,会出现愤怒;如果认为对方力量强于自己,则产生焦虑。

（3）认知与精神障碍:人们能够对环境做出恰如其分的反应,面对各种危险、挫折、失望,能够保持良好的适应。但是,各人都有特殊的易感性,在某种情况下可能做出不现实的估计和认知,出现不合理、不恰当的反应,这种反应超过一定的限度,就容易发生精神障碍。

2. Beck 的基本认知治疗技术　根据 Beck 1985 年归纳的认知治疗基本技术,共有下述5种:

（1）识别自动性想法:自动性想法是介于外部事件与个体对事件的不良反应之间的那些思想,大多数患者并不能意识到在不愉快的情绪之前会存在着这些想法,并且自动构成他们思考方式的一部分。在治疗过程中首先要教会患者识别自动性想法,尤其是识别那些在愤怒、悲观和焦虑等情绪之前出现的特殊想法。治疗师可通过提问、指导患者想象或角色扮演来发掘和识别自动性想法。

（2）识别认知性错误:焦虑和抑郁患者往往采用消极的方式来看待和处理一切事物,他们的观点往往与现实存在很大的矛盾,并赋予悲观色彩。一般说,病人识别认知错误要比识别自动性想法困难得多,因为有些认知错误相当难评价。因此,为了识别认知错误,治疗医生应该听取和记下患者诉说的自动性想法以及不同的情景和问题,然后要求患者归纳出一般规律,找出其共性。

（3）真实性检验:识别认知错误以后,接着同患者一起设计严格的真实性检验,即检验并诘难错误信念。这是认知治疗的核心,只有这样才能改变患者的认知。在治疗中鼓励患者将其自动性想法作假设看待,并设计一种方法调查、检验这种假设,结果他可能发现,自己的这些消极认知和信念超过95%是与实际不符的。

（4）去注意:大多数抑郁和焦虑患者感到他们是人们注意的中心,他们的一言一行都受到他人的"评头论足",因此,他们一致认为自己是脆弱的、无力的。如某一患者认为他的服装样式稍有改变,就会引起周围每一个人的注意和非难,治疗计划则要求他衣着不像以前那样的整洁去沿街散步、跑步,然后要求他记录不良反应发生的次数,结果他发现几乎很少有人会注意他的言行。

（5）监察苦闷或焦虑水平:许多患者往往错误的坚持认为他们的焦虑会一成不变地存在下去。实际上,焦虑的发生是波动的。如果人们认识到焦虑有一个开始、高峰和消退过程的话,那么人们就能够全面认识焦虑的性质和特点,并且比较容易地控制焦虑情绪。因此,鼓励患者对自己的焦虑水平进行自我检测,促使患者自己现身说法的识别情绪波动的特点,这也是认知治疗的一个常用手段。

五、其他疗法

（一）集体心理治疗

集体心理治疗(group psychotherapy),又称团体治疗,指治疗者同时对许多患者在集体情境中提供心理帮助的一种心理治疗的形式。一般而言,集体心理治疗是由1~2名组长(心理治疗师)主持,根据组员问题,组成同质或异质、封闭或连续式的治疗小组;通过商讨、训练、引导,解决组员共有的发展课题或相似的心理障碍。集体的规模因参加者问题的性质不同而不等,少则3~5人,多则十几人。通过几次或十几次集体聚会,参加者就其共同关心的问题进行讨论,相互交流,共同探讨,彼此启发,支持鼓励,使组员观察分析和了解自己和他人的心理行为反应,从而改善人际关系,增强社会适应能力,促使人格成长。

1. 作用原理　集体心理治疗可通过4个方面来实现:

（1）团体的感情支持:在治疗集体中成员可以感受到他人的接纳,发现自己症状与他人的相同性以消除因症状引起的自怜和责备,在集体中自由地倾诉和发泄,获得适当的关心与安慰,并可从他人进步的经验中形成对治疗的希望和信心。

（2）群体的相互学习:在集体中可交流信息与经验,模仿他人的适应行为,通过群体中他人的反馈了解和调节自己的社会行为。

（3）群体的正性体验：包括享受群体团聚性和领悟互助原则，前者指让参与者体会到成员间的相互关心，相互帮助，团结一致的群体体验，后者指让成员体会"人人需要帮助"的人生道理，感受由于帮助他人所产生的被需要感，并在帮助中提高自信，促进自我成长。

（4）重复与矫正"原本家庭经验"及情感：原本家庭经验是指每个人在自己小时候所体验的家庭关系，集体心理治疗中通过描述重复这种体验，发现并矫正不良体验，帮助成员改变基于过去的病态行为。

2. 方法与技术

（1）动力-交互关系法：采用心理动力学技术，以改善不良人际关系为目标，鼓励患者逐渐习惯在集体中自我表达并评价他人。常用于神经症患者，每星期1~5次，可持续数月至1年。治疗者的作用仅在于引导，使各个体暴露问题后，通过其他成员的提醒及启迪达到领悟，以促进人格完善而消除症状。

（2）经验性集体治疗：基于人本主义的观点，强调个体在集体中获得经验，达到自我"觉醒"。有时要求患者无拘无束地暴露思想和感情，并心甘情愿地接受他人的坦率评论，甚至包括直言不讳的、带浓厚感情色彩的评议和争论。治疗者可安排各种丰富的集体活动，因该法需时较长，有人称之为"马拉松式"集体治疗。

（3）交往模式矫正治疗：主要有两大类：一为成熟的成人间的交往；二为不成熟模式，在成人交往中采用"儿童与父母交往式"或"童年伙伴式"，由之常产生人际紧张，引起交往中的矛盾。

治疗分四个阶段：①结构分析，自我分析交往的层次。②交往关系分析，共同分析当前集体中各人的交往方式。③游戏分析，设计和安排各种游戏，部分参与，部分旁观，活动后讨论游戏中的交往方式。④"原型"分析，原型为童年期建立持续至今的一些非适应现象，通过分析自我认识病态及不良行为的根源和性质，以利自我矫正。

（4）心理剧启示法：属集体治疗范畴，"脚本"源于集体中某成员或某家庭的生活，"剧情"着重反映人际关系中的矛盾及问题，常采用"互换角色法"，扮演者往往能设身处地地体验交往对象的感受，旁观者也可参与讨论分析，由于该形式一反心理治疗的枯燥乏味，通过演出在笑声或情感激发后，往往有所启迪，借以调整及修正在人际交往中的不良行为表现。

（二）家庭治疗

家庭治疗（family therapy）是以"家庭"为治疗对象的一种心理治疗方法，它以整个家庭为对象来规划和进行治疗，把焦点放在家庭成员之间的关系上，而不是过分地关注个体的内在心理构造和心理状态，因此，家庭治疗属于广义的集体心理治疗的范畴。

1. 理论背景

（1）系统论观点：该理论认为家庭远胜于家庭成员的总和。首先，家庭是一个系统，这个系统由多个亚系统组成，每个亚系统有其特有的位置和作用。其次，认为一个成员病态行为的塑造及消亡，受家庭影响同时也反向影响家庭。第三，健康家庭的标志是有健全的家庭结构。因此，治疗整个家庭入手。

（2）家庭负担理论：特指家庭因其成员患精神疾病而产生种种负担，治疗则从对患者的照料管理、应对技能、疾病预防知识学习角度予以辅导教育。

（3）情绪表达（EE）理论：该理论从五个方面反映亲属对精神病患者的态度及情绪：①批评性；②敌对性；③情感过多卷入；④温馨感；⑤赞扬性。经研究表明，批评性评分大于6分，情感过多卷八分中等以上（3分），或任何敌对性的评分，即为"高EE"家庭，反之则为"低EE"家庭，高EE家庭的患者复发率为低EE的5倍之多，治疗的任务便是降低EE水平。

2. 家庭治疗模式

（1）结构性家庭治疗：家庭结构包括成员间的沟通方式、权威的分配与执行、情感上的亲近与否、家庭角色的界限是否分明。找出上述结构中的偏差，并进行纠正是该治疗的重点所在。评估结构问题，可用"家庭形象雕塑"的技巧来测定各成员的心理知觉，治疗者可让各成员排列各自心目中家人关系的位置及距离远近，再开展针对性的治疗。

（2）动力性家庭治疗：基于心理分析理论认为家庭当前的问题起源于各成员（尤其是父母）早年的体验，治疗者的任务是发掘治疗对象的无意识的观念和情感，与当前家庭中行为问题的联系，通过深层心理及动机的分析了解使他们恢复"自知力"，着手改善情感表达，满足与欲望的处理，促进家人心理成长。

（3）行为性家庭治疗：着眼于可观察到的家庭成员间的行为表现，建立具体行为改善目标和进度，充分运用学习的原则，给予适当奖赏或惩罚，促进家庭行为的改善。

（4）策略性家庭治疗：着眼于改进认知上的基本问题，首先要对家庭问题的本质有动态性的了解，建立有层次有次序的治疗策略。例如，孩子依赖母亲的近因是母亲的娇宠，使孩子"永远长不大"，而由于夫妻间缺乏温情这是远因，使妻子的重心一直放在孩子身上，寻找寄托。治疗则应从远因着手，对父亲（丈夫）角色开始进行帮助，从而促使家庭成员采取积极行动，解决家庭问题。

（三）夫妻治疗

夫妻治疗（marital therapy）始于19世纪初。当时欧美各国社会面临工业化的变迁，相应地带来了夫妻关系的变化和适应困难，婚姻咨询的必要性也随之而来。1950年前后，从夫妻的情感关系来探讨性问题的倾向开始兴起。但只把焦点放在性关系上，而未全盘注意夫妻关系来施行婚姻问题的治疗工作。夫妻治疗,治疗师必须充分了解夫妻关系的真相,才能确立治疗和辅导的方向,帮助夫妻消除病态的关系,建立健康的婚姻生活。一般而言,对夫妻关系进行分析应考虑下列五个方面的问题:①夫妻间的情感;②夫妻间的关系;③夫妻相互扮演的角色;④夫妻间的沟通;⑤夫妻间的性关系。

在婚姻治疗的过程中,施治者应遵守以下几个治疗的基本原则:①主动积极的原则;②兼顾平衡的原则;③保持中立的原则;④重在调适的原则;⑤非包办的原则。

六、危机干预

(一) 危机的概念和类型

所谓危机(crisis)是一种个体运用自己寻常的方式不能应付所遭遇的内外困扰时的反应。急性的情绪、认知及行为上的功能紊乱使个体处于一种心理失衡状态。

危机包括以下几种类型:①发展性危机:人成长和发展的过程中,急剧的变化和转变,如就业、移民、退休。发展性危机一般认为是正常的,但对具体的个案而言是独特的。②境遇性危机:遭遇罕见或异乎寻常的事件,如交通事故、空难、洪水、火灾、5·12汶川地震等。与其他危机区别的关键在于它是随机的、突然的、震撼的、强烈的和灾难性的。③存在性危机:人生的重大问题如目的、责任、独立性、自由、价值、意义等出现了内部冲突和焦虑。

(二) 危机反应

每个人遇到危机时都会有所反应,不同的人对同一性质的事件反应的强度和持续的时间都有所不同。危机反应分为四个不同阶段,分别是冲击期、防御期、解决期和成长期。

冲击期——发生在危机事件后不久或当时,感到震惊、恐慌、不知所措。

防御期——表现为想恢复心理上的平衡,控制焦虑和情绪紊乱,希望恢复受到损害的认识功能。当事人出现心理抵抗、否认事实、拒绝交流等。

解决期——积极采取各种方法接受现实,寻求各种资源努力设法解决问题。焦虑减轻,自信增加,社会功能恢复。

成长期——经历了危机变得更成熟,获得应对危机的技巧。但也有人消极应对而出现种种心理不健康的行为。

(三) 危机干预

危机干预(crisis intervention)是指针对处于心理危机状态的个人及时给予适当的心理援助,使之尽快摆脱困难。危机干预是短程和紧急心理治疗,本质上属于支持性心理治疗,是为解决或改善当事人的困境而发展起来的,以解决问题为主,一般不涉及当事人的人格塑造。

1. 危机干预的目的和方式　危机干预的目的是通过适当释放蓄积的情绪,改变对危机性事件的认知态度,结合适当的内部应付方式、社会支持和环境资源,帮助当事人获得对生活的自主控制,渡过危机,预防发生更严重及持久的心理创伤,恢复心理平衡。危机干预的方式有:电话热线、咨询门诊、家庭和社会干预、信函及网络、现场干预等。

2. 危机干预的步骤

(1) 实现接触、保持联系,并迅速建立一定的关系:干预者应充分利用各种条件尽快与当事人建立一定的关系,让当事人确信并非单独应对,鼓励当事人开口描述危机发生经过及目前感受,并进行自我及干预目的的介绍,表明寻求帮助的意愿,取得当事人的信任。

(2) 危机评估,并确保安全:迅速确定事件、危机的严重程度,当事人对目前危机的应付状况,是否需要用药等其他医学措施,确定需要紧急处理的问题,提供必要的保证和支持,确保当事人的生理、心理安全。

(3) 制定干预目标:干预的最高目标是帮助当事人渡过危机,恢复心理健康,并实现促进成长。但在具体制定干预目标时,应根据当事人的具体情况,制定切合实际的、可操作的可实现的目标。

(4) 实施干预:在具体实施干预之前,应让当事人理解问题的解决和危机渡过需要他的积极配合与共同努力。在激发动机的前提下,帮助当事人了解接受创伤性事件的含义需要时间及可能面临的各种困难等。

(5) 实现目标与随访:经过积极有效的干预,大多数当事人可以顺利渡过危机,恢复心理健康水平。在实施干预时要根据不断了解到的情况、当事人的反应及干预的进程对干预目标和策略进行验证和必要的调整。要善于及时地总结回顾,在结束之前,还应不断强化当事人对应对方式、资源利用及适应技能的使用,增强对处理将来应激事件的自信心。

思 考 题

1. 心理咨询和心理治疗的概念和关系。
2. 心理咨询的技巧有哪些。
3. 精神分析治疗的基本技术有哪些。
4. 请简述一种你所了解的行为疗法,并谈谈你的看法。

(刘　盈　朱宇章)

第十一章 病人心理与医患关系

病人心理(mind of patient)是指病人在生病或产生病感以后伴随着诊断、治疗和护理过程所发生的一系列心理反应或心理变化。为了准确把握病人的心理，必须首先了解病人的心理需要。

第一节 病人的一般心理特点

病人的一般心理指个体患病后所具有的共同心理特征。当个体因患病从一般的社会角色进入特殊的病人角色以后，除了具有同常人一样的心理需要外，还有不同于常人的需要。如果这些需要没有得到满足或没有得到全部满足时，病人就可能产生各种心理反应。

一、病人的心理需要

需要是个体对某种目标的渴求和欲望。病人的需要虽然各具特色，因人而异，但也有共同规律可循，归纳起来常见的共同需要包括下几个方面。

(一) 被认识和被尊重的需要

在人际交往中，一个人如果得到社会认同，受到他人的尊重，就会产生自信、自强的心理体验，感觉到自身价值的存在。而病人由于原有社会角色减弱，以往能够满足需要的途径暂时中断，在新的人际群体中迫切期望被认识、被重视、被尊重。病人认为，被医务人员认识，可以赢得医务人员更多尊重和重视，从而得到更多的关怀和更好的治疗。因此，有的病人可能会有意无意地显露自己较高的社会地位，有的病人则主动接触医护人员进行情感交流，以便得到医护人员的特别关注和较好的医疗待遇。因此，医护人员必须以高尚的医德、精湛的技能和良好的态度为病人提供服务，满足病人的心理需要。

(二) 被接纳的需要

对于住院的病人来讲，远离家人和朋友，进入到一个完全陌生的医疗环境，加之疾病的痛苦和折磨，他们会产生尽快融入这个特殊环境的强烈的愿望。因此，大多数病人都会主动地协调与周围病友的关系，特别是努力地建立与医护人员之间的良好关系，以便被病友和医护人员所接纳。而医护人员应尽可能多地与病人接触，主动将新住院的病人介绍给同室的病友，这样既便于医疗工作的顺利开展，又满足了病人的心理需要，有助于病人形成和保持积极的心理状态。

(三) 对信息的需要

病人住院以后，完全进入到一个陌生的环境，病人不仅非常关注自己病情的变化，而且也特别留意一切与自身疾病相关的信息，如病因、病程、诊断方法、诊断结果、治疗方案、不良反应、诊疗费用、预后甚至医疗水平、医德医风等。如果不能获得这些信息，病人就会感到紧张、焦虑甚至恐惧。因此，医护人员应该为病人建立畅通的信息渠道，并充分利用医患沟通技巧为病人提供必要的相关信息，以便增强病人对医护人员的信任感，从而为医疗活动的顺利开展奠定良好的基础。

> **案例 11-1 患者对医疗信息的缺乏**
>
> 一位细心的患者曾经这样描述自己的就医经历：他因怀疑自己患糖尿病，而到某赫赫有名的大医院就医，在这所医院曾先后两次求助于一位全国闻名的内分泌方面的权威。第一次，那位权威花了 10 分钟接待他，其中对话大概用了 30 多秒，只是很简单地问了一些问题，然后，该权威用了近 10 分钟的时间，填写了 23 张化验单，最后，关照他如何去做这些化验并叮嘱他什么时候再来找他。第二次，就诊时间大约 12 分钟，这位权威用了近 10 分钟一张张地看化验单，一边看一边自语，然后，用了 1 分半钟来开处方，共开了 4 种药，最后，权威用了半分钟多一点简单介绍了药物的服用方法，这样整个就医过程便结束了，两次总共对话不过十来句，而费用却近 2000 元(不含药费，仅专家门诊费加检测费)，且患者尚不知自己是否患了糖尿病。

（四）安全感和疾病康复的需要

疾病的检查和治疗总是带有一定的探索性，有时甚至可能有危害性或危险性。病人在求医的过程中，心理活动十分复杂，对诊断、检查、治疗等既寄予期望又心存恐惧。病人的这些心理活动，应当引起医护人员的高度重视，对需要实施的任何诊断、治疗措施，都应该与病人沟通，耐心解释说明情况，以减少病人的疑虑和恐惧，消除病人的顾虑。

二、病人常见的心理变化

从心身一元论的观点出发，人的心理与生理功能是相互联系、相互影响的。心理问题可以影响病人的躯体健康，躯体疾病反过来也会直接或间接地改变病人的心理和行为。在疾病状态下，病人会出现一些和健康人有所不同的心理现象，称之为病人的心理反应，发生的原因有两种，一是源于疾病，二是源于医疗活动。

（一）病人的认知活动特征

感知方面，病人可以表现迟钝，也可有过于敏感的情况。有的病人对食物的香味感觉迟钝，食之无味；另一些病人却由于过度关注病情变化，从而对某些刺激的感受性增高，甚至可以感觉到自己的心跳和胃肠蠕动。有的病人出现时间感知错乱，分不清昼夜或上下午，有的病人感觉"度日如年"等。

许多病人有不同程度的记忆力减退，如不能准确回忆病史，难以记住医嘱，甚至对刚刚做过的事也难以回忆。

思维能力也可受到损害。表现为判断能力下降，遇事瞻前顾后，犹豫不决，也有的病人草率做出决定。遗憾的是这些决定很快又成为了新的苦恼的起源。

病人存在期待心理，希望得到同情和支持，得到认真的诊治和护理，盼望早日康复。病人将期望寄托于医术高超的医生，寄托于护理工作的创新，寄托于新方妙药的发明。病人的期待心理是其渴望生存的精神支柱，是一种积极的心理状态，客观上对治疗是有益的。医务人员应正确引导，给病人以希望，增加病人战胜疾病的信心。

（二）病人的情绪变化特征

在病人的各种心理变化中，情绪变化是病人体验到的最常见、最重要的心理变化，临床上常见的情绪问题有焦虑、恐惧、抑郁、愤怒等。

1. 焦虑　焦虑是个体感受到威胁或预期要发生不良后果时产生的情绪体验，其中包括着急、担心、紧张、不安和害怕等成分。引起病人产生焦虑的原因主要是对疾病的担心，如对疾病的病因、转归、预后不明确；希望对疾病做更深入的检查，但又害怕出现不利

的结果，忧心忡忡；对存在一定风险的检查和治疗感到害怕等。焦虑常在候诊、等待检查结果、等候处置或手术时发生。

焦虑常伴有明显的生理反应和躯体症状，如心率加快、血压升高、呼吸加深加快、面色苍白、口干、颤抖等，此外还常出现失眠、头痛、食欲不振等。

医务人员对病人的焦虑情绪应给予足够的重视，首先应让病人尽快熟悉和适应医院的环境，关心、同情病人的处境，及时解释和明确解答疾病的情况，对有些检查和治疗方法事先应给予简要的介绍，让病人在接受之前有一定的心理准备，尤其是手术前的心理准备可以明显减轻病人的焦虑情绪。

2. 恐惧　恐惧是无力摆脱某种危险或不良后果时出现的负性情绪。恐惧与焦虑不同，焦虑的对象是带有不确定性的和潜在威胁的事物，而恐惧的对象则往往是已经发生的现实中的人、场所或危险事物。引起病人恐惧的因素主要是害怕疾病带来的一系列不利影响，如害怕疼痛，害怕疾病导致生活或工作能力的减弱等。社会经历不同的病人，恐惧的表现形式不同。儿童病人的恐惧多与黑暗、陌生、疼痛有关；成年人的恐惧则多与损伤性检查、手术疼痛和手术后果相联系。恐惧情绪发生时往往伴随自主神经的兴奋，表现心悸、呼吸加快、出汗，甚至可能有逃避行为的出现。

医务人员应该认真分析病人恐惧产生的原因，倾听病人的叙述，观察病人的反应，针对病人的具体情况，给予安慰、解释和保证，以达到减轻或消除恐惧情绪的目的。

3. 抑郁　这是患病后病人普遍的情绪反应，是一组以情绪低落为特征的情绪表现。轻度的抑郁可能表现为心境不佳、悲观失望、自信心降低、兴趣减退等；严重的抑郁可能表现为睡眠障碍、无助、绝望、回避、兴趣丧失甚至轻生。病人的抑郁情绪，主要由治疗不顺利、不理想所致。长期抑郁对病人极为不利，它会降低病人的免疫功能，从而增加对病人原有疾病的治疗难度或引发新的疾病发生。

医务人员应主动为病人提供积极的治疗信息，给病人更多的解释、开导，采取各种方法消除或减轻病人的躯体症状，使病人树立战胜疾病的信心和勇气。

4. 愤怒　愤怒是个体在实现目标的过程中受挫时产生的情绪反应。由于患病严重阻碍了病人原有理想、抱负的实现，所以，在疾病过程中，愤怒是一种十分普遍的情绪反应。愤怒情绪多发生于病人治疗受挫的时候，如医疗条件限制、医疗技术水平较低、个人身体状况较差或患上难以甚至无法治疗的疾病。严重的愤怒可以导致攻击行为的发生，被攻击的对象可以是家人、医护人员甚至病人自己。遇到这种情况，医护人员应该冷静对待，避免与患者发生争吵，通过耐心细致的解释，平息病人的愤怒情绪。

医疗工作中,医护人员不仅自己应当理解和体谅病人的愤怒反应,进行恰当的引导,而且还应向病人家属说明愤怒反应与攻击行为的产生是由于治疗受挫所致,使病人能得到家人和周围人的体谅与关心。

(三) 病人的行为反应特征

疾病的治疗过程对病人来讲就是一个以恢复健康为目的的意志行为过程。在这个过程中,病人意志行为的变化主要表现为主动性降低而对他人的依赖性增加。依赖是进入病人角色后产生的一种退化或幼稚化的心理和行为模式。病人怕受冷落,总希望亲人陪伴,担心别人会远离自己。患病后变得被动依赖,自己能胜任的事情也不愿去做,有时故意呻吟不止,以获取别人更多的关心和呵护,成为人们关注的中心,如果目的不能实现,则会产生被遗弃的焦虑,或因自认为已成为家庭、社会的累赘而产生自卑感,从而严重影响治疗效果。

姑息迁就病人的依赖行为难以培养病人与疾病作斗争的信念,因此,医护人员应尽量发挥病人在疾病过程中的积极主动性,对严重依赖者给予必要的心理干预。

(四) 病人的人格变化特征

一般来说人格是比较稳定的,通常不会随时间和环境的变化而发生变化。但在某些特殊的情况下,如患难以治愈的慢性疾病、恶性肿瘤或会带来极其严重后果的疾病时,有可能导致病人的世界观、人生观发生改变,从而引起人格的变化。病人可表现为独立性降低而依赖性增强,被动、顺从、缺乏自尊等。尤其是一些慢性迁延性疾病或疾病导致严重的体像改变时,病人很难适应新的行为模式,以致改变了其原有的一些思维模式和行为方式,使人格发生改变。

第二节 病人的心理问题及干预

病人患病种类繁多,病因复杂,病情轻重不一,病程长短各异。有的疾病起病较急、病情危重,而有的则隐匿起病,呈慢性经过,很难表述各种情况下病人的心理变化特点。本节主要介绍门诊病人、慢性病人、手术病人和临终病人的心理问题与干预。

一、门诊病人的心理问题及干预

(一) 门诊病人的心理问题

门诊病人是指在常规门诊时间前往就医的非急诊病人。由于门诊病人诊疗过程中与医护人员接触时间相对较短,病因、病种和预后差异较大,因此,门诊病人有一些独特的心理表现。

1. 希望能及时就医 到医院门诊就医的病人对医院环境极为陌生,加之医院分科越来越细,究竟应

该到哪个科去就诊,这给病人带来了很多的困惑,往往是楼上楼下各处询问,辗转好几个科室最后才"对口",这让很多病人心烦。同时,到医院就诊的病人都希望能尽快得到诊治,面对长长的挂号、候诊、取药队伍,病人往往是茫然不知所措。

2. 期盼技术高超、经验丰富的医者为其诊治 由于病人缺乏医学知识,加之对疾病的恐惧,因此,总是希望经验丰富、技术高超的医生给自己诊治。部分病人为了达到让医术精湛的医生给自己诊治的目的,到处托熟人找关系。

3. 期盼明确的诊断和妥善的治疗 病人患病后急切想知道自己患了什么病,病程及预后如何,因此,就诊时往往期盼医生对他的疾病给予全面而详细的检查,希望医生能将确切的检查结果和明确的诊断告知他,并给予妥善、有效的处置。

(二) 门诊病人的心理干预

心理问题干预是指运用心理学的理论和方法,改变病人心理活动状态和行为,使其趋向康复的过程。

1. 热情接待病人 针对病人对医院环境陌生,门诊导医人员应热情接待病人,减轻病人的焦虑和紧张情绪,耐心指导病人如何挂号,到哪里就医,怎样检查,尽可能地解除病人的疑惑。

2. 灵活安排就诊 门诊病人的情况千差万别,医护人员应理解病人的求医心情,给予灵活的引导。对疑难病症或多次就诊未明确诊断者应尽可能引导到合适的医生处进行诊治。对于不同的情况要善于分析,区别对待,灵活安排,以便病人能得到及时的医治。

3. 加强信息交流 对于病人有关疾病方面的困惑,医护人员应主动耐心地进行沟通和解释,如检查结果如何及有何意义?病人所患疾病是什么?有什么危害?应如何治疗?所开药物如何服用、服药过程中的注意事项、药物可能出现的毒副作用、何时来院复诊等。医护人员科学的解答可消除病人的疑惑,对疾病的治疗可以产生积极的作用。

二、慢性病人的心理问题及干预

慢性病是指病程长达 3 个月以上,症状相对固定、常常缺乏特效药治疗的疾病。据 WHO 调查,各国慢性病的发病率呈逐年上升的趋势,严重危害人们的健康,给社会经济发展造成巨大的损失。慢性病的综合治疗中心理干预对控制慢性病的发展有重要意义。慢性疾病病因复杂,病程较长,病情时好时坏,疗效不佳,有的慢性病病人因病而丧失或部分丧失社会生活能力,其心理变化极为复杂。

(一) 慢性病人的心理问题

1. 抑郁心境 慢性病长期迁延不愈,部分病人

甚至丧失劳动能力,其事业、家庭和经济蒙受了巨大的损失,病人常常感到沮丧、失望、自卑和自责,认为自己因病而成为了他人的累赘。因此,对生活失去热情,加之疗效欠佳,不良情绪与日俱增,丧失了治疗的信心,有的甚至产生消极意念,有"生不如死"的轻生念头。

2. 怀疑心理与不遵医行为 慢性疾病病因复杂、病程长、疗效不理想,病人常因对慢性疾病缺乏认识,或因疗效不明显而怀疑治疗方案无效或医生的医疗水平不高。因此,有的病人反复要求其他医生会诊或改变治疗方案,有的擅自到院外治疗,甚至有的病人自行更换药物,影响医患关系和治疗效果。

3. 病人角色强化 慢性病病人因长期患病、休养、治疗,早已习惯了别人的关心和照顾,"继发性获益"强化了病人在心理上对疾病的适应,表现出有较强的依赖性,强烈需要他人关注,心理变得脆弱和表现社会退缩,回避复杂的现实问题。但若病人长期依赖他人照料,心安理得地休养,将影响疾病的好转。

4. 药物依赖或拒服药心理 很多慢性病病人由于长期服用某种药物,而对这种药产生了依赖的心理,有时由于病情已经稳定需要停用该药,或者由于病情需要换用其他药物时,病人会感到非常的紧张和担心,甚至出现躯体反应;但也有一些慢性病人因为担心药物的副反应大,对药物产生恐惧心理,不遵从医嘱甚至偷偷将药扔掉,严重影响疾病的治疗。

(二)慢性病人的心理干预

慢性病病人的综合治疗是一个长期的过程,应设计一个科学合理的心理干预计划。慢性病病人多为长期或反复住院者,往往有多处求医经历,对自身所患疾病有较多的了解。因此,医护人员只有与病人建立相互参与型的医患关系,才能调动病人的积极性。和谐的医患关系能够促进病人树立对诊治和护理的信心,促进病人积极地配合医护工作,改善对疾病的消极心理。

在医患心理沟通良好的前提下,向病人解释心理状态和疾病之间的关系,不良心境对健康的消极影响,告知疾病复发的原因、治疗和休养中应注意的问题,以及目前所采取措施的缘由,以强化病人主动配合,遵从医嘱。同时,鼓励病人家属、亲友等共同关心和支持病人,以便缓解和消除病人的消极情绪,增强病人战胜疾病的信心。

三、手术病人的心理问题及干预

无论什么样的手术对躯体来说都是一种创伤,尤其是有的手术危险性还较大,病人会产生各种各样的心理反应。这些心理活动会影响手术效果及术后的康复,因此,应该了解手术病人的心理特点并采取相

应的措施进行干预,以消除其消极心理,获得最佳的手术效果。

(一)手术前病人的心理问题及干预

1. 手术前病人的心理问题 手术是一种有创性的医疗手段。手术前,由于病人对手术缺乏了解,害怕术中疼痛,担心手术发生意外,甚至死亡,因而焦虑、担忧和恐惧。具体表现有心慌、手抖、出汗、坐立不安、食欲减退、睡眠障碍等。病人产生极为矛盾的心理,既想接受手术又害怕手术,有的病人借口拖延手术日期或拒绝手术。个别病人在手术前因为过度紧张,刚进手术室便大汗淋漓、心跳加快、血压下降,不得不暂缓手术。

2. 手术前病人心理问题的干预 首先,耐心听取病人的意见和要求,并向其阐明手术的必要性和安全性;然后,及时向病人和家属提供有关手术的信息,如手术的简略过程,手术应注意的事项,术中、术后可能使用的医疗设施及可能出现的不适感;安排家属、朋友及时探视,增强病人治疗疾病的信心,减轻术前恐惧;鼓励病人学习减轻术前焦虑的常用行为控制技术。

(二)手术中病人的心理问题与干预

1. 手术中病人的心理问题 手术中病人的心理问题主要是对手术过程的恐惧和对生命的担忧。局麻和椎管内麻醉使病人始终处于清醒状态,他们对手术过程的各种信息高度关注,并以此来推测自己病情的严重程度以及手术是否进展顺利。因此,医务人员术中出现的不恰当的话语是导致病人不良心理反应的重要原因。

2. 手术中病人心理问题的干预 当病人在清醒状态下接受手术时,手术者及有关工作人员应谨言慎行,不使用有可能让病人担心和焦虑的语言,不讲与手术无关的话题以免造成病人误解;发生意外时应保持镇定,切忌惊慌失措、大声喊叫,导致病人恐惧紧张。

(三)手术后病人的心理问题与干预

1. 手术后病人的心理问题 术后由于疾病痛苦解除病人会产生短暂的轻松感,但是术后2～3天,由于手术创伤引起疼痛和不适,加之担心切口裂开或出血,躯体不能自主活动,病人会感到痛苦难熬、躁动,产生沮丧、失望、失助和悲观的心理。尤其手术使病人部分生理功能丧失或体貌改变时,或手术效果达不到病人预先的期望时,病人会产生一系列严重的心理反应。

2. 手术后病人心理问题的干预 麻醉清醒后,应立即向病人反馈手术的有利信息,给予鼓励和支持;了解病人疼痛情况,及时给予镇痛药减轻疼痛;通过心理疏导,帮助病人克服消极情绪。有的病人消极情绪的产生是因为评价手术疗效的方法有误,因此,医护人员应将正确的评价疗效的方法告诉病人,让病

人感到自己正在康复之中。

四、临终病人的心理特点及调适

了解个体临终前心理变化的特点，帮助个体宁静、坦然地面对死亡，尽可能减轻临终前身体和心理上的痛苦，增强临终者心身适应能力，提高临终生活质量，维护临终者的尊严，是医务工作者应尽的职责。

▎（一）临终病人的心理

临终病人由于疾病的折磨，对生的依恋，对死的恐惧，使其临终心理活动和行为极其复杂。1964年，美国精神病学家罗斯（Ross K）通过研究提出临终病人心理发展大致经历了五个阶段。

1. 否认期　多数病人在得知自己的疾病已进入晚期时，表现震惊和恐惧，并极力否认突如其来的"噩耗"，不承认、不接受自己患有无法逆转的疾病的事实。认为诊断出了差错，遂怀着侥幸心理，四处求医，希望证实先前的诊断有误。这是否认心理防御机制在起作用，有其合理性，暂时的否认可以起到一定的缓冲作用，以免当事人过分痛苦。病人的这种心理一般持续数小时或数天。

2. 愤怒期　随着病情日趋严重，否认难以维持。强烈的求生愿望无法实现，极大的病痛折磨，加之对死亡的极度恐惧，导致病人出现不满、愤怒的心理反应。通常愤怒的对象是家人、亲友和医护人员，对周围一切挑剔不满，充满敌意，不配合或拒绝接受治疗，甚至出现攻击行为。

3. 协议期　当意识到愤怒怨恨于事无补只能加速病程时，病人开始接受和逐步适应痛苦的现实。求生的欲望促使病人与疾病抗争，此时，病人积极配合治疗和护理，希望通过医护人员及时有效的救助，疾病能够得到控制和好转，期望医学奇迹的出现。

4. 抑郁期　虽然病人积极地配合治疗，但病情仍日益恶化，病人逐渐意识到现代医疗技术已回天乏力，死之将至，病人存有的希望彻底破灭，此时，万念俱灰，加之频繁的检查和治疗、经济负担的压力和病痛的折磨，病人悲伤、沮丧、绝望，终日沉默寡言，对周围的事情漠不关心。但病人害怕孤独，希望得到家人和亲友的同情和安抚。

5. 接受期　面对即将来临的死亡，病人无可奈何地接受了这一残酷的现实，已不再焦虑和恐惧，表现安宁、平静和理智，对一切漠然超脱，等待着与亲人的最后分别，等待着生命的终结。

▎（二）临终病人的心理调适

临终关怀以提高临终阶段的生命质量为宗旨，体现对生命价值的尊重，对临终病人的心理调适是临终关怀的重要组成部分。首先，应有效地帮助病人解除各种不适的症状，尤其是疼痛这一严重而常见的躯体症状，以减轻病人的恐惧、焦虑和抑郁的情绪；其次，理解和同情临终病人的处境，重视他们的要求，态度诚恳，语言温馨，操作轻柔，处处体现对病人的尊重，用真挚的情感关心体贴病人，陪伴临终病人度过生命的最后历程。

第三节　医患关系及沟通技巧

人们在社会生产和生活中，不断地与他人发生某种接触或交往，在相互接触和交往过程中，双方总是相互作用和相互影响，从而建立起各种各样的关系。这种存在于人与人之间的关系叫做人际关系。

> **视窗 11-1　　医患关系的性质**
>
> 医患关系性质究竟是归属行政法律关系，还是归属民事法律关系，是信托、诚信关系，还是合同、契约关系成为争论的焦点。目前主要有4种观点：①香港大学医学院许志伟教授从医学专业的产生、特点的历史分析出发，认为医患关系首先而且主要是一种信托、诚信关系。当然也是一个多层次、多维度的关系，但是诚信是医患关系的基础。②医患关系是一种合同、契约关系。从一般经济现象角度来看，医患关系有契约性质，双方在伦理和法律地位上是独立和平等的。从医疗活动中患者知情同意书的事实存在和当前的医疗纠纷、诉讼、医疗赔偿来看，医患关系的合同、契约性质似乎更清晰。③医患关系既是诚信关系，也是契约关系。从传统医学的概念上来讲，医患之间完全信任，医患关系具有稳定和单一的明显特征。医生对患者的疾病要全面考虑和负责，患者把生命和健康全部寄托于医生。④东南大学孙慕义教授认为，从原因上分析，医患关系是一种复杂的、具有契约性质、消费倾向、经济伦理和法律内容的特殊的不对称的专业关系，具有综合性的特点。当前而言，文化背景、经济发展、媒体的负面作用和患者知情同意权、健康权的重视、法律意识的增强而法制不健全以及医务工作者医德医风水平的下降、药品流通和采购制度行风问题等都是医患关系紧张的成因。
>
> 资料来源：节选自《中国医院管理》第29卷第3期。

医患关系（doctor-patient relationship）是人际关系的一种，是人际关系在医疗情境中的一种具体化形式。医患关系有狭义和广义之分，狭义的医患关系特指医生与病人的关系。广义的医患关系中，"医"不仅是指医生，还包括护士、医技人员、管理人员及后勤服务人员等；"患"也不仅是指病人，它还包括与病人有关的亲属、监护人和单位组织等，尤其在病人失去或不具备行为判断能力时（如昏迷病人、精神病患者及儿童等），与病人有关的人群往往直接代表了病人的利益。因此，广义的医患关系是指以医生为主的群体与以病人为中心的群体在诊疗疾病和预防保健康复中所建立的一种相互关系。

一、医患关系概述

医患关系是医疗活动中最重要、最基本的人际关系。作为礼仪之邦的中国，自古以来就把"仁爱救人"作为处理医患关系的基本准则。唐代名医孙思邈在《备急千金要方·大医精诚》中指出："凡大医治病，必当安神定志，无欲无求，先发大慈恻隐之心，誓愿普救含灵之苦。"并提出"若有病厄来求者，不得问贵贱贫富，长幼妍媸，怨亲善友，华夷愚智，普同一等，皆如至亲之想。""仁爱救人"的思想不仅是中国历代推崇的美德，而且在西方也一直受到称赞和肯定。著名的希波克拉底誓言中说："我一定尽我的能力和思虑来医治和扶助病人，而绝不损害他们。""无论我走近谁的家庭，均以患者的福利为前提，务期不陷于腐败的坠落。"

然而随着科学技术的日新月异，物质财富的迅速增长，医患之间情感交融、相互信赖、亲密合作的和谐关系被打破，医患关系遇到了前所未有的挑战。

视窗 11-2 医患关系的现状

目前医患纠纷日益增多，暴力冲突频发。医疗纠纷是指发生在医患双方之间因患者对医务人员或医疗机构的医疗服务不满意而与医方发生的争执。改革开放以来，同社会其他领域一样，医疗行业也在进行着一场巨大变革，承受着体制转换带来的种种无序和利益失衡。其主要表现之一就是医患关系日趋紧张。近些年，由于医疗纠纷而发生的冲击医院、干扰医疗秩序的恶性事件处于上升趋势。2002年有5000多起，2004年上升到8000多起，2006年则达10000多起。

据卫生部2003年《第三次国家卫生服务调查主要结果》显示：全国医疗机构医疗纠纷发生率为98.47%。2002年9月1日以来，每年医疗纠纷增长率为22.9%。据中华医院管理学会维权部2005年的调查：在医疗纠纷处理中，73.5%的患者或家属采取的是激化矛盾的做法，而以法律渠道解决纠纷的只占19.8%，在发生医疗纠纷的医疗机构中，86%~96%的医疗机构出现患方围攻、吵闹、不出院、不交费等现象，有43.86%的医院被患方打砸过，34.46%的医院医务人员受过伤。2006年中华医院管理学会对全国270家各级医院进行相关调查的数据显示：有超过73%的医院出现过病人及其家属殴打、威胁、辱骂医务人员的情况；有近60%的医院发生过因病人对治疗结果不满意，聚众围攻医院和医生的情况；有近77%的医院发生过患者及其家属在诊疗结束后拒绝出院且不缴纳住院费用的情况；有近62%的医院发生过病人去世后，病人家属在医院内摆放花圈、烧纸和设置灵堂等事件。2007年11月，河南省洛阳市中心医院护士被患者家属非法拘禁6小时，4名被非法拘禁的护士遭病人家属打骂，被罚跪，6小时之后，4名护士从病房中被解救出来，其中3人已经昏迷。上述一系列数字足以说明，医疗纠纷数量不但日益增多，而且恶性程度也逐渐提高，暴力行为给医务人员带来了前所未有的威胁，同时也严重的影响了医疗机构正常医疗活动的开展。

（一）医患关系的演变

1. 古代医患关系的特点 15世纪以前主要是经验医学，带有浓郁的朴素唯物主义和朴素的辩证观，医学分科不细，医生行医多以个体游走的方式，医生对患者的疾病必须全面负责、整体考虑。当时的医患关系特点主要表现为：①医患关系的直接性。医生从诊断到治疗均是以直接与病人交往为前提。如中医的"望、闻、问、切"均要同病人直接接触。②医患关系的相对稳定性。由于当时社会经济及生产力发展水平低下，医生没有固定的诊疗场所，而采取一种游走性医治方法，因而任何一个医生对患者疾病的诊疗必须通盘考虑，全面负责，而病人也往往把自己的生命托付于医生，所以，医患关系相对稳定。③医患双方的主动性。在古代朴素的整体观指导下，医生重视病人的心理、生理、社会环境因素，主动接近、了解和关心病人。病人也渴望得到医生的诊治而主动向医生讲述有关情况，视医生为救命恩人，遵医行为突出，由此形成医患关系双方的主动性。

2. 近代医患关系的特点 15、16世纪后，自然科学从宗教经院哲学的束缚中解脱出来，并迅速发展，实验医学得以产生。医学发展及社会发展使集中诊治病人成为可能，大批医院纷纷建立，医患关系也随之发生了深刻变化，主要表现在：①医患关系物化的趋势。由于医学的发展，医疗配套设施大量增加，各种辅助检测手段日趋先进，借助于第三媒介来诊断疾病、治疗疾病已被临床医生广泛采用，医患之间面对面的交流明显减少，医患情感日渐淡漠，医生与病人之间人与人的关系，逐渐地被人与物的关系所替代。②医患关系多元化。由于医学分科越来越细，专业科室不断增加，专科医生各自负责病人某一系统，甚至某一器官的诊治，一个病人要由多位医生诊治，而一位医生也要负责多名病人的诊疗。于是，一位病人与多位医生、一位医生也与多名病人建立医患关系，导致医患之间稳定的交往关系减少,情感淡化。③病人与疾病分离。医学研究的分门别类,病因病种的单一深化,使局部认识增加而整体观念缺如,医生注重病人的局部病变与治疗,忽视病人所处的社会环境、心理因素在疾病发生发展过程中的影响,把整体联系中的社会人与疾病的诊治工作割裂开来。

3. 现代医患关系的发展趋势 现代医患关系是传统影响和未来发展的综合反映。一方面医患交往中,医生占主导地位,病人消极被动的局面仍普遍存在于临床工作中;另一方面随着社会物质文明和精神文明的不断发展,尤其是新的医学模式的出现,现代人确立了独立的人权观和权益观,人们不仅追求生物学意义上的健康,而且希望达到社会及心理方面的完满状态。因此,在医疗人际交往中一种理想的、渗透人文关怀精神的新的医患关系逐步形成。具体表现在以下几方面:①理性上的尊重人。当今社会对人的认识和理解越来越深刻,越来越尊重人,体现在医患关系中就是强化医学服务的根本宗旨,树立"以病人为中心"的服务理念,尊重病人的人格和病人的自主权。②双方作用的医患关系。传统的医患关系是一种单向关系,只注重医者对患者的义务和权利,而现代医患关系不仅注重医者对患者的义务和权利也强调病人的权利与义务,这就使传统的单向型医患关系转向双向型医患关系。医患关系的双方作用指医生与患者彼此互相尊重、互相影响,医生应尽心尽力用自己的知识和技术帮助病人战胜疾病,患者也应在医生的指导和帮助下,发挥自己的主观能动性,积极参与整个医疗过程,配合医生的治疗。③扩大医疗服务范围。随着现代社会经济的发展,人们的医疗保健需求已不再满足于以往的看病求医,仅仅限于躯体疾病的医治,医学模式的转变促使医学向社会化发展,需要医务人员为全社会成员提供主动的医疗保健服务。

(二) 医患关系模式

医患关系模式是医学模式在人际关系中的具体体现。常见的医患关系模式有维奇模式、布坦斯坦模式和萨斯-荷伦德模式,其中萨斯(Szasz)-荷伦德(Hollender)模式已为医学界广泛接受。

1. 维奇模式 美国学者罗伯特·维奇(Robert Veatch)提出三种医患关系模式。

(1)纯技术模式:纯技术模式又称工程模式。在这种模式中,医生充当的是纯科学家的角色,只负责技术工作。医生将那些与疾病和健康有关的事实提供给病人,让病人接受这些事实,然后医生根据这些事实,解决相应的问题。这种医患关系是一种将患者当作生物体变量的生物医学阶段的医患关系。

(2)权威模式:权威模式又称教士模式。在这种模式中,医生充当家长式的角色,具有很大的权威性,医生不仅具有医疗过程的决策权,而且还有道德决定

的权利,患者却完全丧失自主权。

(3)契约模式:在这种模式中医患双方是一种非法律性的关于责任与利益的约定关系。在双方遵守共同利益的前提下,医疗中的重大决策与措施要经病人同意,病人则不期望同医生讨论所有的医疗技术细节。

2. 布朗斯坦模式 布朗斯坦(Branstein)在其编著的《行为科学在医学中的应用》一书中,把医患关系概括为"传统模式"和"人本模式"两种类型。

(1)传统模式:这种模式是从传统的生物医学模式中派生出来的。在医疗活动中医生所关心的只是疾病的处理、科学知识的解释以及标准技术和常规技能的应用,很少考虑病人的期望和感受。医生对病人保持情感上的"中立",而病人则被动地服从医生的判断与决策。

(2)人本模式:人本模式是基于西方人本主义哲学思潮和人本主义心理学而产生的医患模式。在这种模式中,医生与病人是合作者,共同为病人的健康负责。医生不仅关心疾病还注意病人的心理,不仅负责诊断与治疗还承担教育和情绪支持。这种模式无论在技术方面还是非技术方面,都为医患之间的相互沟通与相互作用、建立融洽的关系创造了良好的条件,与生物心理社会医学模式的基本观点具有一致性。

3. 萨斯-荷伦德模式 美国学者萨斯和荷伦德根据医生与病人在医疗决策和执行中的地位、主动性将医患关系归纳为三种类型。

(1)主动-被动型:这是一种最常见的单向性的、以生物医学模式为指导思想的医患关系,在现代医学实践中仍普遍存在,其特征为"医生为病人做什么"。在这种医患关系中,医生是主动的,在病人心目中处于权威地位,而病人则处于被动的地位,对医疗过程和措施不提任何意见,完全按医生的要求去做,听从医生的支配。这种模式主要适用于昏迷、休克、全麻、有严重创伤及精神病人的医疗过程,这种病人或失去意识或不能表达自己的要求,只能听命于医生的安排。由于这一模式病人没有自由意志,对医务人员的职业道德和临床经验要求很高,医务人员必须仔细观察,认真操作,才不致对病人造成伤害。

(2)指导-合作型:这是一种微弱单向、以生物心理社会医学模式为指导思想的医患关系,其特征是"医生教会病人做什么"。在这种医患关系中,医生的作用占优势,同时有限度地调动病人的主动性,也就是说,医生是主角,病人是配角。这种模式主要适用于急性病病人的治疗过程,因为此类病人神志清楚,但病情重、病程短,对疾病的治疗及预后了解少,自觉地把医生放在有相当权威的地位上,相信医生掌握了足够的知识和技能来帮助自己,所以愿意听从医生的意见,配合医生的安排。

（3）共同参与型：这是一种双向性的、以生物心理社会医学模式为指导思想的医患关系，其特征是"医生帮助病人自我恢复"，医患双方的关系建立在平等基础上，双方有近似相等的权利和地位，共同参与医疗决策和实施过程，相互尊重、相互依赖。这种模式主要适用于慢性疾病的治疗，因为这些病人自身的经验常常为治疗提供重要的线索，即所谓"久病成良医"，而医生只能起一种指导性的辅助作用，帮助病人自我治疗。在这种医患关系模式中，病人的主观能动性得到充分发挥，尤其是医患双方在知识水平、受教育的程度和生活阅历上越接近，这种医患模式就越适合。

二、医患关系的过程

医患关系的过程如同人际交往的过程一样，是人与人之间心理上的相互认识、默契、归属乃至同化的过程，是在社会交往过程中形成的、建立在个人情感基础上的人与人之间相互吸引与相互排斥的关系，反映了人与人之间在心理上的亲疏远近距离。

（一）社会认知

社会认知（social cognition）是个体对他人的心理状态、行为动机和意向做出推测与判断的过程。社会认知的过程，是依据认知者的过去经验及对有关线索的分析而进行的，它是认知者、被认知者和情境等因素交互作用的复杂过程，是个体对社会刺激加以综合的过程。然而由于人们对他人的社会行为进行推测与判断时，往往根据自身的经验与体会来认识他人当时潜在的心理状态，因此这种推测与判断往往会发生偏差，造成错误与偏见。

1. 第一印象　第一印象又叫首因效应，它是指当个体与他人初次接触时，首先接触到的关于他人的信息，会给认知者留下强烈的印象，以致影响其对被认知者的判断。

第一印象主要来自被认知者的外貌特征，如表情、衣着、年龄、服饰，也有从言谈举止中流露出的性格特征。第一印象一旦形成，被认知者以后的具体表现就很难再改变认知者的判断。因此，在医患交往中，医务人员一方面应努力完善自我形象，给患者以良好的第一印象；另一方面，又要力求避免受"以貌取人"的第一印象的片面影响。

2. 近因效应　近因效应是指在人际交往过程中，被认知者最近给认知者留下的印象最为深刻，以致使认知者对被认知者以后的印象都发挥着强烈的作用。一般来说，第一印象在知觉陌生人时发挥较大的作用；而对较熟悉的人则近因效应起更主要作用。

把首因效应与近因效应结合起来我们会得到有益的启示：在人际交往过程中，应该预防两种效应的消极影响，既不能"先入为主"，也不能不究以往，只看现在，而应该以发展的态度认识对象，避免形而上学的片面性。

3. 晕轮效应　晕轮效应是指在人际交往中对一个人的某种人格特征形成了清晰、鲜明的印象后，从而掩盖了对其他心理品质的知觉。这种起掩盖作用的人格特征往往是认知者认为其为重要或突出的品质，使认知者看不到对象的其他心理品质。就如同刮风天气到来之前，晚间月亮周围出现的月晕（又称晕轮）把月亮光芒扩大了一样。

晕轮效应是对别人的一种认知偏差，是一种以点概面的知觉倾向。例如，根据某一品质认为某人好，往往会把其他好的品质加到他身上，而对他的缺点毫不介意；反之，如果根据某些事例认为某个人坏，则把其他坏的品质强加到他的身上，对其优点也加以不信任的解释。因此，在人际交往中要防止以点代面，以偏概全，产生"情人眼里出西施"或者是"厌恶和尚恨及袈裟"的不良效应，避免晕轮效应的这种遮掩性和弥散性。

4. 定型效应　人们的社会认知偏差，不仅表现在对一个人的认知过程中，而且也会表现在对一类人的认知过程中。定型效应指某个社会文化环境对某一社会群体所形成的固定而概括的看法。例如一提起商人，人们就会联想到"奸诈"，一提起教师，人们就会想到文质彬彬，富有学识；说到工人，人们总会联想到性情豪爽、身强力壮等。

（二）人际吸引

人际吸引（interpersonal attraction）是指在人际交往中人与人之间产生的彼此关注、欣赏，彼此倾慕等心理上的好感，从而促进人与人之间的接近并建立感情的过程。增进人际吸引的因素是多方面的。

1. 仪表性吸引　仪表包含先天素质和后天素质两个部分。仪表中的某些内容如身材、容貌等是先天遗传素质决定的，而仪表中的衣着、打扮、姿势等则与个人的文化、知识教养等后天教育有关。在人际交往中，仪表起着"先入为主"的作用，即第一印象的作用。心理学调查发现，除容貌身材外，对一个人的仪表印象主要来自三方面的感觉信息：服装、风度和谈吐。因此，这就要求医生在医疗活动中应注意着装整洁、谈吐得体。

2. 相似性吸引　在人际交往初期，人们的外在吸引力会产生较大的作用，但随着进一步交往，外在吸引力的作用会变得越来越小，而人们在政治、经济、文化、个性等方面的相似性对彼此所产生的吸引越来越大，就是俗话所说的"物以类聚，人以群分。"相似性包括的范围很广，如年龄、教育、经历、态度、信念及价值观等。

3. 接近性吸引　人与人之间时间（接触频率）和

距离(远近上的距离)也是影响人际吸引的重要因素,一般来说,时空距离越小,双方经常接触,容易产生相互吸引,建立友谊。这可能是因为时空的接近可以使人更容易相互了解,从而调整交往方式以适合彼此的需要。

4. 相悦性吸引 人际交往常涉及双方需要的满足,这种满足能够使人有一种心理上愉悦的感觉。相悦主要表现为人际关系间情感上的相互接纳、相互肯定。由于双方在心理上的接近(主要是在对象需要时予以满足),因此在交往中的摩擦与心理冲突就会减少,这种相互间的接纳与肯定,成为建立良好人际关系的前提。

5. 互补性吸引 在交往中双方的需要以及期望形成互补关系时,就会产生强烈的吸引力。互补吸引是一种需要的相互满足,当两人以互补方式满足对方需要时,就会形成良好的人际关系。如脾气暴躁、支配欲强的人往往能与被动型的人在人格中形成互补关系。因为支配欲强的人满足了顺服性强的人的需要,同时顺服性强的人也满足了支配欲强的人的期望。

6. 敬仰性吸引 这是因为对某人的某种特征的敬慕而产生的人际吸引力。如球迷、歌迷对球星、歌星的崇拜。一般来说有才华、有名气或具有某些特长的人容易受到他人的敬仰。受人敬仰者即使发生某些差错也不会影响人们对他的评价,有时甚至可以增加他的吸引力。

三、医患沟通的形式与技巧

医患之间的沟通是产生医患关系的基础和必要过程。医患间的沟通又称医患间的交往,是医务人员与病人之间的信息交流过程,所交流的信息既包括同疾病诊治有关的内容,又包括双方的思想、情感和愿望等。因此,医患关系的好坏体现在医患间的沟通之中。

(一) 医患间的言语沟通

言语是人类使用语言交流思想、表达情感的心理过程。语言是社会约定俗成的符号系统,绝大多数的人际交往是借助语言来实现的。言语交流也是医患之间最重要的沟通方式,医务人员询问病情、了解病史、进行治疗及指导都是通过言语交流来完成的。

1. 言语交流的要领

(1) 尊重病人:医患之间的沟通应在平等和谐的气氛下进行。尊重病人就是尊重病人的价值观、人格和权益,并予以接纳、关注和爱护,它是建立良好医患关系的重要条件。尊重病人,为病人创造一个安全、温暖的氛围,使患者能够最大程度地表达自己,也有利于医务人员获取准确可靠的病史资料。

(2) 遵循一定社会的语言规范:医患双方在进行沟通的过程中,应按社会约定俗成的语言规范来表达思想、情感和愿望,无论是口头语言还是书面语言,都要用词准确、通俗易懂,便于医患双方的理解。

(3) 及时反馈:在医患间的沟通中对对方提供的信息应及时做出反馈,可采用插话、点头肯定、面部表情的传递等手段进行应答,这是交往中必须注意的问题。如果在医患交往中有问无答、答非所问,就无法实现正常的医患交往。

2. 言语交流的程序

(1) 交流开始:医生欢迎病人的到来,并通过自我介绍相互认识。明确交流的目的,向病人介绍哪些信息需要交换及其理由,以便让病人事先对需要交谈的内容进行组织,做到"胸中有数"。交谈的目标可以是病人主动提出的求助内容,也可以是医务人员观察到的一些病人的体征。

(2) 交谈中期:交流过程中,医生应采用开放式或半开放式提问的方式以获取预期的信息。在病人陈述疾病的过程中医生应全神贯注地倾听,不要随便打断病人的谈话,插入自己的评判以避免抑制病人的表述。对于某些患者漫无边际的诉说,医生可以使用一些控制会谈和转换话题的技巧,如释义、中断、引导等方式,很自然地把谈话引入主题,这样既可避免因生硬地阻断病人的谈话而导致的医患关系不良,又不致使谈话内容脱离主题。

(3) 交流结束:医生告知病人交谈已经结束,并对交谈内容进行小结,核实是否已经获取预期的信息。有礼貌地询问病人是否有遗漏的信息或需要补充的问题,并承诺对涉及个人隐私的问题予以保密,感谢病人的合作。

3. 言语交流的技巧 言语交往过程中不但有信息传递功能,还有激励或抑制交往对象情绪的作用。在医疗活动中,掌握一些必要的言语交流技巧,有利于帮助医务人员获取和了解病人的信息,促进医患关系的良性循环。

(1) 倾听:医患之间的交往过程中"听"往往比说更重要,在听的过程中既可获得病人的有关信息,又可对这些信息进行归纳总结。当然医患关系中的倾听不同于一般社会交谈中的聆听,它要求医生认真地听对方讲话,不可像日常谈话中那样随意插嘴,并设身处地去体验患者的内心感受,认同其内心体验,不以个人的价值观进行是非评论乃至争辩。医生在倾听中不仅要听,而且要积极地参与,随着患者的述说做出一系列言语与体语的反应。其中言语的表示通常包括噢、嗯、是的,我明白了等伴语;而体语则通常包括点头、注视、面部表情的种种变化,借以加深患者对医生的信任,强化其继续讲话的欲念。

(2) 同感反应:病人的很多感受,都是医务人员没有亲身经历过的。因此,在交谈过程中医务人员应设身处地从病人的角度去理解、体会,在不放弃自己的信念与价值观的前提下,接受病人的信念与价值观,以便更好地体会其感受,做出由衷的同感反应。否则,容易导致理解上的偏差。

(3)控制谈话方向:医患交谈过程必须围绕交谈的目的,既要保证充分交流,又不能漫无边际,当患者的叙述脱离主题时,医生可在病人谈话的间隙,以提问的方式巧妙地让患者重新回到谈话的主题上,切忌生硬地打断病人的主诉。

(4)及时恰当的反应:根据谈话的内容和情景,医务人员通过某种方式把自己的理解及时反馈给病人,如医务人员可用点头、微笑、重复病人谈话等来应答病人。同样,医务人员对病人说话时,也可采用目光接触、简单发问等方式来探测病人是否听懂没有,以决定是否需要继续谈及如何质使双方始终融洽不致陷入僵局。

(5)沉默技巧:在医患之间的交往中,病人停止谈话、沉默不语有几种情况。一是病人在等待医务人员的信息反馈,以证实自己所提供的情况医务人员是否感兴趣,此时,医务人员可通过言语或非言语的形式及时给予应答,如点头等;二是病人可能有难言之隐,这时医务人员也可以用适当的沉默,通过非言语的举动(如微笑、关切的注视等)鼓励病人说出其难以启齿的病情。沉默技巧是医患沟通中常用的方法。

(二)医患之间的非言语沟通

人类之间的交往除言语形式的交往外,还有非言语形式的交往,非言语形式的交往又称非词语性沟通,包括面部表情、躯体姿势和语调等。非言语交往是人际交往的一种主要形式,是表达思想、传递信息的重要手段。人与人之间往往有许多事情只能意会,不能或不便言传,而通过非言语性交往手段可以了解人们的内心思想和愿望,推知人们对人对事是赞成还是反对,是接受还是拒绝。

在医患间的沟通中,非语词性交往的成功与否,与双方传递非语词性信息的能力以及对非语词性变化的识别能力密切相关。例如医生的举止、致意的方式、医患间交往的距离等非语词性信息传递都可能对病人的态度和期望产生重要的影响。

非语词性交往,可区分为静态和动态两种。静态非语词性交往包括容貌修饰、衣着打扮和风度仪表等。动态非语词性交往又称"体态语言"包括如下几种。

1. 面部表情　面部表情是指通过眼部肌肉、颜面肌肉和口部肌肉的变化,而表现出来的各种情绪反应。例如,憎恨时"咬牙切齿"、紧张时"张口结舌"、高兴时"满脸堆笑"等都是通过口部肌肉的变化来表现的。面部表情是医生观察病人并获得信息的重要手段,同时,也是病人了解医生心灵的窗口。面部表情在非言语沟通中具有重要的作用,有人在研究的基础上概括出以下公式:

信息的总效果=7%的语词+38%音调+55%的面部表情

2. 身段表情　身段表情指身体各部分的姿势动作。身段表情也是了解人们情绪情感的客观指标之一。人在不同的情绪状态下,身体姿势会发生不同的变化,如高兴时"捧腹大笑"、恐惧时"紧缩双肩"、紧张时"坐立不安"等。临床活动中,医生可通过病人的身段表情所传递的信息来了解病人的心态。

3. 目光接触　目光接触是非言语沟通的主要信息通道,眼睛是心灵的窗户,各种眼神可以表达和传递各种不同的情感,如高兴时"眉开眼笑"、气愤时"怒目而视"、惊奇时"目瞪口呆"等。临床上的医患交往,双方往往可以通过目光接触来判断对方的心理状态和信息接收的程度。

4. 语调表情　除面部表情、身段表情和眼神以外,言语中语音的高低、强弱、抑扬顿挫也是表达情绪、传递信息的重要手段。临床工作中,医生可通过病人的语调表情来判断对方的心理状态,同时,医生也可借助语调表情传递关注、同情病人等信息。

5. 人际距离　人际交往的距离反映出彼此之间亲密的程度。美国学者霍尔提出广为人们接受的四种人际距离:①公众距离(3.5~7米);②社会距离(1.2~3.5米);③个人距离(0.5~1.2米);④亲密距离(0.5米以内)。在临床医疗活动中,医务人员应根据不同的情况保持恰当的身体距离,如对重症垂危的病人和行动不便的病人,可缩短身体距离,增加一些身体接触,如紧握重症病人的双手,搀扶行动不便的病人以表示对病人的关怀。

(三)医患沟通中存在的问题

医患双方在医疗活动中围绕患者的健康问题进行不断深化的信息交流,所交流的信息既包括同疾病诊治直接有关的内容,又包括医患双方的思想、情感,愿望和要求等方面的表达。医患沟通是为了增加相互了解,但由于信息传递与理解上的差异,使医患之间的交往不尽如人意,以致影响医患关系。

> **案例11-2　医患沟通障碍**
>
> 某男性患者两年前因受凉感冒咳嗽,症状颇为严重,持续了较长一段时间,每当咳嗽的时候,右下腹腹股沟区出现一小包块,平卧时包块能消失。后经治疗咳嗽缓解,但右下腹腹股沟区包块儿却一直存在,患者站立时包块儿出现,平卧时包块儿消失,包块儿有逐渐长大的趋势。近日症状加重,平卧时包块不能回复,包块处表面皮肤发红、疼痛,患者遂到某医院外科门诊就医,医生听完病人的叙述后,对包块部位进行了检查,

并告诉病人病情很重，让患者通知家属赶快带钱来住院，需要立即手术。然后，医生在入院单上写下诊断"右下腹腹股沟疝"，医生没有对病情作更多的解释。谁知患者文化水平很低，把"疝"误看作"癌"字的简写，患者以为自己患了不治之症，遂万念俱灰，走出诊室患者就跳楼自杀了。

1. 信息缺乏或不足　病人就医的动机主要是希望从医生那里了解自己患了什么病，病情严重程度如何，需要采用怎样的治疗手段，效果如何，预后怎样，这些信息本可以在医患沟通中获得。然而，在医疗活动中，漠视医患沟通的现象极为普通。首先医生只重视机器的检测与观察，而忽视体验层面的叙述；其次，医生对症状的理解指向生物化、平面化，而漠视症状后丰富、立体的心理、社会内涵，没有诉说、没有故事、没有鲜活的诊断素材；再者，医患之间信息严重隔离，交流不畅。

2. 沟通障碍　医患之间有时虽有信息往来，但是这些信息并未被对方理解，甚至造成双方误解。例如病人对医务人员经常使用的"行话"难以理解。如像"流脑"、"传单"、"腔梗"等缩略语令病人不知所云。当然，病人用"土话"、"方言"描述症状也常使医生困惑不解，以致无法在病史中用规范的文字记录。对同一医学名词由于双方认识上的差异，可能产生不同的理解，甚至导致意外事故的发生。

3. 回忆不良　研究发现，病人离开诊所后5分钟就有约一半的信息丢失，这是因为人类的短时记忆容量有限，若要长期保存信息，则需要对所接受的信息进行编码。因此，医生在给病人医嘱时应考虑恰当的方法，以便能帮助病人记忆。

4. 同情心不够　我国自古就把医学定义为"仁术"，其内涵主要包括爱人、尊生、重义轻利等几个方面。爱人就是同情、关心病人，所以同情心是医务人员应具备的道德素质之一。同时富有同情心也是病人对医生角色期待的重要内容。

5. 顺从性差　顺从性又称为遵医行为，是指病人对医嘱的执行率。有人用如下公式来强调顺从性的重要性：

治疗效果 = 医生的临床知识与技能×病人的顺从性

顺从性低的常见原因有两个方面，一方面是病人的原因：①病人对病情的认知与医务人员不同，由于症状不明显或自以为病情已好转时，病人常不愿意执行医嘱。②医嘱的经济费用过高或对病人的工作造成不良影响时，病人往往不遵医嘱。③医嘱过于复杂，病人难以理解，导致文化水平较低的病人不遵从。④病人不遵医嘱最常见的原因是医疗措施和药物治疗给病人带来较大的痛苦和不良反应，导致病人拒绝治疗。

顺从性低的另一个常见原因来自于医务人员。①医务人员冷漠、粗暴等不友善态度引起病人不信任，这是病人不遵医的主要原因。②医嘱要求过高，如服药时间过长，病人难以坚持。

病人顺从性差是医患沟通中的最大障碍，医务人员应及时查找原因，提高病人的遵医顺从性。

四、医患沟通的途径

(一) 医患间的技术与非技术层面上的沟通

医患沟通可分为医患间的技术和非技术水平上沟通两个方面，既有区别又有联系。

一方面，医患之间的沟通是一种技术层面上的沟通。所谓医患之间的技术层面上的沟通是指在诊疗技术实施过程中医务人员与病人的相互沟通。如医务人员利用自己的医学专业知识和技能在采集病史、进行体检、安排实验室检查、做出临床诊断和制订治疗方案等过程中与患者进行的相互沟通；另一方面，医患沟通又是一种非技术层面上的沟通，在非技术层面上，医患间的沟通如同任何社会关系中两人彼此沟通一样，其中双方相互信任、相互悦纳的情感关系甚为重要。一般而言，医患在技术层面方面的沟通，医务人员处于较主动的地位。因为相对于就医者，医务人员掌握了更多的医学知识和技能，在技术上"医"是内行，"患"是外行。但是承认医者在技术方面的主导地位的同时，也应防止将这种地位绝对化。如果医者事事处处都以专家自居，独断专行，不经患者知情同意就采取医疗措施，很容易导致医疗纠纷。在医患的非技术层面上沟通方面，医患双方是平等的。对很多就医者来讲，对医院及医务人员是否满意，主要是从服务态度、医疗作风等方面进行评价，甚至出现过这样的事件，尽管发生了医疗差错，但患者仍感激医方的情况。这是因为患者缺乏必要的医学知识，常常无法理解和监督医疗技术运用是否合理，但在社会、心理、伦理交往过程中，理解和监督障碍要小得多，所以非技术层面方面的医患沟通能引起患者及社会各界的关注。

在实际的医疗活动中，技术与非技术两方面的医患沟通相互依赖、相互影响。例如，非技术层面沟通的成功会有利于医生采集病史，促进病人对检查和治疗的遵从性，从而有利于技术层面的沟通；反之，则会阻碍技术层面上的沟通。同样，技术层面沟通的成功有利于非技术层面的沟通，而技术层面沟通的失败，例如医生的误诊和无效处置等，会影响非技术层面的沟通。可见，建立良好的医患关系，技术与非技术两方面的沟通和相互作用都很重要。值得注意的是，由于长期受生物医学模式影响，非技术层面上的沟通一直没有引起医务人员的足够重视，从而妨碍了良好医患关系的建立。

（二）建立良好的医患关系

医患关系是一种社会关系,是患者与医者在诊疗或缓解疾病过程中所建立的相互关系。医患关系的重要性早在现代医学出现之前就已为人们所认识。然而,随着医学技术革命的发生,大量技术设备投放到临床,导致医务人员忽视病人的陈述而习惯于依靠各种检查数据来诊断疾病,使融洽的医患关系出现裂痕,纷争不断,这应当引起各级医疗管理部门和医务人员的高度重视。

1. 医患关系的重要性

（1）保障医疗工作的顺利开展:医患关系的稳定、和谐使医者与患者之间能保持及时的信息交流,有利于医疗工作的顺利进行。例如,从诊断方面看,医患之间如果没有充分的信息交流,医生就难以收集到完整、准确的病史资料。尽管现代的医院拥有大量的高、精、尖的医疗设备和技术,但如果没有病人及家属的配合,也难以发挥它们的作用。从治疗方面看,病人遵从医嘱是治疗成功的关键,而病人的依从性与医患关系有着密切的联系,加之,疾病的防治往往涉及改变病人的生活习惯,没有病人的合作难以获得预期的效果。

（2）营造良好的心理气氛与情绪反应:良好的医患关系使医者与患者的心理距离缩小,使双方增进了解,心情舒畅。对于病人来说,良好的医患关系可以减轻患者因为疾病所造成的心理应激,增强患者对医生的信任感、安全感,提高患者的遵医率。良好的医患关系本身就具有心理治疗的作用,它为病人带来的愉悦的情绪反应,可以消除或减轻病人的疾病。对于医生来说,良好的医患关系使医疗活动充满生气,医务人员能从中得到更多的心理满足,从而有益于保持与增进医护人员的心理健康。

2. 如何建立良好的医患关系

良好的医患关系是医患双方共同努力的结果,两者缺一不可。然而,医疗部门与医务人员在提供医疗保健服务的过程中仍起主导作用。所以,改善医患关系的措施应当主要着眼于对医务人员的要求。

（1）树立新的医学模式下的医学观:医务人员必须从只重视疾病而忽视心理社会因素的思维方式中解脱出来,因为患病不仅仅是一个生物学过程,也是一种心理体验和社会文化体验。个体对于疾病的体验与体内生物学过程有密切的关系,但不能完全用生物学过程来解释。患者对自身疾病的认知、体验,对疾病症状意义的解释等各方面都是一种个人体验,这种体验是由社会文化、个人经历、心理特征等多种因素决定的。因此,医生在诊治病人时不能只见疾病不见病人,只注意局部忽略全身,而应该从单纯的生物学诊治转向生物、心理、社会的立体诊治。

（2）具备广博的专业知识和精湛的技术:医学是一门极为深奥、广博的科学,要求医者博学多才,"上知天文,下知地理,中知人事"。清代著名医学家赵晴初指出:"医非博不能通,非通不能精,非精不能专,必精而专,始能博而约。"在诊治病人的过程中,医生高超的医术、娴熟的技能容易使医患之间技术层面上的沟通获得成功,进而有利于非技术层面上的沟通和良好医患关系的建立。

（3）培养良好的道德品质和心理素质:医务工作者要自觉进行道德品质的塑造,把符合社会要求的医德规范内化为自身的医德要求,如爱惜生命、尊重病人、恪尽职守、不谋私利等。医德信念的树立是一个长期积累、强化的过程,医务人员应经常自觉地自我省察,经过长期的自我教育,将社会要求的各种医德规范变成自己稳固的观念。同时,医务人员应具备良好的心理素质,困难面前百折不挠,应对从容,培养对应激与挫折的承受能力,以饱满的精神、积极的情绪,激励患者树立战胜疾病的信心。

（三）影响医患关系的心理社会因素

几千年来,我国的医患关系一直保持相对稳定。然而,近些年医患关系不断恶化,医生由备受人们景仰的"观音"、"天使"转而被视为令人憎恶的"白狼"、"恶魔",越来越多的人对目前的医患关系不满。医疗纠纷事件和医疗纠纷诉讼案件逐年递增,医患矛盾愈演愈烈,甚至到了剑拔弩张、兵戎相见的地步。究其原因主要有三类因素:①病人疾病的性质与病程;②心理因素;③社会文化因素。这里仅就后两种因素进行讨论。

1. 心理因素

医患关系中的交往与作用是双方间相互性的,尤其是心理因素对医患之间的交往有重要的影响。

（1）移情与反移情:由于病人早年的生活经历和人际关系而对医生形成了心理反应倾向。在诊疗过程中病人往往把医生当作其心理倾诉或发泄的对象,也就是将医生看作是与其早年心理冲突有关的某一人物,而将自己的情绪转移到医生身上。如果曾经与类似人物有良好关系与评价,那将容易与面临的医生建立起良好的医患关系;相反,则很困难。这种心理反应倾向称为"移情",其在医患关系中起着重要作用。同样,医生也常常基于自己过去与他人的关系,将某些不符合实际的属性归之于病人,这个过程叫做"反移情"。例如,在同病人接触中,病人在身体或性格方面的某些特征可能令医生想到自己过去所熟悉的一个人,从而在同病人的沟通和联系中产生积极或消极的影响。

（2）动机冲突:尽管医生与病人共同的目标都是病人早日康复,但在实际医疗过程中常常会产生医患之间的冲突,这些冲突已成为损害医患关系的重要因素。

医患间冲突的原因主要有两个:一是医患双方在医疗事务中的实际地位、权利、主动性不同。医务人员处于支配地位,拥有更多的权力;而病人处于被动地位,当病人不愿接受支配时,就会出现医患间的冲突;造成冲突的第二个原因是医患双方对对方的期望不能做出适当的反应。医务人员期望病人不折不扣地遵从医嘱,而病人则期望医务人员利用高超的技术为自己解除病痛并能尊重自己。如果医务人员不能适当地满足病人的需要,或者病人不能按照医务人员的要求去做,均会损害医患关系。

(3) 医务人员的心态:影响医患关系的主要因素之一是医务人员的心态,由于医务人员的医学观不同、道德修养水平不同、文化背景不同而产生不同的心态。医务人员不良的心态会引发不当的行为,导致医患关系的紧张。医务人员常见的不良心态有以下四种:①施恩心态。医务人员把诊治视为对患者的恩赐,以恩人自居,颠倒了服务与被服务的关系。②权威心态。医务人员以为自己具有医学专业知识和技能,病人应严格按要求去做,不得提过多的意见和要求。③探索心态。在诊治过程中,医生是见病不见人,把病人只当作自己提高技术和积累经验的对象,对病人缺乏仁爱之心。④谋生心态。某些医务人员把诊治病人,仅仅作为一种谋生的手段,得过且过,不思进取。

(4) 心理应激:在医疗活动中,心理应激也是影响医患关系的常见因素之一。就医生方面来看,不仅需要对病人的疾病做出正确的诊断与治疗,而且要帮助病人解决某些心理、社会问题,技术难度大、工作风险高,病人的期望值也越来越高。当医生认为自己的能力不足以满足上述需要时,很容易使医务人员处于心理应激状态。从病人方面看,生病本身就可以引起心理应激,尤其是患急性疾病的时候。此外,患病后病人不得不求助于陌生的医务人员,不得不接受烦琐的检查和治疗,离开亲人住进陌生的环境,这些都可能使病人产生强烈的情绪反应,从而导致医患关系的紧张。

2. 社会文化因素 动机、信念和世界观等在很大程度上受制于一个人所处的社会文化环境,因此,社会文化因素必然会对医患关系产生影响。

(1) 角色期待:社会文化因素决定了人们的价值信念体系及相应的行为反应,医生与病人的社会角色和角色行为都是社会文化的体现。在医疗过程中无论医生还是病人,如果不能按照社会角色所规定的行为模式履行其责任,就会损害医患关系。

社会对医生的角色规范有:①拥有较广博的知识和较熟练的技能;②对病人保持客观态度,既同情、体贴、关心,又不致过分的情绪卷入;③主要为病人的幸福着想而不是为个人的好恶而行动。如果一位医生没有广博的知识和娴熟的技能,只从自己的好恶出发,从病人的衣着、经济状况、社会地位区别对待,势

必造成医患关系的损害。

医学技术的高速发展提高了医生对疾病的诊断与治疗水平,但也使医务人员过多地把注意力放到技术方面,而忽略与病人非技术方面的联系。然而病人却希望医生不仅能用高超的技术为其解除痛苦,而且希望医生能真诚地关心其的健康,而不是用"非人性化"的方式来对待他们。随着医学的发展出现了医生的专门化倾向,这种专门化倾向提高了医生的专科治疗水平,然而却容易造成医生在诊断治疗的时候,只看到生病的器官,而没有看到病人。这种专门化倾向尽管使病人技术上的医疗需要得到了满足,但非技术性需要,即病人的心理社会需要却被忽略了。在这种情况下,融洽的医患关系是难以建立的。

(2) 医学教育的偏颇:医学结构就像一个"人"字,有两个支撑,一"撇"是技术的医学,一"捺"是人文的医学。然而在医学院校中未来的医务工作者们却缺乏人文精神的滋润,医学正面临着瘸腿的危险。医学教育中人文精神的缺失原因是多方面的。

其一,是文理分科过早。我国的医科学生在高中阶段就被分在理科班,受应试教育影响,自然主攻数理化,忽视人文社会科学的学习,导致人文素质先天不足,进入医学院校后更局限于繁重的医学专业知识的学习,使学生一心只读医学书,两耳不闻窗外事,知识面狭窄,重专业知识,轻人道温情,造成了人文素质后天营养不良。

其二,我国医学院校课程设置严重"生态失衡"。西方医学课程由自然科学、人文社会科学和医学三大部分组成,其中人文医学课程的比重,以美国、德国为最多,达 20%～25%。然而反观我国各医学院校的教学不难发现,临床医学知识系统、教材完备,但就是缺少人文精神的渗透。在某些医学院校,医学心理学等重要的医学人文课程被沦为选修课,医学史课程被取消,使医学知识体系中充满人文精神的分支被砍断。可以说,从进入医学院校的第一天起,医学生就置身于一个非完整人的医学教育模式中。

(3) 中国传统文化的缺陷:在儒家"仁"学的熏陶下,中国古代产生了许多名医名家,留下了"杏林春暖"、"橘井流香"等流传千古的医德佳话。但儒家文化有其自身的局限,如孔子的"仁",是所谓"取譬于己,推己及人"的观点,也就是以自己为出发点,然后推己及人。这种"仁"是出自"自我"的施舍和恩赐,而并非出自对他人的"主体性"的承认,"己欲立而立人,己欲达而达人,己所不欲,勿施于人"的关爱,是以自己作为标准,而忽略了人际间价值观的差异性,忽略这一面就很容易否定对方,抹杀他人的主体性。

受儒家"仁"学的影响,"君臣父子"的等级观念也渗透到医患关系之中。中国的医患关系基本上就是按照父子关系建构的,"医者父母心",要求为医者怀着父母疼爱孩子般的心去关心病人,同时,也赋予

了医者父母般的权力。家长主义在中国的医疗领域一直占据着主导地位,患者找医生看病叫"求医问药",一个"求"字生动地体现了医患双方地位的不平等,求者的地位必然较低,被求者俨然高贵,这种不对称的医患关系,千百年来使人形成一种传统观念:医生的行为是施恩舍济、泽惠病家的仁慈之举。优越的心态使为医者将自身置于"上帝"、"天使"的角色,对患者的权益没有充分的意识,因此,在中国几千年传统文化影响下的医患关系,就是施舍与被施舍,恩赐与被恩赐,命令与服从的关系。

思 考 题

1. 病人的心理需要和常见心理变化是什么?

2. 门诊病人、慢性病人、手术病人、临终病人各有什么样的心理特点?临床上应如何区别对待?

3. 从医务人员的角度出发如何才能建立良好的医患关系?

4. 试述影响医患关系的心理社会因素。

（杨小丽）

第十二章 心理护理

【目标要求】

- 心理护理的概念、特点和意义
- 心理护理的原则
- 心理护理的对象和任务
- 心理护理的程序与方法

第一节 概　述

一、护理心理学、心理护理的概念

护理心理学(Nursing-Psychology)是护理学和心理学相结合的一门交叉学科，是将心理学知识、理论和技术运用于现代护理领域，研究心理因素与健康和疾病之间的关系，研究解决护理领域中有关健康和疾病的心理活动规律及其相应的最佳心理护理方法的学科。

护理心理学是介于心理学和护理学之间的一门边缘学科，这是由其研究对象的自身特点决定的。既受心理因素的制约，又受生物因素、特定的社会环境等影响。因此护理心理学除了用心理学的观点及理论来阐明护理情境与护理人员以及患者个体间的相互作用，揭示其心理学的规律外，还需要广泛吸收医学、护理学等学科的研究成果，才能使护理心理学成为一门新兴的独立的学科。

心理护理(psychological nursing)是护士运用心理学的理论和技术，通过各种方式和途径帮助患者解除或减轻心理困扰，使其获得最适宜的心身状态。心理护理概念有广义和狭义之分。前者指护士不拘泥具体形式、可积极影响病人心理活动的一切言谈举止；后者指护士主动运用心理学方法，按照程序、运用心理技术，帮助患者改变认知，调整情绪，促进其康复的方法。心理护理强调运用心理学的理论和方法，要求实施者紧密结合临床护理实践，倡导护士充分发挥与患者密切接触的优势，致力于病人心理问题的研究和解决，为其营造良好的身心健康氛围。

视窗 12-1　现代护理学发展的三个阶段

1) 20世纪40年代以前——以疾病为中心

2) 20世纪40~60年代——以病人为中心

3) 20世纪70年代——以人的整体健康为中心

护理心理学由此开始进入科学化的学科发展阶段。1996年，护理心理学正式从医学心理学中分离出来，成为护理专业的一门重要学科。

二、心理护理的特点

1. 广泛性与情景性　广泛性是指心理护理的范围很大，包含在任何的护理操作中，从接触病人开始，直到病人离开医院，都有心理护理的内容。情景性是指病人在各种不同的环境下会产生不同的心理活动，因此，心理护理应当根据不同的情景进行调整，不能千篇一律。

2. 个体性与社会性　心理护理的个体性在于必须根据病人的自身特点，如每个病人需要的不同等，给予恰当的帮助，而不是套用某种固定的模式。社会性是指重视社会环境对病人造成的影响，重视病人的家庭环境、工作关系等对病人的影响，必要时争取病人单位和其他人际关系的支持。

3. 心身统一性　心身统一的观点是医学心理学的基本观点，从生物学角度上看，心理与躯体共存于一个机体中，不可分离；从疾病的因果关系上看，心理因素可以引起躯体性障碍，而躯体功能的变化又会产生心理状态的变化。因此，生理护理与心理护理应该是相互结合、相互依存的关系。

4. 心理能动性　人对客观事物的反应是一个主观能动的过程，因此，做好心理护理可使病人得到安抚和激励：情绪由焦虑不安变为安定平和；意志由懦弱变为坚强；悲观变为自信；生活态度由被动变为主动。这样的变化结果使病人能够更好地配合治疗。

5. 深刻性和技术无止境性　心理护理的深刻性在于人的心理活动必须通过外显的行为予以表现，但这一过程往往要经过人的意识的过滤和控制，因此，从外显的行为由表及里地进行推理判断心理活动是一个复杂的过程，需要通过观察、分析、综合、推理、判断等多个环节，才能准确把握这一过程，其难度较之躯体护理要大很多。

正是因为人的心理活动的复杂性、心理护理内容的丰富多变性，心理护理技术将随着社会的发展而发展、随社会的变化而变化，它的知识和技术是无止境的。只有掌握了心理学、伦理学和社会学等多方面的理论与技术，才能做好心理护理工作。

三、心理护理的原则

1. 服务性原则　医护人员的职责是发扬人道主义

精神、全心全意为人民的健康服务。从服务学的角度,服务的范围很大,从医学的角度,服务有两重功能:满足生理需要的直接效果和满足心理需要的间接效果。

2. 人际交往的原则 心理护理是在护士与病人的交往中完成的,没有交往就没有心理护理。通过交往才能交流感情、协调关系、了解需要,在医院这种特殊环境中,护士的主动交往非常必要,可以消除病人的孤寂和恐惧,帮助病人战胜疾病和困难。

3. 宣传解释的原则 护士在进行心理护理中的角色是宣传和解释,即用医学知识、心理学知识向病人做宣传和解释,从而消除病人的错误观念,提高病人认识和战胜疾病的信心,而不能代替病人做出决定。

4. 个体化原则 心理护理没有固定的模式,应根据每个病人在疾病不同阶段所表现出来的不同的心理状态,分别有针对性地采取各种对策。要在交往中不断地观察、交谈、启发病人自述,必要时还可以使用心理测验等手段,以便及时掌握病人病情和情绪变化。

5. 自我护理原则 自我护理理论是 Orem T1975 年提出的,这是一种为了自己的生存、健康及舒适所进行的自我实践活动。Ery 曾进一步提出自我护理的四项职能和目标:维持健康;自我诊断、自我用药、自我治疗;预防疾病;参加保健工作。良好的自我护理被认为是心理健康的表现。病人在护士的指导和帮助下,以平等的地位参与对自身的医疗活动,这无疑有助于维护病人的自尊、增强病人的自信,为疾病的痊愈创造有利的条件。

四、心理护理的意义

凡病者求医,无不期望得到最好的医治和最佳的护理。护理心理学就是研究病人的心理活动规律及如何得到最佳护理的科学。其重要意义主要有如下几点:

(一) 心理护理正在推动着护理制度的改革

护理工作与其他医疗工作一样,也是受一定的医学模式制约的。回顾我国护理科学的历史,考察护理界的现状,可以看出,我国的护理工作基本上是在生物医学模式的指导之下规范之中,实行的是功能制护理。

按人体的不同功能进行分工操作护理的制度渊源于工业上的流水作业分工制,有的负责量体温、有的负责数脉搏、有的负责打针、有的负责送药等。这种做法确实可以节省人力,而且有益于提高某一功能护理质量。但是,这样做的结果,却忽视了人的社会因素和心理活动。目前护理界所倡导的整体护理,就是要求医护人员在临床实践中不仅要看到疾病,注意到功能,而且要把病人视为完整的即身心统一的活生生的人;不仅看到病人这一单一个体,还要了解与其

所患疾病有关的社会联系。不难看出,这正是新的医学观点对生物医学模式的挑战,是护理科学的巨大发展。随着医学模式的转变,责任护理应运而生,逐渐发展并推广开来。所谓责任制护理,就是对所护理的病人做到全面负责,即从生理、心理与社会诸方面进行全面护理。

心理护理不仅推动了医学模式的转变,在护理制度的变革中也起着重要的作用。在责任制护理的护理程序中提出了如下三项护理内容:一是要以病人为中心,与病人建立相互信任的关系;二是对病人的态度要和蔼可亲,对病人提出的任何问题都能耐心地解释;三是要善于做好病人的思想工作。可以看出,上述三项护理内容与心理护理的指导思想是完全一致的。

(二) 心理护理正在推动着护理学的发展

护理与医疗,犹如一辆车的两个轮子,相辅相成,推动着临床医学的发展。尽管在理论和实践上都有大量事例足以说明护理与医疗同等重要,但人们独尊医疗忽视护理的观念还是根深蒂固的。在日本,过去曾把护理人员称为"看护妇",把护理工作作为医疗工作的附属部分,结果阻碍了医学事业的发展。目前多数国家提高了护理工作的社会地位,护理科学也得到了迅速的发展。分析我国医学界的现状,重医疗、轻护理的现象还是相当严重的,甚至有人认为护理不是一门独立的科学。目前我国编著的护理学,大都没有摆脱单纯生物医学模式的影响,讲的是生物医学,强调的是生理护理的技术操作。这样的护理学显然落后于当代医学的发展。要想使我国的护理学尽快发展成为一门推动医学发展的崭新科学,不仅要善于综合运用基础医学、临床医学和预防医学的有关理论知识和技术,还必须大力吸收社会医学和心理护理学的有关内容。心理护理的发展,必将逐步使生理护理和心理护理融为一体,使护理学成为一门崭新的学科。

(三) 心理护理有助于提高护理质量

目前我国临床护理迫切需要心理护理,护理界迫切需要护理心理学知识。只有心理护理发展起来,普及开来,医护人员才能懂得病人的心理活动规律,才能采取相应技术进行心理护理。只有全面地认识疾病和病人,并以此为依据进行全面恰当的护理,才能使病人感到生理上舒适、心理上舒畅,从而大大提高护理质量。

(四) 心理护理有助于提高医护人员的整体医学观念

病人是躯体生理活动与心理活动的统一体,医疗与护理又密不可分地统一在病理变化的全过程。医中有护,护中有医,这是符合实际情况的。因此,认为只有护士需要学心理护理的观点也是片面的。

视窗 12-2　弗洛伦斯·南丁格尔生平简介

弗洛伦斯·南丁格尔（Florence Nightingale，1820—1910），1820 年 5 月 12 日出生在英国显赫的名门贵族的家庭里。其父母均有较高的文化教养，经常带领她和她的姐姐到欧洲各地观光游览。她自幼聪慧好学、思维敏捷，善于观察，乐于思考。少女时代，她就广见卓识，并掌握了德、法、意等国语言。大学期间，她品学兼优，尤其擅长数、理、化、统计学及社会经济学等学科，是位有理想有抱负的女青年。她性情温和、心地善良，乐于救助病痛者，邻里之间有残、弱、病者，她经常给予帮助。当时她的做法是与她的家庭声望不相称的。当时的英国虽已进入资本主义社会，但等级观念和封建意识仍很浓厚，像她这样的贵族小姐，理所应当地是当贵族夫人。但南丁格尔不甘落入传统的世俗之中，在社会、家庭与个人理想极度矛盾之时，她在日记中写道："①做主妇？②当文学家？③当护士？还是当护士。"1850 年，她获悉在德国莱茵河畔的凯瑟沃兹城内由傅立德夫妇主办的医院讲授护理与伦理学的课程，非常高兴。翌年，她已 31 岁，毅然冲破家庭阻拦和贵族阶层的讥讽参加了该院为期四个月的短训班。从此，她作为一名强者主宰了自己的命运，在自己理想的道路上开拓着护理工作。1853 年她被聘为英国妇女医院院长。当年克里米亚战争爆发，她立即率领 38 名护士奔赴战地医院进行救护工作，伤员死亡率由 50% 下降到 2.2%。直到战争结束，战地医院解散，她才于 1856 年 11 月返回祖国，着手著书立说。1858 年她写出了《医院札记》，1859 年又写出了《护理的艺术》。这两部著作对以后的医院管理尤其是护理管理的发展起了巨大作用。与此同时，她还致力于创办护士学校，培养具有科学知识、护理技术和良好护理素质的人才。

南丁格尔享年 90 岁，于 1910 年 8 月病逝。为永远纪念她的光辉业绩，红十字会国际委员会决定每两年颁发一次南丁格尔奖章，以鼓励广大护士热爱护理事业。1912 年，国际护士会成立南丁格尔国际基金社，设立奖学金，资助各国作出卓越贡献的护士进一步进修深造。同年，国际护士会又决定以南丁格尔的生日 5 月 12 日为国际护士节。

医生、护士学习心理护理是提高医疗护理质量的需要。医生、护士服务的对象是病人，病人具有复杂的心理活动，要想为病人服务得好，就必须了解病人的心理活动，并据此采取恰当的医疗和护理措施，才能使病人感到满意。病人的良好心理状态可以促进良好的生理状态，良好的生理状态又促进良好的心理状态，形成身心之间的良好循环，促进疾病向健康方向发展，从而大大提高了医疗和护理质量。

第二节　心理护理的对象与任务

一、心理护理的对象

心理护理是护理学与心理学相结合而形成的一门应用科学，也称护理心理学。它原是医学心理学中的一个分支，也是护理学的重要组成部分。护理心理学的研究对象是护理工作中的心理问题，即研究病人的心理活动规律及其相应的最佳心理护理。

把护理工作中的心理学问题作为研究对象，只不过才有二十多年的历史。以往的护理工作在生物医学模式的影响下，以疾病为中心，多从生理护理方面进行研究，现在看来是很片面的。因为人是既有躯体又有精神，既有复杂的生理活动，又有复杂的心理活动的统一整体。人在躯体上患了疾病，心理上必有反应，人的积极的或消极的心理状态对躯体的生理状况也必然有影响。所以，生理护理与心理护理应当兼顾、统一。实际上，早在一百多年前护理学的先驱-弗洛伦斯·南丁格尔（1820—1910）就已阐述这一观点。她说："护理工作的对象，不是冷冰冰的石块、木头和纸片，而是有热血和生命的人类。"由于当时生物医学模式正处于兴旺发达时期，只是到了近 20 年，随着医学心理学的发展，护理学即与心理学逐渐融合，形成了专门研究心理护理过程的一门心理学分支。

视窗 12-3　心理护理的伦理学原则

护士奉行心理护理的伦理学原则有三个，即切实做到临床心理评估与干预过程中"无损于患者的身心健康；不违背患者的主观意愿；不泄露患者的个人隐私"。如此才能赢得患者的信赖，获取患者的友好合作。

二、心理护理的任务

心理护理的任务是把心理学的基本理论和技术运用于临床护理，指导医护人员依据病人的心理活动规律做好心理护理。为实现这一任务，护理心理学必须深入研究以下三个方面的内容：

（一）研究心身交互作用对心身健康的影响

心理护理必须深入研究人们的心理活动对躯体生理活动的影响，从而揭示疾病与心理因素之间的内在联系，还着重研究人在患病之后所引起的各种心理反应，即人的躯体生理功能的改变时如何引起其心理活动改变。医护人员只有认识并掌握了这些规律，才能自觉地采取恰当措施进行心理护理,促进患者的早日康复。

（二）研究病人的心理活动特点

深入研究病人的一般心理活动规律和特殊的心理表现,并依据其心理需要,采取恰当措施实施最佳心理护理是心理护理需要研究的一项主要内容。显然,这是一项复杂而又繁重的任务。正如南丁格尔说的:"人是各种各样的,由于社会职业、地位、民族、信仰、生活习惯和文化程度不同,所得的疾病与病情也不同,要使千差万别的人都能达到治疗或康复所需要的最佳身心状态,本身就是一项最精细的艺术。"

（三）研究干预病人心理活动的理论与技术

人的心理是客观现实在头脑中的反映。它既有主观性,又有客观性;既有稳定性,又有可塑性。病人心理活动寓于每个病人的头脑之中,完全了解他们的心理活动是有困难的。但他们的心理活动又不自觉地表现在言谈举止等行为活动之中,因而了解并掌握病人的心理活动又是可能的。病人对疾病和其他事物都有主观见解,有些甚至很难改变,但是,采取恰当的方法可以干预病人的心理活动。因此,心理护理不仅要研究病人的心理活动规律,还要在此基础上进一步研究干预病人心理活动的理论与技术。例如,权威性的劝说和解释可以改变病人的认知方式;感人肺腑的语言和行为可以转变病人的情绪状态;热情的鼓励和支持可以使病人焕发斗志,振作精神;巧妙的积极暗示又可以使病人按照医护人员的意志行事。类似这些干预病人心理活动的理论和技术,乃是护理心理学的又一项十分重要的任务。

（四）研究医护人员的心理品质及培养

医护人员通过医疗和护理为病人减轻疾苦,并使之安全与舒适,这是一项崇高的职业。要做好这项工作,就要求医护人员必须具备一系列良好的心理品质。比如,对病人要有同情心,尊敬和体贴他们;对病人的需要认真对待,尽量给予满足;在工作中要表现出高度的责任心和精湛娴熟的医疗护理技术,以增强病人的安全感。甚至连医护人员的言谈举止、仪表修饰都应十分讲究,以便给病人带来"白衣天使"的崇高形象,从而使病人在心理上增强战胜疾病的信心和力量。

第三节 心理护理的程序与方法

一、心理护理的程序

病人的心理现象复杂多样、千变万化,要做好心理护理,应根据系统论、信息论的观点,建立心理护理程序,使千头万绪的心理护理工作变得有条理、有计划。简言之,心理护理程序就是将心理护理纳入有计划、有顺序的系统框架中,按一定的规律和步骤逐一进行。

心理护理程序可以分为四个步骤进行:

1. 心理评估阶段 包括收集病人有关的心理信息如目前的心理状况、社会交往、人际关系和家庭关系等,根据这些信息,通过分析整理,找出相应的护理诊断或问题,按问题的大小、轻重、缓急确定顺序,并提出心理护理的目标。这一阶段非常重要,将单列一节详细讨论。

2. 计划阶段 按照护理诊断和评估结果制订心理护理计划,计划中应明确护理目标、护理方法和护理方案、应急措施等。

3. 实施阶段 贯彻执行计划中的方案。

4. 效果评价阶段 即对护理效果做出评价。评价可以帮助护士了解对病人的心理护理是否有效,是否达到预定目标,如有不足,需考虑评估、计划或实施阶段的重新修订。

由于心理护理程序的整体性,虽然分为四个阶段介绍,但必须注意它们之间的密切联系和相互之间的融合,不可机械地分割开来。

二、心理护理的方法

1. 一般性心理护理 即广义的心理护理方法,这些方法适合所有的病人,医护工作者都应该掌握和做到。

（1）创造良好的就诊和住院环境:良好有序的就诊环境和舒适周到的住院环境可以给病人一种安全感,使病人削弱孤独害怕的心理,对治疗和护理的依从性提高,有利于病情的好转。对于一些依赖性强、心理社会因素影响较大的病员,在某些治疗关键时刻,家属的关心、亲友的支持、单位的配合往往尤为重要。

（2）建立病友间的良性交往:病友之间的相互鼓励,尤其已经康复或已取得良好效果的同病种病员的鼓励支持,会给病人战胜疾病的信心,常常起到医护人员难以发挥的效果。

（3）做好基础生活护理:基础护理技术的精湛会带给病人一种强烈的安全感和信赖感。即急病人所急,想病人所想,这本身就是心理护理的深刻内涵。

（4）做好轻型患者和重危患者、抢救患者的隔离,消除紧张和恶性刺激在患者之间的影响。

（5）重视语言艺术和沟通技巧,避免伤害性语言和行为的影响:护理中多用支持性语言如:安慰、鼓励、解释、积极的暗示等,避免伤害性的语言如:讽刺、嘲弄、粗暴、消极的暗示等,重视语调、表情、姿势、动作等非言语性沟通对患者的影响。

2. 根据心理学理论和技术,采用有针对性的心理护理方法

（1）提高和改变认知评价:根据认知心理学的理

论,不良的认知会产生不良的情绪,不良的情绪会影响患者的生理功能,不利于病情的好转。在心理护理中要做好解释工作,避免患者对疾病的不了解所产生的紧张、不安的情绪和错误的认识。

(2)纠正不良的思维模式和行为模式:根据现代心理学理论,遇事总往坏处想的负性思维模式不利于保持平静的心态,而不良的行为习惯往往可能直接导致疾病的发生。所以,建立合理的生活方式、行为习惯和培养积极的良好的思维方式,对目前疾病的康复和以后的预防都将有重要的意义。

(3)调节、疏泄情绪:情绪影响健康已被很多人接受,情绪因素在疾病的发生、发展、转归中起着重要的作用。心理护理从某种意义上说就是通过调整患者的情绪来维持神经生理、神经内分泌和神经免疫功能的平衡。

另外,护士在心理护理过程中,可以应用和借鉴众多专业的心理治疗方法,如积极的暗示、分析解释等。

三、临床病人若干心理问题的护理

1. 恐惧与焦虑　由于生理功能受到损伤,对病因、诊断、治疗的疑虑,对预后的担忧,病房环境不熟悉,重症患者抢救时的紧张不安和个体完整性、社会地位、生命的威胁而产生恐惧和焦虑。心理护理就是要明确患者产生恐惧和焦虑的原因,通过安慰、解释、保证性语言予以消除,以免诱发其他病症和病情加重。

2. 抑郁　由于患了严重疾病或预后不良病症,或由于错误认知以为身体完整性将受到损伤,不能恢复原有的社会工作或家庭生活而产生。抑郁可导致失望、绝望、失助等情绪状态,引起严重的心身疾病,严重抑郁患者有自杀行为。护理时应挖掘出其抑郁产生的真正原因予以解除,防止自杀的发生。

3. 怀疑　由于一知半解,缺乏根据而产生怕误诊,怕吃错了药,怕医疗事故降临己身,怕预后不良等种种疑虑。应在取得病人信任的基础上予以解除。

4. 孤独感　病人住院后进入一个陌生紧张的环境,和医生、护士交谈机会极少,极易产生孤独感。病人与从社会隔离,信息剥夺,对亲人依恋的需要和爱与被爱的需要不能满足。因此,应加强医护患关系、活跃病房气氛,组织病人交往,解除病人的孤独感。

5. 依赖性增加　由于生病解除了社会和家庭责任,受到家人和周围人关怀和照顾,通过自我暗示而产生,表现事事依赖别人照顾。心理护理则应根据生理功能、病情,尽力劝解病人自我护理,健康自控,调动病人主观能动性,战胜疾病。

6. 否认与侥幸　病人对癌瘤等预后不良的疾病常有否认心理,通过否认可减轻病人的焦虑与恐惧起到自我保护作用,但又可能贻误病情,如拒绝手术治疗而致肿瘤转移。病初一些病人由于缺乏医学知识常存侥幸心理,总希望诊断是错误的。这易导致贻误病情。医生护士应针对病人心理,解释说服,以取得病人的积极配合。

7. 情绪不稳定　患者随病情起伏、病房患者暗示、医护人员暗示而情绪波动。应通过观察、解释、增强患者意志去战胜疾病,保持乐观稳定的情绪。

案例 12-1　对治疗变得消极的脑梗死患者

李某,男,66 岁,因"突发右侧肢体瘫痪 3 小时"入院。入院诊断"脑梗死",既往有十余年高血压病史,平时服药不规律,血压控制不好,余无其他特殊病史。患者平素性格内向,凡事不愿麻烦别人,刚入院时患者由于对所患疾病认识不足,认为住几天院就好了,积极求治,然而事实并非如此,特别是肢体功能的恢复需要较长的时间并需要自己付出努力进行康复训练。此次患病后由于肢体瘫痪,需由家人长时间照料饮食起居、大小便等,感觉对不起家人,认为自己不能再像以前那样自己照顾自己了,经常自责、唉声叹气,有时一个人独自流泪,对疾病的治疗也由开始的积极求治变得消极。

问题:

1. 此患者的心理状况对疾病的治疗有什么样的影响?

2. 你作为一名护士,如何运用心理护理的程序与方法对此病人进行有效的心理护理?

第四节　护理人员的沟通艺术

沟通(communication)是指人与人之间的信息传递和交流。沟通不仅是一门技术更是一门艺术。护理人员语言美、行为美,不只是医德问题,而且直接关系到病人的生命与健康。因此,护理人员一定要重视语言、行为在临床工作中的意义,不但要善于使用美好语言、注重非语言沟通、避免伤害性语言及不良行为,还要讲究与病人沟通的科学性。

一、避免使用伤害性语言

伤害性语言就是一种不良信息给人以伤害刺激,从而通过大脑皮层与内脏相关的机制扰乱内脏与躯体的生理平衡。如果这种刺激过强或持续时间过久,还会引起或加重病情。例如,医务人员一句漫不经心的话可以导致严重的医源性疾病,一声恶语可以使冠心病发作甚至猝死。临床上引起严重后果的伤害性语言有如下几种:

1. 直接伤害性语言　这包括对病人训斥、指责、威胁、讥讽和病人最害怕听到的语言。例如，一肝脏病人因大便弄到了手上，被护士训斥一顿，几分钟后病人出现了肝性脑病；一肺心病病人，因自己调整氧气阀受到了护士的严厉指责，因而加重了心力衰竭，经抢救无效而死亡；还有的医护人员当面告诉病人疾病治疗无望，也可能加速病人的死亡。

2. 消极暗示性语言　医护人员有意无意地语言可能给病人造成严重的消极情绪。比如有个病人害怕手术，提心吊胆地问护士："我这肺叶切除手术有危险吗？"护士冷冰冰地说："那谁敢保险！反正有下不来手术台的！"结果这个病人拒绝手术，拖延了手术期。

3. 窃窃私语　病人由于渴望知道自己的病情，所以会特别留意医务人员的言谈，并往往与自己联系。护士之间或医护之间在病人面前窃窃私语，病人听得片言只语后乱加猜疑，或根本没听清而纯属错觉，这都容易给病人带来痛苦或严重后果。

案例 12-2　　他为什么没能手术

一位 65 岁的老教授因早期胃癌而由医生建议手术治疗。老教授平时工作追求完美、精益求精、态度认真，只是做事常优柔寡断，如此的性格特征也给其带来了事业的成功。在一年一度的查体中，查出有早期胃癌，由于肿瘤较小、尚未有任何转移迹象，而且自己也还没有症状，医生告诉他目前手术治疗的效果最好。老教授同意手术并办理了住院手续，一切术前准备基本完成，然而就在术前签字时，他听大夫讲有那么多的并发症，麻醉也可能有意外，联想到以前听说过的医疗事故的例子，他怕自己会出现各种意外情况，还不如就这样活着，所以他第一次拒绝了手术；之后医生告诉他，目前胃癌早期还是尽早行手术治疗，等以后病情再发展手术效果肯定没现在好，现在这个手术技术已经很成熟，虽可能会有并发症，但也不是每个人都注定要发生的，即使出现了并发症也有很好的应对措施，老教授思来想去又有子女为自己打气，最终同意手术。晚上他问夜班的护士："我的这个手术风险大不大？"护士说："肯定有风险，干什么没风险，吃饭还有噎死呢，何况是手术。"老教授吓的一夜未睡，脑子里满是与手术相关的事情。第二天上了手术台后就出现了严重的焦虑、身上冒冷汗、心慌害怕，担心自己再也见不到家人，他拒绝麻醉，再次拒绝了手术，要回去再想想，最后医护人员无奈只好将他先送回病房。

问题：
1. 护士的语言对患者产生了什么样的影响？
2. 护理人员如何恰当使用积极性语言？

二、善于使用美好语言

美好的语言，不仅使人心情愉快，感到亲切温暖，而且还有治疗疾病的作用。护士每天与病人接触，频繁交往，如果能注意发挥语言的积极作用，必将有益于患者的身心健康。在临床护理实践中，护士应当熟练运用的语言主要有如下几种：

1. 安慰性语言　医护人员对患者在病痛之中的安慰，其温暖是沁人肺腑的，所以护士应当学会讲安慰性语言。例如，对刚进院的病人，护士主动对他说："我是您的责任护士，名叫×××，有事情请找我，不必客气。"在早晨见到刚起床的病人就说："您昨睡得不错吧，看您今天气色很好"等，话虽简短，但病人听后感到亲切愉快，这可能会使他这一天的心境一直很好。

对不同的病人，要寻找不同的安慰语言。对牵挂丈夫、孩子的女病人，可安慰她："要安心养病，他们会照料好自己的，有不少孩子，当大人不在的时候更懂事。"对事业心很强的中年人或青年人，可对他们说："留得青山在，不怕没柴烧。"对于病程较长的病人，可对他们说："既来之，则安之，吃好、睡好、心宽，病会慢慢好起来的。"对于较长时间无人来看望的病人，一方面通知家属亲友来看望，一方面对病人说："你住进医院，亲人们放心了。他们工作很忙，过两天会来看您的。"

2. 鼓励性语言　医务人员对病人的鼓励，实际上是对病人的心理支持。它对调动病人的积极性与疾病作斗争是非常重要的。所以，护士应当学会对不同的病人说不同的鼓励性的语言。比如，对新入院的病人说："我们这里经常治你这种病，比您重得多的都治好了，您这病一定能很快治好！"对病程中期的病人则说："治病总得有个过程，贵在坚持！"对即将出院的可以说："出院后要稍加休息，您肯定能做好原来的工作！"

3. 劝说性语言　病人应当做到而一时不愿做的事，往往经医务人员的劝说后而顺从。例如，有位 52 岁的男性早期胃癌患者，因害怕手术，宁肯速死也不肯做手术。家人再三劝说无效，而护士运用心理学的原则，一席话却使他愉快地接受了手术，结果预后颇佳。

4. 积极的暗示性语言　积极的暗示性语言可以使病人有意无意地在心理活动中受到良好的刺激。比如，看到病人精神比较好，就暗示说："看来你气色越来越好，这说明治疗很有疗效。"对挑选医生治病的病人说："别看某某医生年轻，可他治你这种病还真有经验。"给病人送药时说："大家都说这种药效果很好，您吃了也肯定会见效。"

5. 指令性语言　有时对有的病人必须严格遵照

执行的动作和规定,护士指令性的语言也是必需的。比如,做精细的处置时指令病人"不许动";病人必须空腹抽血或检查时,指令病人不得进食;静脉点滴时指令病人"不得随便调快速度";对高血压和糖尿病病人告诉他们:"一定要低盐低脂糖尿病饮食",如此等等。护士在表达这种言语时,要显示出相当的权威性。

案例 12-3　　术后焦虑的女病人

　　某女,40余岁,在走路时被车撞伤,被紧急送入医院,在骨科行急诊手术治疗,手术很成功,然而,在术后第3天,患者出现失眠、心烦、翻来覆去在床上躺不住但又不能下床、言语较以前明显增加,心慌、易激惹、担心害怕、睡眠明显减少,痛恨撞伤她的司机,要求立即得到赔偿,余精神检查未见异常。考虑与外伤后应激,住院后也没有得到足够的心理支持,出现心理失衡有关。给予心理护理加抗焦虑治疗后焦虑症状逐渐好转。

问题:

　　对外伤后和术后的患者心理护理时可以用什么样的语言?

　　说话不但要注意上述几种方式,还要因人因病而采用不同的谈话技巧。急性子人说话开门见山,慢性子人讲话慢条斯理,思维型的人语言逻辑性强,艺术型的人言谈幽默风趣,老年人喜欢唠叨,青年人言语活泼,儿童则喜欢言语滑稽一些。护士的言语要与之相适应。对急性病人或很痛苦的病人,言语要少,要深沉,给予深切的同情;对长期卧床的病人,言语要带鼓舞性;对抑郁型或躁狂型病人,言语则以顺从为宜。

视窗 12-6　　面对病人,牢记三心

　　病人到医院就诊或住院,当得知自己所患疾病较严重或难治时,加上对医院环境的陌生,难免会有恐惧、担心害怕、焦虑、抑郁等不良情绪,这时良好的医患关系是保证患者对治疗依从性的基础。病人对自己的疾病有着很多的疑问与困惑,作为临床医生和护士,要记得,面对病人,牢记三心:①同情心:体贴病人的痛苦,理解病人的心理;②耐心:对病人提出的任何问题解答要有耐心;③信心:鼓励病人战胜疾病的信心。如此,相信医护人员可以最大限度地处理好医患关系。

三、护患沟通的技巧

　　沟通的目的是为了互相了解,协调一致,心理相容。为什么有的护士能与病人关系和谐,愉快相处,而有的护士与病人的关系却很冷淡?这除了护士心理品质的因素之外,还有与病人信息沟通的技巧问题。

　　在医院里,护士与病人的沟通,护士是主动一方,病人是被动一方。一般来说,病人大都乐意与护士沟通信息,只要护士有这样的愿望,双方的沟通就有了基础。但是,只有愿望还不够,还需善于沟通,即要讲究沟通的技巧和艺术。作为一名护士,如果乐于又善于与病人沟通,对提高心理护理水平大有帮助。

　　沟通可分为言语沟通和非言语沟通两大方面。言语沟通是指使用言语及言语的艺术和技能;非言语沟通则指举止、行为和表情动作等。

(一) 言语沟通技巧

　　1. 善于引导病人谈话　临床调查证明,护士对病人是否有同情心,是病人是否愿意和护士谈话的关键。对于病人来说,他认为自己的病痛很突出;而对于护士来说,可能认为病人有病痛是正常的事。如果护士没有对患者的痛苦设身处地的着想,就会缺乏对病人的同情心。

　　如果病人感到护士缺乏同情心,他就不能主动和护士交谈。即使谈也是仅限于病患护理的技术性内容,而不流露任何情感和提出对护理工作的看法,而这些看法往往包括对医疗护理的意见,对自己病情的理解、担心和自我心理状态的描述等。这样就失去了进行心理护理基本信息。所以,护士只有取得病人的好感,才能引导病人说话;病人说了话,就有了心理护理的依据,才可以对症进行心理护理。

　　此外,对谈话内容感兴趣,也是使谈话成为可能的前提。特别是在引导那些沉默寡言的病人说话时,一方面要善于找出病人感兴趣的事情,另一方面在谈话开始时,对任何话题都要表示出相当的兴趣。但也要注意,和病人闲聊,对病人热情过度,也会收到相反的效果。

　　2. 开放式谈话　如果有一病人告诉护士说:"我头痛。"护士回答:"吃片'去痛片'吧。"这样,就头痛问题的谈话,则无法继续了。这种谈话就是"封闭式"的谈话。如果护士这样说:"哦,怎么痛法,什么时候开始的?"或问:"痛得很严重吗?"这种谈话病人不能用"是"或"否"的答案结束提问,护士可以从病人的诉说中继续提问,这种谈话就是"开放式"的谈话。如有一位第二天将接受胃切除手术的病人对护士说:"我有点害怕。"护士答:"有什么害怕的。"谈话就这样中止了。这位护士可能很想安慰病人,但缺乏语言沟通技巧,采用了"封闭式"的谈话,结果病人心理未能进一步表露,护士未做心理护理,病人仍处于痛苦之中。

　　3. 重视反馈信息　所谓信息反馈是指说话者所发出的信息到达听者,听者通过某种方式又把信息传回给说话者,使说话者的本意得以澄清、扩展或改变。病人和护士谈话时,护士对所理解的内容及时反馈给病人,例如,适时地答:"嗯"、"对",表示护士在仔细听,也听懂了,已理解了病人的情感。同样,护士向病人说话时,可采用目光接触、简单发问等方式探测病人是否有兴趣听,听懂没有等,以决定是否继续谈下去和如何谈下去。这样能使谈话双方始终融洽,不致陷入僵局。

4. 认真对待与病人的谈话 如果护理人员心不在焉地似听非听,或者随便中断病人的谈话或随意插话都是不礼貌的。听话时,应集中注意力,倾听对方所谈内容,甚至要听出谈话的弦外之音。谈话时,要让对方看到自己。特别是老年病人和他们面对面地谈,效果较好。有一名护士,在向病人家属介绍病情时,斜着身子,两手插在口袋中,显得高傲不凡,家属当即表示不信任,产生了不良的影响。

另外,谈话时要用相互能理解的词语。谈话双方由于知识结构不同,有时也会给沟通带来困难。但是只有从认真谈话中逐渐了解对方,沟通才会顺利进行。

5. 处理好谈话中的沉默 病人谈话中出现沉默有四种可能。第一是故意的,是病人在寻求护士的反馈信息。这时护士有必要给予一般性插话,以鼓励其进一步讲述;第二是思维突然中断,或是出于激动,或是突然有新的观念闪现。这时护士最好采用"反响提问法"来引出原来讲话的内容。例如,一个刚入院的病人说:"今晚我吃了一两饭。"这时出现突然的停顿。护士应当说:"您吃了一两饭?"这样会引导病人按照原来的思路说下去。如若不然,护士问:"是食堂饭菜不好吗?"这样问就会妨碍病人说出原来要说的内容;第三是有难言之隐。为对病人负责,可以通过各种方式启发病人道出隐私,以便医治其心头之痛,但也不应强迫,应尊重患者;第四是思路进入自然延续的意境。有时谈话看起来暂时停顿了,实际上是谈话内容正在富有情感色彩的引申。沉默本身也是一种信息交流,所谓"此处无声胜有声"。护士跟病人谈话时,也可运用沉默的手段交流信息。但长时间的沉默又会使双方情感分离,应予避免。打破沉默的最简单方法是适时发问。

案例 12-4 最初否认有病的白血病患者
张某,男,55岁,小学教师,平素身体素质好,很注意锻炼身体。3天前在床上躺着时摸到自己左腹部有一硬块,到当地县医院查腹部彩超示脾大,行骨穿骨髓细胞学检查示慢性粒细胞白血病(急性期),患者拿到报告单一看是白血病,顿生恐惧,感觉非常害怕,好像死之将至,突然非常烦躁,坐立不安,心想我怎么可能得这种病,我平常身体那么好,我到现在还一点儿感觉都没有怎么可能是白血病呢?我没做什么坏事,周围人

有什么事都愿意找我去帮忙,我也不该遭此报应啊!第二天,该患者又到一家省级医院血液科复查,最后结果跟他们当地县医院的一样,医生将其收入院治疗。入院后患者对护士说:"现在科学这么发达,我不能不相信科学,但我还是觉得是不是检查有错误,我想我不可能得白血病的,我现在什么症状都没有。我现在常常流泪,好像很快就要死了似的,护士,你告诉我,这种病到底能不能治愈?"虽然患者否认自己的诊断,但对治疗依从性好,积极求治,接受医生的建议用较好的药物。一周后,患者表示接受自己患病的事实,要配合医护人员的治疗,争取达到一个最好的治疗效果。

问题:
1. 该患者用了什么样的心理防御机制,这样的防御机制对患者有什么样的好处?
2. 针对患者的恐惧、害怕、焦虑情绪怎样运用护理心理学的方法与患者沟通?

(二)非言语沟通技巧

1. 用超语词性 超语词性提示就是我们说话时所用的语调、所强调的词、声音的强度、说话的速度、流畅以及抑扬顿挫等,它会起到帮助表达语意的效果。如:"我给你提点意见"这句话,如果说的声音低一些,语气很亲切,就被人理解为恳切的帮助;如果声响很高,语气又急又粗,就会被人理解为情绪发泄;如果加重"你"这个词,就突出对你一个人的不满意等。

2. 用目光接触沟通 目光接触是非言语沟通的主要信息通道。我们常说眼睛是心灵的窗口,它既可以表达和传递情感,也可以从目光显示个性的某些特征,并能影响他人的行为。目光接触可以帮助谈话双方的话语同步,思路保持一致。但目光相互接触时间长,则成凝视。凝视往往包含多种含义,有时带有敌意,有时也表示困苦。病人对护士的凝视多是求助。在临床上,护士和病人交谈时,要用短促的目光接触检验信息是否被病人所接受,从对方的回避视线、瞬间的目光接触等来判断对方的心理状态。

3. 通过面部表情沟通 面部表情是人的情绪和情感的表露,无论是护士对病人抑或病人对护士的面部表情都主要是思想情感的流露。在某种情况下,即使可以做出掩盖真实情感的表情,那也只能是暂时的、有限的。所以,护士对病人的表情是以职业道德情感为基础的,当然也与习惯过程和表达能力有关。至于病人的表情,有经验的护士很容易总结出规律来,只要留意,就能"透过现象,抓住本质。"弗洛伊德说过:"没有一个人守得住秘密,即使他缄默不语,他的手指尖都会说话,他身体的每个汗孔都泄露他的秘

密。"因此,护士应当善于通过面部表情表达自己的情感,更要细心体察病人的面部表情。有的护士话语并不多,但微微一笑,往往比说多少话都起作用。"微笑是最美好的语言",这句话颇有道理。

4. 运用身段表达沟通 这是指以扬眉毛扩大鼻孔、撅嘴、挥手、耸肩、点头、摇头等外表姿态进行沟通的方式。这些方式相当于无声的语言,也是很重要的方面。例如,诚恳友善的点头,激动、温暖和安全感就会油然而生。

5. 注意人际距离 护士要有意识地控制和病人的距离,尤其是对孤独自怜的病人、儿童和老年病人,缩短交往距离,更有利于情感沟通。但对有的病人交往距离过近,也会引起其反感。

6. 接触 接触是指身体的接触。据国外心理学家研究,接触的动作有时会产生良好的效果。按中国的文化背景和风俗,除了握手之外,在医院这样的公共场合,只限和儿童接触较为随便。对患儿的搂抱、抚摸可以减少患儿的焦虑紧张感。对成年病人,护士的某些做法如若得当,也可收到良好的效果,例如,为呕吐病人轻轻拍背,为动作不便者轻轻翻身变换体位,搀扶病人下床活动,对手术前夜因惧怕而难以入睡以及术后疼痛病人进行背部按摩,以示安慰并分散注意力,以及双手久握出院病人的手,以示祝贺。这些有意的接触沟通,具有鼓励支持作用,可使病人愿意说话,愿意剖析自己,改善态度,增强对治疗的信心。

案例 12-5 即将离开人世的青少年

某男,15岁,因走路不稳20天入院。入院完善相关的辅助检查后,经神经内外科、影像科专家联合会诊,最终确诊为脑瘤。神经外科的专家认为不适合手术治疗,只能保守治疗,这也意味着病人的生命不会有太多的时间了。患者的父母虽经济条件较差,但仍心有不甘,联系到大医院的大夫给看了片子,也认为没有什么办法后才安心保守治疗。虽然住院治疗,但患者的病情仍是逐渐加重的,患者也预感到自己的病情不妙,常问医生护士:"我是不是快死了?如果是这样就别治疗了"。患者的眼神里分明透着绝望。患者有时会说:"我不会死的,我要回家","阿姨,我的病能治好吗?"患者父母看到儿子这样也非常难受。护士在每一次接触患者时都给予他心理上的支持,总是给患者温暖的眼神、甜美的微笑、治疗性暗示性的肢体接触、鼓励安慰的话语,并教父母学会面对现实。通过护士富有爱心的护理心理干预,患者烦躁焦虑抑郁的心情较前有了明显的改善。住院10天后患者出院,又过了一周其父来院开诊断证明,要在当地给报

销医疗费用。其父说孩子回家3天就走了,走得很安详,并谢谢医护人员的关心。看到其父也没有想象的伤心,好像坦然接受了这个现实。

问题:

想象一下在护理过程中非语言的沟通交流对这样的患者起到了什么样的作用?

第五节 护士的心理品质及培养

心理护理工作和其他工作相比,更应具备良好的心理品质。作为一名护理人员,因为服务对象不但是有思维、情感、自我意识的人,同时,由于年龄、性别、职业、风俗习惯、文化背景、认知能力的不同,具有千差万别的特点。因此,护理人员在工作中还必须了解病人心理状态和他们的需要,懂得心身医学及护理心理学。

护理工作包括生活服务及技术服务两个方面。自病人入院开始,首先面临的是生活问题,如生活环境及饮食起居习惯的改变、嘈杂的声音、特殊的气味、单调刺激枯燥生活以及个人的自主权受到种种限制,又必须服从新的环境各种规章制度的制约等都能引起病人的焦虑。如何使病人较快适应新的陌生环境,在与护士的言行与交往中,改变他们的行为,创造一个接受治疗、保持合作的最佳心理状态,以达到早日康复的目的是护理工作的关键所在。通常要求护士应具备"母亲的心,织女的手,教师的口"。慈母之心充满宽厚与仁爱,体贴入微,任劳任怨,无私的奉献;织女是勤劳、智慧的象征;教师是灵魂的工程师,启迪良知,传授知识,用真理与规范点燃孩子们心灵的火花,照亮前进的通路,树立信心、理想和追求。护士为了人类的健康与病人的康复,把病人看作自己的亲人一样。用细致、轻柔、勤劳的手从事各项技术操作,安抚病痛,减轻损伤,带来舒适与温暖。除了负责治疗护理外,还要做好健康教育,普及防治疾病的知识。通过劝告、启发、诱导、暗示等给病人以影响,观察病人的心理状态。了解需要,预测动机,引导行为,用自己心灵的温暖去医治病人的创伤;用自己的行为帮助病人,启发调动他们的主观能动性,鼓舞信心,战胜疾病。

病人心目中的护士形象应是"和蔼可亲,淳良可信,精诚可托"的。医院管理学认为护理工作是属于终端环节,它在医院工作中占有非常重要的地位。为此,护理人员必须具有高度的责任感,及时、正确、全面地完成工作任务,才能达到护理工作的最佳境界。

一、高尚的道德感,真挚的同情心

道德感即为人们的行为与道德需要之间关系的反映。它对履行道德义务和调节道德行为起着巨大

的作用,是伴随着道德意识而出现的内心情感体验。"护士"乃是社会个体在医疗活动中一个特殊职业形象,在整个医疗过程中,护士承担着挽救病人生命,同病魔作斗争的神圣职责。她在生与死的交界处同病魔作战,为病人赢得了生命,用双手托起生命的希望,用心迎来生命的曙光。护士职业道德的突出特点是利他精神,病人至上。所以,护士应具有献身护理专业强烈的情感、意识和愿望及高尚道德情操,按照护士首要的道德规范严格要求自己。尊重、理解、关心患者,体贴、爱护病人,尽心尽责给予一切治疗护理,以尽良心、道义和法律上的三重责任,这就是护士的道德感。在这种道德感的支配下,并意识到自己的社会责任时,就会考虑如何实现目标,体现自己的社会作用。有了迫切完成社会角色的动力,才会考虑到如何去做的问题,所做的一切是否符合角色期望,通过病人的反馈,来进行自我评估,用道德准则来评价自己行为。强烈事业心必然表现在实际行动中,其动机和效果才趋于一致,设身处地为病人着想,针对病人的不同心理反应与需要去做好护理工作,对于护理人员来说,当看到自己劳动成果给他人带来帮助、益处甚至是挽回宝贵的生命时,就会感到无比宽慰和幸福,可见幸福感来自于奉献以及个人价值感的体现。牺牲个人幸福换来整体及他人的幸福,体现出自己存在价值和生活的意义。

二、敏锐的观察力

观察力的基础是感知觉,与人的注意活动有密切相关。护士是否具有敏锐的观察力,是衡量护士心理品质的首要标志。

观察是一种有目的、有计划、有步骤的知觉,护士运用视、听、触、嗅等感知,发现疾病的变化迹象,得到病人的直观资料。在判断病人需要、帮助医生诊断、及时抢救病人方面都非常重要的。

观察要有科学性和系统性。护士除观察病人的体温、脉搏和呼吸等以外,还应观察病人的面部表情、举止、行为、皮肤颜色、嘴唇颜色、干燥润滑等情况,也要观察身体是否浮肿,病人睡眠进食,对病人的哭泣声、叹息声、呻吟声、咳嗽声、喘鸣声都应有敏感的觉察。对病人吃饭的兴趣、走路步态,甚至对病人的口鼻气味、大小便臭味也需注意。护士从这些细微外表的行为、躯体动作或语调中,可以大体了解病人的内心活动及躯体的状况。掌握病人的信息,不仅能给医生提供参考,还能按其不同特点有针对性地进行有效的护理。

三、准确快速的记忆力与联想力

良好的记忆品质包括记忆的敏捷性、记忆的持久性、记忆的准确性及记忆的准备性等。诚然,这四种

记忆品质都应当加强培养。护理工作内容多而烦琐,接触范围广泛,联系多。每个病人又有不同的治疗和需要,为了能准确迅速、及时、安全地完成各项任务,防止差错事故的发生,必须培养准确快速的记忆力。首先应熟悉自己的工作环境,工作关系和服务对象,了解你所护理的病人是什么样的人,得的是什么病,医生治疗的计划是什么,有什么个性特征,对疾病的认识和态度如何,主要护理问题和护理措施是什么,需要哪些治疗和帮助,观察的重点有哪些,你将如何计划你的护理程序。病人每天都有一定的流动和病情、心理的变化,只有在不断深入接触病人的过程中才能加深你的印象和记忆,及时发现问题,避免从印象出发而张冠李戴。当病人向你诉说他的不适时,就应该通过自己的检查,明确部位、性质,联想到与哪些脏器有关,分析新症状的出现有几种可能性,与本病是否有联系,与饮食、药物、睡眠是否有关,进一步询问与症状出现有关的问题,了解病情变化以确立自己的联想和判断。采取相应措施,不应以"传达员"单纯的形式,把病人症状反映给医生,而不做主观思考分析,这样不利于业务能力提高,也影响自己在病人中的威信,影响护患间人际关系。

记忆的强化与注意力密切相关,一般人们把自己认为有用的信息进行储存以便提取,要做到牢固的保持,就应训练和发挥识记的特点,护士经常采用综合识记手段,以听觉、视觉为主。识记时必须注意集中,保持记忆的牢固性,为了使记忆准确,要经常回忆,如检查医嘱是否都已执行,核对药品及治疗是否准确等。应按时间、空间、人物、病情顺序来回忆检查。研究科学的快速记忆方法,加强记忆效果。

四、独立分析、判断的思维能力

观察与思维有密切关系,而且要善于运用自己的知识,才能对观察到的事物进行综合、比较、抽象和概括,通过独立思考,得出比较正确的判断。过去认为护士只是执行医嘱、打针、送药、无须独立思考的观点是错误的。国外专家认为:现代护理独立功能占70%左右,而依赖功能只有30%左右。因为护理工作对象是互不相同的病人,每个病人的疾病时刻处于动态变化之中,虽然医嘱是医生思维的结果,一般说来是合乎客观规律的,应当坚决执行。但护士如果像"机器人"那样执行医嘱,缺乏独立思维,也会在盲目执行中出现差错或事故。再说,人的思维都有各自的局限性,尤其是缺乏临床经验的医生更是如此。所以有独立思维品质的护士并不把医生的医嘱当成金科玉律,而是按医生思路去思考,再在病程的动态变化中发现问题,运用求异思维方式去独立分析,然后提出自己的观点。尤其是当前推行责任制护理,要求充分发挥护理独立功能,要求对每个病人作出准确的护理诊

断，拟订全面的护理计划。所以，护士应具备思维独立性。再者，凡是善于独立思考的护士，工作大都心中有数，忙而不乱，井井有条，有较强的应变能力，而缺乏独立思维品质的人则往往忙忙碌碌，顾此失彼，遇到紧急情况更不知所措。

五、"注意"的灵活性

护理工作千头万绪，病人的病情又变化多端，所以这样的工作要求护士应当具备"注意"的全部优良品质。因为只有具备了"注意"稳定性，才能使护士沉着稳重，也是护理工作发现杜绝差错的重要因素，只有具备了"注意"广阔性（即注意广度），才能"眼观六路，耳听八方"，对自己繁重工作做到心中有数，有条不紊，只有具备"注意"的集中性，才能聚精会神地做某项护理工作，而不被其他信息干扰而分心，也只有"注意"分配的能力好，才能对病人边观察、边思考、边谈话、边做好整体护理工作。在上述"注意"优良品质中，"注意"灵活性最为重要。因为护理工作头绪多，紧急情况多，意外事件多，通常在有限时间内从一项工作转向另一项工作，要做到清清楚楚、准确无误和互不干扰，靠的就是"注意"的高度灵活性。

六、丰富而又稳定的情绪

护士情绪的变化，尤其是面部表情对病人及其家属都有强烈的感染力，这是每个护士都应意识到的。护士积极的情绪，和蔼可亲的表情和举止，不仅能够调节病房和治疗环境的气氛，而且能唤起病人治病的信心，增强安全感。在病人面前，护士应做到喜怒哀乐不形于色，加强对自己的情绪情感调节控制的能力，做到急而不慌，纠缠不怒，悲喜有节，激情含而不露，以保持病房或治疗环境愉快情绪的稳定性。

七、良好的性格

性格是一个人对人、对事、对自己比较稳固的态度体系以及与之相适应的习惯化了的行为方式。护士应具备良好的性格特征。

（一）对待现实社会方面的性格特征

对社会主义事业应充满信心与信念，理想远大，生活目标明确。要有集体主义精神，关心集体荣誉，维护集体团结。对人诚实热情，有同情心、有礼貌。对待劳动应积极肯干，认真负责，勤勤恳恳，任劳任怨。对自己要有自尊心、自信心、自爱心。严于律己，宽以待人。

（二）护士性格的意志特征

护士对待工作、生活与学习的目的性与社会意义

要有足够的认识，这样才能有自觉的意志来控制自己的行为。也就是应具有独立性、主动性与积极性，克服冲动性、盲目性与消极性。护士在遇到困难、误会、危机的时候，要善于压抑自己的过激情绪，克服自己的冲动。切勿畏缩与鲁莽。护士在执行急救工作时，要当机立断，胆大心细，切莫犹豫不决，徘徊不定；在碰到挫折或困难时，要忍耐、坚持、奋发，而不妥协、怠慢与消沉。

（三）护士性格的情绪特征

护士对伤病员要有人道主义的情感与情操，对病人热心照料，深情关怀，不要对病人冷淡疏远，更不要鄙视、斥责。护士在工作态度的表露上，要时露笑颜，要维持稳定的情绪，不要时冷时热，时疏时亲，时喜时怒，时悲时欢。同时，积极的情绪要持久保持，这是性格稳定的表现。护士进入工作状态时，要控制自己，产生主导心境，让这种心境支配自己，使之产生较高的工作效率。护士上班后的主导心境应是平和的、安定的和欢快的。经过长期锻炼及培养，就会发展形成理想的护士性格。

八、应具备精确的语言及表达能力

语言是人类进行交际活动、交流思想、传递信息、进行思维活动的工具。"言为心声"，言语常是反映人的内心世界、文化水平的依据，是心灵外化的表现，所谓"闻其言，知其人"。护士应当重视语言美和行为美，病人住院期间，不但需要好的物质环境，同时也需要美好的精神环境，美好的语言可以促进人际交往和病人身心健康，以利于疾病的康复。语言表述是一个技巧、是一项艺术，必须认真学习。谈话要自然大方，要有谦恭的态度、文雅的举止、可亲的笑容、友善的语气。从技巧上要掌握以下几点：同病人谈话要有针对性、科学性、通俗性及艺术性。

九、应具备娴熟认真的操作技能

对护理操作技术要求：一是要稳，即动作轻柔、协调、灵巧、稳妥、有条有理，这不仅使病人获得安全感，而且给人以美的感受；二是要准，即动作严格按照护理规章办事，操作起来准确无误，恰到好处；三要快，即动作熟练，手疾眼快，干净利索，用较少的时间高质量地完成操作任务；四要好，即质量高，效果好，病人满意，自己也满意。在医疗护理工作中，时间常和生命联结在一起。娴熟的技术往往能赢得安全，挽救生命。

十、良好的人际关系

人际关系是在社会交往中形成的相互吸引与排

斥的关系,是人的各项心理品质在人际交往中综合性运用。人群居于社会,人与人之间的相互交往是相互给予,而医务人员和病人的交往,只有无私的奉献,别无他求。护士在整个医疗过程中处于人际交往的中心地位,扮演着举足轻重的特殊角色。新的生物-心理-社会医学模式强调疾病的发生、发展变化中社会环境、生活方式、心理、生物等多种因素的共同作用,重视治疗及心身护理的紧密配合,提出治病要治人。因此,对护士角色提出了更高的要求。然而,根据生物医学模式的传统护理观点,只重视疾病变化发展中的生物因素,强调治疗中的物理化学作用,忽视了护理人员创造社会环境及心理环境的影响,限制了护士职业功能的进一步发挥。一般来说,护士与病人及病人家属比医生接触的时间要多,护士与医生在工作上是密切相关、不可分割的医疗活动整体。有的学者认为,医护之间是"并列—互补"型的工作关系。这些复杂的多角的联系,显示了护士人际关系的重要性。护士与病人的关系搞好了,有利于病人的身心健康。从某种意义讲,护士既是医生与病人的桥梁,又是帮助病人完成角色转变的主要承担者,护士在现代临床医学中扮演着越来越重要的角色。医护关系搞好了,就会在整个医疗护理的过程中配合默契,得心应手。如同一台机器上的两个齿轮,只有紧密结合,才能使机器正常运行。有人认为,护士职业成功的主要因素,是护士与周围人际关系相处的能力,这种说法不无道理。

如何培养护士的心理素质?

社会对护士角色的期望在不断发展变化。过去人们只注重护士角色的技术方面,如耐心细致的护理照顾,而现代人们除了技术方面的要求外,开始也对护士的非技术的方面,如态度、情感、意志、道德素质等提出更高的期望。这种转变反映了人们对护理专业的新认识,也表明社会对卫生保健事业提出了更高的要求,由于护理哲理及护理模式的改变,护理服务无论从形式或内容上都比过去有了很大的发展。除需要培养大量的合格护理人员承担病人的身心全面护理外,护士的服务范围已从临床走向社区家庭。为此我们必须对形势发展有所认识准备,为国家培养有科学文化、有道德、有理想、有纪律的一代新人,并具有良好政治、科学、健康的心理素质。

(1)要有豁达的胸怀,立足本职,放眼世界,向往未来。

(2)以坚定的意志,克服性格中的弱点,不断向更高目标奋进。

(3)努力学习,钻研业务,丰富自己的专业。

(4)善于积累经验,总结提高,在实践中提高能力、有所创建。

(5)勇于开拓,敢于创新,博采众家之长,走自己的道路。

(6)保持心情舒畅,身体健康,情绪乐观,使社会主义道德风尚得到充分发挥。

思 考 题

1. 心理护理的概念是什么?如何实施心理护理?

2. 在心理护理中怎样使用得体的语言及行为与患者有效地沟通?

3. 通过本章的学习,怎样才能更好地学习并运用心理护理为患者服务?

(汪 敏)

第十三章 药物心理

第一节 概 述

一、药物心理学概念

临床用药可以从两个途径达到治疗目的:生理途径和心理途径。生理途径通过药物的药理机制,改变个体的生理功能,从而达到临床疗效。同时,在临床用药过程中,用药者对处方药物医师的感觉、对药物本身的先期评价、对药物的外观气味的体验等非药理途径也影响着药物疗效,这就是药物的心理效应。药物的心理效应有时决定药物治疗的成败。药物心理学(Pharmacopsychology)是研究用药相关人员的心理行为及其相互作用的规律,探讨通过调整药物和相关人员的心理状态来提高药物疗效的学科。它是医学、药学和心理学的交叉学科。

二、药物心理学的研究内容

药物心理学的研究内容主要包括两大部分:一是研究药物如何通过生物或非生物途径影响人的心理行为;二是研究用药相关人员的心理行为如何影响药物的代谢过程,如何影响药物药理作用的发挥,以及最终如何影响药物的临床治疗效果等。

三、药物心理学的研究意义

随着社会的发展,人们对医疗卫生心理服务要求越来越高,患者对医疗服务的环境、服务人员、药物、医疗设备等的心理反应越来越明显。这些心理反应有可能削弱药物治疗的临床疗效,也有可能提高药物治疗的临床疗效。因此,如何有意识地调整医疗服务相关人员的心理行为,最大限度地发挥药物治疗的心理效应,是研究药物心理学的最大意义所在。

(1)药物心理学让药物研发者理解药物的心理效应,减少药物研发过程中的非生物因素的干扰,真实评估药物的机制和疗效。

(2)药物心理学为药物生产者提供药物的剂型、外观、气味味道,以及药物包装装潢等方面设计的理论指导。

(3)药物心理学为临床医师和临床药剂师等医疗服务人员提供用药行为指导,促进医患之间良好的心理互动,通过有效利用药物的心理效应,优化病人的用药心理行为,提高药物的临床治疗效果,减少毒副作用的发生。

因此,药物心理学可以为药物的研发、制造、销售、使用、疗效评估等环节提供理论指导。

四、药物心理学在我国的发展

20世纪90年代初我国就有研究者发现,心理效应可以提高药物的疗效,从而激发了人们探索药物与心理相互作用机制和规律的兴趣。1994年,《精神卫生通讯》中的文章谈到了药物心理效应的问题,并指出安慰剂效应是心理作用的结果。同年,《中国临床心理学杂志》提出了"心理药效学"的概念,指出"心理药效学是研究同一种药物在不同的心理诱导下产生不同药理效应的科学"。此后,药物心理学开始逐步在我国发展和应用,很多临床医生、药剂师、护士和心理治疗师开始尝试通过合适的心理诱导来提高药物的临床疗效,医疗实践中发现,医生的心理行为是发挥心理药效的主导,病人的心理特性则是心理药效产生的基础。

第二节 药物的心理效应

药物的心理效应可以从两个途径发生。一个途径是通过影响中枢神经的生理功能而产生心理行为的变化,由于心理是脑的机能,脑是心理活动的物质基础,所以脑功能的变化必定影响用药者的心理行为;另一个途径是心理行为途径,包括用药者对处方药物的医生、发药的药剂师或护士的感觉,对药物的外观、气味、装潢等的心理感受,从而产生不同的药物心理影响。若要通过生物药理途径产生心理效应,药物必定能够影响脑的功能。在临床使用的药物中,能够影响脑功能的药物可以是精神活性药物(psychoactive drug),也可以是非精神活性药物。

一、精神活性药物及其心理效应

精神活性药物是指主要通过药理途径直接影响脑功能，从而影响用药者的认知、情感、意志行为等心理过程的药物。依据药物的药理特征，精神活性药物可以分为中枢神经系统抑制剂（如巴比妥类、苯二氮草类、酒精等）、中枢神经系统兴奋剂（如可卡因、苯丙胺、咖啡因、甲氯芬酯、烟草、茶等）、大麻、致幻剂（如麦角酸二乙酰胺（LSD）、仙人掌毒素等）、阿片类（如海洛因、吗啡、鸦片、美沙酮、二氢埃托啡、哌替啶、丁丙诺啡等）以及挥发性溶剂（如丙酮、苯环己哌啶（PCP））等。依据药物的用途，精神活性药物又可以分为拟精神药物和精神疾病治疗药物两类。前者使用后出现类似精神病样的症状，多在药物滥用者中被使用；后者用于治疗精神疾病症状，包括抗精神病药物、镇静催眠药、抗焦虑药、抗抑郁药、心境稳定剂或抗躁狂药等。

（一）拟精神病药物及其心理效应

案例 13-1　误喝了含有摇头丸的酒

张某，男，25岁，一年多前的一个晚上，他和朋友一起在酒吧喝酒后，出现躁动、不停地说话、情绪波动、和朋友吵架等现象，大家都以为他喝醉了，没怎么在意。后来，他开始说有一群小鬼生活在自己的肚子和脑里面，不让他好过，只要他稍微高兴一点，那些小鬼就会在他肚子和脑里狂欢乱舞，让他疼痛不已；有时小鬼会变得非常巨大，充满他的身体，把脏器压到一个角落里，让他有说不出来的难受，觉得生不如死。他经常会突然间跪在地上向自己身体内的小鬼求饶，但是小鬼们一般是不理他的，因为它们就是要让他不好过，所以不论在白天还是夜里，间隔一两个小时患者的精神症状就发作，搞得全家鸡犬不宁。后来，他说死去多年的爷爷会穿过卧室的门缝来看他，说患者虽然是不肖子孙，但是爷爷还是会努力拯救他的。不过，由于力量太弱了，爷爷也经常被小鬼们打得遍体鳞伤，所以患者觉得自己真的很不孝。

患者的父母带着他全国到处求医，在多家精神病院住院治疗都没效果。后来在天津的一家医院用了抗精神病药物后症状基本消失，可是出院不久症状又回到原来的状态。

后来从朋友处知道，一年多前的那个晚上和朋友喝酒的时候，一位朋友在患者喝的酒里偷偷放进了大量的摇头丸（中枢兴奋剂，以甲基苯丙胺为主要成分）。

拟精神病药物主要包括中枢神经系统兴奋剂、大麻、致幻剂、阿片类以及挥发性溶剂等。

中枢兴奋剂的苯丙胺能够促进内源性肾上腺素、去甲肾上腺素、多巴胺的释放和抑制再回收，并通过网状激活系统兴奋大脑皮层，具有增加快感、减少疲劳、麻醉、降低饥饿感、亢奋性功能和抗抑郁等效果，临床上有时候用于改善多动症患者的注意缺陷症状。苯丙胺急性中毒可出现欣快、兴奋、焦虑、过度警觉、敏感多疑、话多、夸大、重复动作、易怒好斗等症状，严重的可致呼吸抑制、心律失常、高热甚至抽搐昏迷；慢性中毒可表现为注意力不集中、猜疑、被害妄想、幻觉等认知障碍，焦虑、恐怖、抑郁情绪、过度自信等情绪症状，运动亢进、攻击行为等行为问题，以及定向障碍、自控力减弱等。情感迟钝、自我意识障碍、妄想等精神症状可长期残留。使用中枢兴奋剂可出现强烈的心理依赖和戒断症状。此外，苯丙胺还具有逆耐性特性。

大麻主要成分为 Δ9 四氢大麻酚，有镇静、镇痛作用。大麻使用后，首先出现焦虑症状，然后出现欣快、陶醉感，伴有感知觉过敏、感知综合障碍、动作迟缓且不协调，人格解体，甚至出现幻觉妄想等。长期使用大麻可出现无动机综合征。大麻依赖以心理依赖为主，躯体依赖较轻。

以麦角酸二乙酰胺为代表的致幻剂，使用后可出现欣快、焦虑、强烈抑郁等症状交替现象，有时出现兴奋躁动。麦角酸二乙酰胺可导致以视知觉障碍为主的错视觉、幻视觉。幻视可表现为动物或人的复杂视像，也可表现为色彩瑰丽多变的光环，因此被称为致幻剂。使用麦角酸二乙酰胺后，个体可能会感觉身体、衣物轻如无物或觉得特别沉重，有时还出现感官功能"错位"，如能看到声音，嗅到了光线等。其他的症状还有人格解体、现实解体、自伤伤人等。致幻剂具有明显的心理依赖，容易耐受。虽然戒断症状不太明显，但是它的迟发性不良反应，包括精神分裂样症状和心境障碍症状在停药数年后仍然可能持续存在。

阿片药物能够激动或拮抗存在于脑室周围灰质、腹侧被盖系统、中脑边缘系统、脊髓罗氏胶质区等与痛觉传导和情绪行为有关区域的阿片受体，具有镇静和镇痛作用。鸦片类物质依赖患者往往表现为精神萎靡、面黄肌瘦、生活懒散；思维散漫甚至赘述，注意力不集中，记忆力明显障碍；情感淡漠、抑郁或者欣快；意志活动减弱；行为趋向退缩，社会功能明显下降；人格明显改变，表现为焦虑、易急惹，猥琐自卑，狡猾奸诈，对家庭和社会的责任感明显削弱。鸦片类药物的心理和生理依赖均明显，具有中等的耐受性。

因此，拟精神病药物一方面可以产生欣快等愉悦感觉，另一方面又可出现严重的精神病样症状，并且都具有不同程度的依赖性和耐药性。不恰当使用拟精神病药物对人的心理行为和生理都会产生严重的不良后果，所以被称为"毒品"。

（二）精神病治疗药物及其心理效应

精神病治疗药物主要包括镇静催眠药、抗焦虑药、抗精神病药物、抗抑郁药、心境稳定剂以及益智药等。

以巴比妥类药物为代表的镇静催眠药，能够抑制脑干网状结构，发挥镇静、催眠以及麻醉效果。在临床上，这类药物曾经被广泛地用于减少焦虑、促进睡眠。但是，由于它们不仅具有明显的生理和心理的依赖性和耐药性，还具有明显的戒断反应，所以在八十年代后就逐渐淡出精神科临床，特别是在抗焦虑药物被广泛应用以后。

抗焦虑药的代表是苯二氮䓬类药物，俗称安定类药物。其药理作用机制是通过增强中枢神经的 γ-氨基丁酸（GABA）的活性，激活氯离子通道，导致神经细胞的超极化，从而抑制中枢神经功能，发挥抗焦虑、镇静催眠、抗惊厥作用。目前，抗焦虑药被广泛地用于减少焦虑、抑制癫痫发作、促进睡眠等方面，具有良好的临床效果。但是，该类药亦具有一定的依赖性和耐药性。

20世纪50年代，氯丙嗪被发现具有抗精神病效果，从而翻开了药物治疗精神病的历史。被称为第一代抗精神病药物的氯丙嗪、奋乃静、三氟拉嗪、氯普噻吨等具有消除幻觉妄想等作用，主要用于减少精神病的阳性症状。目前，被广泛运用的是第二代抗精神病药，包括氯氮平、奥氮平、奎硫平、利培酮等，它们不仅可以消除幻觉妄想等精神病阳性症状，对认知功能损害、情感淡漠等阴性精神病症状也有一定疗效。抗精神病药物主要是通过抑制中枢神经系统多巴胺、五羟色胺的功能而发挥治疗作用。

目前临床上使用最多的精神病治疗药是抗抑郁药物。此类药物通过影响中枢神经系统五羟色胺、去甲肾上腺素的功能而发挥抗抑郁的作用。临床常用的抗抑郁药包括第一代的丙咪嗪、氯丙咪嗪、阿咪替林、多塞平等，以及第二代的氟西汀、帕罗西汀、舍曲林、曲唑酮、西酞普兰和氟伏沙明等。

与抗抑郁药效果相反的抗躁狂药的代表是锂盐。它不仅可以降低高涨的情绪，还对情绪的剧烈波动具有稳定作用，故又被称为心境稳定剂。

除了以上的治疗精神病药物以外，临床上刚刚开始使用的益智药也被广泛关注。盐酸多奈哌齐为特异性可逆性乙酰胆碱酯酶抑制剂，此药可以在一定程度上延缓轻度或中度阿尔茨海默型痴呆症状的发展。

二、非精神活性药物的心理效应

精神活性药物以外的药物被称为非精神活性药物，其主要的临床用途不针对用药者的心理行为。

（一）非精神活性药物通过药理作用途径产生心理效应

部分非精神活性药物可以通过次要的药理途径影响用药者的心理行为。在临床上，这些心理效应通常被认为是药物的副作用。如抗癫痫药物苯妥英钠、卡马西平等可能导致记忆力减退；阿托品、曼陀罗、莨菪碱类、抗组织胺等药物可引起意识障碍；抗高血压药物利血平可导致抑郁情绪；抗结核药异烟肼可以引起情绪欣快；激素、异烟肼、合霉素等药物使用后可出现幻觉、妄想等类似精神病的症状。

（二）非精神活性药物通过心理途径产生心理效应

非精神活性药物除了能够通过药理途径产生心理效应以外，也可以通过心理途径产生心理效应，如药物的归类、药物主治的疾病、药物的剂型、用药方式、药物的名称、药物的外观、药物的包装等。

1. 药物毒副反应可引发心理效应 用药后若出现疲乏、头晕、恶心、呕吐、震颤、共济失调等常见的非特异性毒副作用，有可能使病人产生焦虑、恐惧甚至抑郁等不良情绪，从而导致患者不遵从医嘱、中断治疗甚至动摇治愈信心。

2. 药物药理疗效可以产生心理效应 药物的药理作用使患者的躯体症状减轻、痛苦减少，从而改变患者对药物的认知感受，增加对药物的信任与期待，因此患者对这种药物或处方该药的医生的医嘱就更能够遵从。药物的药理疗效能够降低患者对症状体验的敏感度，主观上减轻症状的严重程度，进一步提高躯体疾病的治疗效果体验。

3. 药物的归类可以产生不同的心理效应 在精神科或心理科临床，医生每天都要处方精神疾病治疗药物。有些患者得知医生让他服用抗精神病药物时会觉得自己患上了精神病，或者觉得被医生认为是精神病人，因此出现对医生和其诊断治疗的愤怒、不以为然，或者出现对用药的恐惧，担心被周围人看作精神病患者而受歧视。实际上，抗精神病药不仅用于治疗精神病，在治疗抑郁、焦虑、恐惧、失眠等症状时，有时也辅助使用以促进患者镇静、睡眠，增加主要药物的疗效。因此，医师、药剂师处方给非精神病患者抗精神病药物的时候，最好能够给予患者充分的说明。

对于镇静催眠药和抗焦虑药的使用，许多患者恐惧其依赖性和耐药性，以致焦虑、恐惧，甚至因拒绝服药而影响治疗效果。

一些被归属于难治或无法治愈的疾病的治疗药物，对患者的心理会产生很大的冲击，如抗癫痫药、降糖药等，这些药物的处方，容易让患者感到这些慢性难治性疾病的症状将长期存在，漫长而痛苦的治疗过程将明显降低生活质量；而心脏病治疗药、抗癌症药等的被处方,随时提醒着患者将不久于人世。因此,面对和使用这些药物可能让患者产生恐惧、焦虑、抑郁、悲凉的感觉,甚至引发轻生之念。

由于自身道德缺陷而致疾病所需的治疗药物,也会明显影响患者心理行为反应,如性病治疗药、戒毒药物、可能成瘾的药物等。这类药物的使用意味着患者可能发生了或正在发生违反社会道德的行为,如不正当的性行为、药物滥用行为等。同时患者也会担心他人知晓自己在使用此类药物,而对自己另眼相看。

由此可知,患者每天使用不同归类的药物,就等于每天提醒自己得的是什么样的疾病,从而加重患者对自身疾病、症状以及疾病后果的感受,产生不良的心理行为反应。

4. 药物剂型与用药心理 患者对药物剂型的选择具有一定的好恶倾向。调查显示,有42.2%的患者选择使用糖衣片。在临床常用药物的剂型中,有17.9%的患者选择使用冲剂,其次是胶囊(15.2%)、普通片剂(13.6%)、散剂(11.3%)、丸剂(7.3%)和合剂(2.1%)。医师和药剂师在给患者处方时应尽可能选择其喜好的剂型,以便有利于增加患者的遵医行为,提高药物的临床疗效。

5. 给药途径影响用药心理 口服是最常用的、也是最受患者欢迎的给药途径,因为它简便安全,适用于大多数药物和病人。注射给药的优点是用量准确,显效较快,但是常用的皮下注射、肌内注射、静脉注射、静脉滴注等给药途径让病人都必须承受被针刺的恐惧和疼痛,而且只有依赖医务人员才能完成给药,因此,不如口服药那样受患者欢迎。另外,患者喜欢给药方便的药物。从给药的方便程度来看,依次是舌下、吸入、口服、皮肤给药、肌注、皮下、静注、直肠等。至于直肠、阴道给药,看上去也很方便,但可能让患者产生怪异和不适感,所以不太受欢迎。

6. 给药时间和次数影响用药心理行为 由于药物的药理学、药动学、药代学以及剂型等特性,往往需要药物在一定的时间和间隔内使用,才能发挥最大的治疗效应,以最大限度地避免毒副作用的产生。但是这些时间要求可能会与患者的日常时间安排相冲突,影响患者的正常心理行为。一般来说没有严格时间限制及用药时间符合患者日常作息时间的药物更受患者欢迎。比如,白天用药的比晚上的好,不需严格用药时间或间隔的比严格的好,可以在休息时间使用的比工作时间使用的好,服药次数少的比多的好。

7. 关于联合用药的误解 许多患者可能会片面地认为,药物种类越多治疗效果越好,药物剂量越大治疗效果越明显,药物剂量越小毒副作用就越少等。正是由于这些不正确的用药观念,导致随意增加或减少用药剂量、随意改变用药间隔时间的现象比比皆是。这不仅可能扰乱医生的治疗决策,还可能降低药物治疗效果,产生不必要的毒副作用,甚至产生严重后果。

8. 药物名称对心理药效的影响 众所周知,临床上使用的药物都有学名和商品名两种名称。学名大部分是描述药物的化学成分,一般的用药者不太知道其中的含义,所以经常会引起患者的疑惑,产生不确定感。而商品名就不同,它总是能够通俗易懂地表达药物的某种特性,让人一看就懂。由此可以知道,商品名对一般用药者的心理行为影响远远超过学名。虽然从药品管理者来看,商品名主要用于区别同一药物的不同品牌;而对于药品生产商来说,它是强调自己生产的药品特色的重要途径,是决定药品销售量的重要因素。

药物商品名最多的是反映药物的疗效,如异山梨酯(消心痛)、葡醛内酯(肝泰乐)、胃得乐、氟轻松、艾司唑仑(舒乐安定)、吲哚美辛(消炎痛)、卡他灵(白内停)、哌嗪(驱蛔灵)等;有的药物商品名反映的是药物的组成,如甘麦大枣汤、芦甘石洗剂、川红洗剂等;有的是强调药物的使用方便性,如两片;还有的意在指明药物的适用对象,如小儿安、小儿止咳糖浆、护彤(护童的谐音)、小儿咳喘宁等。

从以上可知,药物的商品名不仅可以影响患者选择和使用药物的行为,还能够影响患者对药物疗效的期待。当患者焦虑不安的时候,吞下一片"艾司唑仑",必定会产生安静下来的心理暗示效果。因此,药物的名称也可能影响患者的用药行为和药物疗效。

9. 药物的外观与心理效应 成都军区军医学校调查了8所部队医院中1016名内科住院患者后发现,喜欢白色药物的患者最多(41.6%),其他的依次为:浅黄色(23.2%)、浅红色(17.2%)、浅绿色(11.7%)、棕色(2.3%)、黑色(2.2%)、紫色(1.8%)。可见,患者更喜欢颜色淡雅、明亮的药物,不喜欢灰暗、深色的药物。对药物包装的选择方面,喜欢玻璃瓶的患者最多(占35%);因为携带轻便,又可防潮;喜欢压膜包装药物的病人也较多(占31.4%);患者对塑料包装药物的满意度仅有14.8%;无所谓者占10.1%;喜欢用纸袋包装药物者最少,仅占8.7%。此外,药物的装潢设计、美工造型、图案、商标,也都会产生药物的心理效应。

10. 药物的价格与心理效应 药物的价格受工艺、纯度、销量、流通渠道等多种因素影响。因此,药物的价格并非完全决定于药物的疗效。但是,由于"一分钱,一分货"被认为是商品交易的必然,所以在患者的心里也自然就会有价格越贵药物疗效就越好的不正确定向思维。对于经济状况不太好的患者来说,一方面想使用价格贵的"好药",另一方面又难以承受"好药"所带来的经济负担,这就可能产生心理冲突,影响药物的使用行为和疗效。因此,医生应该依据患者的经济能力,处方合适药物,使其既能满足病人的心理需要,又能发挥药物的最好疗效。给患者服用"过于便宜"的药物时,医生应注意给患者正确的解释。

此外,对于药物的味道,患者最喜欢的是甜味

（40.9%），其次为无味（34.5%）、香味（12.2%）、酸味（5.6%）、苦味（4.7%）、咸味（1.8%）。临床处方用药时，医生应综合考虑各方面因素的影响。

第三节 用药心理影响药物疗效

案例 13-2 "末梢神经炎"的患者

有位被诊断为"末梢神经炎"的患者，到过许多医院寻求治疗。每次去看新的医生之前，患者都会很详细地了解医生的医术，只有她"信得过"的，才会去就诊。但是每个医生的处方都是在用药的第一周可以减轻患者的症状，而总是第二周开始药物就会变得无效，症状很快就会恢复到服药前的状态。为此，患者和家人都感到很烦恼，而医生们也都感到不理解、无能为力。后来，患者了解到某医院有位全省最著名的神经内科专家，于是经过3个多月的排队等待，挂到了这位专家的特诊号。患者见了专家后，专家很耐心地询问了患者病史并检查了身体，最后给患者开了药。患者高高兴兴地取了药回家，似乎觉得还没有服用专家开的药，就感到自己的症状减轻了，结果在服药后的第二天症状就全消失了。可是，当患者再次看到这位专家，很高兴地告诉他自己的病都好了时，专家却告诉他："你的病还要继续治疗一段时间，否则有可能会复发"。次日，患者的症状又复发了，而且比治疗前还严重。患者想：这下全完了，连最好的专家都治不好我的病了。

Wolf 曾经做过一项很有意思的实验：由鼻饲管给一位被恶心呕吐症状困扰的患者注入催吐剂，但却对病人说："现在向你胃里注入镇吐剂，很快就会显效，停止恶心呕吐"。30分钟后，患者的恶心呕吐症状果然停止了。但是，一小时后患者又开始呕吐，于是再次给患者注入催吐剂，15分钟后呕吐症状再次消失了。这个实验结果显示：心理效应不仅可以消除药物的药理效应（催吐效应），还可以让被试产生与药物药理效应相反的生理效应（镇吐效应）。可见，药物的心理效应有时候可以决定药物的疗效。因此，重视和了解患者对药物的心理效应，这对于提高临床用药效果、减少毒副作用具有非常积极的意义。

一、用药的基本心理需求

临床用药的核心是合理用药。有效、安全、经济是临床用药的三个基本原则，也是用药者最基本的心理需求。

（一）有效用药是患者的第一心理需要

由于疾病大都会给患者带来身体或者心理行为

上的痛苦，所以绝大部分患者都希望快速、彻底、永久地治愈疾病。为此，患者会在自己力所能及的范围内寻求最好的医院、最好的医生和最好的药物，以便发挥最快、最好的治疗效果。

临床工作中发现，有些患上难以快速治愈的疾病的患者，如果医生或药剂师没能明确告诉其（或者告诉他了，但没理解，没接受）药物需要持续服用一段时间后才会有效，通常有患者会在短期内"遍访名医"，使用不同的药物，却未能达到预期的治疗效果。以致患者认为自己的疾病很严重、难以治愈，一般医院的医生根本治不了他的病，为此开始到处寻找特效药或者秘方，当然结果令大多数患者非常失望，随即陷入无助的抑郁状态，甚至自暴自弃、轻生自杀。而实际上只要患者坚持使用一种对症的药物，一定时间后就会有效果的显现。因此，作为提供药物的医生和药剂师必须明确告诉患者药物可能显效的时间，让患者心中有数，不至于频繁换药。

以上说的是患者对药物有效时间的正确期待。其实患者对药物疗效显现的过程也并非都能了解。因为绝大部分患者是通过关注主要症状是否减轻来判断药物的疗效。因此，临床医师如果能够告诉患者出现主要症状明显减轻之前的药物的细微疗效，就可以让患者更早地体验到药物的治疗效果，以便维持用药行为的稳定性和积极性，保证药物疗效的充分发挥。

（二）安全用药是病人的重要心理需求

据 WHO 统计，因不合理用药而导致住院病人发生药物不良反应的比例为 10%～20%，其中 5%的患者因严重的药物不良反应导致死亡。国内有关统计资料表明，我国不合理用药比例为 11%～26%，因药物不良反应死亡的人数高达 19 万人。面对这些触目惊心的数据，我们不能不理解患者对用药安全的担心。

中国自古就有"无毒不成药"的说法。任何药物都是用得合理就是药，用得不合理就是毒。因此，药物监管部门要求制药厂商在标明药物疗效和适应证的同时，必须标明药物的毒副作用，以便让医务人员和患者都了解药物的毒副反应，并在此基础上合理用药。

实际工作中可以发现患者对药物毒副作用的两种极端反应即忽视和放大毒副反应。有的患者认为药物是治病的，不会出现问题，因此随意增加药物的剂量、次数或者改变用药途径等，从而引发严重的不良反应；相反有的患者由于过度惧怕药物的毒副作用而随意减少药物的剂量或次数，影响药物治疗效果。由于有的患者认为随意加减药物剂量无关紧要，所以一般不会主动告诉医生或药剂师，而医生有可能会在原有处方的基础上继续加大或减少剂量，从而导致严重后果。

因此，医生或者药剂师不仅要明确告诉患者药物可能带来的毒副反应的表现、程度、出现毒副反应的可能时期以及持续时间，更重要的是让患者知道发生毒副反应的概率大小。否则有的害怕药物毒副作用的患者或许会将药物说明书中记载的"可能出现的不良反应"知觉为"一定会出现"，从而导致患者自行减药或者拒绝用药，影响正常治疗。

（三）经济用药是病人的愿望

据卫生部最新统计，目前我国每位居民看一次门诊平均要花费 79 元，住院一次则需花费 2891 元，与过去相比，医疗费用大幅上涨。在这两项收费中，用药费用占 60%，这说明医疗费用的增加，在很大程度是由于药品价格上涨造成的。医药费迅速上涨，明显加重了患者的经济负担，也成为影响患者用药心理行为的重要因素之一。

药品虽是特种商品，但价格昂贵的药品并非价值高、疗效好、副作用少。经济用药也并非越便宜越好，而是应该根据患者的经济能力选择合适药物。过贵的药品增加患者的经济负担，让患者对药物望而生畏；而过于便宜的药，又让患者不信任药物疗效，产生较多的不安全感，甚至让患者感到被轻视。所以，在临床用药中，医药工作者处方给患者合适价格的药物，是减少患者不良用药心理的关键之一。

二、患者的心理行为影响药物使用与疗效

（一）患者的情绪状态通过生物途径影响药物治疗

情绪除了有内心感受和表情以外，第三个成分就是生理变化。不同的情绪状态下的生理反应是不同的，特别是植物神经支配下的内脏、血管和内分泌系统的功能明显与情绪状态有关。因此，病人的情绪可以直接影响药物在体内的吸收、分布、代谢和排泄，从而影响药物疗效的发挥。如心情愉快的时候，消化道吸收功能良好，药物能够迅速到达靶器官而发挥疗效；良好的情绪还可以提高脑的机能，使呼吸、循环、内分泌、免疫、体温、代谢等功能稳定，在此基础上进行的药物治疗，更容易收到良好的效果。相反，如果病人处于忧郁、恐惧、焦虑、愤怒等不良情绪状态，就有可能影响药效，甚至加重病情。

（二）患者的用药行为影响药物治疗

当患者处于对疾病的恐惧、焦虑情绪状态时，可能产生不切实际的快速治愈疾病的极端急切心情，这时候患者常常要求医生或药剂师加大药物剂量，或者自行加量、增加服药次数，或者不停地变换医生和药物处方，结果是欲速而不达。

处于抑郁状态的患者，可能认为自己的病情很严重，任何药物都不会有效果，因此对处方用药持被动行为，不能遵守医嘱，甚至放弃治疗。

而处于愤怒情绪的患者，注意力可能并不在正确治疗上面，更多地在抱怨"为什么我会得病，别人却不得病"、"为什么家人不照顾好自己，让自己生病"等，表现出对家人、医生的攻击倾向。当医生不能按照自己的愿望快速解决问题的时候，容易迁怒于医生、药剂师或者医院，影响良好医患关系的建立，丧失对医院、医生和药剂师的信任，从而产生不遵守医嘱的行为，影响疗效。处于愤怒情绪状态的患者，还可能有意无意地胡乱使用药物，让症状更加严重，以毁伤身体来发泄自己的愤怒情绪。

另外，情绪不良的患者，经常存在嗜酒、药物滥用等不良习惯，这可能影响药物在体内的过程而降低疗效。为了减少患者不良情绪影响药物疗效，医务工作者必须关注患者的情绪，对患者始终保持关心、理解、支持的态度，善于沟通，在处方用药的同时调节好患者的情绪，维护好患者的遵医行为。

（三）患者对医生的信赖程度影响治疗

患者对医生的信赖不仅能够减少患者对疾病的焦虑、抑郁和愤怒等不良情绪，提高遵医行为，还可以通过心理暗示，提高药物的心理效应。临床实践告诉我们，医生在病人心中的威望越高，其处方的药物就会产生更加令人满意的效果。目前大医院的专家门诊难求的事实，在一定程度上印证了这种影响的存在。

三、医生心理影响药物使用

作为患者药物使用的品种和剂量的主要决策者，医生的心理行为理所当然会影响患者对药物的疗效。成都军区军医学校对 5 所医院的 10,090 张门诊处方核查后发现，滥用抗生素、维生素、激素的现象十分严重。一般来说，医生和患者一样希望能快速、有效地治愈患者的疾病，使患者认为自己是一位医术高明的医生，从中获得职业成就感。当然，医生的一些不恰当处方行为，很大程度受病人情绪所影响。医生的不合理处方行为绝大部分是为了满足病人快速减轻症状的愿望。因此，临床医生应该具备良好的心理素质，能够充分理解患者的焦虑情绪。当病人急于减轻症状而频繁地变换治疗医生时，作为专业人员，医生必须既能够及时发现患者的焦虑情绪，同时又不被患者情绪左右而频繁变换药物处方，应注意改善患者的不良情绪和纠正其歪曲认知，保证药物的正确使用。

另外，有的医生虽然认为先前医生的处方正确、有效，明知只要坚持使用就会有良好的效果，但却依然改变了药物处方，其目的是将良好的治疗效果归功于己。由此可见，医生必须以患者的利益为重，避免为了满足

自己的心理需求而出现失当的处方用药行为。

四、患者家属的心理行为影响药物治疗

儿童或者没有疾病自知力患者的用药行为绝大部分决定于监护者的心理行为。对于这类患者，是否需要治疗、什么时候治疗、在哪里治疗、选择哪位医生等都是由监护人决定。同样，监护人的药物好恶也就是患者的用药"喜好"。在临床上，有时候会看到，未成年的患者使用了某种药物后感觉症状改善了，而监护人却不这样认为。以致监护人可能强行改变患者的诊治医生或者改变医生的医嘱，从而影响药物的科学使用，降低治疗效果。

五、文化因素影响药物疗效

中国人的用药传统主要来自于中医的用药习惯，不少患者将西药也按照中药的"寒热特性"来分类。比如，可能引发口干、便秘的药物被认为是"热性"药物而拒绝使用；凡是能够引起困倦的药物都被认为是"安眠药"，担心成瘾；认为精神疾病治疗药物只有精神病人才使用等。可见，传统的用药观念和社会上流行的看法有时候会显著影响患者对药物的选择和使用。

第四节 安慰剂效应及其运用

安慰剂（placebo），是指既无药效又无毒副作用，外观、质地、气味等都与药物完全一样的制剂。安慰剂多由葡萄糖、淀粉等无药理作用的中性、惰性物质构成。患者使用安慰剂后产生的生理、心理变化，称为安慰剂效应（placebo effect）。使用安慰剂时容易出现相应的心理和生理效应的人，被称为安慰剂反应者。安慰剂反应者多具有好交往、容易依赖、易受暗示、自信不足、关注自身各种生理变化、具有疑病倾向等人格特点。在医学临床，安慰剂效应可减少或加剧患者的临床症状，甚至可加剧或诱发毒副作用。因此，安慰剂需要科学使用才能达到预期效果。

一、安慰剂的临床运用

案例 13-3　安慰剂的妙用

一位 30 多岁的女性患者，以双下肢瘫痪为主诉入住神经内科治疗。住院期间，患者没有被检查出有器质性病变，而且症状随着情绪的波动而波动，被诊断为"癔症待查"。于是，主治医生先告诉患者：今天会有一位很有名的神经内科专家来看你，他一定会有办法治好你的病。当天早上查房时间，专家就来了，详细问了她的病情，并

且对她说：我给你处方一种刚刚从国外进口的特效药，你的病很快就会好转。过了半小时，护士送来一瓶贴着英文标签、装着漂亮的粉红色药水、非常精致的一瓶药。护士告诉她：这就是专家给她开的进口特效药，专家说这药在静脉点滴一会儿后，就会有全身温暖的感觉，说明药物开始起效了；接着你就会感觉到双脚可以微微地移动；再过一会儿，你的脚就可以弯曲；然后你可坐起来；当药滴完后你就可以下床走动。

患者在点滴药物过程中果然按照专家所预言的那样，一个接一个地都发生了。在点滴完药后，患者真的就能自行下床走动了。

实际上，专家给出的处方只是加了葡萄糖酸钙和少量维生素 B_{12} 的 5% 葡萄糖注射液，再贴上精心制作的英文标签（患者看不懂）而已。

许多养生方法、营养保健品的广告、营销策略以及使用效果都包含有安慰剂效应的成效。显然，营养保健品具有一定的生理保健效果，但是营养保健品的心理效应比临床治疗药物的心理效应更加明显。因为使用保健品所要达到的生理效应比临床治疗所要消除的"症状"更加模糊，更具有"心理特性"，其中就包括所谓"亚健康"状态下出现的心因性躯体功能性症状。因此，符合使用者心理需要的和广告、营销做得好的保健品，保健效果较好，销量较大。甚至，有时候只使用单纯的安慰剂就可以达到良好的身心保健效果，只要保健品包装精美和宣传广告有效就可以。

在内外妇儿等临床各科的疾病治疗过程中，可以有意识地充分发挥药物的心理效应，也可以单纯使用安慰剂治疗生理病患，特别是和心理因素密切相关的躯体疾病或症状，如心身疾病、心理疾病等，可以产生良好的治疗效果。有资料表明，安慰剂可以改善 1/3 以上心绞痛患者的临床症状。大约 35% 的躯体疾病病人和 40% 的精神病病人对安慰剂具有明显反应。

密歇根大学医学院精神病学和放射医学的苏维塔博士曾经做过这样的研究，对 14 名 20 岁到 30 岁的男性注射能造成其下颚疼痛的盐水后，再注射安慰剂，并且告知后来注射的是止痛药。结果发现，安慰剂在减轻患者下颌疼痛症状的同时，还能够促进其大脑中天然镇痛化学物质内啡肽的分泌。这个研究表明，安慰剂不仅可以通过心理途径直接影响症状的性质和严重程度，还可以通过生理机制途径减轻临床症状。

在使用安慰剂后，也有一些病人可能出现恶心、头痛、头晕及嗜睡等非特异性副反应，这也是安慰剂效应。伍斯特实验生物学基金会（Worcester Foundation for Emperimental Biology）的格雷戈里·平卡斯（Gregory Pincus）作了一项研究，他选择三组女性作为被试。第一组服用口服避孕药，并被预告：使用后

可能会产生不良的副作用。第二组服用一种安慰剂来代替真正的避孕药，但也提供上述预告。两组妇女都被要求在整个实验过程中继续使用她们常用的避孕方式；第三组妇女同样服用口服避孕药，但不提供上述出现副反应的预告。结果显示，第三组女性中约有6%的人出现恶心、呕吐、头痛、眩晕、胃痛等不适反应，而在第一组和第二组被试中出现类似副反应的几率是第一组的三倍，第二组同第一组的副反应无显著不同。由此可知，安慰剂的临床使用并非不发生副作用。

低廉、"无副作用"的安慰剂可以有效治疗疾病显然是一种令人高兴的事情。但是罗莎发现：在大多数情况下，安慰剂难能发挥彻底、持久的治疗效果。况且，长期使用安慰剂，可能耽搁某些针对生物性病因、病理或症状的治疗。因此，使用安慰剂治疗疾病，不仅要求严格筛选对象，还要精心设计操作治疗过程，才能达到预期治疗效果，阻止不良反应发生。一般来说，安慰剂治疗大多适用于慢性、轻症或功能性疾病，而对器质性、急、重性疾病或症状不主张使用，以避免延误治疗。

二、安慰剂在药物研发中的运用

所有被称为药物的物质都承载着心理效应，因为药物的最终使用者是具有心理属性的人。因此，不仅在临床保健和治疗中要注意调动心理效应的积极作用，在药物的研究开发、制作和销售过程中同样也要发挥心理效应的积极作用。

一般来说，新药的研究开发都是从动物实验开始的。虽然动物对进入体内的物质也会有心理反应，但远不及人类显著。因此，可能出现动物实验具备疾病疗效的物质，对人类却无效；当然相反的现象也会发生。另外，一种物质要作为药物使用，不能仅仅只具有心理效应的治疗效果，否则只是安慰剂而已。为了真实评估一种物质的临床治疗效果，现代的新药研究、开发过程都被要求具有严格设计的临床药物实验程序。在这种标准化的药物临床实验中，大多使用安慰剂来排除新药的非药理性疗效。这种安慰剂除了没有新药的药理作用以外，其外观、质地、口感、气味等可能影响新药疗效的非药理性质必须和要研究的药物完全相同。在药物临床实验过程中，要求参与临床实验的医师、患者以及其他直接参与研究的相关人员都不能知道给患者使用的是安慰剂还是新药，这就是所谓的双盲操作程序。在这种严格、规范的研究程序基础上，被研究药物的疗效减去安慰剂的疗效，才是药物的真实药理效应。大量临床药物实验研究表明，安慰剂的疗效不会是零，这个数值与药物本身和疾病的性质都有关系。总的来看，一般是抗抑郁、抗焦虑等精神科药物的安慰剂疗效最显著，其次是治疗心身疾病的药物，最后是治疗器质性损害的药物。

在药物制剂的设计和制作过程中，除了要考虑药物的吸收、分布以及代谢等药物动力学特性以外，还要考虑药物的使用是否方便，药物的形状、大小、颜色、气味、味道等非药理因素是否合适，以便最大限度地调动药物的药理和非药理的治疗效应，设计出具有良好临床疗效的新药。

在药物销售过程中还要考虑药物的装潢、命名、包装、说明书的表述等是否容易让患者接受。

三、类似安慰剂效应的临床治疗

在医学临床中，不仅仅只是用药环节要注意发挥心理效应的作用，临床会谈、检查、诊断、护理等各个环节都可能发挥心理效应的治疗作用。手术治疗一直被认为是受心理效应影响最少的领域，然而已经有多项科学实验彻底颠覆了这种看法。在比彻（Beecher, 1961）的研究中，先告诉心绞痛患者，外科医生要给他们进行手术治疗，这种手术治疗可以彻底消除心绞痛症状，接着给患者进行乳房动脉结扎手术。手术结果显示了惊人的治疗效果。后期的研究进一步证实，这种手术的疗效与手术本身无关，而是与病人和承担手术的外科医生对手术效果的预期密切相关。因为，同样采用乳房动脉结扎手术治疗心绞痛，热心于这种外科手术治疗的外科医生比对这种治疗持怀疑态度的外科医生的手术效果好上将近四倍。况且，即使不进行乳房动脉结扎手术，只简单地做皮肤切开术也可以同样程度地减轻心绞痛患者的症状。

在丹麦，对15位美尼尔氏症的患者进行一般的手术治疗的同时，对另外15位患者则进行安慰性的假手术治疗，但不告诉患者后者是假手术。3年后对以上两组患者进行跟踪调查发现，两组病人中各有8人已经完全康复。这个结果显示，手术治疗组与假手术治疗组的疗效差异为零，同时也证明了所谓的美尼尔氏症手术治疗方案其实是无效的。

人是生物、心理、社会属性的集合体。任何治疗都要考虑到对人的心理和行为的影响，这就是我们努力将医学模式从生物医学模式转变为生物-心理-社会模式的初衷。

思 考 题

1. 药物可能通过哪些途径影响用药者的心理行为？

2. 哪些心理行为因素可能影响药物在体内的生物过程？

3. 如何调整用药相关人员的心理行为，提高药物的临床疗效？

4. 安慰剂在新药研究、临床治疗中有哪些用途？

（林贤浩　陈旻）

第十四章 康复心理

【本章要点】

- 康复及康复心理学
- 康复心理学的研究内容和研究方法
- 康复对象的心理特点
- 影响康复的心理社会因素
- 充分调动康复积极心理因素

康复医学（Rehabilitation Medicine）或称物理医学与康复（Physical Medicine and Rehabilitation），是与新的生物-心理-社会医学模式相适应，随着科学技术和经济发展的需要而产生的一门新兴学科。目前这一学科已经逐步成为了现代医疗中不可缺少的独立学科，为慢性病与伤残者提供了治疗所必需的方法和手段，使他们有机会在家庭和社会中恢复到最佳的功能状态。康复心理学作为一门研究康复领域心理学问题的学科，几乎同时与康复医学出现，成为康复医学的重要组成部分。

第一节 康复心理学概述

康复（rehabilitation）原意为复权，引申为恢复到躯体功能原来应有的状态。在现代的康复医学中，康复是指通过诊疗使病、伤、残者（包括先天残疾）已经丧失的功能尽快地、尽最大可能地得到恢复和重建，使他们在躯体上、精神上、社会上和经济上的能力得到尽可能的恢复，重新开始生活和工作，重新融入社会。康复包括医学康复（采用医学手段促进康复）、教育康复（通过特殊教育和培训促进康复）、职业康复（恢复就业能力取得就业机会）及社会康复（在社会层次上采取与社会生活有关的措施，促使残疾人能重返社会）。在康复过程中，除医学科学技术、社会学和工程学等方面的技术和方法外，心理学的知识对提高残疾人生活质量，恢复独立生活、学习和工作的能力，使残疾人能在家庭和社会实现过有意义的生活的目标起着重要的作用。

一、康复心理学的概念

康复心理学（Rehabilitation Psychology）是运用心理学的理论和技术研究康复领域中有关心理问题的学科，是康复医学和心理学的交叉学科。它把心理学的系统知识应用于康复医学的各个方面，主要研究残疾人、老年病患者、有各种功能障碍以致影响正常生活、学习、工作的慢性病患者以及急性期与恢复早期的患者的心理规律，特别是心理因素对残疾的发生、发展和转归的作用等。并按照这些心理规律，使患者克服消极心理因素，发挥心理活动中的积极因素，目的是解决康复对象的一系列心理障碍，调动其主观能动性，唤起他们乐观的、积极的情绪，发挥机体的代偿能力，使其丧失的功能获得恢复或改善（尽管以整体的人为对象，也许局部或系统功能无法恢复，但仍可带着某些功能障碍过有意义、有效的生活），心理创伤获得愈合，社会再适应恢复，且能享受人应该享受的权利，最终实现全面康复，重返社会的康复目标。

科学的康复医学的建立应当说是在20世纪上半叶。第一次世界大战以后，大批伤残军人需要治疗，提出了康复要求。第二次世界大战以后，美国首先创立了康复医学，采取了一系列措施，成立了各种各样的康复机构，使康复医学得到迅猛发展。随后，康复的热潮波及西欧和北欧。我国自20世纪80年代初引入了现代康复医学，并与传统康复医学相结合，经过多年的探索，创建了适合我国国情的康复医疗机构和网络，建立了我国规范化、制度化的康复医学教育。现在，康复医学被确认为是慢性病与伤残治疗所必需的手段，是现代医疗不可缺少的组成部分。

康复心理学是在康复医学和心理学相互交叉、相互渗透的基础上发展起来的一门新兴学科。康复心理学是在医学模式转变、社会进步和科技发展这三个条件的影响下形成和发展起来的。

1. 医学模式的转变 随着传统医学模式向现代医学模式的转变，人们对健康的理解是生物、心理、社会三者之间的和谐结合与发展。医学的服务对象不再仅仅是病人，还应包括健康人和长久以来被遗忘、被忽视了的残疾人。医学服务的目的在治愈伤痛的同时，还应保证人类的健康与幸福，提高人类的生存和生活质量。健康时要防病、生病后要治病，对疾病后遗的残疾和不幸要给以康复处理。在康复过程中，随着个体生理功能的逐渐康复，其心理功能的再适应与调控就显得极为重要。

2. 社会的进步 随着社会的进步和发展，人类物质文明有了大幅度的提高，从而更加重视精神文明，更加重视人的价值，更加强调人道主义精神和提高人的生存质量。在发达国家，卫生保健事业已走向与社会福利事业相结合的道路，我国也在朝这方面努力。这种世界性的趋势启示我们,应当去关怀那些不幸的残疾人和病后伤残者的处境,努力改变他们的生活现状,从而促使康复心理学的诞生。

3. 科技的发展 科学技术的迅猛发展为康复心理学提供了多学科的理论与实践的指导。许多新兴学科、边缘学科和交叉学科,例如康复医学、医学心理学、社会医学、行为医学等都为康复心理学的发展提供了理论基础和给予了实践指导。这些学科的发展,大大丰富了康复心理学的内容,并指导康复实践和提供康复技术。同时,康复心理学的研究也进一步丰富和充实了医学和心理学的理论体系,适应了社会的需求。

二、康复心理学的研究内容和研究方法

(一) 康复心理学的研究内容

现代康复医学的核心思想是全面康复、整体康复,即不仅在身体上,而且在身心上使病伤残者得到全面康复。康复就是通过综合地、协调地应用医学的、社会学的、教育的、职业的和其他方面的措施,对伤残病者进行训练或再训练,以达到减轻伤残病因素造成的后果,尽量改善其功能,使其重新参加社会活动的过程。康复心理学就是要研究和解决这一过程中的各种心理行为问题,促进残疾人和病人适应工作、适应生活和适应社会,从而最大限度地恢复和提高患者的社会生存能力。康复心理学以伤病所造成的功能障碍和能力受限的病伤残者以及老年人当中的功能活动受限者为研究对象。随着康复医学服务对象的不断扩大,康复心理学研究的范围也在拓宽,总体来说包括如下几个方面:

1. 研究康复对象的心理行为活动规律 病残的后果直接影响当事人的健康、生活、学习、工作、家庭和经济收入,这些综合因素均会给其带来各种精神创伤,使其极度痛苦,甚至无法生活。病残所引起的心理行为活动有一定的规律,研究和认识这些规律对于帮助康复对象顺利渡过心理危机有重要的指导意义。通过研究康复对象的心理行为活动规律,可发现心理行为与慢性病以及伤残的关系,包括慢性病和伤残的因素对人们心理行为的影响及其适应过程。例如研究哪些心理行为因素容易促使慢性疾病及其并发症的发生与发展;研究慢性疾病和伤残病人的心理行为及其适应过程;研究如何转变心理行为障碍以减少疾病的并发症与伤残的发生和发展等,从而及时正确地为这些患者提供心理学的帮助与指导。

2. 为康复对象、家属等提供综合性的心理咨询 心理咨询是一个涉及面较广的心理技术,特别是危机干预,能够帮助某些患者渡过短期内出现的情绪危机。通过为康复对象及家属提供心理咨询,能帮助患者和家属正确认识患者躯体等方面的改变,给予患者心理支持,尤其是帮助他们克服紧张、焦虑、抑郁等情绪,并在此基础上进行认识的重建,协调其与社会的关系,从而使他们能接受改变,在新的起点上适应工作和生活环境,减少因疾病和伤残造成的痛苦和不安。心理咨询形式有门诊、信件、专栏、电话和现场咨询等,可详见有关章节。

3. 研究康复治疗方法对心理活动的影响 康复治疗(rehabilitation treatment, rehabilitation Care)是康复医学的重要内容,是使病、伤残者身心健康与功能恢复的重要手段,也是伤、病残综合治疗的一个组成部分。康复治疗方法有:①运动治疗,该方法是物理治疗的核心部分;②物理因子治疗,通常称之为理疗,包括电疗、光疗、声疗、磁疗、水疗、蜡疗等物理因子治疗;③作业治疗;④语言治疗;⑤文体治疗;⑥心理治疗;⑦传统中医治疗,主要手段有针灸、中药、推拿、拔罐、药浴、食疗和运动等;⑧康复工程;⑨临床康复;⑩营养治疗。康复治疗常与药物疗法、手术疗法等临床治疗综合进行。

在康复治疗前,要对病、伤残者进行康复评定,然后,根据其康复需要与客观条件,制订一个切实可行的综合的康复治疗方案。但是,相同的康复治疗方法对不同个性特征的病、伤残者在康复过程中的效果不同,所以,康复心理工作者在制订康复治疗方案时,应考虑各种康复治疗方法对康复服务对象可能的心理影响进行评估,选择最适合的治疗方法,并在治疗实施的过程中根据病、伤残者情况的变化及时进行小结,随时调整治疗方案,最大可能地达到预期的康复目标。通过康复治疗方法对康复对象心理活动影响的研究,可能会找到新的基于实践的证据,对有潜在工作可能的伤残者给予适当的职业训练和职业康复训练,从而改善身心功能,帮助他们获得一定的独立生活能力。

4. 研究心理治疗在康复中的应用 康复医学中的心理治疗是应用心理学的各种技术,包括康复专业人员的语言、表情、行动或通过某些仪器以及一定的训练程序,给予心理治疗和心理护理,消除康复对象的心理障碍,改善其心理状态,使其心理的适应功能得到恢复,使康复者达到最大的心理和生理康复状态,以适应家庭、社会和工作环境,保证康复计划顺利完成。在康复心理治疗中有五个要素:①实施者——受过专业的心理学和医学教育的工作者;②被实施者——伤残或患有疾病者;③心理学理论、技术和方法——如精神分析理论、行为主义理论、认知心理学理论等;④主要治疗手段——言语、表情、姿态和行为以及特定情景或药物;⑤目的——促使残疾者功能康复或增进患者心身健康。各种心理行为技术几乎都可以在康复医学中得到应用,其中行为技术的

应用最为普遍，例如，自我调整疗法、松弛训练、生物反馈技术、运动疗法和气功疗法等（详见第十章心理咨询和治疗）。

5. 康复心理评定 现实生活中，病、伤残者会由于病、伤等原因丧失部分应有的权利和地位。在就业、求学、婚恋、工作和家庭生活等方面都会面临种种困难和障碍，这势必会引发他们产生一系列的心理行为问题。康复心理评定就是应用各种心理测量方法，对康复者在康复过程中及康复后的心理行为进行客观的、准确的心理评定，了解康复者是否有心理障碍及其性质和程度，为制订心理康复计划提供可靠的依据。通过康复心理评定，及时掌握评定对象在康复过程中的心理行为变化情况，并根据变化随时调整康复治疗方法，以争取最佳的康复效果。心理评定要运用各种心理测量方法，包括行为类型、人格问卷、智力测验以及各种心理障碍（例如抑郁、焦虑和强迫等）的测定（详见第九章心理评估）。通过对康复过程中及康复后的心理行为进行测评，及时把握康复者心理状态，为康复对象提供相应的指导，从而提高康复效果。

在我国，随着人民对康复医疗要求的提高，康复心理学的应用将具有广阔的前景。全国各地已有大量疗养和康复机构，有的在中医理论指导下，根据我国传统文化和我国传统医学中包含的丰富的行为康复内容，形成了具有明显的中医特色的康复心理技术，为我国康复心理学的发展提供了丰富的经验。

> **案例14-1 我国传统医学治疗患者康复的三个医案**
>
> 我国传统医学有着丰富的康复理论基础和广泛的实践经验，对于康复过程中的综合治疗和康复心理工作十分重视，以整体观、形神一体观、阴阳五行说、脏腑经络论和辨证观为理论指导，形成了精神康复、针灸康复、饮食康复、气功和按摩康复、体育康复、环境康复、传统物理疗法等康复方法，指导医疗实践。其中有不少朴素、珍贵的理论观点和独特的医案记载。以下是我国传统医学在患者治疗康复过程中，准确把握患者心理并取得完美康复效果的三个医案。
>
> 《名医类案·目》记载："杨贲亨治一贵人，患内障（眼疾）性暴躁，时时持镜自照，计日责效，数医不愈。召杨诊，曰：目疾可自愈。第服药过多，毒已流入左股，旦夕间当发毒，窃为公忧之。既去，贵人日夕视左股抚摩，唯恐其发也。久之目渐愈而毒不作。贵人以杨言不验，召诘之。对曰：医者意也。公性躁欲速，每持镜自照，心之所属，无时不在于目，则火上炎，目何由愈。故诡言令公凝神于足，则火自降，目自愈矣。"

> 《儒门事亲·内伤形》记载："项关令之妻，病饥不欲食，常好叫呼怒骂，欲杀左右，恶言不辍，众医皆处药，几半载尚尔。其夫令戴人视之。戴人曰：此难以药治。乃使二婚，各涂丹粉，作伶人之状，其妇大笑。次日，又令作角觗，又大笑。其傍常以两个能食之妇、夸其食美，其妇亦索其食，而为一尝之。不数日，怒减食增，不药而瘥，后得一子。"
>
> 《四川医林人物》记载："肖文鉴，南充人。一室女患郁症，形销骨立，鉴嘱女结伴锄菜园蔓草，日刈草二背。女初不耐，久习为常。如是一百日，体渐强壮，而生华泽。"
>
> 所以，如果我们在制订周密的康复计划，能将传统医学的康复技能，如针灸、推拿以及中医中药辨证论治等综合归纳入现代康复体系中，无疑是能受医者和病家欢迎的。
>
> 摘自：陈先赋．四川医林人物．成都：四川人民出版社，1981

（二）康复心理学的研究方法

康复心理学是康复医学和心理学的交叉学科，其研究方法从属于心理学和康复医学研究。研究方法可分为调查研究、实验研究两大类，其具体方法有多种多样，可供康复心理学研究应用，详见第一章医学心理学研究方法。在研究试验设计时，应该遵循客观性、发展性（动态性）、理论与实际结合的原则。并在研究中综合考虑不同民族、种族、文化背景以及社会体制等因素均会影响人的心理与行为，不仅要遵循相关理论及其方法，还要结合具体的国情和民族特征进行研究。

三、康复心理学的地位

康复心理学主要研究康复医学中的心理学问题，特别是伤残者的心理现象；作为心理学的分支，它把心理学的知识应用在康复医学的各个方面，尤其关注心理因素在伤、病、残者康复过程中的作用。因此，康复心理学是康复医学的一个重要组成部分。

康复心理学在康复医学中所起的主要作用，是进行心理测定，通过对伤、病残者的心理测定，可评定其心理特点和心理障碍的性质和程度，为制订康复医疗计划提供可靠的科学依据；同时还可了解康复者在康复过程中的心理和行为变化，及时制定和相应调整康复治疗的方式方法，以争取最好的康复效果。

在康复医学中，功能康复分为五个层次（图14-1），康复心理学对最高层次的"良好的生活质量"和"社会生活能力"这两个层次的功能康复有着重要的作用和影响。

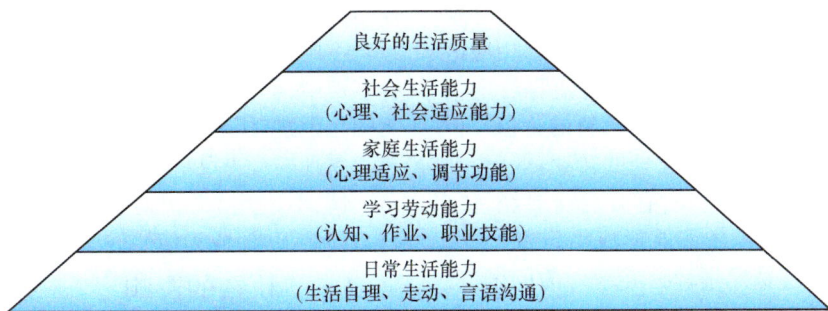

图 14-1　功能康复的分层

随着康复医疗机构设置和服务内容由横向性向纵向性的转变，康复心理学将在不同层次机构中发挥作用，并在基层普及。康复心理服务需要受过专业训练的心理学工作者来承担。康复心理学家通常在一个有明显的康复名称或标志的业务机构里工作，例如康复中心、康复医院和职业训练中心等，为伤、病残者提供心理学方面的服务，以促进他们尽快适应工作、适应生活和适应社会，最大限度地减轻伤、病残者终身残疾的程度。

第二节　康复过程中的心理障碍

病、伤残的突然发生或与意外出现，将直接影响受害人的健康生活、学习、工作、家庭和经济收入等，这些因素又会给病、伤残者带来各种精神创伤或心理异常，使其极度痛苦，甚至无法生活。病、伤残者所承受的精神创伤或心理异常改变，主要集中表现在对残疾的态度上。其心理改变程度与环境和社会因素有关，也与创伤发生前的心理特征有关。

一、康复对象的心理特点

如何正确地理解病、伤、残等应激综合康复对象在心理上带来的不利影响，是康复过程中的一个关键问题。康复对象由于病、伤残改变了原来的生理与躯体状态，影响了已经习惯的生活方式，降低了其社会适应能力，因此心理行为也会发生改变。

在研究病、伤残对个体心理行为的影响中，康复心理学家引用了适应这一概念。关于适应的过程，不同学者有不同的描述，其中以 Kubler-Ross 在 1969 年提出的否认、愤怒、谈判、抑郁、承认或接受阶段学说和 Kruegor 等在 1984 年提出心理休克期、否认期、抑郁反应期、依赖反应期及适应期，为学界广为接受。在我国，一般将康复对象在遭受创伤后的心理活动现象分为休克期、否认期、混乱期、努力期和承受期五个时期。

1. 休克期　先天性或幼年致残的人，由于他们生来或还不太懂事的时候不幸致残，所以，他们大多数已经习惯那样的生活，如无声、无光的世界。肢体残疾者由于行动不便而在一个小天地里生活，再加上还处在幼年无知的年龄，与外界接触不多，故其心理特征是自然发展的、平静的，此时其心理状态可称为休克期。对于后天致残者来说，在他们受伤之后才意识到残疾对他们将来生活的深远影响，对突如其来的变故毫无准备，也处于相对的无反应状态。

2. 否认期　随着年龄的增长，幼年致残者开始懂事，其平静的内心世界不再平静，他们不愿意承认自己与别人的不同；后天致残者在渡过休克期之后，他们对受伤致残的现实无法接受，不相信自己从此残疾，特别是一个未婚或未就业的青年，面对现实其否认心理更加强烈，他们有一种强烈的愿望：自己不会永远这样，目前的状况只是暂时的。于是他们及家属把一切希望寄托在求医问药上，不惜一切代价地四处求治，力图摆脱残疾的结果。

3. 混乱期　混乱期多与否认期并存，处在此期的人们在意识上否认自己残疾，但在潜意识中已经有了接受的准备，因而其内心世界处于混乱的状态，对未来的希望与面对的现实两者间的巨大反差造成严重的心理冲突，表现为焦躁、困惑、不安，甚至产生自我厌恶感，对他人、对生活态度冷淡。有一些残疾人在经过多种治疗后，仍然看不到治愈的希望，可能会出现绝望的念头。他们往往持悲观厌世、自暴自弃的否定态度。此时，残疾人的心理障碍比较严重，容易发生种种心理行为问题，应该特别引起注意。

4. 努力期　在接受现实的过程中，无论是先天致残还是后天致残者，都会经历不同程度的否认期和混乱期，在这个过程中他们会出现自信与自卑、希望与绝望、奋斗与消沉等矛盾心理。这些矛盾心理的发展最终会产生两种结果：一是向好的方向发展，变得乐观、有朝气，有顽强精神；二是向坏的方向发展，变得粗野、蛮横、冷酷、消沉、悲观、厌世，甚至将内心的不满和痛苦的情绪向周围发泄。当然，大多数残疾人在经过教育或受外界的影响后，会重新定位，在内心深处会重新鼓起对生活的勇气和坚定战胜困难的决心，去克服由于生理上的缺陷所带来的一切困难。

5. 承受期　当残疾人心理活动经过努力期后，就可能产生自己应该与正常人有一样价值的观念，有了自我实现的需要，这些观念的转变使他们产生了真实的、自然的体验，进而接受了自己残疾的现实。他们中的大多数人重回社会后，能够在找到自己相应的社会位置的基础上，建立起新的自我，促使自己的情绪情感向着积极的方向转化，寻找自己新的价值。但是，残疾人的心理从混乱期到承受期的转变是一个非常艰苦，甚至是相当痛苦的过程，有时还需要经过多次的心理冲突和思想反复才能够形成稳定的心态。障碍比较严重的人，容易发生种种心理行为问题，应该特别给予关注。

在康复过程中，并非每个康复对象的心理行为活动都完全按照以上五个步骤进行，在适应的每一步，康复对象的心理行为表现也不可能完全相同。但总体来说，大致有以下心理和行为表现。

（1）焦虑：突然发生残疾后，残疾者往往会陷入严重的焦虑状态，除有植物神经症状外，还表现为烦躁、沉思、恐慌、焦虑不安、不知所措和恐惧等。

（2）否认：不少残疾者会产生"否认"心理，觉得"这是不可能的"，"这种事不会发生在我的身上"。在预后上，往往向好的方面想得多，即使只有百分之一的希望，也觉得这"百分之一"应该是我的。如果康复对象长期的否认，不肯面对残疾而引起的各种实际问题，将会影响康复计划的实施。

（3）愤怒：当残疾者意识到残疾的现状已不可改变时，对自己、对他人可能会产生怨恨的情绪。严重者不能自控，可发生毁物和自伤的行为。对医务人员也不讲道理，不配合治疗。认识康复对象的这种"愤怒"反应，有利于正确处理医患之间的关系。

（4）抑郁：残疾者的焦虑反应往往会很快被抑郁反应所取代，主要表现情绪低落，对前途悲观失望，对生活和周围环境缺乏兴趣，对康复的效果缺乏信心，缺乏主动性和积极性，严重者产生绝望、自杀等消极念头。

（5）依赖：缺乏自立、自强、自尊，过分依赖别人，无限制地向他人提出各种要求和帮助。

二、影响康复的心理社会因素

随着生物心理社会医学模式的确立，心理因素在疾病转归中的作用日益受到重视。人们已经认识到人的心理因素与疾病的转归有密切联系。消极不安的情绪使人的心理活动失去平衡，导致神经活动失调，产生一系列身心变化；相反，积极健康的情绪，则能对人体生命活动产生良好的作用，可充分发挥身体的潜在力量，提高训练的积极性。因此，在康复治疗过程中，应随时帮助患者调整心理，把心理康复介入到康复治疗中去，以心理康复作为全面康复的枢纽，消除心理障碍，充分调动患者康复训练的主观能动性，把心理状态调节至最佳水平，使其以积极乐观的情绪对待人生，勇敢面对现实，重树生活信心，实现自我

控制，在此基础上接受康复训练，可产生良好的效果。

不同个性特征对残疾及其康复有不同影响，在同样残疾中，个性脆弱的人可能重一些。此外，心理行为强化因素对残疾的影响也不可忽视，如肢体残疾造成一系列的行为反应，受到亲友不适当地强化（如表示同情，不让其参加可能的活动），就有可能将其依赖行为固定下来，成为伤残的一部分表现。

（一）认知的影响

1. 否认　一般来说，否认对疾病的康复不利。例如：有些癌症或白血病患者往往抱有侥幸心理，怀疑自己的检查、透视、化验报告结果是由于医务人员不小心，与癌症或白血病病人的报告调换了，因而不及时求医诊治，延误了病情，失掉了可能康复的机会。在健康心理学和康复医学中，已把病人的否认心理和不遵医嘱行为列为专门研究课题。

2. 偏见　多见于文化水平较低、缺乏卫生科学知识人群。他们对卫生、保健和康复的理解和态度，受到陈腐传统观念和某些错误理论的影响，以致作出很多愚昧的、不利于康复的行为。例如，拒绝手术，认为开刀要疼痛、要失血、麻醉后醒不过来、开刀常死人、开刀有后遗症。截瘫病人，有小便潴留，应做膀胱造瘘，但由于拒绝手术，最后病人死于尿毒症。也有的不愿下床锻炼，认为："能下床活动，还算什么病！"由于长期卧床，结果引起肢体的肌肉萎缩及各种心理和生理功能退化。

3. 偏信　有的患者对医师的科学指导不相信，反而对江湖医生或骗子的"灵丹妙药"、"家传秘方"、巫医神汉的鬼话和非医务人员的不科学建议坚信不疑；也有人虽不全信，但往往抱着"试试看"的心理，结果上当受骗，延误治疗和康复。

4. 依赖　由于过分强调自己的病人角色身份，可出现对医师、护士和家属的依赖。在治疗和康复过程中，被动、不重视自我调节和自我训练，阻碍了主观能动性的发挥，不利于及时康复。

5. 固执　可能是人格特点的反映或受偏见的影响，少数人也可能受其特殊地位的影响，他们坚持己见，自以为是，摆布医生、护士和家人，百般挑剔，干预诊断、治疗和康复方案，扰乱康复计划。这些人常有敏感、多疑的特点，一旦违背其意愿，就发脾气，采取不合作的态度。

6. 宿命观　一些残疾人或病人，在不幸面前，往往有自怜、自责或罪孽感，误认为生病是命中注定，是祖宗不积德的报应，罪延子孙，该当受罪；有的甚至自卑、自责，把自己视为等外公民，甚至没有求治和康复的信心与要求。在康复中，必须去掉宿命观，振作精神，与自己的不幸拼搏，才有利于康复。

（二）情绪的影响

残疾人和病人在心理上的变化，最明显的是情绪

障碍。由于残疾，多伴有形象的破坏，因而就出现对自我形象的不满意、自卑、羞愧、孤独，不愿参加社交活动，自我封闭，由此引起空虚感、孤独感、焦虑、抑郁、悲观、绝望甚至自暴自弃，丧失康复信心，出现各种躯体不适感和疼痛症状。轻度的焦虑和抑郁，是残疾患者经常出现的一般性行为反应。但如果经常出现抑郁情绪或抑郁程度严重而不能克服，则容易产生自杀念头。

（三）人格的影响

对挫折、残疾和病痛的反应强度、对不幸遭遇的态度，以及自我评价的高低，都与人格特点有一定的关系。具有疑病人格的残疾人或病人，敏感、多疑，对不适和病痛的耐受性低，往往夸大疾病伤残的严重程度。对治疗、康复缺乏信心，导致康复过程的延缓。癔病人格的人，则感情脆弱，在挫折和不幸面前，情绪极不稳定，对不适感则过分小心谨慎，拘泥于程序和治疗常规，固执、偏见，治疗程序略有变动，就对康复怀疑、信心动摇。

（四）社会因素的影响

1. 社会对残疾人的态度 人们对残疾人往往持有不同的态度。同情和爱护会给残疾人以温暖、支持和康复的信心；怜悯虽无恶意，但会伤害残疾人和病人的自尊心；嘲弄、侮辱是不道德的，会使残疾人和病人有屈辱感、愤懑或自怜，易导致消极情绪，不利于康复。而虐待、遗弃残疾儿童或慢性病老人，属犯罪行为，剥夺了残疾人和病人康复的机会。

2. 家庭成员的态度 残疾人和病人的父母、配偶、子女对他们的态度有一个演变过程。不同阶段常表现为不同的态度。这些不同的态度，会对康复产生不同的影响。有残疾者或有后遗症病人的家庭，全家都会感到不幸，并会伴有一种内疚感。认为家庭成员中某人不幸、残疾或病后有后遗症，都是因为大家对他关心不够，求治不及时，护理不周到，坐失治疗良机，才造成其遭此不幸，大家是有责任的。为了弥补良心的谴责，对残疾人和病人开始时百般照顾，不惜花钱，四处求医。这一时期，容易养成残疾人和病人的依赖思想。如果医治无效，有的家人就开始绝望、灰心丧气，以至出现一种无可奈何的沮丧感，认为"算了，全当他死了"或者"等于我们没有生他"从此，对康复失去信心，不再积极寻求康复之道，甚至采取放弃态度。更有甚者，把家庭的一切不幸和苦恼都怪罪于残疾人和病人。此时，则易出现抱怨、虐待甚至遗弃残疾人和病人的现象。

3. 残疾人保障个人利益的企图 有些残疾人为了长期享受优抚、劳保、不愿降低残疾补助金等级。虽然病好应当出院，但他们仍夸大不适感，制造新症状（即不愿放弃症状），甚至抵制康复，以争取长期住院，以此获得个人利益。

4. 社会性干扰 家属或工作单位出于某种动机，出面阻止治疗和康复措施。应该出院者，如能及时回归社会有利于适应环境，获得康复。但部分单位和家属怕增加负担不愿来接病人出院。殊不知，应该出院而不能出院的残疾人和病人，由于长期住院导致社会性剥夺而会出现心理退化现象。对那些希望出院的残疾人来说，长期禁锢于医院中，无异于判处无期徒刑。因此，病人苦恼、痛苦，甚至病情恶化，绝望自杀。

5. 社会支持系统 社会为残疾人和病人提供支援的水平，社会保险、福利和康复医疗机构的条件，有无足够的、训练有素的康复医学家、康复心理学家、社会工作者以及为残疾人和病人服务的志愿人员（或积极分子），都会影响康复者的保障感和安全感。

（五）医源性因素的影响

1. 医务人员的态度 如简单、生硬，可以强化症状，使残疾人焦虑、悲观，滋生疑病观念。

2. 治疗操作的熟练程度 粗暴、草率或不熟练，可能增加可以避免的痛苦，使病人惧怕手术、不愿注射等，形成康复医疗中的心理阻力。

3. 康复治疗的因素 程序复杂、时间太长，或康复工具设计笨重，使用时不舒服，都会使病人放弃或中断治疗，以致达不到康复的结果。

4. 药物副作用的大小 由于药物副作用太大或用药前又未向病人说明，当副作用出现时，病人不能耐受，故不能坚持治疗，从而影响康复。

三、康复过程中心理行为问题的处理

按照康复医学的基本原则，康复对象要完成三个目标：①进行功能训练。保存和恢复康复对象的运动、感知、语言交流、日常生活、社会工作能力。②促进康复对象的整体康复。不仅使病人有功能障碍的器官、肢体得到恢复，而且更重要的是从生理、心理、职业和社会活动上，进行全面、整体的康复。③重返社会。使康复对象在康复后能以健全的心身或者残疾功能的改善来适应社会环境，重新参与社会活动，履行社会职责。以上康复目标的实现应以整体康复为主体，其中心理行为康复具有更重要意义。

无论是残疾人或是慢性病病人，其自身的缺陷对个体心理的影响显而易见。在少数突然致残的患者中，这种影响甚至可以使个体陷入绝望的境地。对大多数康复对象来说，因伤残引起的心理行为问题有一定的规律，当我们认识这种规律并能及时给予干预，对帮助康复对象顺利渡过康复期有重要意义。对残疾人和患者心理康复中的心理行为问题，应该以认真负责的态度在心理上给予支持和启迪，并设计和采用综合的心理行为干预措施，这是最基本的处理方案。

心理治疗是心理医生运用心理学的理论和方法,治疗患者的各种心理困扰,包括情绪、认知与行为等问题,以解决患者所面对的心理障碍,减少焦虑、抑郁、恐慌等精神症状,改善患者的非适应的社会行为,建立良好的人际关系,促进人格的正常成长,较好地面对人生,面对生活和很好地适应社会。康复过程中常用的心理治疗方法大致有以下几种:

1. 认知疗法 认知疗法是通过改变人的认知过程和从这一过程中所产生的观念来纠正人们的心理障碍,矫正不良的情绪和适应不良的行为。认知治疗者要帮助病人的认知和思维活动,调节纠正错误的认知,安排特定的学习过程,改变和重新组织患者的思维为主的认知过程,从而改变患者的不良情绪和适应不良的行为。认知疗法可使伤残患者认识到自身的潜能和需要,帮助他们冷静、全面地看问题,认识到自身尚存的功能、能力和内在价值,认识到机体功能通过训练是可以改善的,找到自己努力的方向,逐步消除对他人的依赖性,尽早投入到康复训练中去。伴有抑郁情绪的患者,常带着负面的偏见看待自己、周围环境和未来。看问题容易走极端,往往把残疾的影响扩大化,而忽视自己尚存的功能,误以为丧失了一切,常常习惯以伤残前的视角看待问题,以自己的残疾与健康人比较,越比越丧失信心。认知治疗不仅能使患者减轻或消除抑郁、焦虑症状,而且由于患者消除了错误认知、确立了正确认知,故可防止抑郁等心理障碍症状的复发。

2. 支持疗法 一般是指医生合理地采用劝导、启发、同情、支持、解释、提供保证、应激无害化指导以及改变环境等方法,帮助病人认识问题、消除顾虑、改善环境、提高信心、从而促进心身健康。由于身体上和心理上的双重打击,很多患者处于精神崩溃的边缘,因此,及时给予心理上的支持是非常必要的。给予患者同情,从患者的角度准确了解他们的内心感受,进行安慰和鼓励,满足其需要,让患者与他人分担情感反应,可以采用各种活动使其注意力分散。应用医学知识恰如其分地给予患者保证,建议和指导,以增强其信心和勇气。由于病人的个性、年龄、经历、病种、病期等不同,支持的方式也应有所区别。例如,对一般的病人可以解释和保证;对于预后较差的病人应有意识地以某些成功的病例给予鼓励;对年轻的患者应多给予激励而避免一味地表示同情。

3. 集体疗法 集体心理治疗,简称集体治疗,指治疗者同时对许多患者进行治疗。这些患者的疾病及相关问题常具有共性。这种方法的优点,能节省治疗所需的人力,也能利用集体的力量产生积极效应。因住院治疗、康复训练使患者与社会隔离,人际关系疏远,容易使他们感到孤独、自卑。请一些具有类似病患、治疗后康复较好、已重新回归社会并有一定工作成就的病人讲述自己的经验、体会,以激励其他患者,同时讲授者本人的社会价值也得到体现;把患有同类伤病的病友组织起来,建立同盟或协会,互相交流经验、互相勉励,共同树立和疾病斗争的信念。同时还可提高社交能力,为最后回归社会起重要作用。

4. 放松疗法 放松疗法又称松弛疗法、放松训练,是一种通过训练有意识地控制自身的心理生理活动、降低唤醒水平、改变机体紊乱功能的心理治疗方法。实践表明,心理生理的放松,有利于身心健康和疾病的治疗。

5. 家庭疗法 家庭成员是患者最亲近的人员。他们的态度、鼓励对患者影响极大。家庭对缓解患者的抑郁情绪有重要作用。他们积极的态度会激起患者战胜疾病的信念,在心理上获得抚慰,也能从客观物质生活条件方面得到改善,从而调动其主动治疗的积极性。因此,家庭是心理康复治疗中特别要强调的一个方面。

6. 音乐疗法 音乐能直接影响一个人的内在感情,能使一个人感到自我满足,还是一种非语言的沟通工具,能诱发患者的活动力,促进其综合运动机能。应根据不同的对象选择音乐。节奏强的音乐适合于抑郁、少动的病人,旋律优美的音乐对兴奋、多动、焦虑的病人更为适合。

7. 功能训练与技能培训 让患者养成良好的生活习惯,每天早睡早起,制订适当可行的康复训练计划,使患者尽可能通过改善、代偿或替代的方式增加实际生活活动能力;通过技能培训,为回归工作和社会打下基础。鼓励患者进行各种方式的锻炼,除了增强体质、锻炼意志外,还有心理治疗效应,对消除抑郁症状,帮助患者完善性格的作用很大。对患者的进步均给予肯定、表扬,使训练能循序渐进,持之以恒。良好的心理活动对体内的生理变化过程产生良好的、积极的效果。同时,如果患者能积极参加肢体功能治疗,也能进一步改善心理状态,形成良性循环。

8. 建立治疗联盟 由于残疾后,医疗、康复、社会和心理诸多问题混淆在一起,单单心理医生或某一方面人员都很难解决这些问题,必须建立患者一家属一康复人员(包括医生、护士、心理工作者、物理疗法师、作业疗法师、言语疗法师和社会工作者等)的治疗联盟,共同解决这些问题。

9. 人格障碍的治疗 部分残疾人伴有人格的障碍,而人格的再建是一项艰巨的工程。心理治疗必须个体化,不同类型人格障碍患者应采用不同种类的心理治疗。例如:偏执性人格障碍者,应学会与周围的人建立良好的关系,学会信任别人和对事物进行客观分析,以免产生不应有的多疑;分裂性人格障碍者,应多与人交往,多参加集体活动,避免钻牛角尖;强迫性人格障碍者,应学会使自己放松的方法,不拘泥于小事;戏剧性人格障碍者,应克服感情用事的做法,要从理智出发去考虑问题,处理问题;心境性人格障碍者,应学会控制自己的情绪;被动攻击性人格障碍者,则应学会正确地表达自己的情绪。

心理治疗是伤残患者康复过程中不可缺少的基石。让患者渐渐承受生理和心理上的创伤和障碍,自强自信,积极乐观地面对困难,以良好的心态弥补身体的缺陷,对患者早日回归社会有至关重要的意义。

第三节　充分调动康复积极心理因素

在康复工作中,康复对象往往处于被动地位。他们按照医生和康复工作者的要求和指导来进行训练、治疗和使用康复器具,是"要我康复"。因此,如果没有或很少调动康复者自身的主观能动性,就会影响康复效果。所以,医护人员和康复工作者在帮助伤残者和病人获得康复的过程中,除了和康复者一起克服一切阻碍康复的心理障碍和排除一切不利因素的干扰外,还应该尽力去调动康复积极心理因素。如果医护人员、康复工作者、家属和朋友们以及社会团体能通过有意识的努力,发掘和调动伤残者和病人康复过程中的积极心理因素,调动康复个体内在积极的、向上的潜能,再利用心理学原理主动调节其情绪、认知和提供专业心理咨询,为伤者和病人的康复服务,就能达到最佳的康复效果。

在我国,随着康复医学和康复心理学的完善和发展,人们在有效调动康复对象的积极心理因素方面做了深入的探索,建立了一套较为完善的心理康复机制,强调人文关怀,重视心理学指导,调动病、伤残者的积极心理因素,建立和利用各种康复平台,建立社区辅助支持系统,利用专门协会和机构对康复对象进行积极的支持和引导。

一、充分调动康复者积极心理因素

1. 建立个体心理调节机制,培养积极的情绪状态　心理康复的过程是让病人建立个体心理调节机制的过程,让非健康人群通过心理和社会的支持和一定的指导措施接受系统的心理干预,鼓励残疾人和病人培养起乐观、自信、顽强、自尊的心理状态,以促进机体的抗病能力和发挥器官肢体的代偿功能逐渐适应生活、学习、家庭或者工作等方面发生的变化,并在此基础上形成一种积极的心理调节机制,以应付可能出现的各种心理问题,保持心理的健康。例如,组织残疾人参加文艺工作队、残疾人运动会等。日本某医院组织癌症病人集体攀登富士山,其指导思想是通过战胜困难以培养合理的乐观情绪,顽强地生存下去。

2. 动员心理的代偿功能　人类的心理活动功能有很大的潜力。当人们不幸丧失了某种心理功能,而其他心理功能则会予以代偿。例如,在现实生活中,盲人充分发展了听觉和触觉的心理功能,使其维持了与环境

的适应,并能和其他人交往。有的无臂人经过锻炼后,可以用足穿针引线,绣花作画,并能做到生活自理。

3. 纠正错误的认知活动,建立正确的求医行为　错误的认知活动,会歪曲客观事实;偏见和偏信,会干扰和阻碍康复过程的进行。纠正的方法主要是靠宣传、讲科学、介绍卫生保健知识,与愚昧落后作斗争;揭露、批判、制裁一切散布迷信活动的诈骗行为,清除引人误入歧途的舆论,指导残疾人和病人正确的求医行为。当然,社会也应提供求医条件和求医途径。

4. 正确运用心理防卫机制　正确的心理防卫方式,可以帮助人有勇气去适应困难和寻求新的出路,应对人生的不幸遭遇。有的残疾人是强者,他们在不幸面前,不屈服、不低头、顽强拼搏,最终自学成才或成为学有专长的人。善于运用心理防卫机制的残疾人,能较好地康复,同样可以在人生旅途留下光辉的足迹。

5. 给予心理咨询和心理治疗的帮助　通过心理咨询,可以培养康复对象积极的情绪状态,并指导康复者家人、同事,并提供康复治疗的信息,为残疾人和病人排忧解难,使他们在困难和不幸中找到光明和希望。而心理治疗则进一步指导残疾人和病人消除其特殊痛苦,并帮助他们选择人生道路,坚定他们康复的信心和决心。

6. 防止医源性影响　医务人员和一切医疗设备,本是为病人解除痛苦的。但由于某些医务人员的医德不佳、心理素质不良和业务水平不高,往往会加重残疾人和病人的痛苦与不幸。要为康复创造良好的条件,就必须针对医务人员存在的上述问题,认真进行教育和培训,使医务人员能真正按心理规律处理问题,全心全意为伤残者和病人服务。

7. 建立全社会协助支持系统　非健康人群生活在一定的群体之中,在学习、特殊训练、就业、职业选择、恋爱和婚姻等方面存在诸多特殊情况,全社会应该全面考虑残疾人和病人面临的不幸和困难,开展社会福利事业,使他们都能得到全社会的关心和支持。并使他们的人格受到尊重,能享受普通人应该享受的待遇。另外,与康复对象有关人员(同事或家属等)的态度对于其心理状态有着重要的影响,特别是家属、同事、病友等这样一些联系比较密切的人员的态度对于其心理状态的调节是十分重要的。因此,在康复过程中,不仅要重视患者本身的心理及其变化,也要注意这些人员的心理辅导工作,让他们理解残疾造成的心理问题,并且要解除由于家庭与小团体中出现非健康人群患者而造成的心理压力,从而为非健康人群的心理康复创造一种良好的心理氛围。

8. 积极进行运动锻炼　运动锻炼是常用的一种积极康复手段。研究表明,合理地进行运动锻炼,能调节康复对象的心理状态,培养积极的情绪,促进机体抗病能力和发挥器官肢体的代偿功能,对残疾人和

患者的心身康复有良好的促进作用。即使是内脏疾病如高血压、冠心病、糖尿病、慢性肾病等康复期病人，运动锻炼也有一定的改善脏器功能和调节心理行为障碍的作用。

近年来的研究证明，不论正常人还是病人，参加运动锻炼都能缓减紧张焦虑情绪。运动抗焦虑的机理尚不很清楚。目前普遍认为，运动锻炼抗焦虑的作用可能与以下几方面因素有关：①运动锻炼过程能分散个体对焦虑原因的注意；②运动能对抗焦虑症状的知觉过程；③运动锻炼能促使当事人对引起焦虑症状的原因进行再评价。这表明，运动锻炼抗焦虑的机制主要通过心理和行为因素起作用。

目前认为，中等强度的长期运动锻炼能治疗非精神病人的抑郁症状，是一种安全的应对抑郁的康复手段。运动锻炼抗抑郁的主要原因是，运动提高了患者对自己身体的信心，克服了久病造成的依赖性。此外，患者对良好结果的期望等，也都可能与运动锻炼的抗抑郁作用有关。生理和心理测量方法研究证明，A 型行为可通过长期运动锻炼在一定程度上得到改善，而且这种改善与体内代谢过程变化相一致（A 型行为伴有相应的生理指标改变）；经常参加运动锻炼的老年人的反应速度比同等条件的静居老人快得多，其职业操作能力也有明显改善；经常参加运动锻炼还可使残疾人与患者产生欣快的自我体验，导致一种积极的心境，对康复很有利。运动锻炼的详细机理有待进一步阐明，可能涉及认知的改变、生理性松弛、周身温度升高、激素和递质的变化等多方面的机制。总之，康复运动锻炼对心身的积极作用是肯定的。作为疗养康复计划的一部分，特别适用于那些与心理行为有联系的临床症状的纠正。另外，运动锻炼也有一个适应证和运动量的问题，在指导实施运动治疗过程中必须予以注意，做到因人、因病情而异。

9. 对康复对象进行积极心理学教育　积极心理学（Positive Psychology）是美国心理学家塞里格曼（Seligman）和奇克森米海（Csikszentmihalyi）等人倡导的一种全新的心理学理念。积极心理学在中国大陆翻译为"积极心理学"，中国台湾翻译为"正向心理学"中国香港翻译为"正面心理学"。

积极心理学关注于人潜能的开发和良好心理素质的培养，以及如何促使人快乐幸福地生活。它倡导人类要用一种积极的心态对许多心理现象做出新的解读，心理学要研究人类积极取向，关注人类积极的心理品质，强调人的价值与人文关怀，通过激发每个人自身所固有的某些实际的或潜在的积极品质和积极力量，从而使每个人都能顺利地走向属于自己的幸福彼岸。

积极心理学的目标是实现从消极心理学到积极心理学模式的转换，实现从修复心理疾病到构建人类的积极品质的转变。在对心理治疗上，积极心理学的主要观点是：①心理治疗不是修复受损部分，而是培育人类最好的正向力量；②对积极的力量培育与强化来取代个案的缺陷修补；③发挥人类正向或积极的潜能：幸福感、自主、乐观、智慧、创造力、快乐和生命意义等。

> **案例 14-2　心理康复与积极心理学教育并重**
>
> 2008 年 5 月 12 日，四川省汶川县发生里氏 8.0 级大地震，全国诸多省份均有震感。近期，我国南方数省（市、自治区）受到不同程度旱情和水灾的影响。地震、干旱和水灾给当地人民的生命和财产造成了不可估量的损失。虽然在党和政府的领导下进行了抗震救灾，灾害的损失降到最低限度，但是由于灾害，特别是地震的突发性、危险性、恐惧性，以及身边人员的大面积伤亡，使得幸存者特别是学生（他们承受危机的能力还很弱）出现严重的心理失衡，产生思维紊乱、意志失控、情绪紊乱等心理危机，学习和生活都受到了不同程度的影响。这种心理危机如果得不到有效的干预，就会发展成为创伤后应激障碍（PTSD），严重的将影响他们未来的生活。学校复学之后，灾后学生心理援助的责任便直接落在学校的肩上，成为目前学校教学管理的重要课题。除科学灵活安排教学活动，并对灾后学生进行心理危机干预，开展积极心理学教育，塑造学生良好的心理品质，不仅可以使心理没有受到灾难影响的学生在灾后避免遭受替代性心理创伤，而且可以增强学生心理免疫力，消除灾难对学生滞后影响的后患，并且学生拥有良好的心理品质，对以后的学习生活都会产生积极的影响。同时积极心理学可以激发学生的自信乐观，消除灾后学生生存意念低、轻生等观念；增强学生的主观幸福感，促使灾后学生快乐幸福地生活着，这对灾后康复群体来说是非常重要的。

二、建立和利用各种康复平台

在康复对象康复过程中，可以建立并利用与康复对象相关的各级、各类协会，如残疾人协会、聋人协会，为康复对象提供活动平台，支持他们开展各种康复活动。上海市在截瘫康复、无喉嗓声、假肢安装、肌病网站等康复平台的建立和利用方面做出了有益尝试，在调动残疾人本身的主观因素方面，取得了"事半功倍"的效果。

在这个平台中，有康复带头人，热心为大家服务。带头人对康复作用认识到位，掌握一定的康复知识，并且有奉献精神，热心为大家服务。在他们的努力下，团结一批康复骨干，带动这一类残疾朋友共同走康复之路。平台成员有强烈的康复愿望。他们曾饱尝病痛折磨，而又尝到过康复的甜头，深刻认识到康复的作用。因而自发地、自觉地进行康复工作，他们是"我要康复"，以自身的教训、体会，与"同病相怜"的残疾朋友进行交流，相互帮助。他们的疾病相同、障碍相似，康复体会更加确切，在某些方面康复知识交流作用比医生作用还大。他们对障碍带来的痛苦有切身体会，知道最迫切需要解决问题，康复需求更为明确，开展的活动更有针对性，因而工作有实效，深受广大残疾朋友们的欢迎。比如，喉癌患者手术后失去说话能力，很少有人给予实质性的帮助，一般康复机构也没有好的指导办法，而复声委员会的指导，让他们重新说话，使康复对象最大可能重新融入社会。有些反复发作过褥疮的截瘫残疾人，经历了多次修复手术的教训以后，深刻认识到预防的重要，因而主动运用坐垫，不断改进坐垫。取得效果后，又把这一体会告诉截瘫朋友们。

康复平台所开展的康复活动都有较强的专业性，与专家教授有着密切联系，得到了专家教授的积极支持，因而这个组织有生命力、有活力。所以，应该建立专家协助支持机制，使康复对象在心理康复这一个长期的调节过程中，能接受专家的指导与帮助，逐渐摆脱消极心理的影响，建立起积极的人生目标。

案例 14-3　　无喉复声，影响全国

因喉癌进行"全喉切除"术后的患者，"有口难言"，无法说话，造成语言障碍，患者十分痛苦，有的因不愿失语而拒绝手术治疗的机会而丧失生命。1991 年，喉癌患者张海恭做了"全喉切除术"后，经刻苦训练、探索到运用腹腔压力变化发气，使口腔、鼻腔、食管共同运动的发声方法，使无喉者重新开口说话。张海恭成功后将这一方法教会一批病友，使更多的无喉者都能说话，这一复声法得到了专家的肯定，很快得以推行。自 1995 年 8 月 18 日以来，张海恭带领一批病友，与喉科专家共同努力，开办了一批又一批的"复声学班"，并成立了"无喉者复声班联谊会"，影响至全国。2001 年上海市聋人协会无喉者复声专业委员会成立，开始有计划、有组织的康复复声活动，至今，经该专业委员会训练的复声者有上千人。该委员会还请专家教授上课讲授康复知识；组织康复复声研讨会，交流训练体会，使无喉者掌握复声方法；组织康复旅游联谊活动，增强病人康复信心，树立自强自立精神。他们还到医院，对手术治疗有顾虑的喉癌病人，做思想工作，以自己切身体会告诉他们手术后还能复声说话，让他们尽早下决心进行手术治疗。

目前，复声专业委员会成了医生们的好助手，一些宁可死也不愿接受全喉切除手术的病人，只要与无喉复声朋友们见上一面谈过话，态度就转化了。如，有位病人卢某，5 次住院，5 次逃离医院，后来病情加重第 6 次住入医院，但仍不愿意接受手术。张海恭与他交流了一次后，仅过半小时就主动找医生要求手术。经复声专业委员会帮助复声的病人，年龄最轻的 25 岁，最高的 85 岁；有军队高级将领、干部、教授，也有普通工人、农民、学生；有本市的，有外地的，受益面非常广。吉林省长春市委宣传部一位干部复声后，特意送来锦旗，上写："绝技盖世惊天下，造福千万无喉人。"无喉复声工作，挽救了一批患喉癌病人的生命，提高了手术病人的生活质量，开拓了语言障碍康复的新领域。

三、建立社区辅助支持系统

残疾的康复过程常常是伴随非健康人群一生的过程，当非健康人群回到家庭与社会后，社区辅助系统的支持就显得非常重要了，要发挥社区中有关专家与相关人员的作用，在非健康人群出现心理问题的时候，随时给了必要的支持与帮助，使社区给康复者以家的感觉，从而能够更好地为残疾者的心理康复提供保障。社区的辅助工作做好了，就给残疾人的心理健康提供了良好的保障。社区康复工作站为了保障残疾人的心理健康，也应该聘用一定数量从事心理研究的专业人员，并且不断提高他们的业务素质，更好地为残疾人的心理康复与疏导作出贡献。有条件的社区还可以针对不同的残疾人建档立案，使残疾人的心理缺陷不断得到矫正。

四、利用专门协会和机构对康复对象进行积极的支持和引导

我国有三大系统——卫生部门、民政部门和中国残疾人联合会，各自支持着相应的康复事业，在推动我国康复事业的发展同时，也对康复个体的积极心理起着很好的调动作用。

（一）广泛宣传人道主义精神，全社会都来关心病、伤残者

利用专门协会和机构宣扬人道主义精神，让人道主义的光辉照耀在每一个残疾人身上，这是一个社会问题。只有广泛宣传人道主义精神，使全社会都来关心残疾人，尊重、理解和帮助残疾人，动员全社会的力量，大力发展残疾人的就业，残疾人的教育与培训，积极开展残疾人的医疗、文娱、体育等各种活动，广泛动

员社会各界力量为残疾人办实事,解决住房、婚姻、乘车以及生活等方面的实际问题,积极调动残疾人参与力所能及的各项社会活动,提高整个社会的文明程度。解决残疾人心理顽疾,不仅需要党和政府出台各种帮扶政策、优惠政策,更需要健全人树立对待残疾人的正确观念,真正给予残疾人平等参与社会、共同创造社会财富的机会。

（二）加强政府康复服务队伍建设,为康复者的心理康复提供有力保障

1. 各地残联应艰苦创业,努力兴办一些康复机构　2002年8月国务院转批了《关于进一步加强残疾人康复工作的意见》,提出2015年实现残疾人"人人享有康复服务"的目标,康复医疗机构的建设,既要按照康复医学的特点,又要紧密结合我国国情。康复医疗机构的内部结构,侧重点应放在康复评价、运动治疗、作业治疗,以及语言治疗等方面的建设。

2. 做好残疾人就业工作　促进残疾人就业,对改善残疾人生活状况、提高其社会地位、实现其人生价值,具有重要作用。目前残疾人在就业上比健全人面临更严峻的形势,各地残联应扎扎实实做好残疾人就业工作,进一步落实国家优惠政策,广泛开辟就业门路,努力促进残疾人就业。

3. 发展残疾人教育事业　不断提高特殊教育水平,提高残疾人的文化素质和就业技能。如举办各种培训班,积极开展适于残疾人参与的各种健身、医疗等活动。

4. 增强服务能力　创新服务手段,拓展服务内容,做到既能搭建平台、提供舞台,为残疾人施展才能、创业兴业创造条件,又能学会人文关怀、加强心灵沟通,让残疾人心情舒畅、笑对人生。

5. 积极支持,提供活动平台　政府要对各种康复活动或康复组织给予积极的支持,提供活动平台,提供活动经费,提供活动场地,将他们活动纳入专门协会的整体活动之中。将某些康复协会转为专门协会下的专业工作委员会,如肢协的截瘫工作委员会和残健同行

工作委员会,聋协的无喉复声专业委员会。这样的工作委员会,工作更为规范,活动更加丰富,工作发展也快,更加容易调动康复对象的积极心理因素。

6. 做好心理专家协助工作　心理医生是接受专门训练的人员,他们不仅仅掌握心理治疗的理论方法,更重要的是他们拥有大量临床治疗经验,对正常人和残疾人的指导与帮助是其他人员无法取代的,要通过各种渠道帮助残疾人找到心理专家及心理医生,比如由残联负责邀请心理医生走进家庭、社区、康复中心等地方为残疾人驱除消极心理的影响,恢复正常人的心理。

（三）做好社会舆论的支持与协助工作

随着社会的发展,各类媒体对人们的生活影响越来越大,利用媒体的帮助,调动全社会的力量协助康复者解决心理问题的例子屡见不鲜,我们可以设立各种心理康复救助热线,帮助弱势人群或盲人解决他们在学习、工作中遇到的诸多问题,也可以通过在电视台设立残疾人心理康复救助栏目,不仅仅能解决残疾朋友的焦虑、压抑、恐慌等心理问题,也为正常人与残疾人的沟通建立良好的平台。

综上所述,康复对象的心理康复不仅仅是康复工作者一项十分重要的工作,更需要全社会的共同努力。通过康复要让病、伤残者真正解决焦虑、抑郁、恐慌等心理问题,提高他们适应社会的能力,建立与健康人群之间良好的人际关系,促进人格的正常成长,较好地面对人生、面对生活。

思　考　题

1. 按照康复医学的基本原则,康复对象要完成哪几个目标?

2. 康复对象的心理特点有哪些?

3. 影响康复的心理社会因素有哪些?

（丰　玲）

主要参考文献

陈国鹏.2005.心理测验与常用量表.上海:上海科学普及出版社

陈海波,汪凯.2004.神经心理学发展的机遇.中华神经科杂志,37(2):97~99

陈力.2003.医学心理学.北京:北京大学医学出版社

陈青萍.2004.现代临床心理学.北京:中国社会科学出版社

陈英和,赵笑梅.2007.智力测验的演变和展望.北京师范大学学报(社会科学版),3:33~38

戴晓阳,蔡太生.2001.临床心理评估的过去、现在与未来.中国临床心理学杂志,9(3):237~240

戴晓阳.1999.护理心理学.北京:人民卫生出版社

杜文东,张纪梅.2003.医用普通心理学.北京:北京科学技术出版社

杜文东.2004.医学心理学.第4版.江苏:江苏人民出版社

龚耀先.1995.医学心理学.第2版.北京:人民卫生出版社

郭念锋.2005.心理咨询师国家职业资格培训教程.基础知识.北京:民族出版社

郭少兰.2006.医学心理学.北京:高等教育出版社

韩济生.1999.神经科学原理(下册).北京:北京医科大学出版社

郝伟.2008.精神病学.第6版.北京:人民卫生出版社

何金彩.2006.医学心理学.北京:高等教育出版社

洪炜.2006.心理评估.天津:南开大学出版社

胡佩诚.2000.医学心理学.北京:北京医科大学出版社

姜乾金.2008.医学心理学.第4版.北京:人民卫生出版社

井西学,刘隆祺.2006.医学心理学.第1版.北京:科学出版社

李凌江.2008.行为医学.第2版.长沙:湖南科学技术出版社

李小妹.2006.护理学导论.北京:人民卫生出版社

李心天.1991.医学心理学.北京:人民卫生出版社

李兴民,王明旭.2000.现代行为医学.北京:军事医学科学出版社

梁宝勇,王栋.1998.医学心理学.吉林:吉林科学技术出版社

梁宝勇.2006.精神压力、应对与健康.北京:教育科学出版社

梁光霞.2003.护理心理学.上海:上海复旦大学出版社

林崇德.2009.发展心理学.第2版.北京:人民教育出版社

刘克俭,顾瑜琦.2003.行为医学.北京:科学出版社

刘晓虹.2005.护理心理学.北京:上海科学技术出版社

刘新民,孙红,聂晶.2003.医学心理学.北京:人民军医出版社

刘瑶,张伯华.2004.心身医学概论.合肥:安徽大学出版社

龙子江,宋建国.2004.精神药理学.安徽:安徽大学出版社

吕国香.2004.医学心理学.北京:中国科学技术出版社

马存根.2005.医学心理学.北京:人民卫生出版社

马存根.2009.医学心理学.第3版.北京:人民卫生出版社

孟昭兰.2005.情绪心理学.北京:北京大学出版社

彭聃龄.2003.普通心理学.北京:北京师范大学出版社

皮连生.2006.学与教的心理学.上海:华东师范大学出版社

钱铭怡.2004.心理咨询与心理治疗.北京大学出版社

钱铭怡.2006.变态心理学.北京:北京大学出版社

沈雪妹,汪敏.2006.医学心理学.上海:上海交通大学出版社

沈渔邨.2009.精神病学.北京:人民卫生出版社

施琪嘉,曾奇峰.2005.精神分析导论.北京:中国轻工业出版社

孙宏伟,吉峰.2010.医学心理学.济南:山东人民出版社

孙宏伟,井西学,工连光.1995.医学心理学.昆明:云南科技出版社

汤慈美.2001.神经康复学.北京:人民军医出版社

陶然.2007.网络成瘾探析与干预.上海:上海人民出版社

王登峰.1999.临床心理学.北京:人民教育出版社

王开贞.2002.药物学基础.北京:人民卫生出版社

王明旭.2008.医患关系学.北京:科学出版社

王伟.2009.临床心理学.北京:人民卫生出版社

徐斌,王效道,刘士林.2000.心身医学.北京:中国科学科技出版社

杨德森．2008．行为医学．第 2 版．长沙：湖南科技出版社

杨志寅．2008．行为医学．北京：高等教育出版社

杨治良，郭力平，王沛等．1999．记忆心理学．上海：华东师范大学出版社

姚树桥，孙学礼．2008．医学心理学．第 5 版．北京：人民卫生出版社

叶奕乾，孔克勤．1993．个性心理学．上海：华东师范大学出版社

袁耿清．1998．医用心理学．南京：东南大学出版社

岳文浩，潘芳，张红静．2002．医学心理学．北京：科学出版社

张理义．2003．临床心理学．北京：人民军医出版社

张履祥，葛明贵．2002．普通心理学．合肥：安徽大学出版社

张作记．2005．行为医学量表手册．北京：中华医学电子音像出版社

周建南．2004．实用医学心理学．北京：人民军医出版社

朱红华，付晓东．2009．康复心理学．上海：复旦大学出版社

朱镛连．2001．神经康复学．北京：人民军医出版社

附录 心理测量问卷

一、症状自评量表(SCL-90)

【指导语】 以下列出了有些人可能会有的问题,请仔细地阅读每一条,然后根据最近一星期以内下述情况影响您的实际感觉,在每个问题后标明该题的程度得分。其中,"没有"选1,"很轻"选2,"中等"选3,"偏重"选4,"严重"选5。

题目	选择
1. 头痛。	1-2-3-4-5
2. 神经过敏,心中不踏实。	1-2-3-4-5
3. 头脑中有不必要的想法或字句盘旋。	1-2-3-4-5
4. 头昏或昏倒。	1-2-3-4-5
5. 对异性的兴趣减退。	1-2-3-4-5
6. 对旁人责备求全。	1-2-3-4-5
7. 感到别人能控制您的思想。	1-2-3-4-5
8. 责怪别人制造麻烦。	1-2-3-4-5
9. 忘记性大。	1-2-3-4-5
10. 担心自己的衣饰整齐及仪态的端正。	1-2-3-4-5
11. 容易烦恼和激动。	1-2-3-4-5
12. 胸痛。	1-2-3-4-5
13. 害怕空旷的场所或街道。	1-2-3-4-5
14. 感到自己的精力下降,活动减慢。	1-2-3-4-5
15. 想结束自己的生命。	1-2-3-4-5
16. 听到旁人听不到的声音。	1-2-3-4-5
17. 发抖。	1-2-3-4-5
18. 感到大多数人都不可信任。	1-2-3-4-5
19. 胃口不好。	1-2-3-4-5
20. 容易哭泣。	1-2-3-4-5
21. 同异性相处时感到害羞不自在。	1-2-3-4-5
22. 感到受骗,中了圈套或有人想抓住您。	1-2-3-4-5
23. 无缘无故地突然感到害怕。	1-2-3-4-5
24. 自己不能控制地大发脾气。	1-2-3-4-5
25. 怕单独出门。	1-2-3-4-5
26. 经常责怪自己。	1-2-3-4-5
27. 腰痛。	1-2-3-4-5
28. 感到难以完成任务。	1-2-3-4-5
29. 感到孤独。	1-2-3-4-5
30. 感到苦闷。	1-2-3-4-5

续表

题目	选择
31. 过分担忧。	1-2-3-4-5
32. 对事物不感兴趣。	1-2-3-4-5
33. 感到害怕。	1-2-3-4-5
34. 您的感情容易受到伤害。	1-2-3-4-5
35. 旁人能知道您的私下想法。	1-2-3-4-5
36. 感到别人不理解您、不同情您。	1-2-3-4-5
37. 感到人们对您不友好,不喜欢您。	1-2-3-4-5
38. 做事必须做得很慢以保证做得正确。	1-2-3-4-5
39. 心跳得很厉害。	1-2-3-4-5
40. 恶心或胃部不舒服。	1-2-3-4-5
41. 感到比不上他人。	1-2-3-4-5
42. 肌肉酸痛。	1-2-3-4-5
43. 感到有人在监视您、谈论您。	1-2-3-4-5
44. 难以入睡。	1-2-3-4-5
45. 做事必须反复检查。	1-2-3-4-5
46. 难以作出决定。	1-2-3-4-5
47. 怕乘电车、公共汽车、地铁或火车。	1-2-3-4-5
48. 呼吸有困难。	1-2-3-4-5
49. 一阵阵发冷或发热。	1-2-3-4-5
50. 因为感到害怕而避开某些东西、场合或活动。	1-2-3-4-5
51. 脑子变空了。	1-2-3-4-5
52. 身体发麻或刺痛。	1-2-3-4-5
53. 喉咙有梗塞感。	1-2-3-4-5
54. 感到前途没有希望。	1-2-3-4-5
55. 不能集中注意。	1-2-3-4-5
56. 感到身体的某一部分软弱无力。	1-2-3-4-5
57. 感到紧张或容易紧张。	1-2-3-4-5
58. 感到手或脚发重。	1-2-3-4-5
59. 想到死亡的事。	1-2-3-4-5
60. 吃得太多。	1-2-3-4-5
61. 当别人看着您或谈论您时感到不自在。	1-2-3-4-5
62. 有一些不属于您自己的想法。	1-2-3-4-5
63. 有想打人或伤害他人的冲动。	1-2-3-4-5
64. 醒得太早。	1-2-3-4-5
65. 必须反复洗手、点数目或触摸某些东西。	1-2-3-4-5
66. 睡得不稳不深。	1-2-3-4-5
67. 有想摔坏或破坏东西的冲动。	1-2-3-4-5
68. 有一些别人没有的想法或念头。	1-2-3-4-5
69. 感到对别人神经过敏。	1-2-3-4-5
70. 在商店或电影院等人多的地方感到不自在。	1-2-3-4-5
71. 感到任何事情都很困难。	1-2-3-4-5

题目	选择
72. 一阵阵恐惧或惊恐。	1-2-3-4-5
73. 感到在公共场合吃东西很不舒服。	1-2-3-4-5
74. 经常与人争论。	1-2-3-4-5
75. 单独一个人时神经很紧张。	1-2-3-4-5
76. 别人对您的成绩没有作出恰当的评价。	1-2-3-4-5
77. 即使和别人在一起也感到孤单。	1-2-3-4-5
78. 感到坐立不安心神不定。	1-2-3-4-5
79. 感到自己没有什么价值。	1-2-3-4-5
80. 感到熟悉的东西变成陌生或不像是真的。	1-2-3-4-5
81. 大叫或摔东西。	1-2-3-4-5
82. 害怕会在公共场合昏倒。	1-2-3-4-5
83. 感到别人想占您的便宜。	1-2-3-4-5
84. 为一些有关性的想法而很苦恼。	1-2-3-4-5
85. 您认为应该因为自己的过错而受到惩罚。	1-2-3-4-5
86. 感到要很快把事情做完。	1-2-3-4-5
87. 感到自己的身体有严重问题。	1-2-3-4-5
88. 从未感到和其他人很亲近。	1-2-3-4-5
89. 感到自己有罪。	1-2-3-4-5
90. 感到自己的脑子有毛病。	1-2-3-4-5

【计分方法：SCL—90 测验结果处理】

因子	因子含义	项目	T 分＝项目总分/项目数	T 分
F1	躯体化	1、4、12、27、40、42、48、49、52、53、56、58	/12	
F2	强迫	3、9、10、28、38、45、46、51、55、65	/10	
F3	人际关系	6、21、34、36、37、41、61、69、73	/9	
F4	抑郁	5、14、15、20、22、26、29、30、31、32、54、71、79	/13	
F5	焦虑	2、17、23、33、39、57、72、78、80、86	/10	
F6	敌对性	11、24、63、67、74、81	/6	
F7	恐怖	13、25、47、50、70、75、82	/7	
F8	偏执	8、18、43、68、76、83	/6	
F9	精神病性	7、16、35、62、77、84、85、87、88、90	/10	
F10	睡眠及饮食	13、25、47、50、70、75、82	/7	

【正常成人 SCL—90 的因子分常模】

项目	$\bar{X}\pm s$	项目	$\bar{X}\pm s$
躯体化	1.37±0.48	敌对性	1.46±0.55
强迫	1.62±0.58	恐怖	1.23±0.41
人际关系	1.65±0.61	偏执	1.43±0.57
抑郁	1.50±0.59	精神病性	1.29±0.42
焦虑	1.39±0.43		

二、A 型行为问卷

【指导语】 请回答下列问题，凡是符合您的情况的答"是"，凡是不符号您的情况就答"否"。每个问题必须回答,答案无所谓对与不对、好与不好。请尽快回答,不要在每道题上太多思索。回答时不要考虑"应该怎样",只回答您平时"是怎样的"就行了。

1. 我常力图说服别人同意我的观点

2. 即使没有什么要紧事,我走路也很快

3. 我经常感到应该做的事情很多,有压力

4. 即使是已经决定了的事,别人也很容易使我改变主意

5. 我常常因为一些事大发脾气或和人争吵

6. 遇到买东西排长队时,我宁愿不买

7. 有些工作我根本安排不过来,只是临时挤时间去做

8. 我上班或赴约会时,从来不迟到

9. 当我正在做事时,谁要是打扰我,不管有意无意,我都非常恼火

10. 我总看不惯那些慢条斯理、不紧不慢的人

11. 有时我简直忙得透不过气来,因为该做的事情太多了

12. 即使跟别人合作,我也总想单独完成一些更重要的部分

13. 有时我真想骂人

14. 做事喜欢慢慢来,而且总是思前想后

15. 排队买东西,要是有人加塞,我就忍不住指责他或出来干涉

16. 我觉得自己是一个无忧无虑、逍遥自在的人

17. 有时连我自己都觉得,我所操心的事远远超过我应该操心的范围

18. 无论做什么事,即使比别人差,我也无所谓

19. 我总不能像有些人那样,做事不紧不慢

20. 我从来没想过要按照自己的想法办事

21. 每天的事情都使我的神经高度紧张

22. 在公园里赏花、观鱼等,我总是先看完,等着同来的人

23. 对别人的缺点和毛病,我常常不能宽容

24. 在我认识的人里,个个我都喜欢

25. 听到别人发表不正确见解,我总想立即就去纠正他

26. 无论做什么事,我都比别人快一些

27. 当别人对我无礼时,我会立即以牙还牙

28. 我觉得我有能力把一件事情办好

29. 聊天时,我也总是急于说出自己的想法,甚至打断别人的话

30. 人们认为我是一个相当安静、沉着的人

31. 我觉得世界上值得我信任的人实在不多

32. 对未来我有许多想法,并总想一下子都能实现

33. 有时我也会说人家的闲话

34. 尽管时间很宽裕,我吃饭也快

35. 听人讲话或报告时我常替讲话人着急,我想还不如我来讲哩!

36. 即使有人冤枉了我,我也能够忍受

37. 我有时会把今天该做的事拖到明天去做

38. 人们认为我是一个干脆、利落、高效率的人

39. 有人对我或我的工作吹毛求疵时,很容易挫伤我的积极性

40. 我常常感到时间晚了,可一看表还早呢

41. 我觉得我是一个非常敏感的人

42. 我做事总是匆匆忙忙的,力图用最少的时间办尽量多的事情

43. 如果犯错误,我每次全都愿意承认

44. 坐公共汽车时,我总觉得司机开车太慢

45. 无论做什么事,即使看着别人做不好我也不想拿来替他做

46. 我常常为工作没做完,一天又过去了而感到忧虑

47. 很多事情如果由我来负责,情况要比现在好得多

48. 有时我会想到一些坏得说不出口的事

49. 即使受工作能力和水平很差的人所领导,我也无所谓

50. 必须等待什么的时候,我总是心急如焚,"像热锅上的蚂蚁"

51. 当事情不顺利时我就想放弃,因为我觉得自己能力不够

52. 假如我可以不买票白看电影,而且不会被发觉,我可能会这样

53. 别人托我办的事,只要答应了,我从不拖延

54. 人们认为我做事很有耐性,干什么都不会着急

55. 约会或乘车、船,我从不迟到,如果对方耽误了,我就恼火

56. 我每天看电影,不然心里不舒服

57. 许多事本来可以大家分担,可我喜欢一个人去干

58. 我觉得别人对我的话理解太慢,甚至理解不了我的意思似的

59. 人说我是个厉害的暴性子的人

60. 我常常比较容易看到别人的缺点而不大容易看到别人的优点

【计分及评估方法】

TH 的 25 道题中,第 2、3、6、7、10、11、19、21、22、26、34、38、40、42、44、46、50、53、55、58 题答"是"和第 14、16、30、54 题答"否"的每题记 1 分。

CH 的 25 道问题中,第 1、5、9、12、15、17、23、25、27、28、31、32、35、39、41、47、57、59、60 题答"是"和第 4、18、36、45、49、51 题答"否"的每题记 1 分。

L 的 10 道题中,第 8、20、24、43、56 题答"是"和第 13、33、37、48、52 题答"否"的每题记 1 分。

【评分指标及意义】

L 分:将该 10 道题评分累加即得 L 分。若 L 大于或等于 7,答卷无效。

TH 分:将该 25 道题评分累加即得 TH 分。

CH 分:将该 25 道题评分累加即得 CH 分。

行为总分:TH 分与 CH 分相加之和。行为总分高于 36 分时视为具有 A 型行为特征;28~35 分视为中间偏 A 型行为特征;19~26 分视为中间偏 B 型行为特征;总分 27 分视为极端中间型;总分小于 18 分视为具有 B 型行为特征。

三、领悟社会支持量表

【指导语】 以下 12 个句子,每一个句子后面各有 7 个答案。请你根据自己的实际情况在每句后面选择一个答案。例如,选择①表示您极不同意,即说明您的实际情况与这一句子极不相符;选择 ⑦表示您极同意,即说明你的实际情况与这一句子极相符;选择④表示中间状态。余类推。

题号	内容	极不同意	很不同意	稍不同意	中立	稍同意	很同意	极同意
1	在我遇到问题时有些人(领导、亲戚、同事)会出现在我的身旁	○	○	○	○	○	○	○
2	我能够与有些人(领导、亲戚、同事)共享快乐与忧伤	○	○	○	○	○	○	○
3	我的家庭能够切实具体地给我帮助	○	○	○	○	○	○	○
4	在需要时我能够从家庭获得感情上的帮助和支持	○	○	○	○	○	○	○
5	当我有困难时有些人(领导、亲戚、同事)是安慰我的真正源泉	○	○	○	○	○	○	○
6	我的朋友们能真正地帮助我	○	○	○	○	○	○	○
7	在发生困难时我可以依靠我的朋友们	○	○	○	○	○	○	○
8	我能与自己的家庭谈论我的难题	○	○	○	○	○	○	○
9	我的朋友们能与我分享快乐与忧伤	○	○	○	○	○	○	○
10	在我的生活中有些人(领导、亲戚、同事)关心着我的感情	○	○	○	○	○	○	○
11	我的家庭能心甘情愿协助我做出各种决定	○	○	○	○	○	○	○
12	我能与朋友们讨论自己的难题	○			○			○

【适合人群】 18 周岁以上的成年人

【统计指标和结果分析】 统计各项计分,选 1 计 1 分,选 7 计 7 分。得分小于 32,你的社会支持系统存在严重的问题,可能和你的个性有关。得分小于 50,你的社会支持存在一定问题,但不时很严重。

四、焦虑自评量表(SAS)

【指导语】 以下列出了有些人可能会有的问题,请仔细地阅读每一条,然后根据最近一星期以内下述情况影响您的实际感觉,在每个问题后标明该题的程度得分。其中,"从无或偶尔有"选 1,"很少有"选 2,"经常有"选 3,"总是如此"选 4。

题目	选择
1. 我觉得比平常容易紧张或着急。	1-2-3-4
2. 我无缘无故地感到害怕。	1-2-3-4
3. 我容易心里烦乱或觉得惊恐。	1-2-3-4
4. 我觉得我可能将要发疯。	1-2-3-4
5. 我觉得一切都很好,不会发生什么不幸。	1-2-3-4
6. 我的手脚发抖打战。	1-2-3-4
7. 我因为头痛、劲痛和背痛而苦恼。	1-2-3-4
8. 我感觉容易衰弱或疲乏。	1-2-3-4
9. 我觉得心平气和,并容易安静地坐着。	1-2-3-4
10. 我觉得心跳得很快。	1-2-3-4
11. 我因为一阵阵头晕而苦恼。	1-2-3-4
12. 我有晕倒发作或觉得要晕倒似的。	1-2-3-4
13. 我吸气呼气都感到很容易。	1-2-3-4
14. 我的手脚麻木和刺痛。	1-2-3-4
15. 我因为胃痛和消化不良而苦恼。	1-2-3-4
16. 我常常要小便。	1-2-3-4
17. 我的手脚常常是干燥温暖的。	1-2-3-4
18. 我脸红发热。	1-2-3-4
19. 我容易入睡并且一夜睡得很好。	1-2-3-4
20. 我做噩梦。	1-2-3-4

【评分方法】 SAS 的 20 个项目中,第 5,9,13,17,19 条共 5 个项目的计分,必须反向计算。将 20 个项目的各个得分相加,即得粗分,粗分乘以 1.25 以后取整数部分,就得到标准分。

五、抑郁自评量表(SDS)

【指导语】 以下列出了有些人可能会有的问题,请仔细地阅读每一条,然后根据最近一星期以内下述情况影响您的实际感觉,在每个问题后标明该题的程度得分。其中,"从无或偶尔有"选 1,"很少有"选 2,"经常有"选 3,"总是如此"选 4。

题目	选择
1. 我感到情绪沮丧、郁闷。	1-2-3-4
2. 我感到早晨心情最好。	1-2-3-4
3. 我要哭或想哭。	1-2-3-4
4. 我夜间睡眠不好。	1-2-3-4

续表

题目	选择
5. 我吃饭像平时一样多。	1-2-3-4
6. 我的性功能正常。	1-2-3-4
7. 我感到体重减轻。	1-2-3-4
8. 我为便秘烦恼。	1-2-3-4
9. 我的心跳比平时快。	1-2-3-4
10. 我无故感到疲劳。	1-2-3-4
11. 我的头脑像往常一样清楚。	1-2-3-4
12. 我做事像平时一样不感到困难。	1-2-3-4
13. 我坐卧不安,难以保持平静。	1-2-3-4
14. 我对未来感到有希望。	1-2-3-4
15. 我比平时更容易激怒。	1-2-3-4
16. 我觉得决定什么事很容易。	1-2-3-4
17. 我感到自己是有用的和不可缺少的人。	1-2-3-4
18. 我的生活很有意义。	1-2-3-4
19. 假若我死了别人会过得更好。	1-2-3-4
20. 我仍旧喜爱自己平时喜爱的东西。	1-2-3-4

【评分方法】 20个条目中有10项(第2,5,6,11,12,14,16,17,18和20)是用正性词陈述的,为反序计分,其余10项是用负性词陈述的,按上述1~4顺序评分。抑郁严重程度指数按下列公式计算:抑郁严重程度指数=各条目;累计分/80(最高总分)。指数范围为0.25~1.0,指数越高,抑郁程度越重。

六、生活事件量表

性别:　　　年龄:　　　职业:　　　婚姻状况:　　　填表日期:　　年　　月　　日

【指导语】 下面是每个人都有可能遇到的一些日常生活事件,究竟是好事还是坏事,可根据个人情况自行判断。这些事件可能对个人有精神上的影响(体验为紧张、压力、兴奋或苦恼等),影响的轻重程度是各不相同的。影响持续的时间也不一样。请您根据自己的情况,实事求是地回答下列问题,填表不记姓名,完全保密,请在最合适的答案上打钩。

生活事件名称	事件发生时间				性质		精神影响程度				影响持续时间				备注
	未发生	一年前	一年内	长期性	好事	坏事	无影响	轻度	中度	重度	极重	三月内	半年内	一年内	一年以上	
举例:房屋拆迁																
家庭有关问题																
1. 恋爱或订婚																
2. 恋爱失败、破裂																
3. 结婚																
4. 自己(爱人)怀孕																
5. 自己(爱人)流产																
6. 家庭增添新成员																
7. 与爱人父母不和																
8. 夫妻感情不好																
9. 夫妻分居(因不和)																
10. 夫妻两地分居(工作需要)																
11. 性生活不满意或独身																

续表

生活事件名称	事件发生时间				性质		精神影响程度					影响持续时间				备注
	未发生	一年前	一年内	长期性	好事	坏事	无影响	轻度	中度	重度	极重	三月内	半年内	一年内	一年以上	
12. 配偶一方有外遇																
13. 夫妻重归于好																
14. 超指标生育																
15. 本人(爱人)做绝育手术																
16. 配偶死亡																
17. 离婚																
18. 子女升学(就业)失败																
19. 子女管教困难																
20. 子女长期离家																
21. 父母不和																
22. 家庭经济困难																
23. 欠债																
24. 经济情况显著改善																
25. 家庭成员重病、重伤																
26. 家庭成员死亡																
27. 本人重病或重伤																
28. 住房紧张																
工作学习中的问题																
29. 待业、无业																
30. 开始就业																
31. 高考失败																
32. 扣发奖金或罚款																
33. 突出的个人成就																
34. 晋升、提级																
35. 对现职工作不满意																
36. 工作学习中压力大(如成绩不好)																
37. 与上级关系紧张																
38. 与同事邻居不和																
39. 第一次远走他乡异国																
40. 生活规律重大变动(饮食睡眠规律改变)																
41. 本人退休离休或未安排具体工作																
社交与其他问题																
42. 好友重病或重伤																
43. 好友死亡																
44. 被人误会、错怪、诬告、议论																
45. 介入民事法律纠纷																
46. 被拘留、受审																
47. 失窃、财产损失																
48. 意外惊吓、发生事故、自然灾害																
如果您还经历其他的生活事件,请依次填写																
49.																
50.																

正性事件值		家庭有关问题	
负性事件值		工作学习中的问题	
总值		社交及其他问题	

中英文名词对照索引